U0382467

生命伦理学·科学技术伦理学丛书
邱仁宗◎主编

公共卫生伦理学

翟晓梅 邱仁宗◎编著

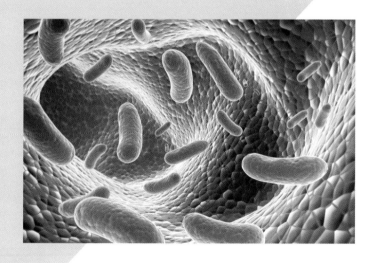

中国社会科学出版社

图书在版编目(CIP)数据

公共卫生伦理学 / 翟晓梅, 邱仁宗编著. —北京: 中国社会科学出版社,
2016.5

ISBN 978-7-5161-8190-4

Ⅰ.①公… Ⅱ.①翟… ②邱… Ⅲ.①公共卫生学—伦理学

Ⅳ.①R1-05

中国版本图书馆 CIP 数据核字(2016)第 109555 号

出 版 人	赵剑英
责任编辑	冯春凤
责任校对	张爱华
责任印制	张雪娇

出 版	中国社会科学出版社
社 址	北京鼓楼西大街甲 158 号
邮 编	100720
网 址	http://www.csspw.cn
发 行 部	010-84083685
门 市 部	010-84029450
经 销	新华书店及其他书店

印刷装订	北京君升印刷有限公司
版 次	2016 年 5 月第 1 版
印 次	2016 年 5 月第 1 次印刷

开 本	710×1000 1/16
印 张	28
插 页	2
字 数	459 千字
定 价	99.00 元

目　　录

序 ……………………………………………………………………（ 1 ）

导　　论

第一章　公共卫生与伦理学 ……………………………………（ 3 ）

第二章　公共卫生的伦理基础 …………………………………（24）

第一篇　公共卫生伦理学总论

第三章　公共卫生伦理学基本原则 ……………………………（55）

第四章　健康责任 ………………………………………………（81）

第五章　公共卫生与个人自由 …………………………………（97）

第六章　健康公平 ………………………………………………（118）

第七章　卫生资源配置 …………………………………………（139）

第八章　医疗卫生与市场 ………………………………………（166）

第二篇　公共卫生伦理学各论

第九章　公共卫生研究 …………………………………………（213）

第十章　传染病控制 ……………………………………………（249）

第十一章　遗传学与公共卫生 …………………………………（308）

第十二章　精神卫生 ……………………………………………（334）

第十三章　药物依赖 ……………………………………………（360）

第十四章　老龄化和长期照护 ……………………………………（403）

主要参考文献 ……………………………………………………（438）

序

    自从我们于20世纪90年代先后参与有关艾滋病和流感大流行伦理工作以来，一直觉得我国需要一部较为系统地探讨公共卫生伦理学的著作，这不仅是因为世界生命伦理学或医学伦理学学术发展的趋势，其注意焦点逐渐从临床伦理学和研究伦理学转移到公共卫生伦理学，尽管我国从事这方面工作的学者尚未意识到这一点，更重要的是公共卫生工作和政策中的规范性问题，或实质性伦理问题和程序性伦理问题是如此之多，如此之重要，需要大力推动大家重视这些问题，加强对这些问题研讨的力度。因此，从那时起我们就决心要写一本公共卫生伦理学的著作，来满足我们学术界和社会的需要。现在我们这本《公共卫生伦理学》经过10余年的酝酿，包括经验的积累、资料的搜集和阅读，以及反复的思索，终于与读者见面了。

    我们编著这部著作有一些基本的信念，在这篇简短的序中我们提三点。其一，公共卫生工作和事业不仅对人人健康，包括所有个体以及群体、人群的健康至关重要，而且是建立一个公正社会和实现社会正义的必备要素。没有良好的公共卫生，就不可能建立一个公正社会，也不可能实现社会正义。公共卫生是"公共品"，我们的政府以及我们每个公民都有义务去建立、维护和加强它，而不去做一个"免费搭车人"。其二，我们坚持认为，公共卫生伦理学，与生命伦理学其他分支临床伦理学和研究伦理学一样，不是以伦理学理论而是以实践中的公共卫生伦理问题为其逻辑出发点，而对这些伦理问题的解决绝不是从现有伦理学理论简单推演的结果。因此，说什么临床和研究伦理学遵循"个体论"，而公共卫生伦理学遵循"社群论"等，这种说法是站不住脚的。临床和研究伦理学与公共卫生伦理学之不同在于重点和情境的不同。例如在研究情境下我们面对的也不仅是受试者个体，而是一群受试者，而研究的目的是求得有利于社会的普遍性知识，研究中的伦理问题怎能靠"个体论"解决？即使在面对病人个体的临床情境，难道病人、家属和医生不需要考虑有限的卫生资源，而可以任意过度治疗，消耗尽基本医疗保险资源？反之，重点在于保护人群的公共卫生情境，我们难道可以丝毫不考虑在疫病流行期间其个人自由受到限制的个体的权利和利益？其三，我们在编写这本书时努力遵循如下规范：以公共卫生实践中的伦理问题为导向，理论与实践相结合（"有的放矢"），义务论与后果论相结合，以及具体问题具体分析。

编著这本书依靠我们历年已发表的有关公共卫生伦理学的文章著作，也大量参考了其他各国生命伦理学家在这几年的学术研究成果，我们力图使这本书能够反映包括我国在内的国际生命伦理学界在公共卫生伦理学方面的学术成果。我们在第 12 章精神卫生的第二节取自刘冉已发表文章，第三节取自胡林英已发表文章，第 13 章药物依赖第三节取自黄雯的已发表文章，让我们在这里向她们表示衷心感谢。

编著这本书期间，翟晓梅的重点在第 1、3、4、5、9、10、11 等章，邱仁宗的重点在第 2、6、7、8、12、13、14 等章。

最后我们要感谢中国社会科学出版社的冯春凤编审对我们编著这本书的支持和耐心等待。

翟晓梅
北京协和医学院人文学院
邱仁宗
中国社会科学院哲学研究所
2015 年 8 月 30 日

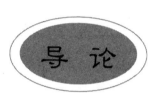

导论

第一章 公共卫生与伦理学

一 公共卫生的概念和定义

什么是公共卫生？从整个历史上来看，人类面对的主要健康问题，一直与社会生活有关，例如传染病的预防和控制，居住环境的改善，水和食品的供应，医疗的供给，以及对残疾和贫苦的救援等，不同的时代对这些方面的强调可能不一样，但它们相互关联，我们今天所说的公共卫生即来源于此。[①]

人类最早关注的是疾病的治疗。对治疗个人的疾病，有神农尝百草的传说，反映了古代人寻找药草治病的情况。"神农尝百草之滋味，水泉之甘苦，令民知所避就。一日遇七十毒。和药济人"（汉·刘安《淮南子·修务训》。）在《礼记》中曾记载有古代人讲究个人卫生的事实。人们先注意治病，逐渐认识到防病、预防的重要；先注意个人卫生，逐渐认识到公共卫生的重要。从认识到预防和公共卫生的重要，到将这种认识落实到行动上，往往要经过漫长的道路，直至今日，我们还有很长的路要走。例如老子说："圣人不病，以其病病，是以不病"（《老子》七十一章），《内经》说，"圣人不治已病，治未病；不治已乱，治未乱。夫病已成而后药之，乱已成而后治之，譬犹渴而穿井，斗而铸兵，不亦晚乎！"《素问·四气调神大论》这两段寓意很深的话，可以理解为对预防的重视。"上医医国，中医医人，下医医病"（唐·孙思邈：《千金要方·诊候》）也可以解读为高明的医生应该在国家的层次采取措施确保维护健康的条件，而不仅仅关注治疗个人的疾病和关怀个人。但是在漫长的历代皇朝，

---

① George Rosen：1993，*A History of Public Health*，Baltimore：Johns Hopkins University Press，1.

仅有御医署那样的机构来关怀皇族的健康和疾病，对庶民百姓的健康安危，几乎没有任何措施，更不要说预防工作和公共卫生了。时至今日，我们仍有许多人认识不到公共卫生对亿万人的健康和对社会经济发展的重要性。

公共卫生中"公共"的意义。公共卫生是从英文 public health 翻译而来。Public 是"公共"、"公众"的意思，health 是"健康"、"卫生"的意思。公共卫生中的"公共"有三层含义：

（1）第一层含义："公共"是指我们的工作对象，临床医学的工作对象是病人个人，而公共卫生工作的对象是人群，目的是保护或保障一定目标人群的健康。由于我们的工作对象是人群，而人群又是由个人组成，因此我们在特定人群中进行干预活动时要考虑到对该人群成员的权利和利益的尊重和保护。

（2）第二层含义："公共"是指作为行动主体的政府及相关的政府机构。公共卫生活动大多数由政府出资（来源于纳税人的钱），由在政府相关机构（例如卫生部门或所属疾病预防和控制机构）工作的公共卫生人员进行。作为政府或政府的代表，有责任利用公权力采取行动促进人们的健康，否则就是不作为，但不能不适当地以公共利益名义侵犯个人权利，政府在公共卫生方面采取的强制措施要得到伦理学辩护并有一定的限制，对所有公民要平等、公平地对待，并且要公开透明。

（3）第三层含义："公共"更为广义地指社会或社群①所从事的各种形式的活动，这些活动可以由政府以外的组织，利用私人的基金进行，它们虽说有更多的自由度，但由于会影响公众，仍然需要尊重个人的自主性，尊重隐私和保密，避免利益冲突等。②

公共卫生的定义。公共卫生有若干个定义：

---

① Community 有两类：一类是原住社群，原住社群建立在一个人出生或成长的家庭关系、地理区域、文化、族群或宗教群体上。例如，扩展的家庭构成以遗传性为基础的社群；另一类是境遇社群，境遇社群是人们在后来的生活中通过选择或机会找到自己群体。这包括了基于共同利益、工作场所、工会或自愿参加的社团的群体。因此译为"社群"较妥。但在第一类社群意义上可译为"社区"。参阅翟晓梅：《社群同意》，《生命伦理学通讯》（翟晓梅主编），2015 年第 1 期。

② 参阅 Verweij, M. et al. 2007, The meaning of "public" in "public health", in Dawson A & Verweij M（eds.）Ethics, Prevention, and Public Health, Oxford：Oxford University Press, 13—29.

（1）"通过社会有组织的努力预防疾病、延长生命以及促进健康的科学和艺术。"（英国皇家医师学会公共卫生部）①

（2）"公共卫生是我们作为一个社会集体采取的措施以确保人民健康的条件。"（美国医学研究院）②

（3）"公共卫生是通过教育、促进健康的生活方式以及研究疾病和损伤来保护和改善社群健康的科学。"（美国公共卫生学院联合会）③

（4）"公共卫生是一种艺术和一门科学，也是一个运动，致力于在社群充分参与下公平地改善社群的健康和幸福。"（世界公共卫生学会联合会）

（5）"公共卫生机构的关键职能是评估社群健康需要，集结资源以对这些需要作出应答，制定卫生政策以应对特定社群和国家健康需要，以及确保以利于良好健康的条件（包括优质医疗服务、安全供水、良好的营养、未污染的空气以及可供锻炼和娱乐的环境）为个体所及。"（世界医学会）④

根据上面的不同定义，我们可以将公共卫生定义为：由政府、社会或社群通过有组织的努力来改善社会条件以促进人群健康、延长寿命以及预防和控制疾病和损伤⑤在人群中流行的科学和技艺。这个定义包含三个基本的要素：一是工作对象是人群不是个人；二是这些干预措施是由政府或政府以外的社会或社群采取的；三是这些措施作用于社会条件。

在这个定义中值得注意的是，公共卫生的工作不是直接去治疗疾病，而是去改善影响疾病或损伤在人群中流行的社会条件。这里很重要的思想是，人群的疾病和健康是由社会因素决定的，而这些社会因素是非常广泛的。虽然许多疾病有其自然的病原体，但这些病原体能够侵害人体是通过社会因素来实现的。在农村中，洁净水的供给和粪便管理，对保障村民健

---

① Faculty of Public Health, Royal College of Physicians, UK http：//www. fphm. org. uk/about_faculty/what_ public_ health/default. asp.

② Institute of Medicine：1988, The Future of Public Health, National Academy Press, p. 18.

③ Association of Schools of Public Health, USA http：//www. whatispublichealth. org/what/index. html.

④ World Medical Association World Medical Association（1995）World Medical Association Statement on Health Promotion, available at：http：//www. wma. net/e/policy/h7. htm.

⑤ 公共卫生也管控非疾病引致的损伤，例如自杀、机动车事故等。

康，预防疾病非常重要，公共卫生人员并不直接杀灭那些病原体，因为这几乎是不可能的，但如果对水和粪便管理妥善，阻断病原体与人体的接触，就能预防许多传染病。在更广泛的意义上，例如贫困、营养不良、居住条件差、工厂管理不善、各种形式的歧视等都是使人群容易接触引起疾病或伤害风险的社会因素。

这个定义也意味着，政府和社群等集体对人民的健康负有不可取代或推卸的责任。公共卫生的目标是人群健康，目标的实现通过提高全社会的健康水平。公共卫生领域涉及全社会的健康促进和疾病预防，因而政府和社群等集体要设计广泛的预防或减轻疾病和损伤的战略。

这个定义同时蕴含着，由于公共卫生重在预防，作用于社会条件，其工作方法与临床医学迥然不同。预防在某种意义上是重新设计社会环境和社群/社会以更好地促进健康和安全，妥善处理这些问题必须从群体的视角，而不是个体的视角。例如解决酒精中毒问题不是去解释或研究一个人为什么酗酒，而是要解释或研究在不同社群或不同时间酗酒率为什么有升降，包括整个社会接触酒精的数量，不同人群酒精消费量的不同，还有价格、销售时间、年龄限制等问题。高速公路安全问题也从集中于司机个体的差错、不肯让路等因素转向例如司机接触公路危害的数量、年驾驶量、公路类型、汽车的安全性等因素。预防要采取干预措施，这种干预措施是一种集体的选择，例如社会允许酒精消费量、高速公路事故率是多少，为此应该如何改善环境、进行立法和改变公众态度。"公共卫生"与"人群健康"（population health）[1] 在概念上有所不同："公共卫生"是指通过社会有组织的努力改善社会条件以预防疾病和损伤、促进人群健康、延长寿命的科学和技艺；而"人群健康"是指一定人群成员的健康状态。因此"人群健康"这个概念不能涵盖"公共卫生"的内涵。

公共卫生的使命、功能和要务。公共卫生的使命是，保护、促进和推进国家和人群的健康和安全，完成这个使命要通过公共卫生专业人员对公共卫生需要迅速而有效地做出应对，在公共卫生实践中拥有强有力的领导力和追求卓越的服务，以及推进公共卫生科学。

---

[1] Wikler D. & Brock D., 2007, Population – level bioethics: mapping a new agenda, in Ethics, Prevention, and Public Health, Dawson A and Verweij M (Editors) (Oxford: Oxford University Press).

公共卫生的主要功能是：对有风险的社群和人群进行评估和监测以确定存在何种健康问题及其轻重缓急如何；制定公共政策来解决已确定的当地和全国的健康问题，对这些问题需按照轻重缓急次序加以解决；确保所有人群可获得适宜的和划算的保健，包括健康促进和疾病预防服务，并对保健的有效性进行评估。

十大公共卫生要务是：监测健康状况确定社群健康问题；诊断和调查研究社群中的健康问题和健康危害；对人们进行健康问题的宣传教育；动员社群合作伙伴来确定和解决健康问题；制订支持社群和个人在健康方面作出努力的政策和计划；执行法律和条例以保护健康和确保安全；使人们能够得到个人健康服务，在其他方式不可得时①确保提供卫生保健；确保有一支能够胜任的公共卫生和个人卫生保健的队伍；对个人和以人群为基础的健康服务的有效性、可及性和质量进行评估；研究解决健康问题的新思路和新办法。

从公共卫生的功能和要务可看出公共卫生明显的公益性。公共卫生的公益性在于有组织的政府行为的目标是拯救千百万人的生命，是作为一个人群或社群/社会的人的总体健康和安全。这种集体利益不就是个人的利益的相加，但二者不能分开。公共卫生的口号不应该是："你拯救的生命可能是你自己的"，而应该是："我们挽救的生命加在一起可能包括你自己的"。于是，公共卫生与个人自主、自由、权利的关系问题成为公共卫生工作中一个永恒的话题。

然而，对于公共卫生的领域究竟有多宽广的问题，人们是有争议的："狭义派"认为，公共卫生领域应是防范较近的引起疾病和损伤的风险因素。例如对结核病的防控，公共卫生工作只能着眼于控制感染和早期发现早期治疗，如对有风险的人群定期检查，注射疫苗等，至于其他因素例如营养不良、住房或工作条件恶劣以及其他社会因素等这不是公共卫生工作的领域。"广义派"则认为，健康有其社会、文化、经济基础，对于这些

---

①　本书中经常要使用"可得性"（availaibility）和"可及性"（accessibility）两个术语。可得性是指某种物品或服务已经存在，人们可以获得或使用；而可及性是指有可能或机会获得，但实际获得需要满足一定条件（例如我们需要付挂号费、需要乘两站公共汽车等）。例如医疗卫生或健康的普遍可及（universal access）是公共卫生的理想，也是奋斗目标。医疗卫生和健康服务的要求是：可得、可及、可负担和优质。

基础公共卫生不能置之不顾，公共卫生应关注社会和经济资源更公正的分配，而人们的社会地位、财富、种族、性别、阶级不同对人群健康有重要影响。由于所受权力和资源的限制，公共卫生工作难以完全按广义派的见解扩大范围，但在认知上应该看到健康和疾病决定于许多社会因素，应该从更宏观的角度来看人群的健康和疾病问题，例如贫困、资源分配不公平、社会不公正等问题虽不能靠公共卫生机构本身力量解决，但可以与有关部门沟通、协调，通过各部门力量的协作尤其是通过政府有关部门和立法机关来加以解决。①

公共卫生与医学的区别。公共卫生的特点是，强调促进健康，预防疾病和损伤，而不是治疗疾病；收集和利用流行病数据，人群监测数据，以及其他形式的定量评估数据，而不是个人临床检查数据；承认决定健康的因素的多层次性质，包括生物的、行为的、社会的和环境的因素；以及在进行有效干预时考虑上述诸因素的相互作用。

因此，公共卫生与医疗的区别在于：（1）医疗集中于个体病人的诊断和治疗，而公共卫生则旨在理解和消除人群中疾病和伤害的原因，关注人群的健康和疾病、损伤的预防控制；（2）医患关系是医疗的中心，公共卫生在制订、实施和评估干预计划时涉及社群或社会许多专业人员以及政府机构之间的互动和关系。例如艾滋病病人住进医院后，医生的治疗活动是在医患关系中进行的；而对艾滋病的预防和控制则需集中于在人群中切断三种主要的传播途径，即经血、经性和经垂直传播的途径，而做好这项工作需要疾控人员、其他公共卫生人员、卫生行政机构人员、医疗机构有关人员、非政府组织人员、社会工作者、公安人员及目标人群的通力合作。

因此，公共卫生工作是由与公共卫生有关的所有人的行动，以及包括法律、法规、政策、措施和办法等在内的行动组成，主要目的是保护和改善公众的健康，参与者包括各级政府、社群、非政府组织，以及许多学科的专业人员。政府在公共卫生中起独特作用因为它有责任保护公众健康和福利，因为它能采取管制、征税和利用公共基金等办法来进行干预。公共

① Childress J. F. et al, 2002, Public health ethics: Mapping the terrain, Journal of Law, Medicine & Ethics 30: 70—178.

卫生是公共品，不能留给私人或小团体，否则便无法提供。例如对所有儿童进行疫苗接种非政府莫属，不能留给私人或小团体去做。

公共卫生的重要意义。其一，公共卫生对人民健康的意义。公共卫生预防和控制疾病的流行，促进人群和个人健康，维护公民的人权。健康是人们的第一权利，有了健康，人们才能去追求人生中一切美好的事物。人群中发病率、死亡率的下降，预期寿命的延长以及生活质量的提高，主要靠公共卫生事业的发展，而不是靠高科技的临床医学的进展。其二，公共卫生对社会经济发展的重要意义。社会经济发展靠生产力。生产力中最活跃的要素是劳动者，生产力水平的提高关键要靠劳动者的教育和健康水平。具有一定数量的健康的劳动者是社会经济能得到迅速发展的可靠保证。公共卫生的目的之一就是为社会经济发展提供一定数量的健康的劳动者。确实，公共卫生本身要依靠社会经济的发展，这是问题的一个方面。但不能忽视另一方面，即社会经济的发展也在一定程度上依赖公共卫生事业是否有成效。很明显的一个例子是，如果当年没有采取及时措施遏制SARS的蔓延，那么对社会经济的影响就会相当严重。正因为如此，在SARS以后，许多人认识到公共卫生的重要性。实现小康社会的奋斗目标也必须有公共卫生工作的保障，以保证健康的劳动者这一最活跃的生产力。其三，公共卫生也有重要的政治意义。当今由于全球化，我国已经成为世界大家庭中的一个不可分割的部分。如果我国的公共卫生不能得到很好发展，就有可能影响其他国家。我国是社会主义国家，社会主义的一个特点是重视公共卫生。而且我国宪法已经明文规定要尊重和保护人权，而公民的健康权利是人权的一个重要部分。建立公正和和谐的社会，实现社会正义也必须有公共卫生工作的保障，如果卫生保健这一公共品分配不公平，就会影响安定团结。

二 伦理学

伦理学探讨人类行动的社会规范。哲学是对"知"和"行"的研究。哲学的一些分支学科研究人类的"知识"或"认识"，伦理学研究人类的行动（action）。伦理学又称道德哲学，是对人类行动社会规范的研究。道德或伦理规范体现在种种规定、准则、法典、公约、习俗之中，在我们学习它们以前就已经存在，所以作为做人做事的规范具有社会性。个人不能自己制定一套伦理规范，让别人来遵守。所以道德或伦理规范不可能是个人的，它必定是社会的。我们随着成长知道什么是对我们的道德或伦理要求，我们成长的过程是一个社会化过程，我们通过学习社会规距也知道了伦理规则。例如我们知道对别人要说"请"，收到东西要说"谢谢"。我们学会种种礼节，如称呼人"先生""小姐"，我们也学会如何小心谨慎，如"不要玩火""不要爬窗户"等。但这些礼节和审慎行事规则还不是伦理规范。仅当涉及应该做什么样的人或应该做什么样的事，而这种做人做事会影响到他人利益时，我们就进入伦理领域。孔子说"己所勿欲，勿施于人"时，就是因为在他看来这可以避免伤害他人。也可以说，伦理是要我们考虑他人利益的社会期望。伦理是社会的必需，因为人人只考虑自己利益的社会是没有凝聚力，无法存在下去的。

伦理学与道德的异同。"道德"与"伦理学"均为人类行动的社会规范，但道德是一种社会文化现象，体现在该社会的教育、习俗、惯例、公约之中。伦理学是道德哲学，对道德的哲学研究，不同于传统道德依靠权威或援引经典，无须论证，伦理学则依靠理性，不管是现存的规范，还是建议的规范，都必须依靠理性的论证。传统的"道德"偏重于讲做人，而现代"伦理学"更强调做事，应该做什么和应该如何做。但实际上在许多文献里这两个术语是互用的。

人类行动有三个要素：行动者（agent）、行动（action）和行动后果（consequence）。某个行动者 P（1）从事某个行动（2），产生某种后果（3）。

$$P \longrightarrow + + + + + + + + + + + + + +$$
$$(1) \quad (2) \qquad\qquad (3)$$

伦理学家对行动三要素中何者最基本意见不一，因而有不同的伦理学理论。强调行动者及其品格最基本的，发展出德性伦理学（virtue ethics）：什么是理想的人？人应该过什么样的生活？人应具有哪些品格？如何能具备这些品格？儒家强调五德，仁义礼智信或温良恭俭让，基督教强调七德，直温勇智忠信慈，基于这些价值的是德性伦理学。强调行动本身最基本的发展出义务论（deontology）。义务论规定在 C 条件下应该从事 T

类行动，决不可从事 T'类行动。为此他们提出一组特定的伦理规则，以及当这些规则冲突时判定应该做什么的方法。强调行动后果最基本的发展出后果论（consequentialism）。他们提出了测定和比较不同后果的定性和定量方法，以及当不能确定何种行动能使正面后果最大化时采取的实际政策。

伦理学可分为规范伦理学、元伦理学和描述伦理学。规范伦理学研究人类行动对错的理论、原则或方法，元伦理学研究道德术语的意义、道德判断的性质以及如何为道德判断辩护，而描述伦理学是对人们道德信念和行为的描述和解释。探讨人类各个活动领域中的行动对错标准形成各种实用或应用规范伦理学（或简称应用伦理学），如生命伦理学（或医学伦理学）、法律伦理学、企业伦理学、新闻伦理学、出版伦理学、动物伦理学、环境伦理学、科技伦理学、机器人技术伦理学、公务伦理学等。

生命伦理学的产生和发展。第二次世界大战末期以及战后出现的三大事件，促使科学家和公众严肃关注科学研究的社会后果，成果的应用对社会、人类和生态的影响，以及科学研究的正当行动，促使了生命伦理学和科技伦理学的发生发展。

事件1：1945年广岛的原子弹爆炸。制造原子弹本来是许多科学家向美国政府提出的建议，其中包括爱因斯坦、奥本海默等人。他们本意是想早日结束世界大战，以免旷日持久的战争给全世界人民带来无穷灾难。但是他们没有预料到原子弹的爆炸会造成那么大的杀伤力，而且引起的基因突变会世世代代遗传下去。数十万人的死亡，许多受害人的家庭携带着突变基因挣扎着活下去，使许多当年建议制造原子弹的科学家改变了态度，投入了反战和平运动。

事件2：1945年在德国纽伦堡对纳粹战犯的审判。接受审判的战犯中有一部分是科学家和医生，他们利用集中营的受害者，在根本没有取得受害者本人同意的情况下对他们进行惨无人道的人体实验，例如在冬天将受害者剥光衣服在露天冷冻，观察人体内因冷冻引起的变化。这一审判使国际科学界大为震惊。他们没有预料到旨在发现宇宙真理的科学发现可以以如此不人道的方式进行，这些纳粹的所谓科学家和医生居然会如此丧尽天良，置无辜的受害者于死地。基于对纳粹医生的审判制订的《纽伦堡法典》是当代医学伦理学或生命伦理学的起点，它标志着医学从家长主义到以病人/受试者为中心的范式转换。①

事件 3：人们突然发现寂静的春天，人们看不到飞鸟在苍天游弋，鱼儿在江川腾越。1962 年 Rachel Carson 的《寂静的春天》② 一书向科学家和人类敲响了环境恶化的警钟，世界范围的环境污染威胁人类在地球生存以及地球本身的存在。当时揭露的主要是有机氯农药大量使用引起的严重后果，人们在考虑到有机氯农药急性毒性较低的优点，但忽略了它们的长期蓄积效应，结果一些物种濒于消灭，食物链发生中断，生态发生破坏，人类也受到疾病的威胁。与之类似，重金属的蓄积作用问题对人类更为严重，不但引起人类生命的损失，也激起社会的动荡不安。

这三大事件使得人们考虑到，对于科学技术成果的应用以及科学研究行动本身需要有所规范，从而推动了生命伦理学和科学技术伦理学的发生和发展。

在医学伦理学基础上发展起来的生命伦理学有四大领域：

临床伦理学：探讨临床医学情境下的种种伦理问题，研究临床医生及相关人员的行动规范或是非标准。

研究伦理学：探讨生物医学和健康研究中的伦理问题和行动规范。如临床药理试验和其他干预试验、病因发病研究以及其他人体研究中如何尊重和保护受试者以及他们所属的家庭和社群的问题，同时也有如何保护实验动物的福利问题。

公共卫生伦理学：探讨公共卫生和预防医学中的伦理问题和行动规范，传染病预防和控制，尤其是艾滋病和流感大流行的预防和控制中的伦理问题是当今一大热点。其中包括卫生政策和管理的伦理学，探讨的问题包括医疗卫生改革、卫生发展战略以及卫生事业管理中伦理问题的研究。

高新技术或新兴技术创新、研究、开发和应用中伦理问题的研究：在这种研究基础上，形成了生命伦理学新的学科分支，例如遗传伦理学、纳米伦理学、神经伦理学、合成生物伦理学。

伦理学与科学技术、法律的关系。科学技术（包括医学）解决的是

① Schimidt, U. , 2004, Justice at Nuremberg: Leo Alexander and the Nazi Doctors' Trial, NY: Palgrave Macmillan.

② Carson, R. , 1962 , Silent Spring, Houghton Mifflin.

我们"能不能"做的问题，过去我们的祖先曾设想过"换心"，但这只是幻想，只能在小说中找到。科学技术发展了，我们能够进行器官移植了。但是能够做的不一定应该做。例如现在我们可以进行人的生殖性克隆，但所有国家都认为我们不应该进行人的生殖性克隆。如果有朝一日我们可以进行脑移植，是否应该做，可能还会有一番争论。伦理学解决的是我们"该不该"做的问题。伦理学探讨的是人类行动规范，以及如何制定评价我们行动该不该做的标准。法律解决的是"准不准"做的问题，我们只能在法律准许范围内行事，违犯了法律就会受到惩罚。但法律法规需要与时俱进。一方面科学技术的新突破往往不断产生新的伦理问题，另一方面科学技术政策、科学家的操守以及相关法律、法规的制定都要以伦理学为基础。例如科学家如何保护受试者，如何坚守诚信，这方面的伦理学要求都有丰富的详尽的伦理学探讨作为基础。但伦理学研究成果必须通过体制化（转化为相应的法律法规、建立相应的机构伦理委员会）才能落实于行动。

主要伦理学理论

伦理学的主要理论是后果论和义务论。

（1）后果论：后果论（Consequentialism）认为判断人的行动在伦理上是非对错的标准是行动的后果。一个行动在伦理上是否对，要看它的后果是什么，后果的好坏如何。如何判断一个行动的后果？后果论的最大学派（主要代表是英国哲学家边沁 Bentham 和密尔 Mill）认为要看行动的效用（utility）如何。[①] 而他们所说的行动的效用是该行动能不能带来快乐或幸福，还是带来痛苦或不幸。其决策程序是：首先列举一切可供选择的办法，然后计算每一种办法可能的后果，对自己、别人和社会产生多少幸福（快乐）和不幸（痛苦），最后比较这些后果，找出导致最大量幸福（快乐）和最小量不幸（痛苦）的办法。按照这个理论，血液、器官买卖这种行动本身在伦理上不一定是错的，它的对错决定于后果，如果买卖血液、器官后给世界带来的好处大于坏处，那么就应该允许血液、器官买卖，反之就

---

① 因此他们的后果论被称为"效用论"（utilitarianism），我国多译为"功利主义"，于是变成为具有负面含义，我们选择较为中性的译名"效用论"。

不予允许。

我们现在广泛使用的成本—效益分析、风险评估等方法都是以后果论或效用论为基础的。但这种后果论有它的困难。假设我们有 5 位社会精英分别患心脏、肺脏、肝脏、右肾和左肾衰竭，我们能否杀掉一个智力非常低下但身体健康且配型合适的年轻人，去救治那 5 位精英呢？按照后果论，似乎应该允许，因为该行动带来的积极后果肯定大于消极后果。但如今没有一个社会或国家会允许这样做，因为现今的价值观是人人平等的，智力低下的人也拥有不被无辜杀害的基本权利。

（2）义务论：义务论（Deontology）认为一个行动的是非对错的评价不能诉诸行动的后果，而是应该看是否履行了体现在伦理原则或规则中的义务，这些义务是不管后果如何都必须履行的。我们对他人的义务来自一些特殊的关系，如亲子关系、医患关系、雇主与雇员关系、契约关系等。按照义务论观点，父母生育养育了我们，我们有尽"孝"的义务，不应该计较后果。义务也与对象的性质有关。人是万物之灵，或者人是有理性的道德行动者，因此我们对人就负有一定的义务，无辜杀死一个人，即使是一个智力严重低下的人，即使为了拯救 5 位精英的生命，即使这样做可为社会创造极大效益，也是不允许的；而且这样做也许给社会带来严重的负效益，导致任意残害百姓，社会动乱，天无宁日。德国哲学家康德是义务论的最大代表，他所说的人本身是目的，不能将任何人看作仅仅是服务于他人利益的手段，对伦理学界和当代社会生活有巨大影响，但义务论也有困难。例如在流感大流行期间有人对隔离和检疫不理解，偏偏到处自由活动，导致疫病扩散，我们应该不计后果地去履行遵从病人意愿的义务吗？答案显然是否定的。

后果和义务都是我们考虑应该做什么、应该如何做时必须考虑的。例如公共卫生的政策、规划和干预措施必须考虑这样做后能否达到预期的公共卫生效益，例如确实能够预防禽流感的流行。但仅仅考虑后果，而不考虑义务，或仅仅考虑义务而不考虑后果，都是片面的，不合适的。例如在应对禽流感不得不采取隔离措施时，必须考虑这种措施对公民自由和权利的限制尽可能最小化。在对人的行动做出伦理评价时行动的后果如何和是否尽了应尽义务是两个必须考虑的基本要素，缺一不可。

伦理学理论在我们解决伦理问题、做出伦理判断时起指南的作用；对伦理问题解决办法或伦理判断起辩护作用；也对我们制定的原则或准则起辩护作用。

基本伦理学原则

在现代社会和世界，已有不少的伦理准则、行政规章或法律法规在规范人们在生命科学、生物技术、生物医学和卫生研究、临床和公共卫生实践方面的行动。那么这些伦理准则、法规、法律根据如何制定的呢？

伦理准则、规章、法律法规的制定要有伦理学原则根据，伦理学原则是评价我们行动是非对错的框架。不了解伦理学原则，就不能深入了解有关的伦理准则、规章、法律，也就在实践中不能很好贯彻执行这些伦理准则、规章、法律。那么伦理学原则怎么来的呢？伦理学原则固然是要依据伦理学理论，但它们不是伦理学理论简单推演的结果。伦理学原则是在一定条件下针对一些实践中遇到的问题提出和形成的。问题是在人类实践过程中产生的，往往是由于产生了历史教训，人们考虑如何吸取教训，防止今后再发生类似的问题。例如，人类进行人体实验已有千年历史，开始的人体实验往往利用脆弱人群，没有行动规范，不注意权衡对受试者的风险/受益比，不考虑知情同意等，尤其是发生像纳粹医生在集中营对受害者进行惨无人道的实验，以及美国公共卫生署长达40年对黑人梅毒病人进行不人道的试验，使得一些伦理学家、科学家和行政管理者觉得有必要制定尊重人、不伤害/有益于人和公平对待人的基本伦理学原则。这些原则的制订是有针对性的，即针对人类历史上发生的教训，试图解决如何不重犯这些错误的问题。但同时这些原则也可以用伦理学理论，特别是后果论和道义论来给予辩护。

（1）不伤害（Nonmaleficence）/有益（Beneficence）原则：在生物医学中伤害主要指身体上的伤害（如疼痛和痛苦、残疾和死亡），精神上的伤害（如焦虑、恐惧）以及社会（如遭受歧视）和经济上的伤害（如倾家荡产）。

不伤害的义务包括避免有意的伤害和本可避免的伤害和风险（risks）。风险是指在治疗/研究时可能发生的伤害，伤害是指在治疗/研究时实际发生的伤害。如截肢后可能发生血栓，这是风险，而失掉一条腿就是伤害。并无恶意甚至无意造成的伤害也违反不伤害原则，例如疏忽或违反操作规程造成的伤害。

治疗中经常存在不可避免的风险和伤害，如何与不伤害原则相容？这可用"双重效应"来辩护。双重效应用来表明一个行动的有害效应并不是直接的、有意的效应，而是间接的、可预见的、但不可避免的效应。例如人工流产时，挽救母亲生命是人工流产手术的直接的、有意的效应，而胎儿死亡是间接的、可以预见而无法避免、并非有意的效应。输血后的并发症、器官移植后发生的免疫排斥反应，这些都是双重效应。公共卫生中的隔离措施防止了疫病传播，但限制了个人的自由如此等等。

伦理学的基本原则不仅要求我们不伤害人，而且要求我们使他们可能遭受的伤害和风险最小化，从减轻症状，改善体征，缓解疼痛到治愈疾病，包括以最经济的代价治疗疾病。医生不能满足于不伤害病人，他们的责任是使病人能够从疾病康复。"有益"不是"行善"，"行善"是超越义务的行动（supererogation）。当自费病人交不起医疗费时，如果医生能"行善"替病人付费，当然应该受到额外表扬，但医生并没有义务替病人付费。但他要通过医疗干预来帮助病人恢复健康，有益于病人，这是他的义务，而不能"见死不救"。所以，"有益"是指一种义务，即帮助他人促进他们重要的和正当的利益，对医生而言，就是要促进病人与生命健康有关的利益。

不伤害/有益这一基本原则要求医生和公共卫生专业人员认真、仔细地对治疗或公共卫生干预的选择进行风险/受益比的评价，实行风险最小化和受益最大化。例如对于器官衰竭的病人，我们要仔细分析器官移植对他可能带来的收益和风险有多大，综合考虑风险/受益比是否可以接受，然后在实施器官移植过程中及以后，尽量使风险和伤害最小化，受益最大化。在公共卫生中这条伦理原则要求我们对人群健康的保护最大化，对公民可能带来的伤害或风险最小化。美国公共卫生署在阿拉巴马州梅森县进行的臭名昭彰的塔斯基吉梅毒试验，为了观察梅毒的最后转归，故意不给梅毒患者进行治疗，严重伤害了那些黑人病人，违背了最基本的不伤害/有益的伦理原则。

（2）尊重（Respect）：我们为什么要尊重人？因为人是世界上有理性、有情感、有建立和维持人际/社会关系能力、有目的、有价值、有信念的实体。"天地之性，人为贵。"人是世界上最宝贵的。尊重人包括尊重他的自主性、自我决定权、贯彻知情同意、保护隐私、保密等内容。尊重人也包括尊重人或尊重人类生命的尊严。尊严基于人或人类生命的内在价值及对其的认同。人不能被无辜杀死、被伤害、被奴役、被剥削、被压迫、被凌辱、被歧视、被打骂、被利用、被当作工具、被买卖、被制造等。换言之，人具有主体性，人不是物、不是物体、不是东西，不仅仅是客体，不能仅仅当作工具、手段对待。例如当我们谈到人的生殖性克隆时，有人用人的尊严不允许像制造产品那样制造人作为反对的论证之一；有人论证将人类器官当作商品买卖是对人类尊严的冒犯；在谈到医疗卫生在人群中公正分配时也有人谈到人的尊严要求人能够得到基本的体面的医疗服务等。

尊重人首先是尊重她/他的自主性，自主性是一个人按照她/他自己选择的计划决定她/他的行动方针的一种理性能力。自主的人不仅是能够思考和选择这些计划，并且是能够根据这些考虑采取行动的人。一个人的自主性就是她/他独立作出决定的能力。然而一个人的自主性受内在和外在的限制。例如未成年人、精神病人、患痴呆症的老人、智力低下的人受内在限制；监狱里的犯人则受外在限制。所以自主性意味着一个人不受外部环境或自身心理、身体上局限的限制。自主性又称自我决定权。自主性原则只适用于能够做出理性决定的人。如果当事人无行为能力自己做决定，就要有与他没有利益或感情冲突的代理人做决定。

尊重人和尊重自主性这一基本原则要求医生贯彻知情同意（Informed consent）原则。实施知情同意是为了避免伤害病人，最大限度地保护病人，同时也保护医务人员和医疗研究机构本身，但最重要的是尊重病人，这表示同意的一方是一个自主的人，具有作为一个自主的人赋予的所有权利，因而按正当程序获得病人或受试者的同意是道义上的义务。那么对于缺乏自主性的人，则应该取得与病人的代理人或监护人的知情同意。不能自主的人没有能力表示同意，如婴儿、儿童、昏迷病人、精神病人、智力低下者等。但代理人不应与当事人有利益和/或感情上的冲突。

知情同意有四个要素，也就是实行知情同意的四个必要条件：

知情的要素：Ⅰ信息的告知

　　　　　　Ⅱ信息的理解

同意的要素；Ⅲ自由的同意

　　　　　　Ⅳ同意的能力

同意的能力是实行知情同意的前提。能力是理解信息和自愿表示同意的先决条件。判定一个人是否有能力的标准是什么？通常认为标准包括理解信息的能力和对自己行动的后果进行推理的能力，即能够处理一定量的信息和能够选定目的和到达目的的合适手段的能力。我们可以说，只要一个人能够基于合乎理性的理由作出决定，她/他就是有能力的。在生物医学中这一标准是指，一个有能力的人必须能够理解治疗或研究的程序，必须能够权衡它的利弊，必须能够根据这种知识和运用这些能力做出决定。

信息的告知是指医务人员提供给病人有关的信息，这些信息是一个人做出合乎理性的决定所需要的信息，包括治疗的程序及其目的、其他可供选择的办法、可能带来的好处和引起的风险等。告知的信息应该是全面的（不能报喜不报忧）、准确的（不是夸大、歪曲的）和充分的（足以使人做出决定）。

有效的知情同意既需要提供足够的信息又需要病人/受试者对信息的适当理解。没有适当的理解，一个人不能利用信息做出决定。以歪曲的形式或在不适当的条件下提供信息也可影响对信息的适当理解。医务人员/研究人员要尽可能用病人/受试者能够理解的语言和方式提供必要信息。可以用测试办法判断病人/受试者对所提供的信息是否理解和理解到什么程度。

自由的同意是指一个人做出决定时不受其他人不正当的影响或强迫。强迫是指一个人有意利用威胁或暴力影响他人。这种威胁可能是身体、精神或经济上的危害或损失。不正当的影响是指用不正当的利诱等手段诱使一个人作出本来不会做出的决定。

尊重人这一基本原则也要求医生尊重病人的隐私和对病人的可辨识身份的信息、资料保密。

隐私是一个人不容许他人随意侵入的领域。任何人都有一定范围的领域不容别人侵入。但其意义有所不同。隐私可以指避免他人观察自己的身体，在这个意义上，隐私是一个人对自己身体独处和精神独处的享有；同时隐私是亲密关系的标志，当一个人被允许进入隐私的领域，这个人就享有亲密关系。隐私的另一意义是，不得向他人播散的私人信息。现代技术的广泛使用引起许多隐私问题，这些都涉及令人讨厌地泄露私人的信息。隐私权包括保护一个人不得本人同意不得透露有关他/她的信息。信息的持有人，如掌握医疗记录的人，未获信息主体——病人的同意，不得透露出去，更不得作歪曲的透露。正是在隐私的这个意义上，尊重隐私与保密是一回事。

在临床工作中，医务人员保护病人的隐私，对培养和建立相互尊重、相互信任的健全的医患关系十分重要。尊重隐私和保密，尊重他的自主性。没有这种尊重，医患之间的重要关系如信任就会受到严重影响；只有坚持保密原则，医务人员才能发挥他们的社会功能，因为只有为病人保密，病人才能把全部情况告诉给医务人员，医务人员才能为病人治好病。

医生尊重病人隐私和为病人保密的义务在两种情况下可以免除：其一，当为病人保守秘密会给病人带来严重健康生命危害时，医务人员可以并应该不保守秘密。例如病人告诉医务人员他要自杀。其二，当为病人保守秘密会给他人带来严重健康生命危害时，医务人员可以并应该不保守秘密。例如一个男子告诉医生他要杀害他的女友。其三，当为病人保守秘密会给公共利益带来危害时，医务人员可以并应该不保守秘密。例如发现列车信号员色盲、飞机驾驶员心脏有毛病等。公共卫生的专业人员所搜集到的个体的患病信息和数据，对于控制传染病蔓延十分重要，但仍要求在保护个体隐私方面尽最大努力，例如在有可能时避免相关数据有个人身份标识，使用编码时限定掌握联系码与个人身份的钥匙的人数和限制使用的条件，使用有身份标识的数据要经一定的授权和审批等。

（3）公正（Justice）：我们这里谈的公正包括"分配公正"、"回报公正"和"程序公正"。"分配公正"指受益和负担的合适分配。"回报公正"就是我们说的"来而不往非礼也"或"知恩不报非君子"。例如自愿捐献血液的人或家庭，我们应该给予奖励。"程序公正"要求建立的有关程序平等地适用于所有人。例如我们制订了献血、输血程序，应适用于所有献血者或受血者，不能"走后门"，避开这些程序。在实施公共卫生干预中受影响的个体或群体的受益和负担尽可能合理和均衡。

分配公正的形式原则和实质原则。公正的形式原则是，在有关的方面相同的人同样对待，不同的人不同对待。公正的形式原则就是形式的平等原则。它是形式的，因为它没有说在哪些有关方面应该对相同的人同样对待。它只是说，不管在什么方面，在有关方面相同的人，应该同样地对待他们，在有关方面不同的人，应该不同地对待他们。如两片面包分给两个同样饥饿的儿童，公正要求每个人分一片，在这种情况下"不等"分配是不公正的。如一个儿童刚吃了一顿饱饭，另一个在 24 小时内没有吃任何东西，则把两片面包都分给第二个儿童才是公正的，这时"平等"分配就是不公正的。例如两个病人都需要输血，在血液短缺情况下，应该输血给病情更危急者。但是公正的形式原则没有说有关方面是什么。

公正的实质原则规定一些有关的方面，然后根据这些方面来分配负担和受益。究竟根据哪些有关的方面来进行公正分配呢？人们提出过如下分配原则：根据个人的需要；根据个人今后对社会做贡献的能力；根据个人已经对社会作出的贡献等。根据权力或购买力来分配本身均不合乎伦理，因此不能成为公正分配的实质原则。

卫生资源的宏观分配和微观分配。卫生资源是指提供医疗卫生所需的人力、物力、财力。卫生资源的宏观分配是指出在国家能得到的全部资源中应该把多少分配给医疗卫生，以及分配给医疗卫生的资源在医疗卫生内部各部门如何分配。

卫生资源的微观分配是指医务人员决定哪些病人将获得可得到的资源，尤其是涉及稀有资源时，微观分配的问题有时是："当不是所有人都能活时谁应活下去？"或"将谁从救生艇上抛下海？"或"将谁从雪橇上抛给在后面紧追不休的狼群？"为了进行微观分配要求两组规则和程序：(1) 首先需要规定一些规则和程序决定哪些病人属于可以得到这种资源的范围。即根据例如医学适应征、成功的可能和希望、术后的生命年限和生活质量等主要是医学的标准进行初筛；(2) 然后再规定一些规则和程序从这医学可接受的范围中最后决定哪些病人得到这种资源。这组规则和程序的规定常常要参照社会标准：病人过去的成就、今后可能的贡献等。在公共卫生中资源分配问题特别重要，我们要专门讨论确定有限资源分配的优先次序问题。

伦理学原则是我们应尽的道德义务，也是评价我们行动的伦理框架。例如生命伦理学或医学伦理学以"尊重人"、"不伤害人"、"有利于人"和"公平对待人"作为其基本的伦理原则。这些原则也就构成评价我们行动是否应该做和应该如何做的伦理框架。根据这个伦理框架，我们对人类行动的评价结局是：

某些行动是应该做的或有义务做的；

某些行动是不应该做的或禁止做的；或

某些行动是允许做的也允许不做的。

一旦根据伦理框架对我们要采取的行动作出"应该做"或"不应该做"的评价，那么这种评价就具有普遍性，具有压倒一切性，就像一道"命令"一样迫使我们去做或者不去做。否则我们就会感到内疚或受到舆论的谴责。在我们实际工作中不少人往往不明确这一点。例如在讨论提供覆盖城乡全体居民的医疗卫生服务时，有些人往往强调目前中国条件不具备，而不了解如果这是伦理上应该做的，那么就应该考虑在不具备条件时如何创造这些条件。反过来讲，像给官员提供公车服务，这是可做可不做的，比起覆盖城乡全体居民的医疗卫生服务，它只能退居非常次要的地位，而如果一个政府不下决心压缩公车开支而对提供城乡全体居民的医疗卫生服务却踌躇不前，那么它这样做就是不合伦理的。

伦理学的原则（包括基本的或具体的）本身需要根据伦理学的理论来进行伦理学辩护，即后果论和义务论的辩护。然而，伦理学并不是给大家提供一个什么应该做、什么不应该做和什么允许做这些伦理问题的现成答案，而是提供一个框架（理论、原则）来帮助我们对具体情况进行分析，根据案情衡量各种价值，得出自己的结论。因为伦理问题都发生在特定的社会文化情境下，不对特定的情境进行分析，单凭演绎方法从伦理原则推演出问题的答案是不可行的。另外，对伦理问题的解决往往有多种解决选项，而对这些选项的评估和选择往往涉及不同伦理价值的权衡。因此在解决伦理问题时往往要采取案例分析方法，分析问题产生的具体情境，案例涉及不同利益攸关者的利益，不同选项的后果分析，比较同类案例的异同等。

伦理学的方法

伦理学与科学不同，科学的结论是一个事实判断，因此要依靠观察实验取得客观证据，而伦理学探究的结论是一个价值判断，科学证据确定的"是"不能自然而然导致伦理学的"应该"："是"与"应该"之间不存在逻辑通路。伦理学的探讨包括：

（1）鉴定伦理问题：伦理问题应该是伦理学探讨的出发点。伦理问题是不知道应该做什么（实质伦理学 substantial ethics），和应该如何做（程序伦理学 procedural ethics）的问题。伦理问题可由于以下情况而产生：（i）由于新技术的发明和应用而产生的伦理问题。如生命维持技术引起我们是否应该将全脑功能已经停止的病人宣布为死亡，并可用其器官进行移植的伦理问题；（ii）由于新的社会经济条件而产生的伦理问题。如在第一轮医疗卫生改革后，政府大幅减少对医院的支持，医院依靠病人交费维持和发展，医生依靠病人多交费用来增加收入是否应该的问题；（iii）由于伦理难题（ethical dilemma）而引起的"应该"问题。这是指伦理要求或义务的冲突。如艾滋病阳性病人要求医生保密，不要告知其女友，对医生引起伦理难题；（iv）由于利益冲突而提出的"应该"问题。如遗传学家建立了基因技术公司，用该公司的产品对病人进行基因治疗，他应该怎么办？（v）由于伦理或价值观念不一致产生的"应该"问题。不同的文化、不同的意识形态、不同的宗教不可避免地会产生不同的是非曲直观和伦理观。当前对人的治疗性克隆问题的争论，突出地反映了人们对人类胚胎不同价值观之间的冲突。在公共卫生方面，由于健康对所有人，我们个体、我们的家庭和我们的社群都重要，健康是我们美好生活的一部分。个人在努力维护自己健康，国家也通过采取一定的政策、规划的措施来促进健康，这些行动会影响到所有相关的人或利益攸关者，例如涉及个人的行为，影响到企业的作为，就可能引起各种张力，产生"该不该这样做""应该怎样做"等具有伦理性质的争论。

（2）进行伦理探究：在确定伦理问题后，就要进行伦理探究探索解决伦理问题的办法。找到解决伦理问题的办法类似科学发现，可以通过多种途径。当然经验对找到解决办法很重要，但发挥"自由创造"也很重要。可能的解决办法不止一个，这些可能都应加以考虑。怎么选择在我们面前种种解决伦理问题的方案呢？主要采取论证的方法。[①]

论证（argument）。论证的结构包括命题（主张或断言），支持或反对的理由（证据或价值），以及将命题与支持或反对联系起来的一些公认的假定。例如命题（断言）是"应该在机场实施全身扫描"，支持理由是

---

① 参阅：Cornman, J. J. et al. , 1992, Philosophical Problems and Arguments, Macmillan.

"全身扫描可使机场更为安全"，联系二者的公认假定是"凡使机场更加安全的扫描技术都应该实施"如此等等。

反思平衡（reflective equilibrium）。这是一个非常重要的伦理学方法，它是对实际案例的道德直觉与伦理原则或规则之间的反复权衡。反思平衡基本上是一个三步过程：鉴定伦理判断，例如我们断言男女于不同年龄退休是性别歧视；寻找哪些伦理原则可作为这一伦理判断辩护的基础；以及解决伦理原则与我们的伦理判断之间不匹配问题。如果我们处于儒家占支配地位的社会，我们就会在反思之后提出修改伦理原则。在另外的情况下，我们起初对禽流感到来时限制个人自由的措施产生抵制的直觉，在经过反思之后我们可能就转而作出与起初的直觉相反的判断。

概念分析（conceptual analysis）。在命题中出现的术语或概念必须界定和分析。概念分析对论证十分重要，概念分析不清晰，就会在论证中出现概念混乱、逻辑错误的问题。例如对人的胚胎和胎儿的概念分析对讨论人工流产、胚胎研究、治疗性或研究性克隆的伦理问题非常重要。在公共卫生中根据最新科学研究证据对违禁药品依赖和成瘾的概念分析对我们的禁毒政策和法律中的伦理问题探讨也非常重要。

思想实验（thought experiment）。在伦理学中论证有时可采用思想实验的方法。生命伦理学中最著名的思想实验是美国女生命伦理学家 Thomson 用必须使其血液与健康人相连才能存活的小提琴家来比拟依附母体的胎儿，以论证即使承认胎儿是人，人工流产也能得到伦理学辩护。

案例分析（case analysis）：通过案例分析可以帮助我们了解我们面临的伦理问题有什么特点，其社会文化背景又是如何。对伦理问题的解决必须采取"具体问题具体分析"的方法，而要这样做必须搜集案例、撰写案例、分析研究案例，从案例中提出要解决的伦理问题。

（3）体制化：为伦理问题找到的解决办法经过伦理学论证得到伦理学辩护后，应转化为某一医疗、研究、公共卫生机构或行政管理部门的规范、准则、规章，落实于行动，必要时建议决策者或立法机关修改政策或法律。

（4）伦理评估：伦理问题的解决办法转化为某一医疗、研究、公共卫生机构或行政管理部门的规范、准则、规章，落实于行动后，应进行伦理评估，检验是否确实保护病人或受试者以及人群的健康和相关权益，并做进一步改进。

第二章　公共卫生的伦理基础

　　我们在第一章扼要介绍了什么是公共卫生，什么是伦理学，第二章要讨论公共卫生的伦理基础，或公共卫生的伦理学辩护问题。我们国家的核心价值包括平等和公正，我国确定了全面实现小康社会的战略目标。全面小康就是要所有人的生活都能达到小康水平，目前实际上已经有许多人的生活达到了小康水平，但还有许多人的生活没有达到甚至离小康水平还非常远，这里存在着不平等的问题，而在不平等中间也存在不公正或不公平问题。因此在我们面前实际上是两项伟大的任务，一是达到小康水平；二是逐步减少并最终消除不平等或不公正，实现社会正义。公共卫生与这两项任务有密切的联系。

一　安康的概念和理论

WHO 的健康定义

　　让我们从世界卫生组织的健康定义说起。1946 年通过的世界卫生组织章程中定义"健康为一种完全的身体、精神和社会安康的状态。"[①] 这个定义包含着崇高的志向，但是它将人的发展（human development）的所有要素混淆起来，把作为安康（wellbeing）一个要素的健康（health）错误地当作安康的全部，使我们不能看到安康的其他层面。安康是一个包含多元的、不可归化的诸层面的概念，其中每一个层面都有其独立的道德意

---

　　① http：//www. who. int/governance/eb/who_ constitution_ en. pdf. Wellbeing 可以译为"福祉"或"安康"，这里选择了比"健康"内涵更宽的"安康"这一译词，这样也便于将"安康"与我国的"小康"概念联系起来。

义，与建立一个富有社会正义的社会息息相关。自从阿玛蒂尔·森（Sen）提出"人的发展"概念以来，联合国制定了"人的发展指标"（Human Development Index）来衡量世界各国发展程度或水平，这个指标包括预期寿命、文化程度、教育、人均 GDP、收入等方面，代替了以前仅根据经济增长来衡量一个国家的发展水平，并更为关注社会公正。联合国开发署定义人的发展为"扩大人的选择的过程"，这些选择"使得人们能够过寿命长而健康的生活，受教育，享有体面的生活水准，享有政治自由、得到保障的人权以及自尊的种种要素"，并改善人们有机会过充实的那种生活的条件（表1）。

表 1   人的发展、人的能力和发展条件

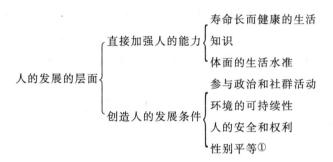

按照森的意见，扩大这些选择的基本条件是人的能力（human capability）建设，人的能力是指人们能够做的一系列事情或在他们生活中的一系列事情。能力是"一个人享有的过一种他有理由珍视的生活的自由。"人的发展不仅是贫困人群所需要的物品和服务的分配，而且应集中于这种分配的理念。我们将资源分配给人们，他们就能够追求众多不同的生活道路，发展人的能力。人的发展的最基本的能力是：过长寿而健康的生活；受到教育成为有知识的人；可获得体面生活水准所需的资源和社会服务；以及能够参与社群活动。没有这些方面，人们就根本没有很多的选择，生活中的许多机会也不可及。例如自行车是一件交通工具（资源）。如果拥有自行车的人不能骑它（由于平衡不好或不知道如何骑），这辆自行车作为交通工具对这个人是没有用的。然而，如果一个人既拥有一辆自行车又能骑它，他就有可能骑着这辆自行车去朋友家，去商店购物，去逛

---

① UNDP 2015, About Human Development. http：//hdr. undp. org/en/humandev

公园，或去其他许多地方。这种能力增加了它的生活价值，并扩展了他的选择范围。所以，一个人既需要资源，又需要能使用这些资源，才能加强他们的能力。因此发展不能仅仅关注商品和财富的积累，而忽略了加强人的能力和改善人的条件。①这就涉及发展的目的应该是什么，是财富本身，还是人的安康。因此，森的人的能力本身是一种有关安康的概念。

安康的概念

在哲学中常用的安康是描述对一个人好的东西。在伦理学中按照效用论的观点，安康应该最大化，围绕这个论点有许多的讨论。有关安康的理论有快乐论、欲望论和客观论。在哲学的使用中安康的内涵要比健康宽得多，涉及一个人生活的方方面面。一个人的安康就是对它好的东西。健康就是安康的一个组成部分，但并不是安康的全部。安康有其负的方面，例如一个人生活在极度痛苦之中，我们可以说他的安康是负值的，以至于他的生活糟到不如不活着；另一个相关的词是"福利"（welfare），福利是指作为一个整体一个人的遭遇如何，还有一个相关词是"幸福"（happiness），指一个人感到满意的短期状态，或一个人的生活中好坏事情之间的平衡（边沁）。对个人生活的负的方面，我们说"不安康"（illbeing）或"不幸福"（unhappiness）。对什么是对一个人生活好的东西的哲学讨论，用安康要比用幸福一词，有更大的空间。一个处于持续植物状态的人，他不可能有幸福的感觉，但我们仍要关注他的安康，努力使他处于或恢复正面的安康状态。有些伦理学家认为，安康是一种价值，但它既不是美学价值，也不是道德价值。杰出的山水画是好的，有美学价值，但这个好不是为画本身，而是为我们欣赏画的人。我作慈善捐款是为他人好，因此有道德价值。这在道德上是好的是否也是对我好？但在概念上道德上好与对我好仍是不同的。但哲学家对事物本身"好"与对某人"好"有争议。设想有一个可能世界，其中唯有一幅 17 世纪荷兰画家 Johannes Vermeer 画的令人震惊的油画。毫无疑问，在一个没有观赏者的世界里，这幅画怎能是"好"的，并承认这幅画在这个世界里有美学价值，这是一个要追问的问题。现在我们再设想有一个世界，其中只有一个人，他过着

---

① Sen, A., 1985, Commodities and Capabilities. Amsterdam: North – Holland.

对他是"好"的生活。那么如何描述这个世界的价值与生活在其中的个
体所过的对他是好的生活的价值之间的关系呢？我们是否该说这个世界确
有某种价值呢？如果这个世界所含的唯一的价值是"对……好"而不是
本身"好"，怎能说这个世界本身有价值呢？然而，我们肯定会说，这个
世界要比什么也没有的世界更好或有更多的好（more good）。那么我们是
否应该说，这个世界是好的，之所以好是因为它含有"对"这个个体好。
那么，除了这个世界对这个个体好以外，在这个世界中就没有价值可言
了。这些考虑使得 G. E. Moore① 反对"对……好"这种概念。他说，当我
说快乐是对我好的东西，我只能是指我得到的快乐是好的，说快乐对我是
好的，没有增加任何东西。Moore 的论证依赖于这样一个假定：这个假定
是设法证明，在作出所有评价性判断时唯有"好"这个概念是必要的。
声称我得到快乐是好的，在逻辑上等于是声称含有一幅 Vermeer 的作品的
世界是好的。因此这是"非人称的"或与人无关的（impersonal）。可是
这样的说法就不包含安康"对人好"这个特点了。对 Moore 的挑战的回答
可以是这样：只有一个过着值得活着的生活的人的世界本身并不包含任何
好的东西，包含的是对于这个个体好的生活。这一事实使我们有理由来创
造这样一个世界，如果有机会的话。在 Moore 挑战 20 年后，T. M. Scanlon
对安康概念提出了挑战。Scanlon 指出，我们往往声称在我们的生活中什
么是好的，而不提安康这个概念。例如我听贝多芬的音乐，因为我欣赏
它，这就充足了。我不需要说，听贝多芬音乐增加我的安康。然而人们在
实践性思维中的确使用安康的概念。例如我被给予一个机会去做一件重要
的工作，但将使我好几年不能过舒坦的日子，我也许就要考虑，从我自己
安康的观点来看，这项工作是否值得。②

安康的理论

快乐论（Hedonism）③。按照快乐论的观点，安康是快乐与痛苦相抵

---

①　英国哲学家，参阅：Moore, G. E. , 1903, Principia Ethica, Cambridge：Cambridge University Press.

②　关于安康的概念和理论参照：Griffin, J. , 1986, Well - being：Its Meaning, Measurement and Moral Importance, Oxford：Clarendon；Powers, M & Faden, R. , 2006, Social Justice：The Moral Foundations of Public Health and Health Policy, Oxford University Press.

③　国内有人将 hedonism 译为"享乐主义"是不合适的。

后最大的余额。快乐论长期以来被认为是貌似有理的观点。安康是对我好的东西，可以认为安康与对我好的东西有自然的联系，并且对大多数人来说快乐的确是好的。除了我乐在其中，还有什么东西使我受益呢？快乐论的最简单形态是边沁的快乐论，一个人生活中快乐越多，生活就越好；痛苦越多就越糟。如何测量快乐和痛苦这两种体验的值、它们的持续时间以及它们的强度呢？这种快乐论有一个问题是，人们享有的体验是多种多样的，例如吃美食、读莎士比亚著作、写文章、打网球、登山、旅游等等，对其中有些活动（例如探险、攀崖等），有些人非常享受，但并不一定是快乐。这种简单的快乐论遭到了严厉批评，被指为"猪的哲学"。因为这种简单的快乐论将各种快乐，例如，低级动物式的性的快乐与高级的美的欣赏都相提并论，不分彼此。假设让你作出一个选择：你可以选择过一种非常充实的人的生活，但至多只能活80年，你也可以选择过牡蛎的生活，只能体验低级的快乐，但是可以活得很长，随你愿意活多久就可活多久。如果边沁是对的，你会选取牡蛎的生活，而不是人的生活，因为快乐总量大。但是可能大多数人宁愿活得短一些也要选取人的生活，而不是牡蛎的生活。面对快乐论这样的困难，于是密尔就增加了快乐的质量这一参数，即有些快乐按其本身性质比其他更有价值，如阅读莎士比亚的快乐，按其性质比任何数量的初级的动物式快乐更有价值。密尔试图挽救简单的快乐论，但实际上这已经不完全是快乐论了。如果更高级的快乐之更高是由于其性质，那么这种性质就不是快乐了。例如密尔自己将"高尚"（nobility）这种性质加于快乐的价值之上。当然，快乐论者仍然可以说，高尚决定快乐，快乐决定价值。但人们仍然可以进一步问，高尚如何能影响快乐，为什么不直接说高尚本身是一种产生好的性质。对任何种类快乐论的更有分量的反对论证是诺齐克（Nozich）的"经验机器"（experience machine）。假设我有一台机器，我可以用插头将你与机器联通来度过你的余生。这台机器可以提供给你你认为最有价值的或最为欣赏的任何种类的经验，例如写一部伟大的小说，给世界带来和平等。而且你并不知道你和机器连着，也不用担心机器会散架。你愿意与机器连着吗？从你自己安康的观点来看，与这种机器连在一起是否明智？诺齐克则认为与这种机器相连是一个巨大的错误："我们要做一些事，我们要以某种方式活着，与经验机器连在一起使我们局限于人为的现实。"①

欲望论（Desire Theories）。上述的"经验机器"的思想实验推动哲学家去采取欲望论。当你连在机器上时，你的许多欲望很可能并未满足。例如你的欲望是写一部伟大的小说，你也许相信这是你写的，而实际上这只是一个幻觉。你要的是实实在在写一部伟大的小说，而不是写一部伟大小说的经验。从历史上看，欲望论能占支配地位得益于福利经济学。快乐和痛苦在人们心中，也难以测量，尤其是因为我们必须权衡人们不同的经验，以做出优先排序决策。因此，经济学家将人们的安康看作是偏好或欲望的满足，拥有偏好或欲望的人会泄露其内容。这就有可能将偏好或欲望加以排列，以及采用一些方法（例如用金钱作为标准）来评估满足它们的值。最简单的欲望论是眼前欲望论（present desire theory），一个人的状况得到改善取决于他眼前的欲望是否得到满足。但这种理论存在严重的问题。假设有一个男孩，他的母亲不让他去夜总会，他拿把枪指着他的脑袋，要扳动扳机，以报复他的母亲。一个安康理论涵盖的范围应该是一个人生命的整体。为满足此地此刻报复的欲望，男孩拉动扳机结束自己的性命，显然是没有道理的。不管从什么视角看问题，他放下枪才会使他的状况好转。那么整体欲望论（comprehensive desire theory）又如何呢？这种欲望论是说，对一个人的安康重要的是在他整个一生中整体水平的欲望满足。这样说来，那么在一个人的一生中欲望满足得越多越好。这样就陷入了帕费特（Derek Parfit）成瘾案例②。假设你开始服用一种高度成瘾性的药物，于是你不得不每天服用这种药物，以满足你越来越强烈的欲望，你度过这样的一生，欲望得到了满足，这就是你美好的生活吗？显然不是，即使这种药物唾手可得，并且不用花钱。显然不服用帕费特的药物对我更好。但现在我们考虑孤儿和尚的例子。这位年轻人在儿童时期就接受成为一个和尚的训练，一直过着非常隐居的生活。现在给他三种选择：他可以继续做他的和尚；可以成为一名厨师；也可以在寺院外的农场成为一个园丁。他对后面两种选择没有任何概念，因此他选择仍然当和尚。但肯定的是，他如果选择当厨师或园丁可能会有更好的生

① Nozick, R., 1974, Anarchy, State, and Utopia, Oxford: Basil Blackwell, pp. 42 – 45.

② Parfit, D., 1984, Reasons and Persons, Oxford: Clarendon Press.

活。然而，他一生在寺院，从不接触外面，他全然不知道外面的生活如何。这样整体欲望论就推出了知情欲望（informed desire）论的版本，按照这个理论，如果我对有关所有非评价性的事实知情，那么最佳生活就是我所想要的生活。但是这样就会遇到罗尔斯（Rawls）提出数草叶人的例子了。设有一位才华出众的哈佛数学家，对她面前的选择完全知情，她突然产生一种强烈的欲望，要数哈佛大学草地的草叶。按照知情欲望论的说法，就会认为，如果她确实知情，也没有患上神经官能症，数草叶的生活对她将是最佳的。对欲望论的所有这些有问题的例子实际上是更为普遍的一种困难的表现。安康理论有实质性理论与程序性理论之别。前者是说安康的组成成分（如快乐），而后者是说什么使这些事情对人好（如使人快乐的特性）。在实质上，欲望论与快乐论在什么使人们的生活好这一点上是一致的：令人快乐的经验。但是在形式上，它们有分歧：快乐论认为使人快乐的特性是快乐制造者；而欲望论则认为是欲望的满足。然而说欲望的满足是一种"产生好的性质"，是有些令人奇怪的。我们想要做一些事，例如写一部小说，是因为我们认为这些事是好事，是独立于我们之外的，我们并不认为他们之好是因为它们将满足我们想要它们的欲望。

客观清单论（Objective list theories）。客观清单论是开列构成安康的事项，它们既不仅仅在于令人快乐的经验，也不仅仅在于欲望的满足。这些事项可包括例如知识或友谊。那么按照这个理论，什么是"好"的产生者呢？一种说法是，使一些事物成为安康的组成成分的是它们使人性完善。如果获得知识是人性一部分，那么知识就是安康的一个组成成分。上面介绍的森的人的能力概念就是一种安康的客观清单论。反对客观清单论的意见是，认为这种理论是精英论（élitism）。因为这种理论声称某些事物对人们好，即使那些人并不欣赏它们，甚至也没有想要它们。客观清单论不一定包含威权论和完善论。第一，人们可以将自主性包含在这清单之内，声称一个人为自己知情的、反思的活着是一种"好"。第二，也许人们可以强调任何安康理论本身没有直接的道德含义。人们可以对安康持有一种精英论概念，同时也持有一种严格的自由论观点，即禁止对一个人的生活采取任何家长主义的干预。

安康在任何伦理学理论中显然起重要作用。说安康不重要的任何理论不会得到信任。因此，人们认为在某种终极意义上安康是在道德上重要的一切。Joseph Raz 的人文主义原则说："任何事情好坏的解释和辩护都来自它对人的生活及其生活的质量的实际或可能的贡献。"① 这种人文主义原则也可扩展到非人动物的安康。归根到底，任何道德理由的辩护力量在于安康。②

二 安康的基本层面

我们认为，美国生命伦理学家 Power 和 Faden③ 提出健康、安全、理性、尊重、依恋、自决作为一个人安康的 6 个基本层面，并建议将它们用作阐明公共卫生和卫生政策内公正要求的一组标准，是有道理的，让我们一一例举并加以讨论。

健康（Health）

对健康概念的解释可能会随文化传统和疗伤专业而异。根据常识健康被理解为身体的健康和精神的健康，而不是像世界卫生组织的健康定义那样，过于宽泛地用安康来定义健康。然而对身体和精神的健康不能理解得过于狭隘，应该将对它们的理解与人的全面发展联系起来。例如人们往往将健康仅仅理解为在物种正常范围内身体的生物学或器质性的功能活动。④尽管健康是其许多方面可以用器质性或功能性的术语来描述的一种状态，然而非常重要的是我们要注意到缺乏健康不仅是生物学功能障碍或损失，从而影响一些功能活动能力，如活动能力、视力或听力等。健康也包括许多公共卫生和临床医学的重要关注，例如比预期早的死亡、可预防的发病、营养不良、疼痛、失去活动能力、精神卫生、行为的生物学基

① Raz, J., 1986, The Morality of Freedom, Oxford: Clarendon Press, 194.

② 参阅：Griffin, J., 1986, Well - being: Its Meaning, Measurement and Moral Importance, Oxford: Clarendon; Wellbeing, Stanford University of Philosophy 2013, http://plato. stanford. edu/entries/well - being/

③ Powers, M. & Faden, R., 2006, Social Justice: The Moral Foundations of Public Health and Health Policy, Oxford, 142—177.

④ Boorse, C., 2012, Concepts of health and disease, in Gliffors, F (ed.) Philosophy of Medicine, Amsterdam: Elseview, 21—72.

础、生殖及其控制以及性功能活动等。所有这些对在人的一辈子中维持人的生存都是很重要的。再者，健康受到战争、暴力、环境公害、消费产品以及自然灾难的威胁，所有这一切都会产生或都可能是公共卫生问题。与安康的其他层面相比起来，健康是最为基本的，没有了健康，就难以追求安康的其他层面。因此保障人们的健康，作为安康的最基本的层面，应该是公共卫生和卫生政策首要的伦理基础。尽管如此，我们没有理由认为，与公共卫生或医疗有关的政策决定仅仅依据单一的健康这一伦理基础上。例如反对女性生殖器毁损的政策基于对受害者健康的关注，但同时也是维护一个人身体和心理的不可侵犯性，这方面的关注已经超越健康，涉及安全和自决等层面。再如卫生资源的分配，社会有义务确保医疗的普遍可及，这不仅是普遍可及与健康有关，而且也与公正有关，因为公正要求必须将人作为道德上平等的人来对待。

再者，每一个层面内部都有许多重要的方面，尤其在健康这个层面内部。决策者往往需要在健康的种种方面之间进行权衡，做出取舍。例如减少发病率或改善与健康有关的生活质量，有时可能会与死亡率或寿命的长度进行权衡。与健康有关的生活质量还可以进一步细化为特定器官（如心脏、肺脏）的功能活动、身体功能测度（如活动能力）或感官功能活动（如味觉）等。有时我们不得不对它们进行权衡，决定取舍。

许多卫生政策研究者设法制定出一个包罗万象的健康状态测量法以及随特定疾病而异的测量法，用于种种不同的目的。例如对不同治疗方法的成本效果分析（CEA）的比较判断，以及确定公共卫生措施的优先次序。然而，这种集合健康测量法不是价值中立的。对这些测量法的选择对于公正具有不同的含义，我们将于第七章给予评价。

总之，健康是安康的一个最为基本且又是独立的层面。但在健康这个层面中要看到健康方面存在的缺陷不完全是生物学因素引起的，公共卫生和卫生政策也要关注社会因素引起的健康问题。同时我们不能把健康与安康的其他层面混为一谈，既不能重视健康而忽视其他层面，也不能因重视其他层面而忽视健康，例如我国过去往往认为医疗卫生是非生产性事业，而在资源分配方面严重不足，这一缺陷现在也没有完全矫正过来。

人身安全（Personal Safety）

社会上许多不公正的事情给人的健康造成了伤害，但它们造成的伤害不能归结为单单是对健康的影响，即对安康的其他层面也造成明显的伤害。例如在不安全的车间发生的手臂骨折与在拷问时发生的手臂骨折是不同的。例如强奸或殴打等犯罪行为不仅是伤害身体，它们侵犯了他人的人身安全。恫吓和威胁置他人于即将发生的身体伤害的恐惧之中，也是对人身安全的侵犯，即使最终并未造成对身体的伤害。如果一个经常处于身体或精神虐待的恐惧之中，还有什么体面的生活而言。经受虐待肯定是无法有安康可言。例如强奸、袭击和拷问等暴力伤害健康，公共卫生共同体理应对此加以关注，特别关注权力滥用、家庭暴力、犯罪、战争和恐怖主义的机构则更应重视这些问题。殴打、奴役、强奸、残害等行为也违反了对作为道德上平等的人的起码的尊重。然而，这些行为不仅是不能把人当作道德上平等的人，而且这些行为者将人看作没有任何道德地位，侵犯了人的身体的整体性和不可侵犯性。

推理（Reasoning）

推理是指一组技能和能力，包括理论理性和实践理性。理论理性的技能帮助我们回答经验性问题，形成我们对存在什么东西的理解，而实践理性的技能则帮助我们决定我们应该做什么以及我们应该怎样生活。实践推理和理论推理都属于认知推理。认知推理的能力是许多技能的组合，包括注意、学习、记忆、实践以及执行功能，例如决策、目标设置和判断。

理论推理能力包括为人理解自然界所必需的基本智力技能，包括分析能力、想象力、根据证据形成信念的能力、对相关证据进行反思的能力以及权衡证据力的能力，也包括愿意认真听取与已确定的信念相反的证据，以及对愿意修改目前信念的能力。人也需要拥有一定程度的演绎和归纳推理的能力。语文和算术在培养理论推理能力中非常重要。

实践推理能力包括形成和修改我们每个人如何生活的想法，使我们的行为符合我们的理想和目的，为达到目的而采取的种种手段进行仔细考虑的能力。实践理性不仅对制定个人生活计划或设置个人目标或目的很有价值，对培养关注他人的道德也很有必要。为了发挥自己作为道德共同体①的一员的作用，我们在考虑自己行动和选择的合理性时要仔细考虑他人，并能设身处地从受我们行动影响的他人的视角来反思我们的行动或选择。实践推理能力也包括我们能够对自己的欲望、偏好、价值和理想采取批判的态度，如果发现它们不合适能够对它们加以修改。我们需要有让我们目前的欲望和偏好接受仔细审查，以使它们更好地与我们长期的目标和志向相协调。理论理性与实践理性一起让我们在自然和社会世界中进行合适的活动。

发展推理能力显然依赖正常的健全的大脑功能活动。在产前或婴幼儿时期，脑发育有障碍对认知能力有严重影响。在成年时期，如果健康不佳，如创伤、中风和进行性痴呆也能使认知能力倒退。认知缺陷与多元因果作用相联系，包括遗传、贫困、患病和疾病。推理能力与安康的其他层面也有联系，如推理能力为自决所必需的。除了推理能力的生物学和生理学基质以外，为了维持推理能力，不但需要健康的大脑结构和营养，还需要物质环境和医疗卫生。健康是推理能力的必要条件，但不是充分条件。与大脑健康的功能活动不同，推理能力还要求学习对世界的理解。在生活的最初几年通过大脑所学习的东西对我们一辈子的推理能力有深刻影响，而在婴幼儿期大脑的继续发育受环境影响。因此，推理能力不仅受婴幼儿期自然世界，也受社会世界的影响。教育对推理能力的促进最直接也最大。在求学时期，每天都在锻炼理性，进行推理的演练。没有通过教育获得的知识，锻炼理性能力即使不是不可能，也会很困难。

尊重（Respect）

罗尔斯等哲学家②论证，尊重是人类全面发展的基本要素，这正是公

---

① "道德共同体"（moral community）是指由人们认为应得到尊敬的所有人组成的，在你做可能影响他们的事情以前你必须先要考虑一下"这样做对吗？"

② Rawls, J., 1971, A Theory of Justice. Cambridge, MA: Harvard University Press; Cohen, J., 1989, Democratic equality. Ethics 99: 727—751; Sen, A., 1992, Inequality Reexamined. Cambridge, MA: Harvard University Press; Nussbaum, M., 2000, Women and Human Development, Cambridge: Cambridge University Press.

正所要关注所在。在最低限度上，尊重他人是要将他人作为有尊严的生命对待，他们理应得到平等对待。尊重他人要求具备一种将他人视为拥有独立的道德价值和尊严，以及在必要时获得我们同情的能力。尊重他人与尊重自己（自尊）有密切联系。自尊的能力是一个人能够将自己看作与他人平等的人，能根据自己的尊严和价值独立提出诉求。

尊严对于人的安康之重要在于两个相关的方面。缺乏尊重他人的生活，是在安康方面有严重缺陷的生活，缺乏自尊也是如此。然而，未被尊重的人完全可能维持自己的自尊。缺乏他人的尊重有时会破坏自尊。那些被严重剥夺他人尊重的人可能在培养他们尊重他人的能力方面有困难。当然这些都是有条件的，并不是必然如此。缺乏自尊和不被他人尊重都会贬低作为道德行动者①的人的地位，而他们本来理应或有权作为一个平等的人对待。这种对人的地位的贬低，可来自外部，也可来自内部。

当一个人因处于低等社会地位而遭受到歧视时，缺乏尊重是对安康一个层面的贬低。低等社会地位往往与群体成员的特性相联系，如民族、性别、阶级或阶层、能力或外表等。虽然弱势社会群体的个体成员在歧视性和压迫性社会条件下坚持自尊，是有可能的并难能可贵，然而他们能这样做只是靠了他们英雄般的努力或好的运气。他们依靠艰苦努力和好运气而能坚持自尊并没有削弱遭受他人不尊重的不公正。缺乏他人的尊重以及意识到自己被排除在社会中其他享有相互尊重关系的人群之外，本身就是严重的不公正。

尊重影响到安康是因为我们作为在道德上具有同等价值的人理应受到他人对自己的尊重，我们的诉求有权得到与其他人的诉求同样的认可。每当我们被人认为由于我们是特定种族、性别、经济阶层或其他群体的成员而具有较低价值时，尊重以及然后是安康就会遭到贬低。因此个体的安康往往与群体的安康密切相连。对个体的尊重往往依赖于对个体所属群体的尊重。一个群体的个体成员被剥夺了个体安康所必须的尊重，往往是他们的群体被剥夺尊重的后果。

① 道德行动者（moral agent）是有能力按照自己的是非观采取行动而对自己行动负责的个体。

做到人与人之间的尊重或缺乏这种尊重往往与社会结构有关。如果社会结构未能提供通过医疗维持健康的需要，或通过教育满足培养推理能力的需要，这不仅影响健康或理性，还会引起与丧失尊重相关的不公正。一个人因遭受到不尊重而经历的羞辱，他完全意识到他不应该受到凌辱，他应该受到同样的尊重。因此不受到尊重是对一个人尊严的凌辱，也是一种不公正。简言之，不被尊重会有使人遭受伤害的后果，同时也是一种不公正。

依恋（Attachment）

依恋纽带的形成也是人的安康的最重要层面之一。这些纽带包括亲密的友情、爱以及在一个社群内与他人的共济感（同舟共济）或伙伴情感，也是作为一个社会的人的归属感，归属于一个家庭或社群，甚至一个国家，是一个作为社会的人的情感需要，也是他安康的要素。在亲密关系的个人层次，依恋是一种爱、友情、情感牵连和同情他人的能力。关怀和被关怀、缺乏关怀就感觉孤独以及因丧失关怀而悲伤的能力对安康十分重要。经验性证据提示，丧失这种依恋关系，结果就是失去社会联系，就会呈现行为障碍、缺乏自制，甚至反社会的攻击性行为。人的依恋能力不仅是因为这些纽带在个人的亲密关系层次很重要，而且是形成和维持公正社会的必要前提，因为它们不仅可防止歧视、不尊重人，而且可促进人们的正义感和公平对待的习惯。虽然依恋与尊重是安康相互关联的两个层面，但它们是公正要关注的独立的两个方面。看不到他人在道德上与自己是平等的，值得尊重的，会使他人遭受不公正的对待，但即使在被赋予平等道德地位的人中间，缺乏依恋感的人也会导致对他人不公正对待。因为尊重他人可能告诉自己要有某种程度的克制，甚至可能产生对他人最低限度的义务感，但单单尊重缺乏情感的深度，这种情感来自需要他人的感觉。所以，依恋与尊重、推理能力同样重要，它是培养相互克制、相互帮助以及相互关怀的能力和习惯所不可缺少的。公正理论要求社会机构培养人的依恋能力。

依恋的重要不仅是它对安康十分重要，也对公正十分重要。这样就会与罗尔斯的理论相左。罗尔斯从这样一个假定开始：社会正义理论的任务是，规定公平竞争的条款和互利互惠的规则，而这些能为一群相互无利害关系以及过着自由平等生活的人接受。但有些哲学家①指出，实行这种理论而不加补充，只能使人们成为理论认为他们该是的那种人，即对其他人的利益不感兴趣的那种人。虽然罗尔斯说，公正是社会的唯一美德，但除了公正还需要别的。这种反对意见是认为，实行这种理论不足以培养人能够遵循关怀和责任的伦理学。传统的公正理论谴责对自由的侵犯或设法减少不平等，但它们不谈其他社会价值和德性，没有注意到培养依恋能力，过一种以依赖和相互依赖、脆弱以及有可能遭受剥削为特征的生活的能力。一个社会正义理论应该要求，社会机构和社会习俗使人们适应过这样的生活，在其中建立依恋的纽带，以及认同他人的能力。在有些情境下，特定的社会安排的不公正不单是由于有价值的社会机会或好处不为社会的某些成员可及，而是由于这些安排没有培养公正要求的那种人际关系。不要去追求抽象的理想的情境下的公正或正义，我们永远处于一种不理想、不完美的情境之下，因而，在这种情境下的公正会将依恋纽带的形成看做安康的基本层面。

自决 （Self – Determination）

自决或自我决定已经为许多人采纳为一个公正的社会结构所要求的基础，给予个人以一定程度的保护来免予国家或他的同胞们对他们选择和行动的干涉。自决包含自由，但自由本身不是安康的组成成分，仅是达到某种"好"的手段。罗尔斯论证说，自由类似收入和财富等"基本品"（primary goods），他们是通用的手段，对个体具有工具性价值，不管个体的个人理想、生活计划或偏好如何。②自由的根本价值取决于更为深层的道德理由。密尔许多论证集中在过一个自主生活的好的后果上，自主生活是一个由他自己的选择和价值所指导和塑造的生活。好的后果包括推进真理，促进和平，发现自我，以及完善能力，即自我价值来自这些后果。然而，密尔也论证说，自主的生活，或过一个来自内心（根据自己的爱好和价值）的生活，生活更为充实或完美，这意味着自决本身是人的安康

① Baier, A., 1994, The need for more than justice, in Moral Prejudices. Cambridge: Cambridge University Press, 23—29.

② Rawls, J., 1971, A theory of Justice. Cambridge, MA: Harvard University Press.

的一个组成成分。①一个简单的思想实验可以说明密尔论证的说明力。假设一个人是健康的，有依恋的纽带，有自尊和受他人尊重，他的安全有保障，并且有推理能力。然而，从他婴儿期起，他就被告知他的生活道路将是如此，他的生活的所有要素一直由别人为他做了决定，包括他受多少年教育，他如何谋生，跟谁交朋友，他住在哪里，他将有多少孩子等。虽然他的生活在许多方面过得很好，但不给他任何机会通过他自己的选择塑造他的生活。即使他的所有其他方面是丰富多彩的，但严重缺乏一个体面的生活所需要的东西。伯林（Isaiah Berlin）②概括地说，"我愿意自己决定，不受他人指导，不管他如何明智或仁慈；我的行动的不可代替的价值仅仅在于它是我自己的，不是他人强加我的生活。"Jim Griffin③认为"选择自己的生活道路，是人的存在的核心，""控制我们自己的命运是无可替代的重要价值。"

维护自由是为了人的安康，这不仅仅是不要他人干预。自决或自我决定的条件是在一个人决定走的道路上没有障碍，但我们并不是自给自足的，也不能完全摆脱自然界或社会体制造成的所有障碍。我们要关心的是，根据对我们生活的重要意义，我们面前有多少大门，这些大门开得有多大。我们不培养自己的理性能力，这些大门不会打开，但自决与理性是安康的两个不同的层面。而且没有政治自由这些大门也不会打开，较大范围的不受干预是引领一个自我决定的生活的必要条件，但政治自由也不是引领自决生活的充分条件。需要有合适的法律制度和文化规范来为个体的选择及其实施提供充裕的社会空间，否则引领一种自决的生活是不可能的。简言之，没有合适的经济、法律和社会结构，自决是不可能的，或某些物质条件是自决所不可缺少的。整天为食物操心的人，不知道明天是否有饭给自己及其孩子吃的人，死于挨冻受饿的人，无法有自决。"贫困的人不是自由的人。"（卢梭）其生存完全依靠他人的人，不能在指导他们自己的生活中起任何实质性作用。

自决是安康的一个基本层面，是基于一种简单的、公认的对我们是谁

①　Mill, J. S., [1859] 1991, edited by Gray, J. Oxford: Oxford University Press.

②　Berlin, I., 1969, Four Essays on Liberty. Oxford: Oxford University Press, xliii. .

③　Griffin, J., 1986, Well - Being, Oxford: Clarendon Press, 67.

以及我们将成为谁的观点，我们的生活至少部分是由我们的价值和利益告诉我们的选择来塑造的。

体面的生活水准（Decent Standard of Living）

我们主张除了上面6个层面外，还应该增加第7个层面，即体面的生活水准。一个人没有体面的生活水准，就不可能有健康，不可能培养和发展理性能力，容易有自卑或得不到他人尊重，难以建立依恋的纽带，也难以做到自决。人们将健康包括在体面生活水准之内，但后者不仅包括健康，还包括其他要素。我们所说的生活水准包括收入、就业、财产、生活必需品、衣食住行、文化娱乐、可用于医疗和教育的存款等等。生活水准与生活质量有密切联系，但一般情况下生活质量决定于生活水准。所有这些方面有一个使人值得活下去的最低程度的生活水准，但我们说的体面生活水准应该是相当程度地高于最低限度生活水准，可以说相当于目前中产阶级的生活水准，或我们国家规划中"小康"社会的生活水准。我们认为体面的生活水准是人的安康的物质基础层面。

三 公共卫生的道德辩护

为什么一个社会需要公共卫生？为什么一个国家的政府要花纳税人缴纳的资源用于公共卫生？这可能是一般公共卫生专业人员和公众不去考虑的问题，但伦理学必须细究这个问题。这个问题称为公共卫生的道德辩护问题。[①]

公共卫生的辩护。一种观点认为，公共卫生是一种社会建制，它负有通过给人们带来健康而促进人的福利的责任。公共卫生的道德基础在于通过维护健康而有益于人，重点在于"有益"（beneficence）于人。按照这种解释，公共卫生进一步被理解为有责任给人们带来多的健康，这是一种效用论的视角。对公正的关注，对个人自由的尊重，这些伦理考虑是外在于公共卫生主要目的，仅仅用来平衡公共卫生产生健康的功能与其他关

---

① 在伦理学中一个被认为应该采取的行动必须获得道德或伦理学的辩护，辩护是要说明为什么要采取此行动的理由，以及反驳反对采取此行动的理由，即辩护是通过论证和反论证来完成的。所谓道德或伦理学辩护，是指这种辩护不是随便列举一些理由，而是这些理由要有伦理学理论或原则为依据。

注，例如对权利的关注。在这种情况下，公正几乎完全归结为一种分配原则，或者在完成公共卫生维护健康的义务时提醒一下人们注意谁在从中受益以及谁解除影响健康的危害。①

另一种观点则基于对社会正义的更为宽泛的理解，它可包容前一观点，将公共卫生致力于有益于人的维护健康的效用作为公共卫生的道德辩护。这第二种理论认为，社会正义关注人的安康。公正要求确保每一个人在安康的基本层面都有足量的水平，健康是其中之一。因此，维护健康是社会正义的一个具体目的。当美国医学研究院定义公共卫生的目的是建立使人健康的必要条件时，就是社会正义直接的要求之一。第一种观点的缺陷是将公共卫生限制在仅关注结局的框架之内。如果我们不将公共卫生的伦理学辩护不限于以有益为基础或效用论的框架之内，而是将焦点集中于正义理论的安康之内，那么我们就可以看到推动公共卫生有两种动力：通过改善健康而改善安康，以及这样做时特别集中于那些最为弱势的那些人的需要。对社会正义的承诺，使得改善在安康多元层面其生活前景非常穷困的人的条件具有道德上特别的紧迫性。将处境如此不幸的人置于优先地位应是公共卫生的一个标志。

这种观点为公共卫生提供一个合适的道德辩护或伦理学基础，它既能把握公共卫生的有益和效用结局和导向，又能把握公共卫生对那些安康最差的穷苦人需要的承诺，这一承诺对公共卫生是具有建设性的，因为唯有做到这第二点，公共卫生才能普及众人，"一个也不能少"，才能称为名副其实的"公共"卫生。

公共卫生的历史和今日都认识到，健康好坏有多重原因，影响健康的政策和做法影响生活的其他重要层面，而健康本身也是人的其他重要方面好坏的原因。安康的每一个层面都受多重决定因素影响，不同层面又相互影响。这些决定因素不限于政治、经济或法律的制度，也扩展到社会习俗。因此，公共卫生要关注一个广泛的可能影响和相互作用的网络。这一

---

① Kass, N. E. , 2001, An ethics framework for public health, American Journal of Public Health 91：1776—1782；Childress, J. F. , et al, 2002, Public Health Ethics：Mapping the Terrain, J Law, Med & Ethics 30：170—178.

点最近已经得到一些学者的注意。①

公共卫生边界。这样就提出一个公共卫生的边界问题。公共卫生的确有宽广的范围，但有时被看作是如此的广延，几乎不存在任何机构、学科或社会的边界。从战争、恐怖主义和犯罪到对疾病的基因易感性，从环境和职业的危害到收入不平等，从个人行为到自然灾害都被声称为公共卫生问题。世界卫生组织的健康定义也许是个极端例子。基于社会正义的公共卫生的中心社会角色是对健康的发展和维护具有渗透一切和深刻影响的社会结构任何方面都要加以注意。然而，同时健康是安康的 7 个层面之一，这些层面好比是一面镜子，可以从不同角度用来评价社会制度、措施和政策是否公正。

公共卫生及其相关公共政策与安康的健康层面有独特关系。教育机构和教育政策与推理这一层面有独特关系。然而，公共卫生和教育机构对健康和推理这两个层面具有特殊的长远影响。然而，我们知道例如初级医疗的可及和就学分别对安康有渗透一切的影响，已经超越它们对健康和推理的影响。正如公共卫生有义务注意对健康有重要影响的社会结构的任何方面一样，公共卫生也必须评价其政策和措施不仅对健康而且对安康所有层面的影响。医疗的可及不仅影响健康，也影响到作为一个在道德上平等的人受他人尊重所必须的东西。控制生殖可改善健康，同时也可改善家庭的依恋纽带，并使妇女更好地对自己的生活作出决定。

争取和实现与公共卫生有良好合作关系的社会正义不是在一个理想的世界里进行的。因此我们必须集中注意具体情境的特别细节。例如哪些不平等或哪些决定因素这些重要的问题不能抽象给予回答。为了鉴定人们做得如何以及社会结构哪些要素对安康的不同层面有最深刻的影响，必须进行经验性研究。②与健康有关的这种经验性研究正是公共卫生监测和研究的工作。测量人群和相关群体预期寿命、疾病和损伤负担的全球性和地方性努力以及公共卫生统计为评价我们在安康的健康层面做得如何提供了原始数据。流行病学家、毒理学家、生物学家、行为和社会科学家以及其他

---

① Anand, S., et al, 2005, Public Health, Ethics, and Equity. New York: Oxford University Press.

② Powers, M. & Faden, R., 2006, Social Justice: The Moral Foundations of Public Health and Health Policy, Oxford University Press.

学者所进行的公共卫生研究，为理解在不同条件下复合因素如何影响健康提供了基础，随着社会条件的转换，这种理解也必须转换。安康之中每一个要素都重要，但每一个人并不是同等重要。尤其是处于系统弱势地位①时，在道德上重要的事情不仅是安康的状态如何，而且是我们能为我们自己和我们的孩子做什么，也就是我们在实现我们所要的安康中起的主动作用。

健康权利。公共卫生中一个重要的伦理问题是，是否存在健康权利？许多从事公共卫生的人认为存在健康的权利，他们引用联合国大会的普遍人权宣言作为根据，②问题是这需要我们对此进行意义的分析和伦理学的论证。公共卫生专家们正确地理解到，权利是具有特别道德上迫切性的要求，并承认健康的普遍道德权利对于建立一个公正的社会，其中包括公共卫生惠及全民具有战略意义。有一些生命伦理学家建议从利益的视角来理解权利，基本人权是"受保护的利益"。健康以及安康的其他 6 个层面，对于每一个人都是具有特殊意义的有分量的利益，应该受到保护，否则这个人的存在就失去意义，他的生活失去价值，过的是一个不那么值得活着的生活，或者说，不像人一样的生活。就健康而言，人的健康权利产生出一个确保使足量水平健康所必要的社会条件到位的义务。例如就儿童而言，尽可能确保儿童拥有足量水平的健康是更为紧迫的义务。健康权利推出的许多义务，要求采取切实的集体的行动，采取这些行动落在正好处于实现集体目的最佳位置的那些实体身上，包括政府、各种社会机构、公共卫生和医疗专业人员、社会工作者以及社群等，他们具有与健康责任有关的集体义务。从这个观点来看，不能确保其成员有实现足量健康水平的任何社会，就是一个不公正的社会。而且，作为基本人权，健康权利的诉求不限于本国边界之内，而是作为一个整体的人类共同体的约束。公正并不要求健康方面一律平等，但某些健康不平等显然是不公正的，或具有特别的道德上的紧迫性因而要求予以纠正。这包括世界各国贫富裂沟之间在预

---

① Systematic disadvantage 是指一些人陷入的贫困与弱势的恶性循环之中。例如一个人生在几代贫困家庭，在贫困地区生活长大，他们可能是移民、难民、无家可归者或残障人。他们生存艰难，难以找工作，几乎很少有机会上学。

② United Nations General Assembly. 1948. Universal Declaration of Human Rights. Resolution 217a（III）. Geneva：United Nations.

期寿命以及儿童存活和健康方面的差距。在许多发展中国家，政府不能或不愿意为他们的公民提供健康必要的条件以及缩小差异的手段。全球共同体有义务确保这些人民的需要得到满足。这要求采取集体行动，但消除不公正的最佳战略不能单靠全球各地的公共卫生机构。研究全球健康问题的哲学家 Thomas Pogge[1] 论证说，需要重建全球经济秩序，才能显著减少发展中国家的严重贫困及其对健康的灾难性后果。

我们强调集体行动以及处于最佳位置以实现集体目的的机构，这并不意味着健康权利推不出个体方面的义务。罗尔斯提出过个体有义务支持公正的机构，采取措施改革不公正的机构。公共卫生专业人员由于其专业角色，处于一个知道何时有关健康的不公正会发生以及为什么会发生的位置，因此至少有义务与相关人员分享这方面的知识。在现实世界中纠正不公正要求的机构变革，往往要求大批人民的意识觉醒，或者至少要求大量处于有影响地位人的意识觉醒。

认为公共卫生的基本伦理学辩护在于社会正义这种观点与认为作为公共卫生基础的价值是人权的价值这种观点是一脉相承的。以 Jonathan Mann[2] 为先驱的公共卫生专家将人的尊严与健康的好坏联系起来，对此越来越得到人们的理解。世界卫生组织许多报告强调人类发展、人权、社会正义与健康之间的联系。[3]美国公共卫生领导力学会（Public Health Leadership Society）2002 年发布的"公共卫生伦理实践原则"（Principles of the Ethical Practice of Public Health）中确认人有权利获得健康所需的资源，公共卫生的主要关注在于基本的社会结构；公共卫生特别要关心得不到医疗卫生服

① Pogge, T. , 2002, Responsibilities for poverty – related ill health. Ethics and International Affairs 16（2）：71—79；2004 Relational conceptions of justice：Responsibilities for health outcomes. In Anand, S et al.（eds.）Public Health, Ethics, and Equity, Oxford：Clarendon Press.

② Mann, J. M. , 1995, Human rights and the new public health. Health and Human Rights 1（3）：229—233；1997, Medicine and public health, ethics and human rights. The Hastings Center Report 27（3）：6—13；1998, Dignity and health：The UDHR' s revolutionary first article. Health and Human Rights 3（2）：30—38.

③ 例如 Bankowski, Z. , et al, 1997, Ethics Equity and Health for All. Geneva, Switzerland：World Health Organization；WHO 2003. Investing in the Health of the Poor：A Strategy for Sustainable Health Development and Poverty Reduction in the Eastern Mediterranean Region. Geneva, Switzerland：World Health Organization；WHO 2003 Right to Water. Health and Human Rights Publication Series, No. 3. Geneva, Switzerland：World Health Organization.

务、被剥夺了公民权或边缘化社群的那些成员；以及有关人的基本价值和尊严的一些公共卫生政策。①

公共卫生与补救性公正。为了实现公正，需要做两方面的工作，一方面是补救性的（remedial）；另一方面是开拓性的（aspirational）。前者如我们要鉴定哪些不平等是在道德上最为迫切要予以纠正的。补救性公正要求我们管控深刻地和普遍地危及安康各个层面的系统弱势（systematic disadvantage）。这种系统弱势既难以摆脱，其负面作用又异常沉重。这种系统弱势的一部分是健康的不平等，这是最为迫切地要补救的不平等。公正要求公共卫生进行干预，帮助补救业已存在的系统弱势及其灾难性后果，并确保公共卫生政策不去加剧这种弱势，有助于防止这种弱势产生。

如何鉴定健康中的特定不平等是最为迫切要纠正的？这就要考虑其一，那些受影响的人们将如何度他们的余生；以及其二，公共卫生干预措施如何与安康的其他层面相互作用。例如在这一最为迫切的类别之内就应包括儿童，如果儿童在早期就被禁闭在系统弱势之内，他们不仅在儿童期，而且整个一生的安康的前景就处于危险之中。

（1）弱势社会群体。卫生统计数字的差异已经显示占支配地位的社会群体与弱势社会群体之间的明显差异。这种差异表现在安康的各个层面，但在尊重层面方面最重要。属于弱势群体的成员往往不被当作道德上平等、有尊严的人对待，他们的生活前景也往往低于其他群体的人。公共卫生一个重要职能是监测属于系统弱势的社会群体成员的健康，寻找他们与有钱有势社会群体成员之间不平等的证据，并采取干预措施来尽可能地减少这种不平等。许多种类健康不平等可给公共卫生提供有用信息，并对公共卫生工作有重要意义。社会正义不仅是一个个体命运如何的问题，而且是群体的命运如何的问题，尤其是那些具有系统弱势的群体。特别需要关注的群体与性别、年龄、民族、种族、宗教、种姓、公民资格、性取向或残障有关。弱势群体的成员被赋予较低的尊重，转化为自尊降低，期望降低，自决能力的降低。为达到体面的安康水准，他们遇到无数的障碍，这些障碍植根于社会的惯例和习俗、法律的约束以及政治制度的结构等。

① Public Health Leadership Society. 2002. Principles of the Ethical Practice of Public Health. Version 2. 2. New Orleans: Public Health Leadership Society.

作为弱势群体的女性。在全球健康之中妇女的不平等地位最为明显。在一些国家中妇女是系统弱势的群体。WHO 指出，在健康中性别不平等问题通常十分显著，一些导致妇女健康状况较差的原因有：卫生基础设施差，生殖卫生保健服务不足，贫穷或远离医疗机构。在全球健康差的负担中，女性的性与生殖健康状况差占 20%；而男性的性与生殖健康状况差占 14%。全球范围内，女性在性传播疾病的疾病负担高于男性的 5 倍还多。全世界每年约有 68000 名女性死于不安全流产，除了 300 人其余都在发展中国家。在撒哈拉以南的非洲中 15—24 岁女性成为 HIV 感染者的可能性是男性的 2.5 倍。联合国妇女署（联合国促进两性平等和妇女赋权的实体）指出，在一些国家，有多达 7/10 的女性在她们的一生中将遭受毒打、强奸、虐待或致残。通过卫生系统能够应对一些在减少男女健康不平等方面的挑战。但初级预防常在卫生系统之外，需要的不只是资金或改善卫生基础设施，可能需要法律行动，需要社会或文化变革。对女性健康挑战的根源往往来自受到文化认可的暴力。美国生命伦理学家 Macklin[1] 指出，女性健康不平等是一个公正问题。当导致不平等的原因来自社会可控因素时，这些不平等就是不公正。主要挑战是要确定这些因素是否是"社会可控的"，确定谁对于预防和控制有责任。与医疗卫生服务无关的原因有：对妇女的性暴力，强奸被当作一种战争和冲突的武器，在非洲一些地区非法武装分子强奸了成千上万的妇女；平民强奸，在南非有四分之一的男性承认曾实施过强奸并且不少人坦白曾攻击过不止一个受害者，在印度妇女屡遭强奸甚至轮奸；针对女性躯体暴力无处不在，WHO 一份覆盖 15 个国家的研究显示，20%—64% 的女性遭受过男性施加的暴力，在大多数发展中国家警察和其他官员不加干涉，对于受到虐待的女性没有避难所，不存在任何保护妇女的命令，屡遭暴力受害的妇女倾诉无人聆听，自卫却被判刑（如在我国），在印度和那些将强奸视为使女性和她们家庭"蒙羞"的国家的解决方案是强迫妇女嫁给强奸者；在一些国家妇女受害反被中伤，其根源是歧视女性的传统风俗和文化，例如嫁妆制度和焚烧新娘；以及所谓的"荣誉杀害"，拒绝包办婚姻或作为性侵的受害者的妇女

---

① Macklin, R., 2013, Global Health: Women's Health Inequalities: Justice Matters, 10 月 20 日在北京协和医学院人文与社会科学学院举办的国际生命伦理学研讨会上的讲演。

被男性家庭成员杀害；以及歧视女性的传统文化和宗教根源。在伊朗、伊拉克、尼日利亚、阿富汗、索马里、苏丹和其他伊斯兰教国家有用石头掷死通奸者的传统（据说来源于伊斯兰教法）——受刑者大多是女性，2009 年皮尤调查中心对巴基斯坦人的信仰和态度进行调查，83% 的巴基斯坦人赞成对犯通奸罪者处以石刑，91% 的支持国家现代化的巴基斯坦人赞成对通奸者处以石刑。她指出，一个以权利为基础的公共卫生进路通常引用《经济、社会与文化权利国际公约》第 12 条 "每个人享有可达到的最高标准的身体和精神健康的权利"，相关的还有第 3 条 "男女在所有经济，社会和文化权利上享有平等权利"，此条与由于糟糕的或不存在的健康服务而导致的女性健康不平等相关。对于源于风俗、文化和宗教的致使女性伤害和死亡的原因应采取基于权利的进路，应当诉诸《公民权利和政治权利公约》。"每个人都有内在的生命权。这一权利应当受到法律的保护。没有人能被任意剥夺他的生命（第 6 条）。" "人人享有自由和人身安全的权利。（第 9 条）" "男女有平等的权利享有所有公民和政治权利"（第 3 条）。《消除对妇女一切形式歧视公约〈消歧公约〉》（1979）明确指出 "大量对妇女的歧视仍旧存在"，并强调这些歧视 "侵犯了权利平等和尊重人类尊严的原则"，歧视被定义为 "在政治、经济、社会、文化，民间或任何其他领域内任何基于性别的区分、排斥或限制。" 人权条约是否只约束公约的缔约国？"在一般国际法和特定人权公约下，如果国家未能采取行动尽职防止权利被侵犯，或调查和惩罚侵犯行为，并提供赔偿，国家也要对私人行为负责。"（《针对妇女的暴力》，1992 年 1 月 29 日。）Macklin 教授最后的结论说，仅仅改善公共卫生干预对防止源于风俗、文化和传统对妇女施暴的行为没有任何作用，所有已经核准《公民和政治权利国际公约》的政府有义务尊重、保护和实施那些众多在本国遭受杀害、被毒打、强奸或致残的妇女的人权。

作为弱势群体的少数民族。在美国的公共卫生中，对美国白人与美国非白人，尤其是黑人、本土印第安人以及说西班牙语人之间的健康差异给予更多的注意。其隐含的假定是，这些差异具有伦理含义。有一项调查估计，如果在 1991—2000 年间的 10 年内非洲裔美国人与美国白人死亡率均等化，本来可避免 886202 人的死亡。在试图鉴定引起种族或民族差异的因果模式方面已经进行了相当的努力，对为什么健康结局和其他安康指标方面始终存在种族或民族的差异的经验性理解，为指导实施有效干预所必需。但一些生命伦理学家认为，具有历史根源现在还继续存在的社会和文化因素已经引起人的全面发展方面的持续存在的差异。反对公然的种族主义和种族歧视的斗争，虽然在根除它们方面是重要的，但仅仅依靠它不足以缩小甚至消除安康方面的裂沟。需要探求另一方面的因果关系，即为什么一个弱势群体一直处于比较糟糕的健康之中，使得整体的安康继续下降。我们一方面需要有证据证明由于他们少数民族群体的成员资格一直处于系统弱势的地位，严重破坏他们安康的前景；另一方面我们需要理由来相信指向减少与健康相关的不平等的干预措施有助于减轻与这些群体相关的负担。

将弱势群体的健康需要排列为公共卫生的优先地位至少可在两方面达到补救式公正的目的。随着这些政策在实际上改善弱势群体的健康状况，也就促进了补救式的公正。此外，旨在减少弱势群体健康方面不平等的政策，也会对安康的其他要素有积极影响。例如，这些政策本身就是代表公众表示的尊重，即表示弱势群体的成员作为完全拥有平等道德地位的人有资格得到平等的对待，并公开承认这些弱势群体得不到尊重是不公正的，必须加以纠正，他们得不到尊重往往是许多负面决定因素和后果的基础，包括健康不平等。因此，关注公正在指向弱势群体的公共卫生政策和规划中特别重要。公共卫生对安康的最大贡献是有时能使弱势群体成员得到他人的尊重以及自尊。以身体或认知残障为例。虽然系统弱势群体成员的明显例子见证于种族主义、大男子主义以及民族冲突之中，但患有残障的人则往往因他们被鉴定为"残障者"而遭受系统的艰难险阻。公共卫生方面努力减少附着于种种残疾的羞辱以及支持在公共场所建立辅助设施，就是公共卫生通过尊重和自决层面来减少安康方面的不平等。

（2）贫困与弱势。在许多情境下，贫困者，尤其是极度贫困者，同样处于系统弱势的地位。那些只能获得一点儿经济资源的人是处境糟糕的人，他们不但生活水准非常低下，对公共事务和市场也毫无影响，因而使他们几乎不能控制自己的生活。这种系统弱势使穷人因物质资源匮乏造成各个安康层面的缺陷，因而他们极端不可能依靠自己的努力来改善他们的生活前景。在全球范围，即使低收入国家的预期寿命自 1960 年以来有显著的改善，但生活在主要工业国家的人与生活在南非地区的人的预期寿命之间仍有 40 年的差距。2000 年即使不考虑婴幼儿期的死亡率，生活在美国的 15 岁男孩平均可预期活到 70 岁，但生活在乌干达的 15 岁男孩平均预期活到 50 岁。因此，生活在这两个国家的男孩走的是不同的道路。人们大约估计，在发展中国家生活在极度贫困之中的人，每年有 2000 万在年纪轻轻时就死亡，原因从营养不良到可以不费太多钱就可以预防或治疗的疾病。Thomas Pogge 援引统计数字论证说，世界性贫困是说明健康缺陷的最重要因素，由于世界性贫困主要是在发达国家的人们所坚持的全球经济体制的结果，因此发达国家的公民和政府有直接的义务来减轻世界性、全球性贫困引起的健康缺陷。①。

虽然发展中国家贫困的严重性是令人吃惊的，但贫困也不幸地存在于富裕国家。在美国内部，贫困、受教育差以及其他方面的弱势，也能够产生这样的条件，使经济上最差的人不可能与较富裕者走同样的道路。例如据 2002 年报告，25—64 岁的男子，受教育少于 12 年的那些人，经年龄调整的死亡率为 591 人/10 万，而受教育 13 年及以上者则为 217 人。在 20 世纪 80 年代，在确定抗病毒药物可预防艾滋病病毒母婴传播以前，在所有阳性怀孕妇女中大多数是穷人和有色人种。

（3）儿童。社会正义要求尽可能让所有儿童拥有足量水平的健康。对于成人，公正的要求有时强调能力，对于儿童则与此不同，我们应该更强调实际的功能活动。儿童处于发育期，只有在幼年期儿童拥有足量健康水平，才能在他们成为成人时拥有正常的能力，才能较好地安排他们的生活。而且，安康的各个层面的价值并不依赖儿童能给他们自己做什么，因为他们需要依靠大人。唯有依靠其他人的行动以及有利于他们发育的社会秩序的存在才能确保儿童的安康。因此，对于公共卫生，儿童的重要性不同于成人。社会正义不仅要视遭受系统弱势的个体和群体命运如何，而且要看在儿童发育各阶段儿童的实际安康状态如何。因此，儿童在实现社会正义中占有特权的地位。这种观点反映在联合国的相关文件中。1990 年

① Pogge, T., 2004, Relational conceptions of justice: Responsibilities for health outcomes. In Anand, S., et al. (eds.) Public Health, Ethics, and Equity. Oxford: Clarendon Press.

联合国世界儿童峰会的文件①肯定了"儿童优先"（first call for children）的原则："行动和合作必须受'儿童优先'的原则指导，在资源分配中应该给予儿童的基本需要以高度的优先地位，不管是在糟糕的时光，还是在美好的时光，在国家和国际层次，还是在家庭层次。"10 年以后的 2001 年，这条原则在一次全球峰会②上得到了再一次的重申："领导人也允诺坚持儿童对所有资源享有优先这一深远意义的原则，他们始终会将儿童的最佳利益置于第一位，不管在糟糕时光还是美好时光，在和平时期还是在战争时期，在繁荣年代还是在经济萧条年代。"

　　儿童时期的安康对成年时期安康前景的影响，莫过于健康这一层面了。有非常明确的证据显示童年时期健康不佳对其以后的健康有深刻影响。癌症、肺部疾病、心血管病以及关节炎都与童年时期健康不佳有关。童年时期健康不佳也对安康的其他层面有影响，尤其是推理能力的发展有深刻影响。业已确定，宫内发育严重迟缓、母亲营养不良、过度早产以及产前接触毒物与以后的认知作业差有联系。在婴幼儿期的生长发育对认知能力的发育同样非常关键。早年营养不良以及接触例如铅等毒物对脑的发育和认知能力的发展有深刻而持久的影响。未能诊断出和治疗苯丙尿毒症可导致永久性的智力低下。最为严重的当数儿童死亡率了，尽管 20 世纪八九十年代儿童死亡率已经显著降低，但在 2003 年仍然有超过 1000 万儿童不到 5 岁就死亡了。差不多所有这些儿童都生活在低收入国家或中等收入国家的贫穷社群。这些死亡中大多数本来是可以靠 2003 年就已经可得的干预措施预防的，这些干预措施并不昂贵，并已经得到广泛使用。这些死亡是严重的不公正。痢疾、肺炎和疟疾是幼儿的主要杀手，均因营养不良而加剧，然而都是可治疗或可预防的病情。因此，由于种种理由，儿童健康的不平等对于公共卫生来说是道德上最为紧迫的要解决的事情。虽然在世界上儿童健康最深刻的不平等是在富裕国家与贫穷国家之间，但生活在富裕国家的许多儿童也未能达到足量的健康水平，他们之中大多数是穷

　　① United Nations Children's Fund, 1990, Plan of Action for Implementing the World Declaration on the Survival, Protection, and Development of Children in the 1990s, paragraph 33. New York: United Nations Children's Fund.

　　② Annan, K. A., 2001, We the Children: Meeting the Promises of the World Summit for Children. New York: United Nations Children's Fund.

人。例如在美国，穷苦儿童比其他儿童更容易死于童年期，更可能遭受铅中毒，更不可能享有免疫接种，更容易肥胖，在以后的生活中比富裕儿童有更大的风险患糖尿病和心脏病，以及有更高的哮喘发病率。①

公共卫生与开拓性公正。对于公正来说，最迫切的是首先注意那些形成系统弱势的条件，并且设法予以矫正和补救。但公正还有其志向、抱负和开拓这一积极的方面，即为每一个人实现在其所有基本层面足量水平的安康。对于健康这一层面来说，不可能具体精确规定足量要求什么，也不可能规定精确的数字目标。但足量可与在生命的长度以及与健康相关的质量方面技术上可行的东西相联系。世界卫生组织的疾病负担计划，就是利用了世界上预期寿命最长的值，即日本人的预期寿命作为在国际上测量健康负担的基准。对足量水平不那么苛刻的解释是，要求我们每一个人在足够长的寿命内有足够健康过一个体面的生活。

下面我们将有机会详细讨论健康不平等不一定都是健康不公平，然而的确在许多情况下健康不平等有助于我们作出有关公正和公共卫生的判断。不管是国内还是在全球范围内，人群之中实质性的健康不平等的证据，可以成为存在显著不公正的推定证据。②例如不平等主要是既不能预防又不能纠正的因素的后果，或如果不平等存在于成人之间且主要是过着体面生活的人之间个人选择的后果，或如果减少不平等所需资源用于减少其他层面的安康更好，那么甚至是实质性的健康不平等也可能不是特别令人感到烦恼。改善健康状况，从而缩小不平等，并非总是一件在道德上紧迫的事情。一些人预期寿命比其他一些人少 10 年是值得关注的事，但如果相差 50 年，这就令人担忧了。尽管如此，如果我们不知道不同的群体是谁，为什么他们之间有差异，那么我们就不可能对哪些不平等是最重要的事作出判断。在公共卫生中，人们往往搜集到或鉴定出了群体之间不平等的证据，即使不存在严重贫困或种族歧视引起的系统性弱势，仍然存在着许多负面决定因素，使一些群体难以实现足量水平的安康。例如在美国，当人们发现不同社会阶层之间的健康不平等时更为关注公正问题，而

① 转引自：Powers, M. & Faden, R., 2006, Social Justice：The Moral Foundations of Public Health and Health Policy, Oxford University Press.

② Presumptive evidence，指间接证据或旁证，在被证明相反之前就被认为是事实。

发现大小州之间或新教徒与天主教徒之间健康不平等时则不那么关注其中的公正问题。至少受过学院教育的非洲裔美国人，其平均预期寿命要比没有受过教育的非洲裔美国人多10年，这种不平等应该给予道德上的优先地位。后者的生活之中肯定有许多弱势，而且其差异显然具有实质性。然而，差异的大小本身不足以判定健康的一种不平等是否应该给予道德上的优先地位。例如研究表明，右撇子美国人与左撇子美国人之间的平均预期寿命的差异几乎有10年，但这种不平等并未引起人们同样的道德关注，除非能够确定，左撇子一如过去数世纪那样稳定不变，与多重的社会弱势和受虐待相关联，或者能够确定预期寿命的差异是右手操作机械和生产产品的后果，否则这种不平等不应该是美国卫生政策中最重要的事情。

考虑一下非洲裔美国男人与美国白种男人以及美国男女之间预期寿命的不平等。大多数人更为关注种族不平等中的公正问题，而不是性别不平等中的公正问题，这并不是种族差异更大。当健康不平等是可避免的，且与许多负面决定因素结合在一起时，健康不平等就最为重要了。美国黑人与美国白人之间的不平等就是如此。与之相对照，虽然美国男人的预期寿命少于美国妇女，但已经达到75岁，这已接近"足量的"寿命了。而且几乎在生活的其他层面，男人至少与妇女一样好，甚至更好。因此在发达国家，预期寿命方面的性别不平等不是一个在道德上比较紧迫的问题。

获得奥斯卡奖的演员们，其平均预期寿命比其他演员们多4年，日本男人的平均预期寿命也比美国男人多4年，这从公正的观点看并不重要。我们并不要求健康上严格的平等，如果没有系统的弱势，这些不平等并不需要加以特别的关注。如果平均预期寿命相差40年，那就值得严重关注了。但公共卫生的任务是恒常的：记载和帮助纠正或补救现存的弱势模式及其对健康以及安康其他层面的有害作用，确保所有人，尤其是儿童实现足量的健康水平，使之在成年时期有可能获得安康。

第一篇

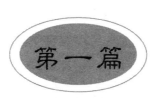

公共卫生伦理学总论

第三章　公共卫生伦理学基本原则

一　公共卫生伦理学概述

公共卫生伦理学的特点

公共卫生伦理学是用伦理学的理论、原则和方法探讨和解决公共卫生实践中提出的实质伦理学和程序伦理学问题，在解决这些伦理问题中设法制定在人群中促进健康、预防疾病和损伤的行为规范。公共卫生伦理学与医学在许多方面是不同的，例如公共卫生以人群为基础的视角与临床医学以病人为中心的视角与生物医学研究以受试者为中心的视角有所不同，在公共卫生中必须赋予公共利益重要的伦理地位，在一定条件下个人的利益应该服从于人群的集体利益，同时也要尽可能维护个体的利益和权利。

公共卫生实践与临床医学实践有所不同，公共卫生实践的模式是了解在群体水平疾病和损伤的原因并加以改善，保护、改善和促进公众的健康；而临床医学实践的模式是着眼于解决个人健康问题以及关注对个体患者的治疗。公共卫生涉及与干预的计划制订、实施、评估等相关公共卫生专业人员、社群成员，以及政府机构之间的互动和关系，而医患关系是临床医学医疗的核心；公共卫生实践强调预防，而临床医学实践强调医疗；公共卫生实践的决策是集体决定，由政府作为公共利益的代表决定，而临床医学实践是在医生指导下患者个人的选择；公共卫生实践具有强制性特点，而临床医学实践强调尊重个体患者的自主性和知情同意；公共卫生实践首先关注群体干预的后果，而临床医学首先关注个体干预后果；公共卫生实践强调群体/公众利益最大化，临床医学实践强调个体受益最大化。由于公共卫生实践的这些特点，公共卫生的伦理学考量与临床医学的伦理考量并不完全一致。临床医学强调个体患者的自主性和知情同意，虽然并不完全排斥家长主义，但公共卫生中合理的家长主义发挥作用的余地更大；公共卫生是公共品，因此政府在其中起主导作用。最为敏感的伦理学问题也往往源于政府行使权力干预个人的选择，这就需要进行权衡，有充分证据证明这种权力的行使是合理的，这也许是公共卫生伦理学中最为根本的伦理问题。

有一种论点认为公共卫生伦理学是社群论的，而临床伦理学是个体论或自由论的[①]，对此我们不能苟同。个体与社群处于相互依赖的关系之中，个体的发展有利于社群，社群的发展反过来也有利于个体。当个体与社群发生冲突时，应依情况而定，孰处第一、孰处第二，并不是个体永远处第一，也不是社群永远处第一，像有的个体论或自由论以及有的社群论断言的那样。临床工作和公共卫生工作是情境不同，服务对象不同，目的不同，不是主义的不同。在临床情况下病人的利益置于首位，但也并不是不考虑社群的利益，例如许多病人提出要节约稀缺的卫生资源给更需要的病人。在公共卫生的情境下，主要对象是维护人群的健康，但仍然要考虑个体的利益和权利，在不得不限制个体自由的情况下，也要考虑如何使这种限制降低到最小程度，尽可能减少由此而给个体带来的伤害。持这种观点的学者还是认为我们对伦理问题的解决办法不是"发现"的，而是从伦理学理论演绎出来的。研究伦理学重点要保护受试者，但受试者参与研究本身是基于一种重要的考虑社群利益的伦理原则，即共济原则。现代医学伦理学或生命伦理学起源于《纽伦堡法典》，其中的"同意"、"知情"、"不伤害"等原则是在总结纳粹医生人体实验的教训中"发现"的[②]，而不是从任何的伦理学理论演绎出来的。只是在事后，其影响越来越大时，一些伦理学家才试图把这些原则与某个理论挂起钩来。

公共卫生伦理学的方面

公共卫生伦理学有三个方面的工作：

---

① Wikler, D. & Brock, D., 2007, Population - level bioethics: Mapping a new agenda, in Ethics, Prevention, and Public Health, Dawson, A & Verweij, M (eds.), Oxford: Oxford University Press.

② 参阅: Schmidt, U., 2004, Justice at Nuremberg: Leo Alexander and the Nazi Doctors' Trial, NY: Palgrave Macmillan; Weindling, P. J., 2005, Nazi Medicine and the Nuremberg Trials: From Medical War Crimes to Informed consent, NY: Palgrave Macmillan.

（1）培养专业精神：这一方面是为了培养公共卫生的机构和人员为公众健康和安康服务的责任心，获得公众的信任。要在公共卫生工作人员和学生中培养发扬从公共卫生独特的历史和传统中提炼出来的专业精神和专业文化。公共卫生不是一般的职业，而是一门专业。形成专业的要素有：具有独特的系统知识作为知识基础，获得这种知识和技能需要较长时期专业化的教育和训练，这种知识一般在大学获得认可；拥有这种知识不是仅为自己谋生，而是应社会需要为他人服务，与它服务的人形成特殊关系；服务于社会和人类，有重要贡献，因而专业声誉卓著；有自己的标准和伦理准则，有自主性（包括自律）；专业和专业人员的形成是文明社会的标志，中产阶级的主体，社会的中坚。将一门专业降低为一般的职业，就是降低对自己的要求，降低社会对它的期望，使之不能完成自己的使命。[1]美国公共卫生协会于2002年制定了《公共卫生伦理准则》，[2] 就是为了这个目的。公共卫生伦理学的这一方面是角色导向的，要树立工作得好的单位和人员作为样板。

（2）用伦理学的理论、原则和方法探讨公共卫生实践中提出的伦理问题，澄清制定和实施公共卫生政策、规划和措施的价值基础，建立评价在公共卫生方面采取的行动（包括政策、规划、项目、措施）的伦理框架，对伦理问题的合适解决和合适行动的采取进行伦理学的论证和辩护。这是公共卫生伦理学的主干。公共卫生伦理学这一方面是实践导向和问题导向的，对公共卫生实践中提出的伦理问题要具体情况具体分析，进行价值权衡，找出伦理上合适的解决办法。

（3）实现与人群健康相关的社会正义。公共卫生的目标是建设一个健康的社区或社会，为了实现这个社会目标，必须服务于人群的利益，尤其是无权的、脆弱的、弱势的人群的利益，减少不平等、不公平、不公正，实现公共卫生服务的均等化。公共卫生的机构和工作人员要使公众、

---

① 我国有些人将医学专业精神（medical professionalism）改成为自相矛盾的"医学职业精神"，一般职业无需professionalism，职业道德足矣，我们从未听说有"理发师职业精神"或"售货员职业精神"，其结果是将医学贬低为谋生手段。降低了它对病人的专业责任和对社会的社会责任要求，而却为医生谋取超额利润辩护。

② Thomas, J. C., et al, 2002, A code of ethics for public health, American Journal of Public Health 92：1057—1059.

决策者和立法者认识到减少不平等、不公平、不公正对公共卫生和社会正义的极端重要性，并且它们相互有联系。公共卫生伦理学的这一方面带有"维权"性质。①公共卫生伦理学的第（2）方面与第（3）方面关系非常密切。

公共卫生伦理学与公共卫生法

公共卫生法与公共卫生伦理学都是规范性学科，但它不同于公共卫生伦理学在于，它涉及的行动规则由立法机构制定，并有合法的可强制执行的约束力。我国的法律系统包括全国人民代表大会常务委员会制订的宪法、法律以及行政机关或各省市人民代表大会的法规或条例。法律是政府用以建立使人民拥有更健康和更安全生活的条件的主要手段。法律为公共卫生机构规定使命，赋予它们应有的职能，确定它们行使权力的方法。法律也是公共卫生中用以影响健康行为规范、确定和消除健康威胁、确立和执行卫生和安全标准的工具。社会上有关公共卫生最重要的争论往往涉及权利、义务和公正等法律语言。

政府机构拥有管理权力，用来为了公共利益而调节私人利益，政府的公共卫生机构这种管理权力是为了保护、维持和促进人民的健康、安全和安康。为了实现公共利益，国家保留这种权力来在宪法的限度内限制私人或个人的利益。法律能够成为达到改善人群健康的有效工具。像其他公共卫生预防措施一样，法律、法规的相关规定可在不同层次实施，以便确保人群更安全和更健康。首先，政府可通过教育（例如健康信息沟通计划）、奖励（例如免税）或威慑（例如对危险行为的民法和刑法处罚）来干预个人行为，以增进人群健康。其次，法律可通过要求更安全的产品设计（例如安全标准）来进行调节，促进人群健康。最后，法律可改变信息环境（例如对广告的约束）、物质环境（例如城市规划和民宅法典）或企业环境（如检查和执照）来改善人群健康。

----

① 参阅：Beauchamp, D. E. & Steinbock, B. (eds.), 1999, New Ethics for the Public's Health, New York: Oxford University Press; Kass, N. E., 2001, An ethics framework for public health, American Journal of Public Health 91: 1776—1782; Callahan, D. & Jennings, B., 2002, Ethics and public health: Forging a strong relationship, American Journal of Public Health 92: 169—176; Childres s, J. F. et al. 2002, Public health ethics: Mapping the terrain, Journal of Law, Medicine & Ethics 30: 170—178.

　　然而利用法律来保护和促进社区健康也存在一些问题。最有争议的是有关进行强制性干预以改变个人行为，例如传染病流行时采取强制性隔离措施。许多人认为，政府应该少用强制性权力，因为这或者无效（例如将"传染病驱入地下"），或者过于扰民（例如破坏自主性、隐私和自由）。①公共卫生法的制定、实施、完善以伦理学的探讨为基础，缺乏伦理学的探讨的法律往往会事与愿违。例如世界各国制订不符合伦理的"优生法"就是一个教训。但伦理学探讨的成果如果只停留在文献上而不体制化，转化为行动，例如制定相应的法律法规，就会成为"纸上谈兵"。

公共卫生伦理学与人权

　　公共卫生工作涉及人权方面的问题。因此我们必须了解什么是人权，以及人权在公共卫生中的作用。人权的语言有不同的用法，有人使用人权语言是指国际法中规定的一些权利，而另外一些人使用人权时主要表示一种志向或以此说服别人从事某事。不管其用法如何，人权与法律和伦理学有密切联系。

　　法学家使用人权指那些原本为了处理和防止出现第二次世界大战时期所犯的违反人类尊严的国际法。在联合国内人权法的主要来源是国际人权法，包括联合国宪章，两个国际人权公约，即国际公民和政治权利公约和国际经济、社会和文化权利公约。各大洲国家的法律均有保护人权的条款。我国宪法也有尊重和保护人权的条款。人权往往分为两部分：一方面是保护公民和政治权利；另一方面是保护经济、社会和文化的权利。公民和政治权利包括生命、自由和安全的权利；禁止奴役、拷问和残酷、野蛮和贬损对待；不受干扰隐私、家庭生活的自由以及宗教信仰、表达和结社的自由。经济、社会和文化的权利包括社会安全、教育和工作的权利，以及分享科学进步及其效益的权利。值得注意的是，人权承认每个人有获得可达到的最高标准的身体和心理健康的权利，"包

---

　　① 参阅：Gostin, L. O., 2000, Public Health Law: Power, Duty, Restraint, Berkeley and New York: University of California Press and Milbank Memorial Fund; Gostin, L. O. (ed.), 2002, Public Health Law and Ethics: A Reader, Berkeley and New York: University of California Press and Milbank Memorial Fund, 2002.

括有权达到适合于他自己及其家庭健康和安康的生活标准，包括食品、衣着、住房以及医疗保健和必要的社会服务。"（普遍人权宣言，第25条）

人权语言也往往用来表明志向和说服人从事某事。当引用"权利"一事时，其意向是告诉人们这种要求非常重要，政府应该提供这些服务，因为这是权利。人权也是应该敬重和尊重（包括应该敬重和尊重他人，以及受到他人敬重和尊敬）的符号。当将人权用来表明志向时，人权不一定得到条文、先例或推理的支持，它们是不证自明的，政府的责任是照办。

虽然人权得到一些国际法的支持，并表达了对人的尊重，但往往被批评为不确切和缺乏可操作性和可执行性。也许，公民和政治权利得到了最为精确的界定，但在实际世界中仍然难以维护这些权利。经济、社会和文化权利比较模糊，难以执行。例如将健康作为人权，这要求国家有义务尊重、维护和促进这种权利。但对健康是否是有意义的、可确定的、可操作的和可行使的权利仍然有不同意见。为了更为明确和更可行使，联合国经济、社会和文化权利委员会在2000年发表了文件"可达到的最高健康标准权利"，试图界定健康权利以及如何行使这种权利的方法。①在本书中我们试图将人权界定为在道德或伦理上具有紧迫性的事项，在通常情况下也许我们无须使用人权话语，但如果处于系统弱势地位的人或群体，不被当作在道德上平等的人对待，得不到人人应该享有的基本医疗，处于一个不平等、不公平的地位，我们就要提出他们的健康权利问题，这是意指解决他们的平等地位和基本医疗问题是一件非常迫切的事项，公共卫生专业人员以及政府应该以积极的态度加以解决。

二　公共卫生伦理学的基本原则

公共卫生伦理学是要探讨公共卫生领域的社会规范，根据规范对正在采取的或计划采取的以及已经采取的行动（包括政策、规划、项目或措

---

① 参阅：Gostin, L. O., 2001, Public health, ethics, and human rights: A tribute to the late Jonathan Mann, Journal of Law, Medicine & Ethics 29: 121—130.

施）进行伦理评价。为此，就要制订合适的社会规范或伦理标准用以评判某行动是应该或有义务采取的，不应该或应禁止的，还是可允许采取的（也可以不采取）。这些伦理标准就是伦理原则，是评价公共卫生机构和专业人员在公共卫生方面采取的行动（包括政策、规划、项目和措施）的伦理框架。在制订公共卫生伦理标准或基本原则时要运用演绎和归纳两种推理形式，但公共卫生伦理原则既不能从现有的伦理学理论或其他原则演绎出来，也不能从事实中归纳出来。① 如果认为我们的伦理原则可以从其他伦理原则或伦理学理论演绎出来，就会陷入逻辑上不允许的"无穷倒退"。如果我们说，原则甲从原则乙演绎出来，那么原则乙又从哪里演绎出来，这就会追溯到无穷了。同时也会有实践上的问题，我们采取的行动是应对实践中提出的伦理学挑战，要解决应该做什么的伦理问题，这些挑战和问题都是新的，并没有现成答案，演绎只是现有知识的应用，不产生新的知识。例如许多伦理学理论都强调自主性、理性能力等，但直接从这些理论推不出"知情同意"原则来。唯有人类经历了研究的历史教训，才有可能"发明"了体现在《纽伦堡法典》中的"知情同意"原则。伦理原则（应该 ought）也不能单纯从事实（是 is）中归纳出来，因为事实的陈述本身是价值中立的，而规范的或评价的陈述是负荷价值的。例如前提是"行动甲使我们的幸福总量最大化"（这是事实判断），我们是否可直接由此归纳出"行动甲是我们应该做的？"（这是评价判断）这在逻辑上是不可能的。必须加上另一个前提，即："使幸福最大化的任何事情都是我们应该做的"（这是规范性判断）。认为从"是"中可归纳出"应该"被称之为"自然谬误"（natural fallacy）。公共卫生伦理学的基本原则（伦理标准）的制订既要考虑公共卫生实践的经验教训，目前面临的重要伦理问题，又要考虑有利于人类社会及其成员的重要价值，并努力将二者结合起来。

效用（utility）原则

公共卫生伦理学指的效用不是古典效用论所说的快乐或欲望。快乐或

---

① 参阅 Cornman, J. W. et al., Philosophical Problems and Arguments, 3rd edition, New York: Macmillan, 292—297.

欲望不能构成伦理标准或原则。设在一个房间里有 10 个男人，1 个女孩，这 10 个男人以侮辱或虐待女孩为乐，享受着极大的快乐，极大地满足他们的欲望，而那个女孩则遭受着极大的痛苦。如果将快乐或欲望制订为伦理标准或原则，则会认为这种丑恶的行动是该做的，女孩理应遭受侮辱和虐待。这显然违反人们的道德直觉。① 也不是如有的学者所说，效用相当于临床和生物医学研究伦理学中的"有益"（beneficence）②，在我们所说的效用概念中"有益"仅是其中一个组成部分。这里说的效用，是公共卫生方面的效用，如阻断艾滋病毒的母婴传播，改变人群的高危行为，切断流感大流行的传染源，使公共卫生服务为弱势人群可及等。在公共卫生语境内，效用是指某一行动给目标人群或全社会成员带来促进健康、预防疾病和损伤的好处，以及可能给相关人员带来的风险、负担或/及其他权利和利益方面的负面影响。因此"效用"与"受益"的概念不同，"受益"限于行动带来的正面效应，"效用"则是对行动带来的正面与负面后果的全面评价，也就是说，在"效用"概念中必须评价受益/风险比，其比值越高，则效用越大，或其净受益越大。效用是指在公共卫生方面所采取的干预措施中目标人群的受益超过可能给他们带来的伤害那部分。换言之，效用是风险/受益比的正值，而且这种正值还必须大到一定程度才能产生公共卫生的效用。公共卫生伦理学的效用原则要求我们：

在公共卫生中效用必须置于第一位。在公共卫生方面采取的措施，必须使其给目标人群带来的收益尽可能大大超过可能的风险，即效用越大越好。在任何情况下公共卫生不能采取无效或效用很低、得不偿失的措施。公共卫生牵涉面大，涉及广大人群，社会成本大，绝不能采取徒劳无功的干预措施。这一点与临床有点类似，临床干预措施必须首先考虑对病人是否有利，病人利益永远置于首位。但不同于研究伦理，在研究伦理学中，虽然尊重和知情同意不是一切，但受试者的知情同意永远应该是首位的。在公共卫生中效用考虑应包括对目标人群、目标人群家庭、目标人群社

---

① 参阅 Cornman, J. W. et al., Philosophical Problems and Arguments, 3rd edition, New York: Macmillan, 301.

② 例如 Schröder – Bäck, P., 2007, Principles for public health ethics—A transcultural approach, Eubios Journal of Asian and International Bioethics 17: 105—106.

区、非目标人群社会、邻国及有交通联系国家等可能受益和可能伤害或风险的评价。根据公共卫生要"确保"人们维持健康的条件，这意味着公共卫生的日程不能仅仅关注个体对医学的需求，更要关注影响人们发病率和死亡率的社会条件。因此在这个意义上，公共卫生必定是目的论的，后果论或效用论的。公众的健康即是公共卫生追求的主要目的，也是公共卫生干预措施成功的主要结果。

在可供选择的公共卫生行动方案或可供选择的多种行动中，效用原则要求考虑选择效用最大，即受益最大风险最小或净受益最大的选项。在有的时候不可避免会牺牲某些个体的某些权利和利益。但是，公共卫生行动净受益最大化并不是对个人利益和负担的简单整合，也不应为了产生最大的健康受益的结果而任意、没有必要地伤害某些个体的利益，而是在伤害某些个人或者某些群体的利益无可避免，并使这种伤害最小化的情况下，使整个人群的受益最大。

公共卫生行动的评价。在评价一个公共卫生行动时，首先要确定行动的目标，并考虑该行动所要针对的目标群体。其次要评估该行动的有效性如何：根据当时当地的情况，证明该行动能否有效地完成既定的目标，即促进群体健康、预防疾病和损伤。如果有证据表明该行动不能完成既定的目标，那么就要停止该行动，即在伦理学上不应该实施该行动；反之，如果证据表明该行动能够完成既定的目标，那么就要对其所可能产生的负担或伤害做进一步的评估，以确定是否应该采取该项行动。再次要评估该行动可能产生的伤害或风险，任何公共卫生行动都会产生或多或少的负担或伤害，例如当收集用于监测群体健康与疾病的资料过程中，尤其收集资料是强制性的时候，会产生隐私和保密的问题；对于一些人来说，家族患病或者死亡的原因是他们的隐私，并不愿意让其他人知道；由于公开重要的统计资料和数据，可能会给某些个体或者种族群体带来歧视。因此，任何一个公共卫生行动，在保证最大效用的情况下，必须采取使得负担或者伤害最小化的方式进行。在发生道德两难的情况下，则要实现"两害相权取其轻"。最后要对该行动的可能受益与风险进行权衡。通过进行风险/受益分析，得出我们采取的任何一个公共卫生行动产生的积极后果要尽可能大地超过其消极后果，受益与伤害和其他代价相抵后盈余最大。正如James F. Childress 等人指出，"公共卫生行动应当是有效、必要的，而且对公众的伤害也应当是最小的。政府所采取的政策可能会违背自主性或者隐私，并且产生不令人满意的结果。所有的积极后果和受益必须与其所产生的负面后果和伤害相权衡。"[1] 例如，在 SARS 爆发初期，加拿大将某些去过中国的感染者姓名公之于众，因为他们认为这样做有利于公共卫生。尽管公共卫生官员尽量避免将种族和疾病联系起来，但是将 SARS 与去过中国的人联系在一起，以及由于公众对疾病传播认识的局限性，造成了许多人不必要地中断了与中国的商务往来。因此，公布个人的隐私信息，仅当在没有其他可以用来保护公众健康、伤害程度更小的方法情况下才能实施。[2]

我们在各种公共卫生行动选项中做出抉择时，优先要考虑这些选项中哪一个对公共卫生的效用最大。如果一个行动选项符合所有其他伦理原则，但在公共卫生方面无效，那就绝不应采取。效用原则置于第一位，是公共卫生伦理学的一个特点。然而，尽管效用原则非常重要，但也不能置其他原则（公正原则、尊重原则等）于不顾，因为这会使行动得不到充分的伦理辩护，同时也会大大增加由此造成的伤害，从而降低效用。[3]

公正（justice）原则

公共卫生是国家采取措施，对象是广大人群，因此在考虑应该采取何种措施时，公正是其重要性不亚于效用。如果存在不公正，公共卫生措施就不能实现其保护公众健康、预防疾病或损伤的效用。公共卫生的公正包括公共卫生资源的分配公正、受益和负担在人群之间分配的公正、公共卫生政策优先排序的公正和确保公众参与，包括受影响各方的参与的公正。其中程序的公正非常重要，程序公正要求政策、规划、措施的透明，因为一些公共卫生干预措施很可能会限制个人的自主性和自由，通过增加决策透明度和吸引公众参与，这既是对他们的尊重，也是使他们自觉合作的有

① Childress, J. F. et al, 2002, Public health ethics: Mapping the terrain. Journal of Law, Medicine & Ethics 30: 173.

② Singer, P. A., et al, 2003, Ethics and SARS: Lessons from Toronto. British Medical Journal 327: 1342—1343.

③ 王春水等:《试论公共卫生伦理学的基本原则》,《自然辩证法研究》2008 年第 11 期, 第 76—80 页。

效措施。

公正原则是对效用原则的一种约束，追求效用最大化的行动有时会导致不公正，因此要求任何一种公共卫生行动在遵循效用原则的同时，还要遵循公正原则。该原则主要是针对由于经济、社会地位等社会因素所造成的资源、风险、负担以及受益等分配的社会不公正而提出的。这种社会不公正极大地阻碍了社会群体的健康水平。就公共卫生伦理学而言，公正原则不但涉及"分配公正"、也涉及"程序公正"、"回报公正"、"补救公正"。

虽然在许多情况下公正与公平这两个术语可以交叉使用，但"公正"（justice）是一个比较宏观的概念，具有超验的性质。例如我们讨论社会的公正或制度的公正，对此我们称为"社会正义"、"制度正义"。Justice往往与 fairness（公平）相对来讨论，fairness 用于微观领域，例如我们讲科研、教育、市场或体育领域的"公平竞争"（fair competition 或 fair play）或"公平机会"（fair opportunity），也说分配给每个人的受益或负担都应该是公平份额（fair share）。因此当公正应用于具体情境时我们往往用"公平"（fair）这个术语。当我们讨论"平等"（equality）时，我们与 equity 这一术语进行比较，分析一下这种不平等（inequality）是否已经构成不公平（inequity）。Equity 一词原来指英国的一种法律制度，当已有的法律不能令人满意时法官可以通过判例法来加以纠正，从而达到公平的判决，这种法律制度称为衡平法（equity）。因此，在一般情况下，equity 与 fair 的意义都是"公平"，类似同义语，例如《剑桥在线词典》就将 equity 解释为 fairness，定义 equity 为"当公平地（fairly）和平等地对待每一个人时。"①

分配公正（distributive justice）。分配公正是公正原则最主要的部分，即如何公正地分配资源、服务、受益和负担。与有时可能会考虑已经作出的或未来可能作出的社会贡献的医疗领域不同，在公共卫生领域，公共卫生资源和服务唯有根据需要来分配，不能有其他标准；但在资源稀缺时刻考虑效用标准。例如在流感大流行地区，我们应该给所有居民或至少相关居民发放流感疫苗或抗流感药物，而不应该发放给无流感威胁地区的居

---

① http://dictionary.cambridge.org/dictionary/english - chinese - simplified/equity_2

民，不管他们有多大权力和财力，或有多大贡献；而在疫苗或药物短缺时，我们需要考虑优先发给医务人员、治疗有效的概率较大者或儿童，这是从需要和效用考虑的，也不是从受益者的对社会贡献，更不应该根据购买能力来发放。之所以应该如此，是因为公共卫生是"公共品"（public good），新鲜空气、知识、路灯、国家安全都属于公共品之内，一个公正的文明社会，应该将公共卫生、医疗、教育等都成为公共品。与公共品接近的概念是"社会品"（social good），这是指以最大可能的方式使最大多数人民受益的物品或服务，其中包括清净的空气、清洁的水、读写能力、医疗卫生等。与之接近的还有一个概念是"共同品"（或"公益"common good），它是一种为社会所有成员或大多数成员分享和受益的特殊品（specific good），是人们生活下去所必需的物品，如食品、水、住处等。说公共卫生是"社会品"或"共同品"似乎更合适一些，但我们选择"公共品"一词可能更适合这里的语境。

分配公正在公正原则中最为重要，也最难实现。分配公正不仅攸关公共卫生事业的诚信和效用，而且攸关社会正义。人在道德上和法律上是应该平等的，但人一生来在事实上就是不平等的，这种不平等有两个方面：自然方面的不平等和社会方面的不平等。自然方面的不平等是人们从父母那里继承的基因组是不同的，有的可能有缺陷，直接引起某些疾病，或使之对某些疾病具有易感性。社会方面的不平等则包括他出生在什么样的家庭，属于什么样的社群，涉及种族、民族、阶层、种姓、经济地位、社会地位、原住民或移民、难民等，以及大社会的政治或意识形态倾向，例如是否存在种族歧视、性别歧视。自然和社会方面的不平等就会影响到个体或其家庭其他成员分配到的资源、物品、服务与他人不平等。但分配的不平等不一定就是不公平。如果造成这种不平等的是自然的、不可避免的因素，那么这种不平等就不是不公平。例如妇女的预期寿命比男人长。但如果这种不平等是社会因素造成的，包括政策、制度、法律、社会安排等方面的问题，那么这种不平等就是不公平，例如形形色色的歧视。在这种情况下我们就应该进行政策、法律、制度、规划方面的改革，以纠正这些不公平，以实现分配的公正。

在公共卫生领域应用公正原则必须努力实现健康公平（health equity）。与医疗公平（healthcare equity）不同，前者是指医疗服务应该公平地分配给病情需要的病人。健康平等是指健康结局（health outcome）或健康成就（health achievement）的平等。现在已经有令人说服的数据说明，群体之间健康结局或成就方面的不平等，主要是社会决定因素（Social determinants）所致，例如贫穷、性别歧视、种族歧视等。经济地位低下、遭受性别和种族歧视、受教育程度差的群体，在健康结局或健康成就方面就会与其他群体不平等。例如穷人或贫困农村居民身体差、疾病多、寿命短等。因此这种不平等是健康不公平（health inequity）。例如在我国经济收入低的群体因不能负担器官移植费用而导致器官衰竭致死，而富裕群体则因有购买力能获得器官移植而继续过生活质量较高生活，这就不仅是健康不平等，而且是健康不公平了。这种健康不公平就是一个公共卫生需要解决的公正问题。①

程序公正（procedural justice）。程序公正涉及我们应该如何做的问题，旨在保证我们所采取的行动有正当程序。程序公正要求公共卫生信息的透明性，并制定公共卫生行动的决策程序，以确保利益攸关者和公众的参与，使得他们能够有机会获知相关信息，参与讨论，了解公共卫生问题的解决办法和执行程序，从而使公共卫生决策成为利益相关者和公众的自愿自觉行动。程序公正不仅可以保证公共卫生行动代表不同群体的最佳利益，尤其是可以使得少数人的观点得以表达和受到关注，而且提高了公众对政府的信任，从而使得公共卫生行动更加有效。例如在控制突发传染病、保障公共卫生工作中，确保有关信息的透明性，确保这些信息的自由流动，使疾病防控和医务人员以及公众及时了解疫情变化，也使他们及时向有关部门报告他们发现的信息，特别重要。但是过去我们在确保信息的透明性和自由流动上是有争论的，这种争论的出现，在时代的变化和社会转型过程中是难以避免的，也是可以理解的。

例如反对信息的透明性和自由流动有以下论证：第一个反对论据是认为，由于有些国家仍然企图侵略中国，因此有关这方面的信息是国家机密，不能在公众、大众媒体中传播。这一论据在 20 世纪由于先后发生过日本和美国发动的细菌战，是可以理解的，但已经不适合于全球化的世界

---

① Marmot, M. et al, 2005, Social Determinants of Health, Oxford University of Health, 2005；邱仁宗：《健康公平和健康责任》，《社会观察》2007 年第 12 期。

以及已经参与国际大家庭的中国；第二个反对论据是认为信息的透明或自由流动会妨碍内外资本的进入，从而不利于经济的增长，可能阻碍吸引内外资本的进入，从而不利于经济增长的不是信息的透明和流动，而且防控措施不得力，信息不透明，不流动，就不可能有有效措施，因此反而阻碍吸引内外资本的进入和经济的增长；第三个反对论据是认为，信息的透明或流动会造成群众恐慌，人心惶惶，社会不得安定，然而造成群众恐慌的不是信息的透明或流动，正是对信息的封锁，并且缺乏对防控疾病和公共卫生的教育，信息的透明或流动包括配套的培训、教育、宣传措施。群众对即将来到的疫病一无所知，他们如何参加对疫病的防控工作？

控制突发传染病、保障公共卫生工作中必须确保信息的透明和流动的论证是：确保信息的透明和流动，才能使疾病防控和医务人员了解疫情的发生、发展和变化，及时采取相应措施，防患于未然；确保信息的透明和流动，才能使公众了解情况，有效配合公共卫生和医务人员工作，作好预防或处理，也可以协助他们及时发现报告新情况。防控疾病、公共卫生工作必须依靠群众，群众路线的传统就是要从群众中来，到群众中去，其中的来去就是信息的来去。如果群众一无所知，如何防控？控制突发传染病，最有效的措施是隔离，如果群众一无所知，他们如何能合作？确保信息的透明和流动，才能使邻国和全世界了解我国疫情，从而了解疫病在全世界的发展、迁移状况，使国际组织采取有效措施，同时我们也可与其他国家和国际组织进行必要的合作。

信息的透明性和自由流动应该有稳定和持续的机制，并且与其他措施配套，包括及时的隔离和宣传教育。我们从 SARS 吸取了教训，现在禽流感的防治中已经重视了信息的透明性和自由流动，但还需要进一步改进。在实现程序公正、保障信息透明方面必须注意无偏倚性（impartiality）和一致性（consistency）。无偏倚性是指制订的程序以及基于合适信息作出的决定都必须是诚实而无偏见的，例如，除了给予弱势群体合理的优惠外，对于原本平等的人不允许给一些人优惠、方便，对另一些人则漠然处之。公正的程序还应该具有一致性。区别对待应该反映个人身份、职务方面的真正差异（例如疾控部门可了解疫病流行中个案信息），而不应该是外在的特点（例如关系户）。所有利益攸关者都应该在决策过程中有机会发表意见，尤其是应该赋权于弱势群体的代表，有机会听到他们的声音。

回报公正（retributive justice）。回报的公正是指对于在公共卫生行动中做出了贡献的人或者群体，应该给予适当的回报；反之对于违反者，尤其因违反而造成公众严重健康损害者则应作相应的处理。回报公正就是公平的奖惩，其方式可以有经济上的或精神上的等等。例如在防治艾滋病的工作中，公共卫生人员或医疗、保险、雇用单位歧视艾滋病人、感染者或脆弱人群成员，就应加以处理，从批评、警告，一直到发生严重后果时提起民事或刑事诉讼；反之，一贯坚持反对歧视的单位或个人就应给予表扬、奖励。奖励惩罚都要与当事人所做的好事或错事相称，不能畸轻畸重。

在狭义上，回报公正是一种仅考虑惩罚的公正理论，认为如果相称的话，惩罚是对过错、犯罪的最佳应付之法。就惩罚过错行为而言，需要回答三个问题：为什么惩罚？谁应该受到惩罚？他们应该得到什么样惩罚？这是回报公正的一个传统径路。

然而，人们逐渐认识到，虽然有必要相称地惩罚犯罪者，同样重要的是要关心受害者，甚至重点应该是受害者。回报公正基础的中心概念是赏罚应得，人们应该获得其应得的东西。回报公正是给人们应得的东西：做好事应得奖励，犯有过程应得惩罚，同时如果有受害者，受害人应得补偿。但传统的回报公正往往重惩罚，轻补偿。

补救公正（reparative justice）。补救公正是对受害者应付补偿的伦理要求。实践经验证明传统的回报公正进路的负面效应是：重点放在惩罚有过错者；受害者则处于这一过程的外围，这一过程的特点是各方之间的敌对关系；以及往后看：惩罚是过去不公正的事件或不当行为的必要回应。然而，受害个体如何重建他们的未来生活则没有给予足够的关注。还有一个危险的倾向是从回报公正滑向强调报复。与回报不同，报复一般包括愤怒、仇恨、愤恨和怨恨。这样的情绪具有潜在的破坏性。因为这些强烈的感情往往导致人们反应过度，结果惩罚过度，导致进一步的对抗。由报复主导的惩罚不满足相称性和一致性原则。所以有人一直在辩称，传统的回报进路或回报主义方法只不过是伪装的报复。然而，回报与报复之间有不同：前者是无偏倚的，其尺度是合适的；而后者与个人有关，其尺度潜在地无限的。

典型的例子是输血感染艾滋病病毒。通过输血或使用血液制品以及那些以商业（现在是非法的）的方式出售或购买血液感染艾滋病病毒的所有受害者都经历了无法忍受的健康恶化、生活质量严重降低和个人受辱的艰辛。他们要求赔偿和获得正义是合法的和合理的。一个公正的社会应该为他们提供获得正义的机会。然而，长期以来他们为了寻求正义却进一步遭受痛苦。只有少数受害者通过与血液中心或/和医院协商谈判达成和解，司法判决或当地政府的决定而获得赔偿或补偿。然而，在大多数情况下提供血液的血液中心或实施输血的医院拒绝承认艾滋病病毒感染是由他们的不当行为或他们的其他原因造成。法院感觉收集证据证明感染与输血之间的因果关系是困难的，如果不是不可能的话。所以许多法院拒绝接受有关此主题的诉讼。这种被动和冷漠的态度引发了许多受害者的愤怒，他们采取"上访"，要求高一级政府或中央政府还他们公道。然而，大多数的案件以缺乏证据为由不被法院受理。这造成病人非常强烈的不满和愤恨，加倍努力要求司法正义，并向更高级政府上访，或采取更具侵略性的行动，与警察或安全人员多次发生冲突，结果使他们"雪上加霜"，增添更多的凌辱和伤害，给受害者带来了更多的痛苦。有鉴于此，我国学者建议采取"无过错"或"非诉讼"机制，即一旦损害发生，不是依照过错责任原则或过错推定原则，通过冗长的复杂的诉讼程序去确定侵权行为当事人是否有过错及其责任如何，然后再进行赔偿，而是无论侵权行为当事人（血液中心或者输血医院方）是否存在过错，只要患者由于受血或使用血液制品而受到损害，就可以提出补偿诉求，获得补偿，及时弥补因这种损害给受害者造成的损失。如果依照"无过错"这种实际上是法院外机制解决此问题，就必须对"赔偿"和"补偿"作出概念上的区分。"赔偿"承担的是一种违法责任。而"补偿"是对公民的正当权益所遭受的损害予以弥补，不必然因侵权主体违法侵害所致。在补偿中弥补和保护的是公民的正当权益。引起公民正当权益损害的原因涵盖了非法侵害和非违法侵害（自然事故和社会事故侵害）。"补偿"不具有直接惩罚功能（并不排除事后的惩罚），但的确包含有弥补的公平。推而广之，凡在医疗输血或使用血液制品的医疗过程中有人感染艾滋病病毒，在寻找证据、确定输血与感染之间的因果关系比较困难时，受害者不愿采取艰难费时的高成本的司法途径解决问题时，也可提出按非诉讼方式的补偿机制解决，在确定输血与感染之间因果关系有较大概率或有显著相关关系后，受害者即可提出保险理赔或补偿要求。

　　与传统的进路相比，补救公正侧重于受害者和违法人的需要，而不是仅仅满足于惩罚过错者或罪犯。在补救公正中，受害者在这个过程中居于更为核心的地位；重点是补救给受害者造成的伤害；社群或相关组织成员可在寻求公正的过程中扮演更积极的角色，与政府合作；这个过程包括有争议各方的对话和协商。①

　　尊重（respect）原则

　　自主性和知情同意。尊重原则首先要求我们尊重一个人的自主性（autonomy）或自我决定权（self‑determination），尊重个人的隐私权和保密，尊重作为一个人的尊严。我们前面已经讨论过，自决是人的安康的一个基本层面。自决的实现通过履行知情同意（informed consent）原则。知情同意原则要求在公共卫生中的实施有一定的特点，与医疗或研究中知情同意的实施有所不同。知情同意有许多的形式，从最为严格的经典式知情同意到免除知情同意，例如：

　　经典或传统的知情同意（opt‑in）：对于有行为能力的当事人，必须事先提供全面和充分的信息，经他们理解后，从他们那里获得自由的书面同意；如本人无行为能力，则应从其监护人或代理人那里获得同意。如果条件允许，公共卫生干预仍然需要采取这种知情同意方式。例如在寻常条件下我们要在 MSM（男男同性恋）群体中进行有关预防艾滋病的行为改变干预，我们必须采取这种经典的知情同意程序。

　　推定同意（presumed consent）：如果某种干预措施风险不大，具有重大的公共卫生效用，或具有一定程度紧迫性，可以推定当事人会同意实施这种干预，但同时给予他们知情后不参加或退出的权利（opt‑out）。这就要求在事先进行广泛而有效的宣传教育，详细告知这种干预的必要、目的、意义、内容、流程、受益和风险等信息。不同于一般的医疗或研究的是，在有些公共卫生干预之中，一旦同意参与就不能退出，如有这种情况要清楚说明。例如当人们得知广泛的临床试验证明对艾滋病病人进行抗病

----

　　① Zhai, X., 2004, Can the no fault approach to compensation for HIV infection through blood transfusion be ethically justified? Asian Bioethics Review 6（2）143—157；翟晓梅：《经输血感染艾滋病病毒：无过错补偿径路能否得到伦理学的辩护?》，《生命伦理学通讯》2005 年第 1 期，第 34—44 页。

毒治疗本身就是最好的预防后，许多国家采取扩大艾滋病检测和咨询的种种办法，其中之一就是扩大由医务人员启动的艾滋病检测，其知情同意就是采取推定同意加 opt – out 这种形式。

总同意（general consent）或广同意（broad consent）：这用于获取人体生物学标本进行生物医学或卫生研究，生物样本数据库（biobanks）广泛采取这种形式。在公共卫生或流行病学的实践或研究中也可能要采取这种知情同意形式。

事前或事后的知情同意（a prior consent 或 posterior consent）：在临床上对某些突然发作的疾病的处理或研究，以及对某些精神病，可以采取事前或事后同意的形式。例如事前告知病人当你的疾病突然发作时，你已失去行为能力，一时又找不到监护人，我们将采取合适的干预措施，或事后补行知情同意程序，但这必须限于某些疾病并需经伦理委员会审查批准。在公共卫生应对突发事件或流感大流行时，也可采取这种形式的知情同意。

免除知情同意。在特殊条件下，公共卫生措施的采取可免除知情同意，例如儿童疫苗接种。但需制定相关法律法规或规章，或经伦理委员会审查批准。

与自主性相对照的是家长主义。家长主义是为了当事人自身利益而进行的干预。这种干预剥夺了他们的自我决定权。在研究情境下家长主义没有任何地位，与之不同在临床情境下家长主义有一定的地位，例如若病人或其监护人非理性地拒绝救命的治疗措施，医生可以采取家长主义的干预，以尽其作为一个医务人员的专业责任，挽救病人生命。在公共卫生情境下家长主义干预的作用更为宽广。公共卫生有些措施则带有非家长主义性质，即为了他人利益而限制当事人的自主性，例如禁止在公共场所吸烟。对吸烟采取加税提价，对吸烟者进行控烟教育，使吸烟者戒烟或少吸烟，这就是一种家长主义干预。在上述两种情况下公共卫生干预措施都带有强制性，即使如此，尊重目标人群或受影响个人的自主性仍然非常重要。通过这种尊重，有可能将这些本来限制性的措施变成受影响个人的自觉行动。尊重中必须使他们知情，了解采取这些措施的必要和可能，以及执行这些措施的程序。

保密和隐私（confidentiality and privacy）。保密是限制他人获得当事人的个人信息，隐私是限制他人进入的私人领域，包括身体敏感部位和与个人有关的敏感信息。在流行病学和公共卫生工作中，重要的是人群的信息，而不是个人的信息。个人患病、基因、行为、家庭、环境或其他健康信息的保存和使用要采取妥善办法，以达到保密和保护隐私的目的。一般情况有：

☆ 有个人身份标识：如果所采取的样本和数据带有个人身份标识，则需要采取更为严格的保密措施；

☆ 编码：将样本和数据编码，由极少数人掌握样本与身份标识之间的联系（钥匙）；

☆ 匿名化：样本经处理后去除个人身份标识；

☆ 匿名：采集样本时就仅有编号，而没有个人身份标识。

为有效做到保密和保护隐私，公共卫生工作中应尽可能采取编码、匿名化或匿名的办法。

人的尊严（human dignity）。古代汉语中"尊"本是盛酒容器，但它象征所有者的身份和地位，后转化为"尊敬"、"尊奉"之意，如"夫礼者，自卑而尊人"（戴圣：《礼记·曲礼上》），"吾未见其尊己也"（韩愈：《原毁》）。英语的 human dignity 一词由形容词 human 和名词 dignity 组成。在词源学上，human 与拉丁文 humus，有关，意指"地球上的"或"尘世的"，或用作名词为"地球上的人"或"世人"、"凡人"，一般指我们这种理性动物的物种，既有仁爱之心（humanity），又常犯错误（人之常情，all too human）。Dignity 来自拉丁文 decus，意指装饰、优秀、荣誉、荣耀。其动词形式为 decet，分词形式为 decens，还保留在英语形容词 decent 之中。Dignity 一般指一个人理应得到他人尊重的身份，即他或她的地位，也指在一个人中产生或应该产生这种尊重的东西：卓越超人或无可比拟的价值。当 human 和 dignity 结合为 human dignity 这一词语，意指作为人类一员一个人理应得到人们尊重的地位，这种地位是基本的和理所当然的，是指作为人的最高价值。在历史上西塞罗（Cicero）曾从古代宇宙中心论基于自然来解释人的尊严，阿奎那（Thomas Aquinas）曾从中世纪的基督中心论来解释人的尊严与耶稣基督的关系，康德曾从现代逻辑中心论来解释人的尊严是理性的礼物，最后 Mary Wollstonecraft 从后现代的公民为中心解释人的尊严与社会可接受性的关系。这些论述成为在国际文件中首次提出人的尊严的 1948 年联合国《人权普遍宣言》的理念来源。①

在公共卫生伦理学中，追求人群健康的效用最大化的行动有时需要对个体进行非家长主义或家长主义的干预，对个体的这种干预有可能导致对作为个体的人的不尊重，甚或导致对个人自由和权利不必要或不适当的干预，尊重原则可帮助我们在公共卫生工作中适当处理群体与个体之间的关系，既能实现人群健康效用的最大化，又能尽可能尊重个人的自主性、保护他们的隐私，尊重他们作为一个人的尊严，使安康的健康与尊重这两个基本层面都能得到发展。

共济（solidarity）原则

共济概念的由来和发展。我国古代最早的"共济"思想可见《孙子·九地》，孙子说，"夫吴人与越人相恶也，当其同舟共济，遇风，其相救也如左右手。"在西方，有些学者认为共济（solidarity）一词来源于罗马法，但其他学者往往指出在法国大革命期间才越来越多地使用 solidarité（共济的法文）一词。Hippolyte Renaud 于 1842 年发表了一本题为 Solidarité 的小册子，之后孔德（Auguste Comte）于 1875 年在与宗教和政治无关的语境下多次使用这一术语。他论证说，共济可用以治疗社会越来越个体化和原子化，而个体应服从于社会的关注和集体的安康，这与当时的社会契约论有关。将共济一词概念化的第一个社会理论家是杜尔凯姆（Emile Durkheim），他在 1893 年《社会的劳动分工》（The Division of Labour in Society）一书中凭借宗教信仰、生活方式、教育和家庭纽带结合在一起的相同性区分了机械的共济和有机的共济。基督教的博爱理念往往被认为是共济概念的先驱。随着资本主义的兴起，生产的组织和居住地急剧变换破坏了人们之间原来存在的纽带，人们感到需要新的形式的相互帮助和联合。在一些新教的文献中，共济是一种宗教和道德的至上命令，要求人们在追求社会正义或美好生活中去帮助教友。在马克思主义理论中，共

---

① UN 1948, The Universal Declaration of Human Rights, http: //www. un. org/en/documents/ udhr/index. shtml; Lebech, M. , What is Human Dignity? , Faculty of Philosophy, National University of Ireland, Maynooth http: //eprints. maynoothuniversity. ie/392/1/Human_ Dignity. pdf.

济来自人们对在资本主义生产方式中所处相同地位而结合起来的认识。身处同一阶级的人具有共同的利益，应该相互帮助。19 世纪下半世纪欧洲开始组织工会，就是基于工人之间需要相互帮助的需要。自从 20 世纪以来对共济概念感兴趣的有社群论者、理性选择论者、社会契约论者、女权论者和马克思主义者。

生命伦理学语境中的共济概念。明确提及共济概念的生命伦理学文献主要在这 4 种语境下：公共卫生、医疗制度的公正和公平，全球健康以及与美国的医疗卫生制度相对照突出欧洲医疗卫生制度的特点。在英国纳菲尔德生命伦理学理事会发表的一份报告[①]中，作者认为共济存在于 3 个层次之中：（1）人际层次：在这一层次，共济是指一个人认识到在有关方面与他人有相同性而愿意承担帮助他人的代价。尤其是对于脆弱群体的成员，他们的脆弱性或其紧迫的需要，使得我们一方面会出于利他主义，将方便留给他；另一方面，我们也会设身处地考虑，我们有朝一日也可能会处于这种脆弱的地位和有这种迫切的需要，而得到他人的伸手援助。（2）群体层次：在这一层次，集体承诺承担帮助他人的代价，他们与这个集体也因有共同处境而联系在一起。例如各种病人组织会相互支持和帮助。（3）法律层次：在这一层次，共济的价值或原则不仅形成社会规范，而且体现在法律条文中。例如福利国家和社会福利安排，以及国际宣言条约都体现了共济的价值和原则。

其实在日常生活中充满着对共济价值和原则的重视。保险中就体现着共济的价值，无论是财产保险还是健康保险，赔付的只是投保人中的少数，那些安然无恙的投保人并没有因此受到伤害或损失，因为谁也不能保证风险不会降临在自己头上。这里我们可以看到共济之中存在一种互惠性或相互性。共济的价值在临床伦理学和研究伦理学也是重要的，但一般没有将它上升至基本原则。例如在临床中病人也应考虑尽可能避免浪费卫生资源，重要资源留给有希望获救的其他病人，在研究伦理学中则更为重要，受试者是为了他人能得到更好的药品而参加试验和研究的，正如前人参加试验和研究为了我们现在能得到更为有效的药品一样。大多数受试者

---

① Prainsack, B. & Buyx, A., 2011, Solidarity: Reflections on an Emerging Concept in Bioethics, Nuffield Council on Bioethics, UK.

参加研究并不是为了区区补偿，而是愿意为医学和社会做贡献。这里我们可以看到共济中的利他性。

在公共卫生中共济更为重要，当疫病流行时我们不得不将疑似患者、接触者限制隔离起来，这是为了全社会的利益，被隔离者也是为了全社会的利益而暂时牺牲个人的自主和自由，这样做也有利于被隔离者的健康。在流感大流行期间我们每个人都有可能成为得病者和传病者，我们只有大家互助团结才能战胜疫病。这里共济中既有互惠性，又有利他性。因而在公共卫生中共济应该上升为一项基本的伦理原则。个人乃至群体是否健康，在一定程度上取决于社会环境等各种因素。而且，由于当今不断发展的全球旅游业和各种类型交往的日益频繁，一旦某一国家或者地区暴发传染性疾病，它势必可以在全球传播。各国通过关闭边界、旅行限制等措施只能是推迟病毒的进入，但是无法加以阻止。因此，在全球情境下，公共卫生是由各国政府、社会或社群采取的，旨在通过改善社会条件以促进群体健康、预防和控制疾病在人群中流行的干预措施。公共卫生是与每个人相关的事情，应强调作为一个社会共同促进人群健康的共同责任，而实现群体健康是其最终目的。在全球健康层次，共济原则要求发达国家和中等收入国家出于国际主义、利他主义对那些最不发达国家健康糟糕状况伸出援助之手，正如一国内部，共济原则要求发达地区出于同胞情谊和利他主义对贫穷地区的健康糟糕状况伸出援助之手一样。例如在最近西非三国埃博拉疫病流行爆发，这三国国家都属于最不发达国家之列，我国以及其他国家出于国际主义和利他主义精神给予大力援助，终于初步控制了疫情。同时也防止了埃博拉蔓延到其他国家，我们通过帮助他们控制疫情也掌握了治疗、预防和控制这种凶险疫病的知识和技能，所以共济原则中存在着互惠性和相互性。在建立一个国家的医疗卫生体制中共济原则起着根本性的作用。欧洲国家几乎毫无例外地采取以税收为基础（tax - based）或社会医疗保险（social health insurance）的医疗卫生体制，就因为共济的观念在欧洲人民中根深蒂固，欧洲人民视共济为极高的价值，与之相对照美国人更注重在市场上的自由选择，因而至今拒绝采取欧洲的医疗卫生体制，即使最近美国政府设法进行局部的改良，设法使一直没有覆盖的数千万人享有医疗保险，至今困难重重，难以实现。

相称（proportionality）原则

相称性本是一个法律概念，具有悠久的历史。早在古代亚里士多德那里，对相称性的探究转而将公正视为恰当比例（right ratio），分配公正与据以分摊的份额之间的关系。西塞罗说法律就是恰当比例。中世纪的阿奎那在讨论自卫法时说，使用武力必须满足三个条件才是正当的：武力是必要的；使用武力时必须不是过分的，即必须是相称的；以及必须根据规则来使用武力。这就是阿奎那的相称的自卫理论。1901 年 Hugo Grotius 将相称性转变为一个现代概念，即权衡利益的概念。① 在现代相称性是法律的一个普遍原则，应用在自卫权利中，即自卫必须与受到的威胁相称，应用在量刑时惩罚必须与罪行相称，应用在国家事务中行政管理不可过分等。英国和美国法律中的相称性原则的法律来源是英国的《大宪章》，其中第20 章禁止君主强加不符合冒犯程度的罚款，一个自由人有严重的冒犯，那么根据其冒犯的严重性加以惩罚。根据宪法第 8 修正案，美国最高法院禁止州和联邦政府强加于人与被告所犯罪的严重性不相称的罚款或其他惩罚。在现代早期曾平行发展两个概念，利益权衡和相称性，有时将二者混为一谈。在现代后期人们将相称性与权衡（如成本效益分析）联系起来，或者与考查被侵犯权利的价值与权利侵犯程度之间的关系加以区别，避免将权衡彼此经济权利的经济上的成本效益分析与互相冲突的宪法权利的相称性分析混为一谈。

在公共卫生中促进公共卫生、公众健康的行动可能，有时且不可避免侵犯个人权利和利益或加重个人的负担，如何能在伦理学上为这种行动辩护，这是公共卫生中的基本伦理问题。相称性原则是为了解决这一公共卫生基本伦理问题而提出的伦理原则。相称性原则要求，如果能够满足以下两个条件，国家可以将负担加于个人或群体，包括对其权利和利益的侵犯：

（1）国家追求的目的（或结局）必须符合社会（或社群）所有成员

---

① Engle E. , 2009, The history of the general principle of proportionality：An overview, The Dartmouth Law Journal X：1. http：//www. academia. edu/3973350/The_ history_ of_ the_ general_ principle_ of_ proportionality_ An_ overview.

的利益；

（2）这种负担或侵犯必不可超过为了有效追求这个目的所必要的。

这一原则提供了当公共利益与个人或群体利益发生冲突时如何协调它们的指南。

具体地说，相称性原则意味着，公共卫生机构所采取的影响个人权利的任何措施必须是：（1）为了达到目标人群的公共卫生目的这些措施是合适的，即能够达到预设的目的；

（2）为了达到这个目的这些措施是必要的，即不存在达到这一目的的更宽松的措施；

（3）为了达到这个目的这些措施是合理的，即能够合理期望受影响人员接受这些措施。[①]

三 公共卫生伦理学基本原则的应用

伦理原则是评价行动的框架，用以判断该行动是否正确还是错误。这些伦理原则同时也告诉我们应该做什么的义务。然而这些义务是初始的（*prima facie*）。公共卫生伦理学的基本原则与临床/研究伦理学的基本原则规定的都是初始义务。所谓初始义务是，当条件不变时我们必须履行的义务，如果条件变更，则我们不必履行这项义务，转而履行另一项义务。例如尊重个人自由和自主是我们应尽的初始义务，如果没有突发性公共卫生事件，我们应该努力遵守这一义务，尊重个人的自由自主权利。但如遇到 SARS、禽流感在人群流行这样的严重突发性公共卫生事件，在大流行地区我们就无法遵守尊重个人自由自主的义务，因为防止疫病大流行必须将所有病人、疑似者、接触他们的人进行隔离，这是唯一控制疫病大流行的有效措施，如果那时还听凭病人、疑似者、接触者自由行动，势必使大流行不可收拾。这种情况也是我们所说的"义务冲突"的两难处境：如果听任他们自由行动，势必不可控制疫情；如果要有效控制疫情，则必须

---

① Schroeder – Baeck P. , 2007, Principles for public health ethics. http：//www. ethik – in – der – praxis. de/EIP – Schroeder – Abstract – HealthPromotionPHE. pdf［PDF veröffentlicht am 2007—06—10］；参阅王春水等《试论公共卫生伦理学的基本原则》，《自然辩证法研究》2008 年第 11 期，第 76—80 页。

不允许病人、疑似者和接触者自由行动。但在这种义务冲突的情况下，控制疫病大流行的公共卫生利益显然大大超过维护个人的自由自主的利益，而控制疫病大流行本身也符合被限制个人自由的那些人的利益。正在这样的情况下，尊重个人自由自主这一初始义务暂时不能履行，而维护公共卫生和公众健康这一初始义务成为要履行的实际（actual）义务。[①]

　　上述这些原则是从公共卫生工作的经验中概括出来的，当我们在公共卫生工作中，遇到伦理问题时，就可以用这些原则作为指导来解决，但不同地点、不同时间、不同条件下的问题各有不同，需要具体化，对于具体问题必须具体分析。例如当我们做同性恋者的艾滋病教育和干预工作时，尊重自主选择可以具体化为尊重他们性取向的选择，这是作他们工作的前提。由于政府代表了公共的利益，与关注个体患者的临床医疗不同，个人权利与公共利益之间的冲突就有可能存在，例如免疫接种能够使公众受益，但是有时候会导致个别人的不良反应，或有的家长拒绝让孩子接受免疫接种；又如在需要对怀疑因传染病而死亡的病例进行流行病学调查和病理解剖时，家属不同意并拒绝时；收集个人信息但个人不愿意参与可能会危及监测工作时；为了公众的利益需要掌握个人有关患病信息与为了个人的利益需要保护个人信息之间冲突时。因此在实践中往往存在伦理价值判断的冲突。

　　一般的伦理考量有两个主要的维度，一个是某项义务或伦理要求的意义和范围；另一个是它们的权重。最常见的例子就是，尊重自主性的伦理原则规定了自愿、知情同意等伦理要求，但在应对突发性公共卫生事件时不可能完全实行自愿和知情同意的伦理要求。在某些特定的情况下，有些伦理原则或根据这些原则制定的伦理要求可能会让位于另外的伦理原则或伦理要求。在伦理原则或伦理要求之间发生冲突时，就产生了道德两难的处境（moral dilemma），这时我们需要确定哪一个更应该优先考虑。在许多情况下我们不得不采取决策论中在不确定的条件下的保守性规则，即决策者应该选择这样的行动，其引起的最糟或最高程度的损失，也要好于其

　　① Munson, R., 2000, Intervention and Reflection: Basic Issues in Medical Ethics, sixth edition, Belmont, CA: Wadsworth, 18.

他行动引起的最小或最低程度的损失①。这一规则或标准被称为最大最小法（maximin）或将最小的受益或回报最大化（最糟之中最好）的方法，类似我国的"两害相权取其轻"。而罗尔斯将这一标准变成为公正原则，按照这个原则社会制度应该这样设计，使该社会中处境最糟的人的地位最大化。② 罗尔斯这一论点对公共卫生有重要意义，当遇到类似的义务冲突时，我们应该将改善最为弱势、处境最糟的人的健康和安康置于优先地位。

---

① 例如拿钱买股票，不如将钱存入银行里。

② Rawls, J., 1971, A Theory of Justice. Cambridge, MA: Harvard University Press, 150—154.

第四章　健康的责任

一　个人的责任

　　每个人对自己的健康负有责任，这大概是没有人反对的。如果我们好好照顾自己，我们可能会比不照顾自己的人更为健康，更为长寿，尤其是我们注意采取一种更为健康的生活方式的话。因此从通常的公共卫生视角来看，避免因个人选择而引起的疾病和失能，应该是一个重要的目标。然而有人认为，如果我们患病或失能是我们自己没有照顾好自己或去冒了不应有的风险的结果，那么我们的健康需要是我们个人的责任，而不是社会的责任，不应该与别人的不可避免的健康需要同等对待。于是，个人的责任成为卫生政策中的一个突出问题。有关这个问题的讨论涉及个人对健康不注意是否会加重他人的负担，私人医疗体制如何筹资和运作，冒不应有健康风险的人是否应承担更多的后果，他们在医疗方面所享有的先后次序是否应该排在后面，或者他们是否要付更多的保险金等。然而，近来在公共卫生和全球健康方面，却越来越注意到社会经济地位与健康之间的相关，从而指引公共卫生政策应该如何做出相应的应对。但是，有人认为，健康和长寿的阶层差异不过是反映了处于不同境遇的人保护他们自己的健康有好有坏，因此这种相关不是社会的责任。进一步说来，个人健康责任的概念是要划定公共卫生的范围。按照这个观点，公共卫生首先应该去判定这些风险是否是自愿采取的，如果人们知道他们在冒风险，但是甘愿接受这些风险作为他们所追求的优先目标的代价，那么他们因冒风险而患病或失能，就不是公共卫生的事了。例如有人批评在控制吸烟方面做出的努力，理由是人们吸烟是一种赌博，这是他们私人的事，稀缺的资源应该用于那些控制非自愿遭受的风险，例如集中于影响大量人群的传染病的控制。然而，一些生命伦理学家主张，个人的健康责任在公共卫生中仅起边缘的作用，反之社会承担责任进行公共卫生干预却是非常重要的和可得到辩护的。①

个人健康责任的作用。虽然关注个人在维护健康中的作用不是新鲜事情，但主要出现在那些富裕国家里，那时传染病让位于非传染病成为患病和早死的主要原因，而在控制传染病那时国家干预的范围现在已经不那么重要了。对于许多病，更为有效的行动者是个人，不是国家，于是一个人的生活方式成为维持和改善健康的关键。20世纪60年代在卫生政策中强调生活方式是起因于那时积累了吸烟和其他行为风险因子健康效应的有力证据。那时许多发达国家（如加拿大、英国、美国）的卫生政策强调行为改变，而不是传统的内科和外科的干预。行为的关键作用不限于非传染病，也被认为抗击艾滋病的最有效的第一线防御措施。那时最著名的话是当时洛克菲勒基金会会长John Knowles说的，"一个人在健康方面的自由是另一个人在税费和保险金方面的枷锁"，"健康权利应该由保护一个人自己健康的道德义务来代替。"②认真对待这一建议的卫生政策采取了若干措施使个人负起健康责任：

其一，通过强制实施一些规则，例如要求驾车系安全带或摩托驾驶员戴头盔，来确保因不慎行为而引起的代价不致加重他人的负担，同时也保护了驾驶员自己。因此这些措施既包含保护他人的非家长主义干预，也包含保护他们自己的家长主义干预。

其二，将治疗本可避免的疾病和损伤置于较低的优先地位，或不用公共资金进行治疗。例如酒精中毒者与其他需要肝移植的病人不被给予相同的优先地位，吸烟的妇女进行体外受精不享有公费医疗待遇。英国皇家妇产科学会会长说："你做你该做的事，我们将给你治疗。"这就将吸烟妇女比不吸烟妇女置于较低的优先地位。还有除非你改变生活方式减少饮食中的含盐量，否则就不给予你先进的抗高血压药物治疗。

其三，坚持潜在的冒险者预先缴纳附加的保险金，或者由使用者自己

① 本章许多内容参照：Wikler, D., 2005, Personal and social responsibility for health, in Anand, S. et al, 2005, Public Health, Ethics, and Equity. New York: Oxford University Press, 109—134.

② Knowles, J., 1977, Doing Better and Feeling Worse. New York: W. W. Norton.

缴纳费用，或者设立特别的税种来收取。例如缴纳危险运动（如攀岩、蹦极等）的费用，用来覆盖因发生意外而增加的费用。烟酒税可能属于此类。此类措施是否属于家长主义干预，在学者中间意见不一。

上述措施可以被视为将健康责任置于个人，然而目前多数国家的卫生政策并没有走那么远，除了对于饮酒者和吸烟者要求肝移植以及吸烟妇女要求体外受精等少数例外，治疗病人仍然根据病情的需要，而不管在造成这些需要中个人的责任如何。在许多国家，虽然卫生部门鼓励人们采取更为健康的生活方式，但人们仍然自由地吸烟喝酒、饮食过量、锻炼不足，而并没有受到惩罚，除了由此生出许多病以外。这些证据显示，决策者并不怎么将健康责任归之于个人。

个人健康责任的问题。在健康领域，个人负起责任可能有利于我们生命。因为健康和长寿是那么依赖一个人采取健康的生活习惯，鼓励人们照顾好自己，可能是使人摆脱疾病和避免早死的关键。采取更为健康的生活习惯的第一步是理解行为与健康之间的因果联系，并据以行动，我们就能够在一定程度上控制我们未来的健康状态。然而，即使如此，个人的健康责任在卫生政策中仅仅起一个边缘的作用。证据显示，在各国的卫生政策中很少采取将健康责任赋予个人的建议，尽管这种建议在医学和生命伦理学文献中时有所见。许多国家的医生还是倾向于病人的医疗和健康权利，往往对需要治疗的病人给予同情，而不去过问他们行为是否有差错。例如肝移植的外科医生几乎一致认为，需要避免对酒精中毒者的责任进行道德说教，而应该径直去治疗病人。当然，有些卫生经济学家仍然认为，在对医疗进行配给中应该考虑病人自身行为在患病中的作用，对有过错的个人给予较低的医疗优先地位，但他们毕竟是少数。而且事实显示，当你告诉其行为方式使之容易患病，并处于较低的医疗优先地位时，他们甘愿在医疗时处于较低的优先地位，也不愿放弃饮酒吸烟。因此丧失医疗机会的威慑对冒险行为可能不起作用。对于冒险者而言，改变冒险行为引起的伤害可能会大于被拒绝治疗而造成的伤害。在个人健康责任方面，有以下的伦理问题需要进一步讨论[①]：

---

① Wikler, D., 2005, Personal and social responsibility for health, in Anand, S. et al, 2005, Public Health, Ethics, and Equity. New York: Oxford University Press, 109—134.

　　其一，哪些行动是自愿的？强调个人选择和责任的观点必须提供一个判定哪些选择招致承担责任的标准。但是没有人提供这种标准，我们有的仅是一些相互矛盾的直觉。而且人的行动极少具备所有这些属性：知情的、自愿的、不被强迫的、自发的、经过深思熟虑的等，具备这些属性是个人完全承担此行动责任的前提。在生活方式问题上尤为如此。生活方式是多年来根深蒂固的习惯问题，可能是从个人的主要角色模型中习得的。生活方式中最为危险的要素，如吸烟或酒精滥用、非法药物成瘾，以及吸烟者决定点燃下一支烟的状况是完全不清楚的。解决这个问题的一个办法是，根据最初决定吸烟或者那时尚未成瘾的个人经过理性考虑决定接受健康风险作为享受乐趣的代价，来赋予个人健康责任。然而，确定何时何地发生这种原罪不是一件轻而易举的事情。有人建议我们设想，在导致吸烟行动的诸多因素中区分哪些是个人可以控制的与哪些是个人不能控制的。一个人的出生、性别，也许还有社会阶级，是个人不能选择的，但所有这些都可能影响一个人使用烟草的模式。另外在社会中人有不同的类型，例如女性学校教师，男性钢铁工人等，这些类型有他们不能控制的不同的因素，例如男性钢铁工人吸烟的可能要比女性学校教师多。在每一种类型中处于中值的个人（如每天吸烟多少支）应该给予零责任，从这中点起，可有正值和负值的不同方向。这样，在每一个社会中责任的赋予与个人控制程度成正比。这被称为平等论计划者的实用责任理论（pragmatic theory of responsibility for the egalitarian planner）。然而，问题是在有关每个社会内部个人对其行为有多大程度控制的争论中，许多争论正好在于哪些因素应该在这个单子上。很可能不同社会用不同的方法拟定这个单子，以反映文化差异，这就很可能所有这些单子并不是基于个人是否真的控制还是缺乏控制的客观基础，而是基于意见的一致。最后如何区分这些"类型"也是不清楚的。每一个人通向使用烟草或肥胖的道路都是独特的，受到这个人特有的影响、机会、倾向和偏好的引导。男性钢铁工人，即使他们往往比女性学校教师吸烟的要多，但在其他方面他们的命运各不相同。有关什么算是决定一个人行动的"一个因素"的问题，是一个如何确切解释一个特定个人的行为问题，这直接联系到这样的争论：在一个人的内外环境中的决定因素已经给定时，这个人的自由选择的可能和范围有多大。有人指出，责任与应得（desert）不仅对一个人行动的后果，而且对一个人面临的困难也是成正比的。但个体差异很大，在社会层次去测量个体层次上的变异几乎是不可能的。即使可以测量这些变异，我们也可能对其意义意见不一。例如对有关健康的行为的阶级差异的起源的研究表明，儿童期以及整个生命期的贫困可有力地预测到不健康的生活习惯。

其二，强调个人责任的不良作用。在反对强调个人健康责任时一个重要的考虑是这种做法对医疗事业以及卫生政策的可能伤害。如果一切要等待对病人行为是否有过错的裁决后再进行治疗，有可能减弱医护人员的十分有用和良善的第一本能，即对患病病人的同情和关怀。如果医生将病人作为病人对待时，我们全都有收获。对社会也是如此：如果要确定病人患病不是行为不慎（采取不健康的有风险的行为）后人们才去同情患病同胞，那不是一件好事。

其三，发现行为差错的任意性。人们通过经验调查发现，人们不是将所有导致患病的选择都是同样计较的。人们的目标往往针对处于边缘化的人的"有罪的"选择（用老式的词是例如懒惰、贪食、淫欲），或例如药瘾、酗酒等行为。导致患病的选择这个单子上我们可增加很多，这些选择对健康有明显影响，但我们不会将它们增加到这个单子上，我们往往认可这些选择。例如决定生孩子的选择，可能影响母亲的健康，决定推迟怀孕等到研究生毕业后再说，这会显著增加宫颈癌和乳腺癌的风险。在体育运动和冒险中大胆行为冒着牺牲生命和截肢的风险，但幸存者当作英雄对待。

其四，不相称。使个人负担他们所做的选择的不良后果的代价的那种政策，必须使这种"惩罚"（即再一次加在冒险者身上的负担），与冒险行为本身所加的负担相称。但不存在这样做的尺度。问题是，不同的人在不同的条件下的同样行为，所产生的风险大为不同。例如美国人吸烟患肺癌的概率要比日本人大。而且，有些对一些人是不健康甚至致命的行为，对另一些人却是有利健康的，饮酒是一个突出的例子。有些习惯因为要交税，使社会得益。例如吸烟产生医疗费用，但吸烟人所缴纳的税以及他们过早去世给社会省下的钱，可能更多。

其五，夸大人际差异。当文献中出现社会地位对健康的影响时，有人设法将社会不平等的明显健康影响搪塞过去，将责任从社会制度和社会机构转移到个人身上。为此，他们首先将几乎所有测量到的社会群体之间健康状况差异都归因于个人的行为。其次，他们将几乎所有这种行为都说成是纯粹自愿的。但是这种论断都得不到支持。虽然英国和美国的工人阶级成人要比他们的同胞吸烟多、体重大，但这些行为差异只能解释一部分的健康差异（有人估计为15%）。所有的调查都不能用不同的生活方式来说明社会地位引起的所有健康差异。而且，在这些行为差异存在的地方，这些行为差异在多大程度上可被看作是自由的、知情的和自愿的选择，这是有疑问的，至多只是一部分行为可如此看。有鉴于此，建议卫生政策中强调不审慎的与健康相关的行为必定会包括许多的任意性，这很难做到相称性。在刑法的管理中，必须尽可能地判定责任的程度，因此要求有周密考虑的法院、辩护律师以及漫长的审判等机构。但在医疗界没有任何相比拟的机构，也没有基于先例的习惯法。如何对采取损害健康的行为的病人，做到与他的差错相称的"处罚"，这几乎是不可能的。

个人健康责任的积极作用。以上可以说明过分强调个人的健康责任是不合理的、专断的，甚至危险的。然而，这不等于否认个人对自己的健康有责任。由于许多的理由，个人责任在公共卫生和临床医学中能起一定的作用，尽管不是中心的作用。不应完全忽视个人健康责任的一个理由是，自由选择、承担个人发展的责任以及管理自己生活具有内在可取性。人与人之间在目标、偏好和品位方面的变异要求有个人的自由来选取环境中适合于个人的东西。个人承担风险可使社会能够容许个人自由。自己承担风险对自己有许多好处。当然也可能会有严重的不良后果。个人自由地进行选择是告诉他人，我是一个能够这样做的人，这是一个人作为一个自由和平等的人参与社会的前提。进行选择的个人，他们在作决定时，就要考虑到他们要对它们行为的不良后果负一定程度的责任。例如你若要吸烟，那就要付较高的税，这会对你采取这种行动是威慑作用，使一部分人不再吸烟，这对你、他人（例如你的妻儿）和社会都有好处。尤其是促进个人健康责任可成为"积极自由"①或赋权规划的一部分，使人们认识到采取的行动要对自己的健康产生积极的作用，而其效应可扩散到对自己安康的其他层面以及他人的安康。但是这样做是有风险的，在强调个人能做什么

---

① Positive freedom 是指一个人拥有能力或资源来实现自己的潜能，得到全面的发展，以区别于消极自由（negative freedom），是指受到外部限制的自由（例如歧视）。

来维护自身健康时，一个人维护健康的实际能力是有限的，如果错误地加以夸大，结果就会当他生病时错误地责备自己。因此我们必须注意两点：一方面，我们要进行教育和赋权工作，使人能够对自己满足欲望、偏好的行动与其可能的健康后果进行权衡，以避免患病或受伤；另一方面，在如此理解的个人健康责任时不要过分责难自己，他人也不宜过分责难他。

二　健康的社会决定因素

　　健康的社会决定因素概念。健康的决定因素（determinants of health）是指使人健康或不健康的因素。对付健康的社会决定因素是世界卫生组织 2014—2019 年工作总纲中的优先领域。决定个人和社群健康的是结合在一起的许多因素。人是否健康取决于他们的条件和环境。我们住在什么地方，我们环境的状况，我们的遗传，我们的收入，我们所受的教育，我们与家庭、朋友的关系等因素对我们的健康都有相当程度的影响，而医疗服务的可及和使用的影响却不如上面那些大。我们可以将健康的决定因素归为 5 类：（1）生物学和遗传性（如性别）；（2）个人行为（如酒精和非法药品使用、无保护的性交、吸烟）；（3）社会环境（如歧视、收入、教育、婚姻状况）；（4）自然环境（如居住场所、拥挤的条件、建筑环境、空间、交通、产品）；（5）以及医疗卫生服务（如医疗的可及和质量、有无保险）。后三类是健康的社会决定因素，个体无法控制。因此，将健康不佳归罪于个人，将健康良好也归功于个人，是不合适的。个体不可能直接控制健康的许多决定因素。这些决定因素除了上述的以外还包括：

　　收入和社会地位——高收入和社会地位高与较好的健康联系在一起，贫富差距越大，健康之间的差异也越大；

　　教育——受教育程度低与健康差、压力大和自信差联系在一起；

　　自然环境——安全的水，洁净的空气，健康的职场，安全的住处、社群和道路全都促进健康；

　　就业和工作条件——就业的人更健康一些，尤其那些对它们的工作条件有更多控制的人；

　　社会支持网络——来自家庭、朋友和社群更多的支持与更好的健康联

系在一起;

文化——习俗和传统以及对家庭各社群的信念全都影响健康;

遗传——遗传在决定寿命、健康以及发生某些疾病方面起部分但重要的作用;

个人行为和应对技能——平衡的饮食、活动、吸烟、饮酒以及如何对待生活中的成功和挑战,全都影响健康;

医疗卫生服务——预防和治疗影响健康的服务的可及和使用;

性别——男女在不同年龄患不同类型的疾病。

过去,许多公共卫生措施集中于个人行为,而社会决定因素的规划则集中于个人不能控制的社会环境、物理环境和健康服务。[①]

表1   健康社会决定因素的概念框架

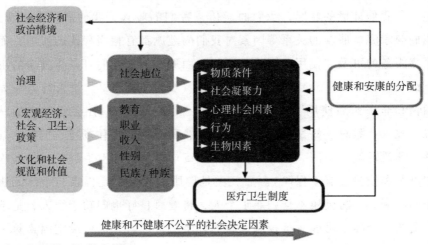

Source: Amended from Solar & Irwin, 2007

由于两个相互补充的理由,社会与健康的关系既是重要的,又是富有挑战性的。对于经济学家以及关注社会政策的那些人,健康是一种标志,一种评价社会在提供安康方面做得如何的方法。在公共卫生领域,人们关注的不是经济业绩(其中死亡率可能是一个指标),而是健康状况,经济

---

① WHO Commission on Social Determinants of Health 2007 A Conceptual Framework for Action on the Social Determinants of Health, http: //www. who. int/social_ determinants/resources/csdh_ frame-work_ action_ 05_ 07. pdf? ua =1

和社会的业绩可能是其决定因素。也就是说，公共卫生关注如何降低死亡率和改善健康，因而对影响健康的决定因素感兴趣。于是经济业绩仅是达到健康目的的手段。无论是从公共政策还是公共卫生的视角看，健康是社会不平等的一个指标，而社会不平等又是健康的决定因素，这二者并不矛盾，而且非常重要。在公共卫生的情境下，健康中的社会不平等是社会对健康影响的表现。当然这并不是全部。在理论上，至少健康中的某些社会不平等不是社会因素对健康的作用引起的。这里可能有两种情况，个人的选择和基因的遗传。然而没有证据支持社会地位和健康风险有共同的遗传基础。社会不平等的某些原因可在所有社会导致糟糕的健康。吸烟或无法控制工作环境或生活条件可以解释社会经济地位较低的群体的糟糕健康。这种健康不平等既存在于一个社会内不同群体之间，也存在于不同社会之间的健康不平等。①

　　不同群体和不同国家之间健康不公平。一个国家内不同群体之间以及国家之间可避免的健康不平等就成为健康不公平（health inequity）。社会和经济条件及其对人生活的影响决定他们患病的风险以及他们采取预防或治疗的行动。国家之间健康不平等和不公平的例子有：婴儿死亡率（在婴儿出生到1岁之间死亡风险）在冰岛是2/1000活产，而在莫桑比克为（20/1000）；在妊娠期间或妊娠不久孕妇死亡风险在瑞典是1/17400，而在阿富汗是1/8。在国家内群体之间健康不平等和不公平的例子有：在玻利维亚，未受过教育的女性生的孩子，婴儿死亡率超过100/1000活产，而至少受过中等教育的母亲生的孩子，婴儿死亡率低于40/1000；澳大利亚原住民出生时预期寿命（男性59.4岁，女性64.8岁）大大低于非原住民的澳大利亚人（男性76.6岁，女性82岁）；在苏格兰格拉斯哥卡尔顿山区临近男性出生预期寿命为54岁，比几公里以外的伦茨男性少28岁；在欧洲80岁以上的男性中受过低等教育的长期失能率为58.8%，而受过高等教育的仅为40.2%。社会经济地位与健康之间呈现梯度的相关。在全世界，穷人中最穷的人，健康最差。在国家之内，证据显示，一般来说，个人的社会经济地位越低，健康就越差。社会经济谱从高到低存在一

　　① Marmot, M., 2005, Social causes of social inequalities in health, in Anand, S. et al 2005, Public Health, Ethics, and Equity. New York: Oxford University Press, 37—62.

种健康的社会梯度（social gradient）。这是一种全球现象，在低等、中等和高等收入的国家都能看到。健康的社会梯度意味着健康不平等或不公平影响所有人。例如按家庭财富水平来看5岁以下的婴幼儿死亡率，那么国家内社会经济水平与健康之间的关系是递变的。最穷的家庭5岁以下婴幼儿死亡率最高，家庭财富水平第二最高的1/5，其5岁以下婴幼儿死亡率比财富最高的1/5要高。这就是健康的社会梯度。那么推动健康不平等或不公平的什么因素呢？每个社会都有等级制度，人们根据其收入、教育、职业、性别、种族或民族、业绩以及其他因素而获得其相应的社会地位。人们在社会等级制度中的地位影响到他们其中成长、学习、生活、工作和衰老，地位低的人容易健康不佳以及经受健康糟糕的后果。值得注意的趋势有：（1）过去几十年经济增长的受益没有得到平等的分配。1980年占世界人口10%的最富有国家，国民总收入为占世界人口10%的最穷苦国家的60倍，而到了2005年增长到122倍；（2）国际援助本来就大大不够，低于所承诺的水平，现已大为减少，结果却是在许多情况下财务从贫困国家流出到富裕国家；（3）最近几十年来许多国家内人口中最穷的1/5在国民消费中份额趋向下降。例如在肯尼亚，按照目前的经济增长率和目前收入不平等水平，中位数的贫困家庭在2030年以前不会越过贫困线。（4）在权力、资源、权利、规范和价值方面的性别偏见损害了数百万女孩和妇女的健康，而妇女在社会中的地位也影响儿童（男孩和女孩）的健康和生存。（5）健康不平等或不公平极其重要地依赖于是否赋权于人们，使人们能够改变社会资源不公平的分配，而本来所有人都对此拥有平等的诉求和权利。①

　　健康与社会地位。在最近数十年内，人们（尤其是社会科学家）逐渐认识到健康和长寿与社会地位（职业状况、社会环境、教育水平以及其他指标）的相关。最近10年内健康与社会经济分层之间的关系逐渐成为公共卫生关注的中心。越处于社会经济阶梯的上面，健康越好，寿命越长。80%最常见的死亡原因引起的死亡率，蓝领工人高于白领工人，在许多情况下这种差异达到7倍之多。在美国以及其他一些富裕国家内，包括种族群体的社会群体之间不平等，与富裕国家与贫困国家之间的不平等一

① Marmot, M. et al, 2005, Social Determinants of Health, Oxford University of Health.

样大。这是工业化国家没有解决的一个重大公共卫生问题。这些调查结果对卫生政策提示了什么吗？如果认为在不平等两端的人们在生物学上是类似的，那么改善大部分人群的健康的机会是很多的。另外，如果我们知道为什么富裕的人同时也健康，也许我们可以使其他人的健康提升到他们的水平。然而，从这里并没有推出我们应该这样做。这部分取决于缩小健康不平等的措施要付出怎么样的成本代价，这些措施可能涉及对目标人群进行健康促进，对劳动市场进行干预，以及重新分配社会财富等。但考虑到这些干预可能处于公共卫生和医疗范围之外，所以计算其成本和潜在受益时并未完全考虑其卫生政策的含义。所以我们需要一个令人信服的伦理学论证，来说明健康不平等代表着或构成一种不公正，因而有理由要求分配资源予以解决。除非与社会地位相关的不平等是不公正的，旨在缩小这种不平等的干预措施就要与其他公共卫生措施进行比较，以确定何者应处于优先地位。旨在解决不公正的干预措施，将处于较高的优先地位。

不平等与不公正。这种不公正的性质是什么？什么样的不平等是不公正？也许大家都认为使社会地位低的人多患病和早死是不公正的。这种不公正是在于不平等本身，还是由于社会对处于低等地位的人没有做更多的事情；或者人们在研究中发现的健康不平等，仅当它们是其本身不公正的社会地位差异的结果时才被认为不公正，例如在不同种族或民族群体之间的健康和寿命差异是不公正，如果这种差异反映了歧视和污辱，社会就应该制订解决这种差异的政策；如果种族群体之间存在一些差异，但并不因此而受到歧视和污辱，则不算不公正。社会地位的差异也是如此。如果地位高的女性乳腺癌的发生率更高，是由于他们在完成高等教育后才结婚生子，那么这种差异就不是不公正。假设有一个社会，他们的工资收入不同仅仅是由于人们对休闲与工作的爱好不同，那么这种收入差异引起的健康差异就不是不公正，对于那些经过深思熟虑后知道健康后果会如何的人，尤为如此。或者人们可以认为任何群体性的健康差异都是不公正的。例如人们认为在社会的健康领域公正的规范就是平等，尽管在社会经济的竞争中可以有公平的成功者和失败者，社会经济地位的差异是可以接受的，但它们产生的健康不平等则是不公正。①不管根据哪一种观点，在社会群体之间的健康不平等很可能就是不公正，因而有理由要求在公共卫生日程中处于优先地位。但是如果可以将弱势群体的健康状况差归罪于这些个人本身、那么认为健康不平等代表不公正的主张就不能成立。对于主张种族群体之间不平等是不公正的种族歧视的不公正产物的那些人，那些强调个人健康责任的人可以回答说，如果遭受歧视的群体的成员更好地照顾好自己，种族歧视就不会产生这种健康不平等的后果。因此，归罪于谁很关键，如果健康不平等归罪于个人，那么社会结构的罪责就被开脱了，其引起的患病和早死就不算不公正了；缩小社会群体之间的健康不平等，不管是预防还是纠正，就不是一件特别紧迫的工作了。强调健康个人责任的论证，不一定做出结论说，公共卫生不应该关注处于社会地位低端的人遭受的健康不平等，所有患病或早死的人都应该得到同情，但它们健康需要不享有公共卫生的优先地位。

按照前面的论证，如果社会不公正（如各种形的歧视）是健康不公平的来源，设其他条件相等，由于其较低社会地位而健康极度糟糕的那些人有强有力的诉求要求弥补，甚至反映社会地位可辩护差异的健康不平等也应加以弥补。人们会认为健康问题本身就该得到社会的关注。在最为一般的情况下，对那些平常的和普通的患病、损伤和死亡，我们会责怪自然，或叹运气不好。那些生病的人就是在错误的地方，错误的时间，那错误的身体对感染和损伤缺乏抵抗力。生病、受伤或死亡的人本身没有过错，但需要我们的帮助来战胜自然引起的病患。如果将一个人健康不佳归罪于那个人，那就不应该去责怪"自然"了；那就不是他运气不好，也不是他没有过错。于是，强调个人的健康责任不仅降低了关怀病人和预防疾病的紧迫性，而且降低了其道德上的重要性。这就完全否定了需要社会做出应对。结果对健康不平等的社会对策就完全被排除在公共卫生和卫生政策之外了。

---

① Kekes, J., 1997, A question for egalitarians, Ethics 107: 658—669; Walzer, M., 1983, Spheres of Justice. New York: Basic Books.

例如有人 ① 对 WHO 的减少吸烟的努力提出质疑，而吸烟是全世界疾病和早死的主要来源，在发展中国家广泛蔓延将未来数十年杀死数百万人，甚至更多，如果不能有效控制的话。但那位学者说，吸烟是事实上是一种自愿的活动和快乐的来源，其风险完全应由吸烟者负责。这种论证倒没有延伸到艾滋病防治，但这蕴含着政府该做的事情应该限于进行有关不安全性交和共用针头的教育，而不是试图去控制这些活动。这同样适用于心血管病以及其他减少健康生命年的主要疾病，因为这些疾病也可以追溯到个人所作出的选择不审慎，而这些选择是知情的和自愿的。对公共卫生的这种思维方式所能提供的建议，只能是个人控制的措施，例如挂蚊帐防疟疾，而不是用公共资金去减少疾病，例如消灭蚊虫。

过分强调个人健康责任会侵犯人权，尤其是侵犯健康的权利，例如侵犯得到世界各国政府核准的《联合国经济、社会和文化权利公约》第 12 条规定的权利。如果正如目前研究所表明的那样，社会和经济不平等如此强有力地决定人们健康的不平等，那么公约签字国就有义务来缩小这些不平等或者设法减少社会经济不平等对健康和寿命的影响。但如果我们将社会经济不平等引起的超额发病率和死亡率归罪于个人，因为这些不幸是个人采取的生活方式造成的，反映了个人的价值、品位和特点，那么我们就不能要求受公约约束的国家采取补救行动。

三　社会的责任

代表社会的政府对公共卫生有无责任、有多大责任是首先必需解决的伦理问题。作为一个伦理问题，这个问题的提法应该是：政府是否应该对公共卫生负有责任？但这个问题可以换一种提法，就是公民有没有健康的权利？如果承认公民有健康权利，那么理所当然，政府对公民的健康就负有义务以及相应的责任。那么在伦理学上是否能为健康的权利辩护呢？健康权利可以得到伦理学辩护，理由之一，每个人有生命的权利，而没有健

---

① Scruton, R., 2000, The risks of being risk – free, Wall Street Journal（Europe）, 7 January; 2000 WHO, WHAT, and WHY: Trans – national Government, Legitimacy and the World Health Organization. London: Institute of Economic Affairs.

康的生命，这个生命就会缺少它应有的意义。每个人都有很多的权利，如受教育，工作，结婚，组织家庭，实现自己的价值和梦想，但是如果没有了健康，这些权利都无法真正地享有。因此生命的权利蕴含着健康的权利。理由之二，在我们的社会中每个人有平等的机会参与竞争，而丧失平等机会的除了形形色色的歧视外就是教育和健康的丧失。政府不能保证每个公民都得到的东西完全平等，但有责任提供平等的机会。因而政府对公民的教育和健康负有责任。理由之三，个人在健康中的责任处于边缘地位。有人说，健康是个人的责任，个人生病或者是自己不健康行为所致，或者运气不好，遇到环境中的致病因素的影响，只能由自己负责。个人对自己的健康当然负有责任，例如个人有责任避免采取危害健康的生活方式和行为模式。然而，在健康与疾病中个人的责任仅起边缘作用。因为个人的健康决定于许多作为个人不可控制的因素，并非都是个人行为所致。由于政府疏于管理，人们在有害因素超标的车间工作；食用污染的食品；呼吸污染的空气；饮用污染的水；而个人不良的生活习惯往往与贫困、信息可得性有关；在许多情况下病人没有机会获得任何有关防病治病的信息。①因此，仔细分析起来，政府对个人的健康应该负有很大的责任。

在个人的健康中公共卫生起关键作用。前面提到过，从世界历史上看，使人类大幅度降低患病率、死亡率，延长预期寿命和改善生活质量的是公共卫生，不是临床医学。公共卫生、促进健康、预防疾病和损伤，是公民健康的最重要保障。这些工作不能交给个人，也不能交给市场。当今世界各国，没有一个国家将公共卫生交给市场。事实也证明，对于公共卫生，追求盈利和资本增值的市场是不愿干、干不了和干不好的。在颇受争议的我国第一轮卫生改革之中，政府对卫生防疫部门减少甚至不予拨款，致使公共卫生濒于破产的境地，使我们面对新的疫病初期几乎处于相当被动的境地。这是一个沉痛的教训，但也反过来说明，在公共卫生工作上，政府责无旁贷。在个人和市场无法负责的情况下，政府对公共卫生应该负有主导的责任，其中包括政府要与愿意参与公共卫生的个人或非营利性组织进

---

① 我国从中央到省市的电视台和报纸，整天充斥着虚假的医药、医院广告，而公益性的最基本的医药卫生知识的宣传却是凤毛麟角，看了这些虚假广告而去购买这些药物而得了病能让病人自己负责吗？

行协调。政府对公共卫生的责任体现在资源的公正分配上。现代国家的政府都必须从公民所纳税款中拿出一定数目的资源分配于公共卫生事业。虽说并不是分配越多越体现公正，因为其他事业也需要资源，过多分配到一个部门，将影响国民经济的均衡发展。然而，新中国成立以来的历史表明，我国政府分配给公共卫生的资源严重不足，这造成我国公共卫生长期不能满足国家发展需要、社会公正要求以及广大人民需求的一大原因。①

政府在对公共卫生负有主导责任中，有一件非常重要的工作是政府有责任保证公共卫生信息的开放性和透明性。这也是公共卫生工作的一个特点。公共卫生工作对象是人群、社群（或社区）、公众。公共卫生是群众的事，群众的事要群众来办。如果有关公共卫生的信息不开放、不透明，群众如何自己起来预防疾病促进健康？我国已经有许多经验教训说明这一点。当登革热袭击我国东南沿海地区时许多老百姓和医务人员得不到有关信息，有关信息在机密的内部文件中。尤其是 SARS 流行初期，尽管广东已经发现若干病例，但是从不公布疫情，丧失了防控 SARS 的宝贵时机。信息不透明，也不利于政府、公共卫生机构与公众的沟通，公众就不容易理解政府或公共卫生采取的防控政策和措施，从而影响相互之间的信任，归根到底会影响公共卫生达到其促进健康、预防疾病和伤害的目的。

最后政府不仅应该吸收有关专家而且应该吸收公众代表，参与公共卫生政策、规划、措施的制定、实施和监督。这对使公众了解这样做的理由，动员公众积极参与，并与公众建立信任关系都是非常必要的。一个政策或措施，与社群沟通，向社群说明要比强加于社群好。与社群沟通，向社群说明就是政府、公共卫生机构与社群、公众之间的双向互动作用，政府处于主导方面。

人群的健康往往由诸多的社会因素决定。表现在贫困、性别歧视、城乡差别等之中的社会不公正，往往造成健康不良的条件。近年来有证据提示，在社会经济的公正方面体现更为平等的社会与不那么平等的社会相比，具有更高水平的健康。公共卫生不仅是医疗保健。在历史上，公共卫生一向关注穷人，关注肮脏的卫生条件对健康的影响。今日我们关注健康的社会决定因素也令人深思。无论如何，这些社会决定因素的作用是如此

---

① 应该指出，自从 SARS 和禽流感流行以来，这种情况已经大为改观。

强烈，足以使我们有理由来注意社会公正对公众健康的作用。我国经历20 余年的经济和卫生改革，较为长期片面追求 GDP 的发展模式积累了重大的多方面的社会不公正，这些不公正使我国的医疗卫生事业，尤其是公共卫生事业不能满足人民的需求，更不能很好应付现实的和未来可能的挑战。除了社会公正以外，人权中体现的某些伦理原则与公共卫生是彼此一致的，并对公共卫生起促进作用。前联合国艾滋病防治署 Jonathan Mann主张，公共卫生官员现在有两项基本责任：保护和促进公共卫生和保护人权。公共卫生工作有时会影响人权，但违反人权对身体、心理和社会的安康有不良作用，而促进和保护人权与促进和保护健康有着不可分割的联系。他还指出，伦理学和人权都来自一组十分类似但又不等同的核心价值，这些价值体现在我们上述的伦理原则之中。保护公众健康的最有效方法是尊重这些伦理原则，而不是违反它们，采用自愿的措施，而不是强制的措施，保护隐私和保密，而不是侵犯隐私，与社群沟通，取得它们同意，而不是强加于社群。承认促进健康与尊重伦理原则或人权相互支持可使我们制订避免或减少冲突、合理可行、获得公众拥护和信任的公共卫生政策。

第五章 公共卫生与个人自由

一 自由和个人自由

自由。自由在英语里是两个词：liberty 和 freedom。liberty 和 free-
dom 往往混用，接近于同义词，尤其是在中文中都译为"自由"，就
看不出二者的区别了。实际上二者还是有区别的。大致说来，（1）
liberty 是根据一个人的意志行动和表达自己，并对自己的行动负有责
任的状态，是在"权利"意义上使用的词；而 freedom 一般在"独
立"的意义上使用，是决定自己行动而不是受外部限制或约束的状
态；（2）freedom 是比 liberty 更为具体的概念，liberty 往往联系到个人
与国家的关系，而 freedom 往往联系到个人与其他个人以及环境条件
的关系，因此比 liberty 更为常见和普遍得多。liberty 是 freedom 的根
源，freedom 的状态是由要求 liberty 的人（例如 Status of Liberty，自由
女神）带来的，liberty 为激发 freedom 精神的某些运动开辟道路；（3）
liberty 一词来源于拉丁语 lebertatem，意指"做一个自由人的条件"，
与社会的制度或体制有关，高层次的人喜欢用这个词，而 freedom 一
词来自英语·（萨克森语），意指自由意志的状态，普通人喜欢用这个
词，所以是日常用语。

个人自由。密尔在他的《论自由》① 中首先辨认作为行动自由（free-
dom）的 liberty 与作为不受强制的 liberty 之间的差异。伯林在《自由

---

① Mill, J. S. ［1859］1991, On Liberty and Other Essays, edited by Gray, J. Oxford: Oxford U-
niversity Press.

（liberty）的两个概念》① 中把这两种视角之间的差异看作两种对立的 lib-
erty 概念：积极的自由与消极的自由。后者是指例如个体摆脱暴政或不去
专断地行使自主权；而前者指来自自制、克己的自由，不受内在的强迫，
例如软弱和恐惧。现代的自由（liberty）概念源于希腊的自由（freedom）
和奴役概念。对于希腊人来说，成为自由人就是没有主人，独立于主人
（像自己喜欢的那样活着）。这是希腊最初的自由（freedom）概念。这与
民主概念有密切联系。正如亚里士多德所说，自由（liberty）的一个意义
是，一个人应该像他喜欢的那样活着。这是自由（freedom）的特权，因
为不是像一个人喜欢的那样活着，是奴隶的标志。这是民主的特征，人们
要求不被任何人统治，或者如果不可能，统治人和被人统治轮流进行；这
样就促进了基于平等的自由（freedom）。这也适用于自由人。在雅典，女
性不能投票，不能担任公职，在法律上和社会上都依赖于男性亲属。即使
在罗马皇帝统治下，罗马法也包含某些有限的自由（liberty）。然而，这
些自由仅仅给予罗马公民。在中世纪，享有许多自由的仅是贵族。直到启
蒙运动，才有不可剥夺的和普遍的自由观念。霍布斯、洛克和卢梭提出了
"主权"（sovereignty）和"天赋人权"（natural rights）概念，启蒙运动思
想家认为国王的权力是法律给予的，而不是国王有权力让法律生效。在孟
德斯鸠那里，法律是个体之间而不是家族之间的关系，以及越来越将个人
自由作为基本的实在，认为在理想国家会尽可能的普遍。密尔在《论自
由》中设法界定社会可合理对个人施加的权力的性质和限制，他描述了
自由与权威之间内在的和持续的对抗，于是，最普遍的问题成为：如何在
个体独立与社会控制之间做出合适的调节。

二　公共卫生与个人自由之间

　　公共卫生与个人自由具有内在的一致性。这是基于个人与社会之间存
在着内在的一致。因为人类是社会性动物，一方面，社会（或任何集体）
都是由许多或无数个人构成的，任何一个社会不考虑个体的利益，不尊重

---

① Berlin, I. , 1958, Two concepts of liberty. In Berlin, I. , 1969, Four Essays on Liberty. Oxford:
Oxford University Press.

个体的自由、自主和尊严，这个社会早晚会瓦解的。另一方面，之所以需要社会，就应为孤立的人不可能生存和延续，一旦结合为社会，那么这个社会就不是各个个体的相加，而是一个多于个体相加的实体。可是个体乃至群体在价值上是多元的，他们各自想过什么样的生活是各不相同的。但尽管有这些不同，促进个体、群体健康的措施，归根结底是有利于作为人群组成成分的个体的安康，也有利于个体的自由。如果没有了健康，也就没有了个人的自由。因此为了健康，同时也是为了自由，个体需要暂时放弃一些自由。但在现实，公共卫生与个人自由时时会发生不一致。这种不一致产生于两种情况：一种情况是个体不了解公共卫生措施对确保人群健康以及反过来也确保自己健康的必要性和重要性；另一种情况则是有些公共卫生措施不必要地或过多地干预或限制个人的自由。

公共卫生与个人自由之间的冲突。公共卫生与个人自由之间发生冲突是常见的。公共卫生将群体的健康置于个体利益之上，并不得不对个人自由进行限制。有两种限制个人自由的方式：一种是限制个人选择的自由（例如对吸烟的限制）；一种是直接限制个人的活动自由（例如流感大流行时的检疫或隔离）。经典的可得到辩护的公共卫生干预是将一个患有潜在致命传染病的人进行检疫，这时个人的自由不得不放弃，但社群总体也许得到了拯救，作为社群一员的个体也同样受益，因控制了疫病在社群中传播而避免了疫病的感染。然而，公共卫生的运作往往是强制性的，要对群体的安康与个体的安康进行权衡，在此之间发生歧见、偏倚或偏见的余地是很大的。有时也许会发生这样的情况：要求做出牺牲个人自由不是人群中少数人，而是大多数人，而受益的只是少数人；有时存在很大一片灰色领域，如何在其中进行受益与风险的权衡很不确定。

在200多年前，天花杀死了感染者的30%，在大多数幸存者脸上留下疤痕。英国的贞纳（Edward Jenner）医生用毒性较低的牛痘作为疫苗挽救了千百万人的生命。但在两个世纪之后，公共卫生和个人自由之间冲突频起。一些人说："你不应该强迫我做这做那"，"不要告诉我们干什么"。1979年消灭天花的天花疫苗是公共卫生的伟大成就。在公共卫生中群体免疫力（herd immunity）的概念十分重要，意指当人群中的大多数成员得到免疫后，传染病的传播就被遏制了。但一些父母担忧接种疫苗的潜在风险，认为这种风险比受益更重要，因而他们说他们应该不让他们的孩子接受抗儿童疾病的免疫接种。那么，我们能够强迫你为了社群的利益而去冒免疫接种的风险吗？还有政府要求对牛奶进行巴氏消毒。而一些人认为他们有权利喝生牛奶，声称喝生牛奶更健康、味道好。尤其是下列两个案例，突出说明了公共卫生与个人自由之间的冲突，以及我们如何在这二者之间进行权衡。

公共卫生与个人自由之间的权衡。2012 年 8 月美国最高法院驳回了美国食品药品管理局的要求：出售纸烟，包装上必须有形象的健康警告。而澳大利亚最高法院却反其道而行之，它批准了一条澳大利亚法律，不仅要求纸烟包装有健康警告以及吸烟引起的身体损伤的图像，而且要求纸烟包装是素色，商标名字用小字体，没有标识，除了用橄榄褐色外不用其他颜色。美国最高法院的决定是基于美国宪法对自由言论的保护，法院承认政府可要求精确的健康警告，但在这个有不同意见的决定中大多数说不能要求用图像表示。在澳大利亚，争论的问题是，这条法律是否隐含着对烟草公司商标上知识财产的无补偿的征用。最高法院的裁决是没有。澳大利亚生命伦理学家辛格认为，这些差异的基础是一个更大的问题：谁来决定公共卫生与表达自由之间的平衡？[①]在美国，法院基本上通过对有 225 年老的宪法文本的诠释来作出这一决定，剥夺了政府采取措施来减低因吸用纸烟引起的死亡人数的机会，目前在美国估计吸烟每年夺走 44.3 万美国人的生命。而在澳大利亚，宪法并没有明确条文保护表达自由，法院更可能是尊重民主选出的政府来找到合适的平衡。

人们普遍同意，政府应该禁止销售至少某些危险产品。无数的食品添加剂或其他产品上的涂料被禁止使用或者只被小量使用，如反式脂肪、儿童玩具外部的涂料或家具、墙壁上油漆甲醛含量。尽管禁止种种不同危险产品有许多的论证，但对纸烟来说却是独特的，因为其他任何产品，不管是合法的还是非法的，都没有杀死那么多人，比交通事故、疟疾和艾滋病加起来还要多。纸烟也是高度上瘾的。而且，凡是在医疗费用由所有人支付的地方（包括美国对穷人和老人的公费医疗制度），所有人都要支付治疗吸烟引起的疾病的费用。是否全面禁止吸烟则是另一个问题，因为这样

① Peter Singer, 2012, Public Health versus Private Freedom? September 6. http：//www. project - syndicate. org/commentary/public - health - versus - private - freedom - by - peter - singer.

做无疑会给犯罪组织造就一个新的发财来源。烟草工业反对澳大利亚的法律，因为他们害怕世界上最大的纸烟市场如中国和印度会如法炮制这条法律。然而正是这些国家最需要这样的立法。其实，澳大利亚只有15%吸烟，美国人只有20%吸烟，而在14个低收入和中等收入国家41%的男性吸烟，吸烟的年轻女性也越来越多。我国3亿人吸烟，7.4亿人被迫吸第二手烟，每年死于吸烟者达百万余人。①世界卫生组织估计在20世纪约有1亿人死于吸烟，而在21世纪吸烟将杀死10亿人。②

对国家在促进它人口健康方面能够走多远的讨论往往从密尔的限制国家的强制权力，以防伤害他人的原则开始。如果密尔活到今天，他会同意要求在纸烟包装上有健康警告，甚至有肺癌的图像照片，以帮助人们理解他们作出的选择，但他可能会反对全面禁止吸烟。然而，密尔之维护个人自由是假定，个人是他们自己利益的最佳判断者和监护者，然而时至今日这个假定有点接近天真了。当代广告技术的发展使得密尔那个时代与我们现在这个时代有天壤之别了。公司知道如何利用我们的无意识的欲望来向我们销售不健康的产品，结果我们发现我们自己被引诱去购买这些产品而不知道为什么。纸烟制造商知道如何操纵纸烟的性能使之能最大限度地使人上瘾。吸烟引起的损害的图像能够对这种无意识欲望吸引力起一个抗衡作用，从而使得人们的决策更加深思熟虑，使人们更容易坚定戒烟的决心。因此，我们不应将这些法律视为限制个人自由而加以拒绝，我们应该维护这些法律，将它们作为在个体与大公司之间营造更加公平竞争的环境，而不是吹嘘可诉诸我们自己的推理和思考能力。要求出售的纸烟素色包装带有健康警告和肺癌图像，对我们作为理性的生灵来说，是一项平等机会的立法。

2006年7月美国亚利桑那州凤凰城的医生诊断Robert Daniels患极为严重的耐多种药物的结核病。他没有戴口罩去当地便利店购物，公共卫生官员获得一纸法院命令将他强制送入Maricopa县医院的禁闭病房进行治疗，并预防他将病传播给他人。他被密不透风地隔离起来，对他进行裸体

---

① Yang, G. H. et al, 2015, The road to effective control of tobacco in China, The Lancet 385 (9972) 1019 – 1028.

② http://www.who.int/mediacentre/factsheets/fs339/en/

检查，禁止他出外、锻炼或接受家人探访。2007 年 5 月 31 日美国公民自由联盟代表他向 Maricopa 县提出诉讼，反对像犯罪的囚犯一样对待他。虽然国家有权对患有严重传染病的个体进行检疫和隔离，以保护公众健康，但他们也有义务尊重个人的公民自由。国家这种权威不是无限的，这种权威受到由宪法正当程序条款确保的个人权利和公民自由的约束。

这个案例说明，应对公共卫生突发事件会影响个人自由。2001 年 9 月 11 日后不久，美国一群学者起草了公共卫生突发事件权力行使法案样板，旨在帮助政府起草立法，以促进有效的公共卫生应对计划，确保对疫病大流行和生物恐怖主义提出的威胁进行合适的应对，又维护对个人权利的尊重。结果，39 个州通过了类似的法规，要求各州政府在公共卫生突发事件时保护公民自由。检疫和隔离的执行必须符合实质性和程序性正当程序，以及对公民自由的所有限制应该是合法的，限制尽可能地保持在最低程度。为此，国家应该确保满足下列 5 条阈要求：（1）个人对公众必定造成实际威胁；（2）干预必须是合理的和有效的；（3）干预必须符合平等保护和正当程序；（4）必须为个体提供安全的和舒适的条件；以及（5）必须确保对收入的损失提供合理的补偿。①

三 限制个人自由的伦理辩护

伤害原则。社会因素在一个社会的个体和群体的健康中起决定作用，个人的责任仅起边缘作用。因此社会应该负起维护和促进该社会的个体和群体健康的主要责任。为此，立法机构和行政机构应该通过相应的法律、条例或规章，由立法机关或政府授权的公共卫生或疾病控制机构，依据这些法律、条例和规章在全社会范围或针对有目标的人群采取保护和促进个体和群体健康的措施。许多这些措施既保护了群体也保护了个体，与个人的自由和自主并无冲突。但在特定条件下，针对全社会或目标人群的公共卫生措施有时会与个人的自由和自决发生冲突，但这些措施是带有强制性的，因此在一定意义上侵犯了个人的自由和自决。那么，这些干预措施能

---

① Charlton, B. G., 2001, Personal freedom and public health? in Marinker, M., 2001, Medicine and Humanity, King's Fund: London, 55—69.

够得到伦理学的辩护吗？如果为了他自身利益（例如吸烟对吸烟者自己身体有害）对他的行为（吸烟）进行干预，就会侵犯他的自主和行动自由，这种干预能够得到伦理学上的辩护吗？19世纪英国哲学家密尔（Mill）会反对这样做，因为他说过："能够正当地行使权力于文明社会任何一位成员并违反他的意志的唯一目的是防止伤害他人，仅为他本身的利益不能成为充分理由。"

一个人的行动可有四个变量（见表1）。一类行动是自愿的（有行为能力的、充分知情的、没有压力的）；另一类是非自愿的（无行为能力的、不知情的、在压力之下的）；此外，有些行动是与自己有关的（行动的不良影响落在自己身上）；另一些是与他人有关的（行动的不良影响落在他人身上）。

表1 人的行动的变量

	自愿的	非自愿的
与自己相关的	在孤立地方吸烟	未成年孩子（无决策能力）在孤立地方吸烟
与他人相关的	在办公室或家里配偶（同意吸烟）前吸烟	成年吸烟者在饭馆或其他公共场所吸烟或在家里成年成员（有决策能力但未表同意）前或在未成年弟妹或自己孩子（无决策能力）前吸烟

有些与他人有关的行动不仅对他人有不良影响，而且也没有他人自由的、自愿的、不被欺骗的同意和参与。例如未经同意在家庭、办公室或公共场所吸烟。如果他人是成人，同意该人将风险加于其身上（如同意他当众吸烟），但对他人的健康风险仍然存在，干预措施包括对他人同意吸烟的决定进行干预，即干预吸烟者在公共场所吸烟与干预他人容许他在公共场所吸烟，既包括保护他们健康的家长主义干预，也包括保护他们以外的第三者健康的非家长主义干预。不管一个人的行动是自愿的还是非自愿的，社会可以某种方式干预，以减少或防止将严重风险加于他人身上。如果是非自愿的（包括无决策能力者做出的决定）与他人有关的行动（例如一个未成年的孩子在公共场所吸烟），那么这种干预似乎容易得到辩

护。但强制干预一个自愿的仅与己有关的行动，该行动仅使该个人受到伤害，干预是为了他自己的利益而压制他自愿的行动，而这行动并未伤害他人，这种干预得到伦理学辩护似乎很困难。尤其是在当事人将因这种健康风险行动带来的快乐看得比该行动可能引起的健康风险，例如患病、伤残和早死看得更加重要这类情况。

因此有人认为，在公共卫生领域，仅当有风险的行动是与他人有关的或者非自愿的，或者两者兼有时，对这些行动的干预是必要的。但在界定"非自愿"或"影响他人"上仍然会有不同意见。例如人们经常在麦当劳等快餐店用餐，影响了他们的营养和体重，结果他们有疾病和死亡的风险，那么他们去麦当劳用餐的行动是自愿还是非自愿的？有人在电视看补钙广告后经常补钙，结果出了问题，这个补钙的行动是自愿还是非自愿的？另一方面，仅表明一个人的行动对他人有不良影响是不够的，有必要表明对他人的那些不良影响严重到足以证明限制他个人的自由是必要的。例如有人仍然质疑，吸烟的人给他人造成的影响是否严重到必须禁止他们在公共场所、餐馆、办公室甚至有妻儿的家庭内吸烟，尽管大多数人的答案是肯定的。在流感大流行即将或已经到来时，例如在 SASS、禽流感和埃博拉流行期间，在一定程度上限制个人自由以防止疫病迅速扩散，既有必要的又有充足的辩护理由。这里既有避免他人受到伤害的非家长主义干涉，又有避免当事人受到疫病伤害的家长主义干涉。

因此，公共卫生强调避免他人受到本可避免的伤害而采取干涉个人自由和自决的非家长主义干涉措施，并没有否定也需要采取避免当事人（自由或自决受到限制的人）受到本可避免的伤害的家长主义干涉措施，例如健康促进、对有利于健康和不利于健康的行为采取奖惩措施、强制性义务免疫接种等。密尔也说过，在桥上行走的人如有掉入河中的风险，应该对他进行干预，以防他掉入河中。

因此，以公共卫生的名义来干预个人自主的、影响他人的行动，或干预个人伤害自身的行动，是可以得到伦理学辩护的，但必须经过仔细检查，也要警惕政府机构以国家或社会利益的名义轻易地采取强制性措施，侵犯个人的自主性、隐私和自由，而没有得到伦理学的辩护。即使当我们为了公共卫生的利益而必须限制个人权利、利益或自由时，一方面要注意对他人影响的严重性质和程度，也要注意这种限制的性质、程度、规模和持续时间，尽可能地给有关个人带来最低程度的伤害和损失，并且对这些损失给予一定的补偿。①

公民义务。美国生命伦理学家、第 4 版《生命伦理学百科全书》主编 Bruce Jennings②认为，伤害原则不足以为公共卫生之干预个人自由提供完全的伦理学辩护。他认为，现代公共卫生产生于西方工业化国家，国家行动的伦理学辩护的框架主要是由哲学自由论传统提供的，包括自然权利契约论、经济和公民自由意志论、效用论或福利论、自由论③，以及人权论等。自由论为公共卫生提供的辩护的语言主要是契约论和自由意志论方面提供的权利、自由、义务和自主性的语言；以及效用论或福利论提供的利益、效用、偏好和惠益的语言。对于限制自由的国家行动，要平衡自决的个人权利与自我约束的义务，个人的自主性和尊重与防止对自己和他人的伤害，以及整个人群净受益的最大化。这是一个重要的框架，但是仍有缺陷，公共卫生伦理学需要超越这一框架。好比对于一个社会问题，我们把它看作是一个私人的麻烦，还是把它看作一个公共问题，关系到许多人，牵涉政策、制度、法律等。④而要求公民对于为了公共卫生而施加的必要的个人自由的限制措施，作为公民义务来接受，还必须明确以下论点：

（1）公共卫生是公用专业。Jennings 指出，公共卫生是一组学科和实

---

① 参阅：Beauchamp, D. E. & Steinbock, B. (eds.), 1999, New Ethics for the Public's Health, New York: Oxford University Press; Callahan, D. & Jennings, B., 2002, Ethics and public health: Forging a strong relationship, American Journal of Public Health 92: 169—176; Childress, J. F. et al, 2002, Public health ethics: Mapping the terrain, Journal of Law, Medicine & Ethics 30: 170—178.

② Jennings, B., 2007, Public health and civic republicanism: Toward an alternative framework for public health ethics, in Dawson, A. & Verweij, M. (eds.), 2007, Ethics, Prevention, and Public Health, Oxford: Oxford University Press, 30—58.

③ 在本文中 liberalism 译为"自由论"，libertarianism 译为"自由意志论"，在 19 世纪二者具有相同的理想和价值，可是时过境迁，它们就分道扬镳了。它们都支持个人自由，但自由论者要通过政府来确保这种自由，而自由意志论者则不要政府而要依靠自己或私人机构的努力来确保自由。所以，自由论者支持大政府，高税赋和严管制，而自由意志论者则讨厌政府，希望来自政府最少的干预以确保个人自由，而用私人倡议来解决社会问题。

④ Jennings, B., 2007, Public health and civic republicanism: Toward an alternative framework for public health ethics, in Dawson, A. & Verweij, M. (eds.), 2007, Ethics, Prevention, and Public Health, Oxford: Oxford University Press, 30—58.

践，形成一种公共服务的专业或"公用专业"（civic professions）。公共服务或公用专业还包括公共管理、政策分析、规划、执法或公共安全以及教育、交通、通讯、建筑和法律。如果限于自由论的语言，集中于个人权利、自由、利益和效用，公共卫生就不能完全把握其作为公共服务专业的特点。而且，也不能通过授权的和正当的公共政策来合适地处理他们必须面对的健康需要和现实。在面临传染病的威胁时，公共卫生必须找到强有力的论证来为强制措施，包括和家长主义和非家长主义的干预辩护。对于那些直接扩散疾病的感染者，可诉诸伤害原则根据标准的自由论理由来限制他们的自由。但公共卫生措施必须超越受感染个体，干预那些尚未感染的人——限制他们的活动，对他们实行检疫，这会使他们的利益受到一定的损失。这些措施不能靠引用伤害原则来得到合理的辩护。例如使用未来条件式："如果你成为感染者，你就会伤害他人，所以我们将防止你冒感染的风险"，这样的辩护似乎有点勉强。更为直截了当的辩护，是引用这样的观念，即限制和预防感染的进一步传播本身是在伦理学上值得追求的目的，这是一种共同品（common good）。另一个例子是，我们正在面临一个老龄化的社会，其标志是越来越多的慢性病人和与生活方式相关的风险因素，公共卫生必须靠说服而不是强制进行工作。公共卫生必须在草根层次就与人民讨论种种困难问题，例如患有慢性病的老龄人如何活得好，如何过一个生活质量较高的晚年，在这些讨论中单单使用利益和权利这些语言是不够的。最后，我们对个体的健康风险是如何与他们的情境（他们在其中生活，做出与健康有关的选择）相关知道得越多时，我们也就越发知道，那些规范、网络和体制本身是个体和社群健康的重要决定因素。在这种情况下，公共卫生专业人员必须谈到公民责任、参与、关怀，以便使公民社会中的体制和关系使人民的一生更为健康。因此自由论的语言迫使公共卫生专业人员去谈论"利益"，而实际上这与个体的需要和欲望根本上毫无关系；使得人们去争论促进还是限制自主性，而实际上这不是一个人的选择问题；使人去谈论偏好，而问题是一个辨别力和判断力问题；让人们去谈论效用和福利，而实际上问题是一个如何区别工具性价值和内在价值问题；如此等等。因此，公共卫生问题及其解决办法唯有诉诸"公共事务"概念才能理解，才能说得清楚。我们处理的是人群的健康，大统计样本，疾病在不同时间和不同人群中流行的模式，我们研究的是人群，我们服务的是公众。公众不是统计学概念，不是个体的集合。公众是通过复杂的体制和文化系统而使个体结合在一起的社群。

（2）人在关系之中。Jenniings 进一步认为，公共卫生必须超越自由论和个体论思维的另一个理由是，与健康和疾病相关的人的处境和行为。人的行动是有意向的、有目的的，以及对于行动者、对于他人都是有意义的。因此，适合于人的行动的伦理规范不限于自我参照的利益或欲望的状态。为了理解合乎伦理的举动以及从事伦理辩护和论证，必须求助于反映人的自我的关系性质以及行动者与他人有意义的关系的情境和社会性质。① 公共卫生必须努力引起的变化，既是在个体层次，也是在社会规范和机构层次。然而，个体与群体是已经错综复杂地纠葛在一起，个体在性质上已经完全是社会化和关系化了，而社会层次的变化归根到底也是作为社会生物的个体经验和生活的变化。在实际上，这意味着，对于应对社会健康需要的公共卫生来说，必须诉诸这样一些价值和目的，如果该社会的成员能如"公民"那样，通过将私人的麻烦看作公共问题来思考和行动就能理解这些价值和目的。公共卫生不能将疾病和风险模式变化归结为个体的行为，而是具有来自人际关系结构的系统性质。公共卫生不可仅仅将与孤立的个体有关的，而是要将关系中的自我的是非善恶概念结合进其道德话语之中；这些个体不是利益、偏好和欲望的孤立载体，而是个体的发展与他人的发展不可分割地联系在一起的社会人。除了自由论的权利、利益和效用语言以外，公共卫生伦理学还需要共济、互惠、相互依赖、社会正义等概念。

（3）公共卫生是"公共品"（public goods）。公共品是不能在商品基础上让私人一方支付的。公共品使所有人在不同程度上受益，但以私人名义行动的所有人都不能说是对它们的保养和维护负有责任。因此，它们容易被过度使用或支持不足，即所谓的"搭便车"问题。国防、环境污染、普及教育、公共交通等都是公共品。在公共卫生中，通过连续的儿童强制免疫接种计划来维护群体免疫力，就是公共品的一个例子。如果放弃不

---

① Jennings, B. , 2007, Public health and civic republicanism: Toward an alternative framework for public health ethics, in Dawson, A. & Verweij, M. （eds.）, 2007, Ethics, Prevention, and Public Health, Oxford: Oxford University Press, 30—58.

管，或让私人去负责，那么群体免疫力就会遭到削弱，甚或消失，从而使人群处于疫病风险之中。

（4）公共卫生是共同品（common good）。共同品是使社会作为一个整体受益的品或物品，而不同于私人品仅使社会的个体和部分受益。从古希腊城邦国家开始到当代的政治哲学，共同品指某些品（如安全和公正），仅能通过作为一国公民的集体行动以及积极参与公共服务才能实现。因此，共同品的观念否认社会是和应该是由原子化的相互孤立的个体组成的。这一术语来自拉丁语的 *bonum publicum*（the common weal，意为"共同福利"，在苏格兰共同品是苏格兰一个自治镇的一部分财产，表现为土地或资金的形式，是由社群或社区处置的）。因此，可以说，共同品是一种特殊品，为某一社群或社区的所有或大多数成员所共享或有益于他们。罗尔斯定义共同品为"某些一般的条件，对所有人同样有益"，共同品包括社会制度、机构和环境，我们全都依赖它们，它们使所有人受益。特定的共同品的例子或共同品的一些部分，包括可及的、可负担得起的公共卫生医疗制度，有效的公共安全和保障制度，世界各国之间的和平，以及繁荣的经济制度。由于这些制度、机构和环境对社会成员的安康有强有力的影响，因此实际上所有社会问题都以某种方式与这些制度和机构运作联系在一起，对此也就不足为奇了。而确立和维护这共同品往往要求许多人的通力合作。正如保持公园清洁依赖于每一个人捡起自己扔的垃圾一样，维护使我们所有人受益的社会条件，要求公民们的通力合作。但这些努力会有回报的，因为共同品是社会所有成员都能可及，任何人都不能轻易被排除在享有这些共同品之外。例如所有人享有清洁空气或无污染环境，或社会其他共同品的惠益。事实上，唯有所有人能可及的东西才能算作共同品。

在一个由平等的公民组成的社会中，公民有权利和义务，也有可能追求共同品。健康就是一种基本的共同品，它使所有人获得正常的物种功能活动，健康反过来使所有人能够利用这个公民社会提供给他们的机会均等。在封建社会，不存在公民（那时的人不是王公贵族、官吏、商人，就是平民、农奴或奴隶）可共同享有的共同品，因此也不可能有真正的公共卫生。当我们讨论"改善公共卫生"时，不是指"改善个体的集合健康状况"。当公共卫生谈论健康时，它指的是一个人类有机体的人在社会情境下的生物、心理和社会功能活动的一种状态，一个人的健康是依赖情境和社会的。公共卫生研究和工作的那个人，是身体赋体（physically embodied）、社会嵌入（socially embedded）的实体。公共卫生是这个人社会嵌入性的一部分。因此，共同品和公众的概念对于公共卫生是必不可少的，否则公共卫生就不能认真地谈论自己的专业身份和价值。公共卫生领域依赖于目标人群领悟共同危险或共同品的意义的能力。如果公共卫生必须与之打交道的人丧失了领悟能力，公共卫生就不可能要求他们去参与集体的体制性和行为性的变化，以维护和改善国家的或全球的健康，从抗拒艾滋病到应对老龄化社会需要建立长期照护系统的挑战。如果我们单单依赖权利、义务和利益等概念，我们难以提供为国家授权的强制措施以及以社群为基础的降低健康风险和促进健康的倡议辩护的论证。这样的论证需要依靠人们在种种社会实践中的生活经验产生的理念，他们活生生的生活经验使他们认识到他们作为一个公民，这种公民的身份和资格使他们认识到在面临公共卫生要求时他们应该做什么，他们就会自觉地遵守和服从一些必要的强制性公共卫生措施。①

　　Daniel Callahan 认为，共同品就要求我们不仅想到我们自己和我们家庭，而且要想到邻居，陌生人，我们不知道的人，就这样编织成一个整体。欧洲有比较强的共同品意识，这在很大程度上他们经历多次战争，有忧患意识。但在美国人们对共同品是心态矛盾和不确定的。他说，自由是我们的口头禅，公正就不那么重视了，为共同品而一起工作虽然在战时是确定无疑，平时是时有时无的。他们想帮助穷人，但又不愿意提高税收。他们要改革医疗卫生，需要减少费用，但他们又不愿放弃自己的任何东西。所以美国人在共同品上是撕裂的。例如医疗改革，共和党和民主党对政府的作用意见分歧，即使民主党，开始说要控制费用，马上又后退说，当然我们不会从老百姓那里取走任何东西。然而，除非从老百姓那里取走一些东西，我们不可能控制费用。例如技术。技术可能是驱动医疗费用上涨的主要因素。我们所有人都热爱技术。医生爱它，病人爱它，这是美国

---

① Jennings, B., 2007, Public health and civic republicanism: Toward an alternative framework for public health ethics, in Dawson, A. & Verweij, M. (eds.), 2007, Ethics, Prevention, and Public Health, Oxford: Oxford University Press, 30—58.

文化的一部分。技术的确做出了美妙的事情。它使我们活得更久，使我们更健康。然而，同时其不断驱动医疗费用上涨确实腐蚀甚至破坏医疗系统。这是一个非常好的例子说明，什么时候一件好事变成一件坏事。美国的医疗改革在将没有保险的人的覆盖面大大扩大这个意义上是一项好的改革，在儿童和穷人的医疗方面有某些变化和改进。然而，在目前的情况下美国不能控制费用，在不久的将来将造成巨大的问题。① 他进一步论证说，解决美国卫生体制目前的危机，即费用上涨和可及缩小，要求用"共同品伦理"（ethic of the common good）代替"个人权伦理"（ethic of individual rights）。无论在何处，最基本的社会问题都产生于仅对追求个人利益有广泛的承诺，而对共同品缺乏丝毫的承诺。由于所有公民受益于共同品，我们全都愿意通力合作来确立和维护共同品。然而，有许多的障碍妨碍美国成功地做到这一点：（1）有些哲学家认为共同品观念与我们的多元社会不一致。不同的人对什么是美好生活有不同的想法。考虑到这些不同，我们不可能在何种社会制度、机构和环境值得我们支持上取得一致。即使我们同意它们都有价值，但对它们的相对价值也会有不一致。例如我们也许都同意，可负担的医疗制度、健全的教育制度以及清洁的环境都是共同品的重要部分，但有些人会说应该投资于健康，而不是教育；而另一些人主张投资于环境而不是健康或教育。如果我们去促进基于某种观点的共同品，就会排斥基于其他观点的共同品，不可避免导致家长主义（把某一群体的偏好强加于其他群体）、专横和压迫。（2）共同品的支持者会遇到"搭便车"问题。共同品提供的惠益为所有人可得，包括那些选择不参加维护共同品的人。那些拒绝参与支持共同品的人，却因可捞取共同品的惠益而可成为"搭便车者"。例如充足的水供应是人人受益的共同品。但在干旱期间维护充足的水供应必须要求节约用水，这就要有代价。然而，有些人不愿意节约用水，因为他们知道只要有足够的人节约用水，他们就可享有别人努力带来的好处，而自己不必减少水的消耗量。如果足够多的人以这种方式成为搭便车者，那么依赖于他们支持的共同品就

---

① Health Care and the Common Good, An interview with Daniel Callahan, Religion & Ethics News Weekly, November 6, 2009. http：//www. pbs. org/wnet/religionandethics/2009/11/06/november—6—2009—health - care - and - the - common - good/4848/

会遭到破坏。我国的医疗、教育和环境遭到破坏，就是因为得不到支持或者错误的政策误导的缘故。（3）个体论妨碍发展共同品。在发达国家，个人自由、个人权利被赋予很高价值，将社会视为分离的独立的个体的集合，他们自由地追求各自的目标和利益而没有他人的干预。这样就很难要求人们为了共同品而牺牲他们某些自由、目标和自我利益。（4）负担份额分配不平等。维护共同品往往要求特定的个体或群体负担的代价要比其他个体或群体大的多。例如维护不被污染的环境，可能要求污染环境的特定公司建立很花钱的污染控制设备，使他们利润减少；使就业机会更加平等，缩小性别或民族之间差距，可能要求例如男性或多数民族牺牲他们自己的就业机会；使医疗制度对所有人都是可负担和可及，可能要求保险公司收取较低的保险金，医生接受较低的薪金，或患有治疗费用昂贵的疾病的病人得不到治疗。为了共同品强迫特定群体或个体担负不平等的负担，这是不公正的。所有这些问题对要求建立共同品伦理学的人提出了相当的障碍。但不应该放弃对建立和维护对共同品的要求。因为这涉及我们要建立什么样的社会的问题，以及我们是不是同一社会的成员，在尊重和珍视个体追求他们各自目标的个人自由的同时，也要承认和推进我们共同的目标问题。①

四　限制个人自由的可辩护条件

　　限制个人自由的可辩护条件。缓解公共卫生与个人自由之间冲突的一个办法是，规定一些限制个人自由的可辩护条件。公共卫生措施，例如强制性免疫接种或流感大流行中的检疫和隔离，往往被置于个人自由和自主之上。但这些措施为控制疫病流行是必要的，为了实现公共卫生的目的有时不得不将促进公共卫生置于个人自由和自主之上，这样做就会根据疫病流行的性质和情境，对个人自由进行不同程度的限制。然而有时计划要实施的措施以及以这些措施的实施会有欠妥之处，或者公众对此不了解，甚

---

　　① Andre, C. & Velasquez, M., The Common Good, http：//www.scu.edu/ethics/publications/iie/v5n1/common.html. 我国缺乏对建立和支持"公共品"或"共同品"的意识，这与缺乏公民意识（公民地位、公民身份、公民的权利和义务）有关。

至也有个别的人抵制和反抗，需要制定一些标准来确保这些限制个人自由的措施是合理的，能得到伦理学辩护的，这样也才能要向公众说清楚这样做的理由，对于抵制和反抗的也有理由采取行政的甚至司法的手段加以解决。在公共卫生工作中限制个人自由可辩护的条件有：①

（1）有效性（Effectiveness）：必须显示限制个人自由对保护公众健康或公共卫生是有效的。例如强制性免疫接种和流感大流行时的检疫和隔离，业已证明这些措施对预防传染病和控制大流行蔓延是十分有效的。但试图将所有艾滋病感染者隔离起来，以控制艾滋病的蔓延，结果证明是无效的，因此这种做法得不到辩护。

（2）相称性（Proportionality）：必须显示限制个人自由在公共卫生方面的受益要比侵犯个人自由带来风险大得多。例如 SARS 期间所采取的隔离办法，限制了个人的自由和自主性，又有不少不合意的后果，但对公众健康的保护十分重要，包括对被隔离者的保护。这样做符合相称性条件，在伦理学上能得到辩护。相称性也指对个人自由限制的程度应该与疫病的严重性和传播途径相适应，例如我国对 SASS 进行严厉的隔离措施，而对禽流感则采取自愿隔离一周的措施，这样做符合相称性条件。如果对艾滋病感染者进行强制隔离，就不符合相称性条件。

（3）必要性（Necessity）：并不是所有有效的、相称的措施，为实现公共卫生目标都是必要的。有些措施可能不必要地侵犯了个人自由。例如将所有结核病人隔离起来进行治疗，以防止用药不当产生多重耐药结核菌，就可能不必要地侵犯个人的权利和利益。给完成治疗直到治愈的结核病病人提供奖励，比将这种病人拘留起来直到确保完成治疗要好。主张强制治疗的人有责任提供支持性的理由，说明这种强制性做法是必要的。

（4）侵犯最少（Least infringement）：即使一项政策满足了前面三个辩护条件，还需要看对个人自由、权利和利益的侵犯是否最小化。当一项政策侵犯个人自由时，公共卫生工作人员应该寻求将对个人自由的限制减少到最低程度的政策或措施。当一项政策或措施必然会侵犯隐私时，应寻求侵犯最小的政策或措施。当一项政策或措施会侵犯个人信息保密或隐私

---

① 参阅：Childress, J. F. et al, 2002, Public health ethics: Mapping the terrain, Journal of Law, Medicine & Ethics 30: 170—178.

时，应该仅泄露给为达到公共卫生目标所需的人以及所需种类和数量的信息，而不能泄露给无关的人，也不是泄露所有信息。

（5）透明性（Transparency）：当公共卫生人员相信他们的政策、做法和行动侵犯某一群人的个人自由时，他们有责任向有关各方，包括受这种侵犯的那些人说明这种侵犯是必要的理由。这种透明性要求来自我们应该将公民平等对待，尊重他们。透明性也是为建立和维持公众对公共卫生的信任和我们树立责任心所不可缺少的。

以筛查计划为例。设公共卫生机构在考虑一项对艾滋病感染、结核病、其他传染病或遗传病实施筛查的计划。上述的辩护条件要求公共卫生机构考虑该项筛查计划能否达到公共卫生目标（有效性），其可能的受益是否超过侵犯个人自由可能带来的消极后果（相称性），为达到这个目的这样做是否必不可少（必要性），为达到这个目标侵犯是否最小化（侵犯最少），以及是否与公众沟通（透明性）。如果选择性筛查计划能到达这个目标，那么按照上述5个条件，选择性筛查要比普遍性筛查好；如果自愿性筛查能到达这个目标，那么自愿性筛查要比强制性筛查好。

有些筛查计划经不起这些条件的审查。例如对艾滋病的强制性或自愿普遍性筛查都不能满足这些辩护条件。对艾滋病感染的某些自愿性和强制性选择性筛查可得到辩护，而另一些不能。对捐赠的血液、器官、精液和卵进行强制性筛查容易得到辩护，在某些情况下对个人的筛查也可得到辩护，如他们容易使别人接触到体液，这样有可能保护自己。对孕妇是否应该或在什么条件下筛查艾滋病感染是个有争议的问题。即使在对艾滋病有效治疗和确定AZT可有效减少垂直传播率以前，就有人主张对孕妇进行筛查，尤其是在高危社群中的孕妇，但这种主张被否定了，理由是这种政策违反了自主性、隐私和公正。实际上，这种政策不能满足上述任何一条。然而，一旦确定AZT能够阻断母婴的艾滋病病毒传播，那么争论的焦点不在于是否要对孕妇进行艾滋病感染筛查，而是转向于应该对孕妇进行什么样的筛查。争论的双方也变成：一方强调公共卫生的利益，这样做具有有效性和有效用，因而主张在高危社群对孕妇进行选择性强制性筛查；另一方则强调自由、隐私和公正等原则，主张自愿性的普遍性的筛查。在许多情况下，最可辩护的筛查和检测的公共卫生政策是与社群沟通，向社群说明，而不是强加于社群。强加于社群就是通过强制性措施进行检测。反之,与社群沟通,向社群说明是采取措施与相关个人表示团结,保护他们利益,获得他们的信任。与社群沟通,向社群说明,就要向社群提供支持,告知有关的信息,保护隐私和保密,鼓励他们作出自己的选择。这样做就使检测由于公众的信任成为个人合理的选择,而不是强迫他们去接受检测。对于某些疾病,要求人们由于公共卫生的理由而接受筛查会引起污辱和歧视、破坏隐私和保密,这样使个人处于失去工作、失去保险的风险之中。所以,按照上述 5 个条件判断,与社群沟通,向社群说明是比强加于社群更为适宜的政策。

限制个人自由的步骤。当我们要就一项为达到公共卫生目的同时又不得不限制个人自由政策做出决定时,我们可考虑在最后做出决策前采取以下的步骤:

步骤 1:证明风险的存在。如果不限制个人自由,会有怎样的风险?首先,风险的性质如何?风险可来源于物理的、化学的、有机的、环境的和行为的因素。其次,风险的持续时间有多长?风险可以是即将来临的或比较远的,急性的或慢性的。再次,风险实际发生的概率如何?风险可以是高度可能的,也可能是遥不可及的。最后,如果风险来临,伤害的严重性如何?伤害可以是灾难性的,也可以是轻微的。它们可影响个人或人群,影响目前世代或未来世代,影响人和人们珍视的物(如植物、动物或环境)。

步骤 2:证明干预的有效性。所采取的伴随限制个人自由的公共卫生干预措施应该是有合理的可能减少风险。公共卫生主要是预防,因此衡量其是否成功是看干预是否有可能起控制疾病蔓延的作用,即公共卫生干预是否导致有效的减少风险。

步骤 3:评估经济成本。限制个人自由的公共卫生干预措施是有成本的。这些措施不仅应该能够减少风险,而且应该成本合理。所以决策者应该了解成本是多少,并应该选取最不昂贵和最有效的措施,理由是政府的资源有限。对艾滋病进行强制性的普遍筛查,社会成本太大,而效果有限。在一项成本效益低的干预上花费太多的钱,就没有资源分配给可能更有效的干预措施。选取成本效益高的措施并不意味着我们要在采取干预措施前等待过硬的科学证据的出现。有人主张采取“防范性原则(precautionary principle)”,这是说公共卫生机构可采取行动防止未来的伤害,即使缺乏定论性证据证明伤害是实在的或干预是有效的。

步骤4：评估对人权的影响。有时即使成本效益高的政策也不应该采取，如果它们对人权的影响太大。所以决策者应该考虑干预措施对人权影响的频率和范围以及持续时间。人权并不总是压倒公共卫生，但肯定需要对人权加以衡量。

步骤5：评估干预的公平性。政策的制订和实施应该公正。例如受益和负担应该公平分配。人们往往集中注意于需要和风险方面，这是对的。受益或公共卫生服务往往应该根据需要分配，即最需要者有权受益和获得服务。另一方面，管理方面的负担应该按风险责任人来分配，即给公众和环境造成最大风险的人应该承担管理的费用和负担（例如制造环境污染的单位和责任人）。当然还有评价公正分配受益和负担的其他方法，但需要和风险是两个比较合适的标准。①

五 干预个人自由的限制

随着越来越多的技术应用于预防疾病，个体会越来越多地面临参与各种各样预防项目或计划的压力，从普遍筛查、免疫接种到特定的生活方式改变和营养建议。在许多公共卫生项目中，个人也同时受益，但并非都是这种情况。毕竟公共卫生是社会采取的集体行动，以促使整个人群的健康。这些集体行动的效应，主要是按统计学测量的，如控烟运动旨在减少人群中吸烟者的数量，免疫接种计划试图影响传染病的现患率，乳腺癌的筛查计划旨在减少乳腺癌患者人数。然而，仅当大多数人按照要求行动，这些集体目的才能达到；如果一大群人拒绝接种疫苗，就不可能获得群体免疫；如果只有少数人参与，筛查计划就不会成功。个体的遵守要求往往是推定的。人们往往期望个体会参与，因为这样做符合他们的利益。然而，并不能保证所有预防措施都像人们想象的有效。例如许多人全然不顾吸烟的风险。对于公共卫生要求的不依从，是一个值得研究的问题。但至

① 参阅：Childress, J. F. et al, 2002, Public health ethics: Mapping the terrain, Journal of Law, Medicine & Ethics 30: 170—178; Kass, N. E., 2001, An ethics framework for public health, American Journal of Public Health 91: 1776—1782.

少有一部分原因是，有些要求不那么合理，这至少可以部分解释对预防活动的不依从。这意味着，我们采取公共卫生措施时，有必要考虑要求的合理性。要求不合理就会有人不依从要求。我们不能要求人们把所有薪水都捐献给慈善事业，这样就等于不让他们过活了。大多数人认识到他们有减轻世界贫困以及改善公共卫生的义务，当对我们的代价不是很大时我们会乐于承担这种义务。辛格（Peter Singer）论证说，当代价仅仅使你衣服弄湿时，你就有义务去抢救溺水的儿童。①说某些要求可能是不合理的，这不是指我们应该拒绝所有的道德责任和义务，而是指我们应该遵守我们可期望人们为公益做出的牺牲的限制。这是有关过分要求（demandingness）哲学争论的基本思想。一些伦理学家认为，人们应该考虑期望从他人那里做出的牺牲会是怎样，他们要付出怎样的代价。他们提出四个论证来证明有些要求代价太大，因而不合理。②

第一，不能要求从事公益，包括按公共卫生要求行事的人们去违反伦理原则。例如我们都坚持反对杀害和伤害他人的原则。我们不能要求他们违反这些原则。

第二，如果道德义务将巨大的时间、金钱和精力的牺牲强加在参与公益事业的人身上，那是不合理的，因为这种要求妨碍人们过他们的生活，追求他们的利益。让人们过自己的生活，非常重要。

第三，如果强迫他们对陌生人和他们所爱的人采取同等的考虑，或者要求他们放弃对他们所爱的人所作出的承诺。英国伦理学家 Bernard Williams③讨论了一个案例，一位男性面临这样一种情况，他在其中只能救出两个同样处于危险的人（有一个是他的妻子）中的一个，结果他选择去救他妻子。Williams 用"人们想得太多"（one thought too many）来为该男性的行动辩护，因为人们会谴责他没有采取不偏不倚的态度。一个有道德的人不需要也不应该老去想什么事是道德上可辩护的，然后才去行动。

---

① Singer, P., 1972, Famine, affluence and morality, Philosophy and Public Affairs 1 (3) 229—243.

② van den Hoven, M., Reasonable Limits to Public Health Demands, in Dawson, A. & Verweij, M. (eds.), 2007, Ethics, Prevention, and Public Health, Oxford：Oxford University Press.

③ Williams, B., 1981, Persons, character, and morality, in Williams, B. (ed.), Moral Luck Philosophical Paper 1973—1980. Cambridge：Cambridge University Press.

这并不是说，人们全然不顾道德要求是可以得到允许或辩护的。而是说，在一定条件下对自己所爱的人采取偏倚的态度不但是合情，也是合理的。处于这种特殊情况下的人，往往是他们径自这样去做了（抢救他妻子），他们既没有说他们将优先地位给予他妻子，也没有感觉到他们是有偏倚的。其实，在日常生活中我们热爱子女、伴侣、朋友和同行，花很多时间同他们在一起，不都是好事吗？如果有人要这位男性或处于这种情况下的所有人解释为什么他对妻子采取偏倚的态度，那就这么回答："你想得太多了。"我国古代儒家主张"爱有差等"与墨家主张"兼爱"之间的争论可能与这一案例有关，这一案例可证明"爱有差异"是可以得到辩护的，但一个掌握公共资源的分配者，不能根据"爱有差等"的原则去分配资源，也不能动用公共资源只顾救助亲人而不顾其他。因此，区分公共场合与私人场合也许是必要的。

第四，如果人们不断地面临无休止的责任和要求，人们会感到为难，结果使他们变得对他们的道德责任不感兴趣。如果人们做的事益处不大，然而所做的事情却超负荷，因为从来不给他们喘息的时间，这可能对他们负担太大，要求就不再是合理的了。

上述 4 个论证说明，公共卫生对个人的要求，不管是限制他们自由，还是要求做些什么进行配合，应该是合理的，我们应该认真考虑对人们的负担是否太重，对他们的代价、成本或牺牲是否太大。

公共卫生项目和计划高度依赖个体的依从和积极性，因此必须考虑对他们要求的合理性，防止对他们提出过分要求。如果人们认为对他们的要求超越了合理性的界线，某一具体的要求对他们负担太重，就会影响到他们心甘情愿去依从这一要求。因此，公共卫生人员要考虑要求的合理性问题，对人们的负担和牺牲是否过重的问题。

第六章　健康公平

一　健康不平等

健康不平等

我们首先要区分医疗与健康、医疗不平等与健康不平等/不公正等概念。医疗是疾病或损伤的诊断、治疗和预防。医疗可及随国家、群体和个体而异，主要受社会和经济条件以及卫生政策影响。医疗在广义上指医疗服务的接受、利用及其质量，医疗资源的分配，以及医疗的筹资。健康指健康结局、健康绩效或健康成就，例如预期寿命、生活质量、死亡率等。医疗是健康的社会决定因素之一，除了医疗以外还有许多因素影响一个人的健康。健康的关键社会决定因素包括生活条件、社区和职场条件，以及影响这些因素的相关政策和措施。医疗不平等是指医疗可及方面的差异，这些差异可由种种经济和非经济的障碍所引起，例如缺乏保险覆盖、缺乏正规的医疗资源、缺乏经济资源、法律方面的障碍、结构方面的障碍、医务人员的稀缺、缺乏医疗卫生知识等。健康公平可界定为"不存在不必要的、可避免的、不公平和不公正的健康差异"，或"不存在群体之间健康的系统差异，这些群体处于不同的有利或不利的社会地位，例如财富、权力或声望。健康不平等系统地使在社会上已经处于不利地位的人进一步在健康方面处于不利地位"[1]。在医疗可及方面的不平等并不总是导致健康不平等或不公正。在许多情况下，有钱的病人服用进口的昂贵的药物，

---

① Whitehead, M., 1992, The concepts and principles of equity in health, International Journal of Health Services 22：429—445；Braveman, P. & Gruskin, S., 2003, Defining equity in health, Journal of Epidemiological Community Health 57：254—258.

而贫穷的病人只能获得负担得起的药物，但仍然是安全有效的。因此，他们的健康结局并没有实质上的不同。健康不平等不仅存在于不同国家之间，也存在一国不同地区之间。如利比里亚的儿童死亡率为瑞典的 50 倍；从美国华盛顿最穷的地方到马里兰的蒙哥马利县，每隔 1 英里预期寿命就提高 1 年半。在最穷的黑人与富裕白人之间有 20 年的差距。[①]

关于健康不平等有两类问题要问：第一类问题是社会科学问题：健康不平等的程度和引起这些不平等的原因是什么。例如城乡之间婴儿死亡率有多大差异？城市人口与农民工之间预期寿命有何差异？第二类问题是规范性问题：我们为什么要关注健康不平等？我们应关注所有的健康平等还是仅关注某些不平等？什么时候健康不平等成为健康不公平或不公正？

我们要首先注意社会经济地位（SES）与健康成就的关系。

健康的社会经济梯度

证据表明在所有统计数字可得的国家都存在健康的社会经济梯度（gradient in health），换言之，一个人的社会经济地位（SES）越增加，其预期寿命越延长，一系列其他重要健康指标也越改善。这种梯度绝不限于绝对贫困的群体，它也出现在绝对值相当富裕的群体。例如英国著名的白厅研究显示，在公务员中也存在健康的梯度，而他们在绝对值方面是相当富裕的。[②]因此不仅作为一个群体的穷人健康糟糕，而且沿着社会阶梯上升，上升到每一台阶，预期寿命就延长，发生许多疾病的机会（例如中风或心脏病）就减少。健康中的社会救济梯度在有些国家没有其他国家陡峭，并且在一段时间内同一国家的严重性也有变化。这提示必定有社会因素使这种梯度变平或变陡。如果社会经济梯度有社会原因，那么认为我们有能力来抚平它，似乎是合理的。

健康与社会经济地位相关

SES（社会经济地位）低与健康糟糕之间的相关是稳定的。然而，相关

① Marmot, M., 2004, Status Syndrome: How Your Social Standing Directly Affects Your Health and Life Expectancy, London: Bloomsbury.

② Marmot, M. et al, 1978, Employment grade and coronary heart disease in British civil servants, Journal of Epidemiology and Community Health 32: 244—249.

性不是因果性。不能从 SES 低的人往往健康糟糕和预期寿命低这一事实推出，SES 低是引起健康糟糕的原因。也许健康糟糕引起 SES 低，也许有其他原因既引起 SES 低，又引起健康糟糕，而并不是 SES 低和健康糟糕互为因果。

许多人认为，健康不平等的因果方向是重要的，因为在道德上 SES 的不平等引起健康的不平等要比健康不平等引起 SES 不平等更糟。正如哈佛公共卫生学院生命伦理学家 Norman Daniels 等人[1]所说，许多人对一些方面的不平等并不感到烦恼，但对健康不平等特别感到烦恼。他们认为，社会经济不平等在其他方面看起来似乎公正的，但它引起健康不平等，就成为不公正了。由于这一点，许多有关健康不平等的社会科学文献专注于确定 SES 低引起糟糕的健康，而不是相反。糟糕的健康引起 SES 低，对此大家没有争论。例如由于慢性病而不能工作的群体，往往拥有比能够工作的群体收入较低。问题是，健康中的所有或大多数社会经济梯度都能这样解释吗？证据显示，与社会经济梯度的总体规模相比，这种"健康选择"的效应是相当小的。当然，有其他因素可解释这种相关。一个明显的因素是，医疗卫生可及的不平等可解释健康中的社会梯度。然而，这似乎并不是健康差异的十分显著的原因，考虑到即使在英国这样的国家，他们有国有化的医疗卫生制度，我们也看到了显著的社会梯度。另一个因素可能是智能。也许智能高的人往往有好的工作，也往往比智能差的人采取更有利于健康的行为，因而智能往往既影响 SES，又影响健康。虽然我们不能完全解释健康与 SES 之间所有的相关性，但 SES 低引起健康有显著比例的变异，这是不能否认的。

我们有一些模型，设法通过说明与 SES 相关的社会因素如何对健康有糟糕的影响，来说明 SES 低如何引起糟糕的健康。伦敦大学学院社会科学家 Marmot[2]提出的假说是，SES 低的人往往不太能控制他们的工作和生活条件，这导致加强反应，引起例如动脉粥样硬化和肥胖。英国社会流行学家 Wilkinson[3]论证说，正是收入不平等这种关键因素，影响到社会

① Daniels, N. et al, 2004, Health and inequality, or why justice is good for our health, In Anand, S. et al (eds.), Public Health, Ethics and Equity. Oxford: Oxford University Press, 63—92.

② Marmot, M., 2004, Status Syndrome: How Your Social Standing Directly Affects Your Health and Life Expectancy, London: Bloomsbury.

③ Wilkinson, R., 1996, Unhealthy Societies: The Afflictions of Inequality, London: Routledge.

经济梯度的规模，在其他条件不变时，在一个不平等的社会，社会的所有成员的健康往往比较糟。然而，我们关注的是健康不平等提出的规范性问题，并且有充分理由认为，这些因果性问题与哪些健康不平等是不公正的规范性问题关联不是太大。

健康不平等与健康不公平的区别

健康不平等是用来指明个人和群体健康成就中的区别、变异和差距的通用术语，而健康不公平是那些被认为不公正的健康不平等。需要进行区别是因为至少有些健康的不平等不是不公正的。在不平等不是不公正的地方，我们就没有义务去减少或消除这种不平等。例如最近对 1956—2005 年期间欧美 1000 位主要流行歌星的调查揭示，他们的死亡率显著高于英美在人口学上配对的人群。[1]这显示了流行歌星与普通人之间显著的健康不平等。但很少人认为，研究人员揭示的这种不平等，使得欧美政府应该赶紧措施加以纠正，因为流行歌星预期寿命低似乎主要由于他们选择的高风险行为。当我们在讨论类似健康不公平这样的概念时，由于这种概念隐含着一种规范性判断，因此我们往往在规定应该做哪些事前，先弄清这个概念应该起什么作用。因为对一个规范性概念应该起的作用，比在这个概念下应该做什么事更容易达成共识，而一旦我们有了共识后对在这个概念下我们应该做什么的争论更容易理解和裁定。

二　健康不公平

健康不公平的定义

健康不公平的两个最有影响的定义，但这两个定义都是不充分的。[2]一个定义界定健康不公平是健康中"不必要和可避免的，而且也被认为

---

[1]　Bellis, M. et al, 2007, Elvis to Eminem: quantifying the price of fame through early mortality of European and North American rock and pop stars, Journal of Epidemiology and Community Health 61: 896—901.

[2]　Whitehead, M., 1990, The Concepts and Principles of Equity and Health, Copenhagen: WHO Regional Office for Europe; Kawachi, I. et al, 2002, A glossary for health inequalities, Journal of Epidemiology and Community Health, 56: 647—652.

不公平和不公正的"。但并没有提供说明，为什么是不必要的和可避免的，而且也是不公正的。因为如果我们已经认为某一健康不平等是不公正的，那么我们就往往会被认为已经做出了它就是健康不公平的论断。如果我们不知道健康中差异是否是不公平的，发现差异是不必要的和可避免的并未提供理由使人认为这种差异是不公平的。例如有行为能力的成人从事危险的运动，例如登山活动，他们知道这会增加他们死亡和损伤的风险，这种增高的风险造成了登山运动员与非登山运动员之间健康的不平等，那么何种差异是不必要的和可避免的，但不是不公正的、不公平的？更糟的是，这个定义的支持者认为，如果健康差异是社会因素引起，而不是生物学决定的，那就是不公平。由于人类活动造成的不平等是可避免的，因为它们是人的因素引起的，而自然引起的不平等则不是人类行动引起的，我们对此无能为力。这里有两点错误。其一，并不因此做出结论说，正是因为某事有社会原因，我们就能通过社会干预来成功地止住它。例如我们在使气候变暖，但在相当一段时间内我们不能止住气候变化。其二，不能从某事由自然引起，我们就对它无能为力或我们就不应该设法止住它。所有的医药都是设法避免否则会是自然的不可避免的作用。而且这些结论不是从前提中自然得出的。因为即使试图将全社会的健康成就均等化是不公正和不合意的，并不因此就说生而健康糟糕的人就不能根据公正的理由来主张做出某种形式的矫正。例如我们不能使盲人恢复视力，但我们不能使其余人都失去视力以恢复平等。但是我们可以做许多事情，例如确保建筑物的安排可使盲人易于通行，确保所有官方文件都有盲文版本，这是公正所要求的。因此，我们不能缓解盲目并不意味着我们必须说，这怪罪于自然，盲人的不利地位应该认为是不可避免的，而不是不公平的。而且，过去30年的主流哲学著作都认为，由于运气不好（天生盲人，双腿不能行走）而不应该有的不利地位的确提出了公正问题，这种不应该的不利地位使受影响的人要求在平等、公正下进行矫正。这种观点被称为运气平等论（luck egalitarianism）①。运气平

---

① Dworkin, R., 1981, What is equality? Part 1: Equality of welfare; Part 2: Equality of resources, Philosophy and Public Affairs 10: 185—246, 283—345. （重印于 Dworkin, R., 2000, Sovereign Virtue: The Theory and Practice of Equality, Cambridge, MA: Harvard University Press.）运气平等论认为公正要求富裕人之间的差异应该完全决定于人们作出的负责的选择，而不是他们未经选择的条件的差异。而许多穷人之穷则是他们运气不好，不是他们选择的结果。这表达了这样一个直觉，即有些人并非由于他们自己的过错而比其他人穷。

等论认为，我们应该减少运气对我们生活的影响，而让个人对在机会均等的背景下所作自由选择的可预见后果负责。如果不去解释为什么我们认为社会原因的不平等是不公正，不同于自然原因的不平等，就提出我们应该把它们分开对待，这似乎有点专断。

在健康不公平的第一个定义中唯一部分仍然站得住脚的是不公正的不平等观念，这个观念形成了第二个健康不公平定义的核心，即"健康不公平是指健康中的那些不平等，被认为是不公平的（unfair）或来源于某种不公正（injustice）"。这个定义提示，来源于不公正的健康不平等是健康不公平。可是，不是来源于不公正的所有不平等本身也可以是不公正的。有些来源于不公正的一些不平等微不足道，在道德上无重要意义；而另一些不平等也许有益于那些曾被不公正对待过的人。例如一个社会只允许男人吸烟，而不允许女人吸烟，这是对女人不公正。然而，这导致有益于女人的健康不平等，不能认为是健康不公平。因此，第二个定义认为所有来自不公正的不平等本身都是不公平，这太强了。反之，我们认为来自不公正的不平等是不公平，是仅当从公正的视角而言这种不平等对我们有理由关怀的事情有不良影响时。因此，来自不公正的不平等是不公平，仅当我们从公正视角而言我们已经有理由认为健康不平等是应该关怀的事情时。而我们从公正视角而言应该关怀健康不平等仅当这种不平等要么是本身不公正，要么促使事态不公正。由此得出的结论是，对健康不公平的关注完全是或纯粹是对健康成就分配的公正的关注。因此，健康不平等是健康不公平当且仅当那是这样一种不平等，是一个拥有社会正义的社会无法容忍的不平等。下面让我们考虑一下中国的案例。

我国医疗保险制度中的不平等和不公平

这种不平等体现在城镇职工、城镇居民和"新农合"这三种医疗保险制度之间医疗保险报销的差异。这些差异包括城乡之间、在职与失业之间以及不同地区经济状况之间的差异。例如在"新农合"中医疗费用报销的比例取决于所用的药物是否属于基本药物范畴之内以及所选的医院类别（如果是住院病人）。以河北省为例，如果所用药物在基本药物范畴内，则报销为95%，如果所用药物属非基本药物则必须自费；如果是住院病人，那么住进乡医院报销85%—95%，县医院报销70%—82%，市医院报销 60% —65%，省医院 50% —55%，省外三级医院 40% —45%。[①]
然而在"城乡居民"中住院病人医疗费用报销比例分别为初级医院 60%，
二级医院 55% —60%，三级医院 50% —55%。[②] 而在"城乡职工"中则
分别为 90% —97%，87% —97%，85% —95%。[③] 一些疾病非常严重，但
有办法治疗，预后良好，但不治就可能死亡，这些疑难疾病必须到省级或
省外三级医院住院和手术，这样在这三类医疗保险制度中报销比例分别
为：50% —55% 或 40% —45%（新农合）、50% —55%（城乡居民）和
85% —95%（城乡职工）。无可否认，这里存在着重大的不平等。

问题是：这种不平等是不是不公平？对这个问题的一种回答是：这种
不平等不是不公平。理由（1）在这三类医疗保险制度中参保者缴纳的保
险金有差别。例如自 2012 年以来"新农合"的参保者平均每年缴纳保险
金不到 60 元（政府补贴 240 元）；[④] 在"城乡居民"则缴纳更多，如上海
70 岁以上每人缴纳 240 元（政府补贴 1260 元），60—69 岁每人缴纳 360
元（政府补贴 840 元），19—59 岁每人缴纳 480 元（政府补贴 220 元），
学生/婴儿每人缴纳 60 元（政府补贴 200 元）[⑤]；在"城乡职工"则缴纳
的费用更多，职工工资的 2% 以及雇主每年所付总工资的 6% —7% 用于职
工的医疗保险。理由（2）经济发达地区的参保者是对 GDP 做出比欠发达
地区社群成员更大的贡献。在这两个理由背后隐藏的假定是：医疗好比商
品，你支付得越多，则你报销的医疗费用越多。

另一种回答则是：这种不平等就是不公平。我国党和政府明确指出

① 河北省卫生计生委 河北省财政厅：《河北省 2014 年新型农村合作医疗统筹补偿方案基本框架》2013 年，http：//www. hebwst. gov. cn/index. do？ id =52837&templet = con_ news

② 百度百科：《城乡居民的基本医疗保险》2013 年 a，http：//baike. baidu. com/link？ url = XNaLlP58qYccMGG4w3W3PJVp958SJ5b9 - tClxIgWHtGn7GPYPBO7MZB6d5B4pN5C

③ 百度文库：《北京职工基本医疗保险报销比例》2013 年，http：//wenku. baidu. com/link？ url = bB9nJQLCRDYXrdhv958VeuQ2EaaQiwIvs3Pkf6bhLDvRrEE - IjQKWoghyOQjfa0G1d9—L4SJIKvgXPOpZu_ WqtPY9bTPCWpVs_ NG2IkHLQO

④ 百度百科：《新型农村合作医疗》2013 年 b，http：//baike. baidu. com/link？ url = vF29U1fkZwSUmji4YYqHrhNFgFRNGaec55YdsS4iaMoVColQgCurSZazMK6bl9em

⑤ 上海市人民政府：《上海市城镇居民基本医疗保险试行办法》2007 年，http：// baike. baidu. com/link？ url = oQnQTglmHM89l0Dv31 rsbUjYm6VrzvlrgaxwOzaqeDmHde07dbAJL74 jhnSQmv5BqpwBZ460eHi39fQn45bSW_

"人人享有基本医疗卫生服务"、"全体人民病有所医"。①其背后的假定是医疗卫生权利概念：当一个人患病了，他/她有权获得医疗；或一个人有享有医疗卫生的权利。当说"人人享有基本医疗卫生服务"、"全体人民病有所医"，这意味着政府有义务提供医疗卫生给它的公民们。一个人享有医疗卫生的权利与他/她缴纳多少保险金或对社会做出多大贡献没有关系。我国医疗保险制度的许多问题都是由于未能认识到一个人"病有所医"即享有医疗卫生权利这一点所引起。这是其一。其二，不同医疗保险制度的不同报销比例并不是生物学的或其他自然的、不可避免的因素引起，而是社会化的医疗保险制度本身缺陷引起，因此这种不平等就是不公平，为了社会正义必须加以修改。②其三，这种不平等已经引起严重的负面后果。根据统计，门诊病人平均一次就诊要付 179.20 元，而住院病人的平均每人住院费约为 6632.20 元，相当于一个农民一年全部收入的 1/3。③如果这些费用仅报销 50%，一个贫困农民如何负担得起即使这是一半的医疗费用？不仅如此，近年来医疗费用持续飞涨。根据卫生部统计，2010 年医疗卫生总费用已经从 5 年前的 8659 亿元攀升到 19600 亿元，年增长率 13.6%，远超 GDP 的增长率。其中除了通货膨胀和技术进步等合理因素外，驱动医疗飞涨的主要原因是过度医疗。根据心脏病学家何大一教授的报告，对于同样的冠心病病人，在欧洲实施支架植入术者为 40%，在中国大陆则为 80%。一个病人一般植入的支架不超过 3 个，而在中国大陆给同一病人植入的支架达 7 个之多，甚至有报告植入 11 个。这种过度医疗受利益驱动，因为尚未改革的公立医院仍然被作为企业对待，有些公立医院仍然千方百计获取利润而不关心病人的利益。在医疗费用只能报销 40%—50% 的条件下，过度医疗危及病人的健康和生命，并使病人再度陷入贫困。④过度医疗也使许多地方在报销的医疗费用与保险金收入之

① 中国共产党中央委员会/国务院：《关于深化医药卫生体制改革的意见》2009 年，http：//www. sdpc. gov. cn/shfz/yywstzgg/ygzc/ t20090407_ 359819. htm

② Daniels，N.，2006，Equity and population health：Toward a broader bioethics agenda，The Hastings Center Report July – August 22—25.

③ 中央宣传部理论局：《辩证看务实办：热点问题面对面》，学习出版社 2012 年版，第 14 页。

④ 邱仁宗：《过度医疗之恶》，《健康报》2014 年 1 月 17 日，第 5 版。

间发生失衡，这些地方的许多公立医院财政赤字已达 700 万—1000 万元。为了控制医疗费用人力社会保障部从 2011 年起实行一项"总额预付"政策。①即在前几年经验的基础上，医疗保障部门预先付给公立医院估计的全部费用。如果医疗支出低于预付费用，多余归医院；如果有亏损，则由医院支付。然而，根据前几年估计的总费用往往低于实际费用，因为医疗保险部门对促使医疗费用增长的许多因素不予考虑。当预付费用即将用尽时，医生和医院就不再愿意治疗严重病人。于是在媒体或网上有许多病人被拒绝治疗或收治入院的报告。仅山东济南市一地，2011 年有 270 位病人被拒绝治疗。②这对病人造成极大的身体和精神伤害。或者医生使用不在基本药物目录内的昂贵药物，病人不得不自己掏腰包支付这些药费。在上海某些医院，病人自己付费的比例达 50% — 60%。这造成对病人的经济伤害。对于不得不自己付费的病人来说，一样付费他们宁愿到上海或北京去治病，这造成三级医院医疗资源的不当使用。或者医生和医院宁愿治疗来自其他城市的病人，因为总额预付只控制当地医疗费用，不管外省来的病人。结果，总额预付也许有助于控制当地医疗费用，但不能控制总体医疗费用。因此，总额预付被指责为不能在控制医疗费用、确保医院合理收入与维护病人权利之间的平衡。总额预付是一项"坏改革"。③控制总体医疗费用或遏止医疗费用增长在伦理学上能够得到辩护，因为巨大亏损可能导致医疗保障破产。然而，部分医疗费用也许是不能预测到的，由于病人越来越增长的健康需要，总医疗费用超过总额预付也许是合理的。如果如此，那么超过总额预付那部分费用应该由医疗保障部门支付，而不应该成为强加在医院身上的负担，而这部分负担最终必定转嫁在病人身上，在实行总额预付时的经济考虑不应该压倒对病人生命健康的考虑。

因此，至少对于穷苦民众（也许是一大群农村贫苦农民和城镇中的失业者和半失业者）基本医疗仍然是不可及的，这一后果与第二轮医疗卫生改革的宗旨和建立社会化的医疗保障制度以及维护社会正义的目标是

---

① 人力资源社会保障部：《关于进一步推进医疗保险付费方式改革的意见》，2011 年，http：//www. gov. cn/gongbao/content/2011/content_ 2004738. htm

② 于璐：《因总额预付制度病人被拒绝治疗》，《经济参考报》2013 年 1 月 25 日。

③ 毕晓哲等：《总额预付是一项坏改革》，《南方城市报》2012 年 4 月 24 日；于璐：《因总额预付制度病人被拒绝治疗》，《经济参考报》2013 年 1 月 25 日。

南辕北辙的。有两个案例可例证这一论点。①

　　案例 1：河北省 Q 县 Z 村男性农民 Z 右腿溃疡。2012 年 1 月他去 B 市某医院看病，被告知住院手术需支付 30 万元。按照他参加的新农合，费用只能报销一半，但他无法支付另一半费用。4 月 14 日他决定自己在家里将病腿锯掉。幸运的是，他存活了下来。这说明他的病虽然严重但是可以治愈的。那么这种情况是否属于人人理应享有的"基本医疗"呢？或者说"基本医疗"就是那可报销的一半？这就涉及"基本医疗"的含义问题。

　　案例 2：一位老人患癌症。他付不起可报销那部分后的医疗费用，于是他试图在家里自己打开腹腔摘除癌症器官。但不幸的是他失败了，并且因失血过多而死亡。

　　这两个案例使公众震惊，于是又激起我们是否应该效法英国提供免费医疗的争论②。这两个例子表明，医疗上的不平等已导致健康结局的不平等。在目前我国的社会化医疗保障制度下，有一群穷人，他们与比较富裕的人相比，在健康方面不平等，即在健康结局（health outcome）、健康绩效（health performance）或健康成就（health achievement）上处于不平等的地位。上面两个例子说明，医疗可及的不平等已经导致健康结局的严重差异。这是我们应该给予权重更大的关注。正如英国牛津大学经济学家 Anand③ 指出，种种不平等都引起人们的不舒服或厌恶，然而相比收入不平等而言，人们对健康的不平等更不能容忍，因为收入不平等有可能以激励人们努力工作，有助于增加社会总收入从而有利于社会为由得到辩护。但激励论证不适用于健康不平等，因为它不能激励人们去改善健康从而有利于社会。人们可以容忍在衣着、家具、汽车或旅行方面的

---

　　① 李玲：《"免费医疗"与贫困人群医疗保障》2013 年 10 月 17 日。http：//js. people. com. cn/html/2013/10/17/262384.html

　　② 同上。

　　③ Anand, S., 2004, The concern for equity in health, in Anand S et al.（eds.）Public Health, Ethics and Equity, Oxford：Oxford University Press, 15—20.

不平等，而对营养、健康和医疗方面的不平等感到厌恶。因此，健康或医疗卫生的分配不应该比在收入不平等条件下由市场分配的更不平等。健康或医疗卫生应该被视作一种特殊品（specific good），它理应为每个人享有，而不应该按收入或贡献（例如付更多保险金或对 GDP 贡献更大）来分配。收入仅有工具性价值，与收入不同健康既有内在价值又有外在（工具性）价值。健康对一个人的安康（well - being）有直接影响，是一个人作为一个行动者进行其活动的前提条件。这就是为什么德谟克里德在他的《论膳食》一书中说，"没有健康什么东西都没有用。金钱或其他东西都没有用"，以及笛卡儿在他的《论方法》中断言"维护健康无疑是第一美德，且是生活中所有美好事物的基础。"①因此，健康或医疗卫生的公正和公平的分配是社会正义的本质要素。由于社会安排问题（例如贫困）而不是个人选择（例如吸烟或酗酒）致使患病得不到治疗，健康得不到维护，是严重的社会不公正。②

三　健康公平与平等论

在法国大革命以前，人类生活于社会、经济和政治的不平等之中已经达 2000 年之久。人与人之间的不平等，给千百万个人和家庭带来深重的痛苦和灾难，也屡屡造成社会的动荡不安。法国大革命期间，人们喊出了"自由、平等、博爱"的口号，深得全世界人民的共鸣。自此以后，各国思想家纷纷发展出种种的平等理论，逐渐认识到人与人之间的区别实际存在，不可能要求在各方面都实现平等，进一步探讨在一个公正的社会中人类应该在哪些方面必须实现平等，以及如何实现这些方面的平等，或至少

① Anand, S., 2004, The concern for equity in health, in Anand S et al. (eds.) Public Health, Ethics and Equity, Oxford: Oxford University Press, 15—20.

② Wang, C. S., 2010, Justice in the expansion of medical insurance coverage in China, Asian Bioethics Review 2 (3): 173—181; Qiu, RZ 2014 Ethical issues in medical security system in mainland China, Asian Bioethics Review 6 (2) 108—124; 中译文见邱仁宗《我国基本医疗保险中的公平问题》，《生命伦理学通讯》2015 年第 1 期，第 12—21 页。

必须逐渐缩小人们之间的不平等。①

平等论公正的两个层面

英国伦敦大学哲学家 James Wilson② 认为，对公正的正确解释必定是平等论（egalitarianism）③ 的，即一个公正的社会应该设法视它的公民是平等的人。平等论的公正有两个层面。第一个层面是"什么"：为了确保一个社会是公正的，需要公平分配什么"品"或物品给每一个人？第二个层面是"如何"：我们应该如何分配平等论公正关注的物品？有些学者将"什么"问题说成平等论公正的通货问题：对于平等论者，一个人的条件的哪些方面真正是基本的？例如一个粗糙的平等论者可能认为财富是平等论公正的唯一通货（currency）④ 而更为精致的平等论者则认为相关的通货是福利的机会或有利条件的可及。关键的规范性问题是：对于平等论公正而言，健康是否具有根本的重要性。如果不是，那么谈论健康不公平就有冒不确切和误导的风险，考虑到相关的不公平并非在于健康的分配不善，而不如说是另一个更为基本的品的分配不善。"如何"的关键问题是，我们应该如何分配这些平等论公正关注的物品？在平等论框架内有三种进路：

☆ 严格平等论认为我们的目标应该是将这些每个人得到的对公正有根本重要性的物品量均等化，严格平等论认为，"向下拉平"可能是正当的，即将从平等论公正视角而言具有根本重要性的物品从富裕的人那里取走，使分配更为平等，即使这样做并没有使每个个人更好。

☆ 优先平等论认为重要的不是物品的平等分配本身，而是每个人的

---

① Powers, M. & Faden, R., 2006, Social Justice: The Moral Foundations of Public Health and Health Policy, Oxford University Press, 50—63; Wilson, J., 2011, Health inequities, in Dawson, A. (ed.) Public Health Ethics: Key Concepts and Issues in Policy and Practice, Cambridge University Press, 211—230.

② Wilson, J., 2011, Health inequities, in Dawson, A. (ed.), Public Health Ethics: Key Concepts and Issues in Policy and Practice, Cambridge University Press, 211—230.

③ 将 egalitarianism 译为"平等论"，希望较为中性一些。如译为"平均主义"则寓有贬义。

④ 在伦理学和政治社会学中将人们所需的不同物品和服务还原为一个可通的单位，即"通货"以资比较。（81 页）

遭遇如何。在分配那些对平等公正具有根本重要性的物品时，我们应该将优先权（绝对的或加权的）给予改善那些最穷的人的条件。这可避免与道德直觉相悖的向下拉平。

☆ 足量平等论认为，从公正视角看重要的是每个人有足量的对公正有根本重要性的物品，一旦达到这个阈，一个人就没有对公正有更多的要求了。

我们将在下面详细分析这三种平等论。

健康对平等论公正的重要

Wilson[①] 指出，认为健康是平等论公正的唯一通货似乎是没有道理的。因为有些物品，对公正社会很重要，但既不能还原为健康成就的公平分配，也不能仅根据它们对健康成就公平分配的贡献来评价。例如，设一个社会流行着种族主义，妇女被剥夺选举权和被选举权，但碰巧人人都有相同的健康水平，我们不能认为这个社会是在平等论意义上公正的社会。断言健康是一个公正的社会应该定为目标的最重要品也似乎是没有道理的。因为这会把我们对健康的承诺变为"无底洞"，我们总能采取一些措施来稍微改进一下健康，牺牲掉本来用于其它的资源。

平等论公正必然关注健康以外的许多东西。要么平等论的公正有一个单一的通货，这个通货不是健康（健康之重要仅是因为它对这个通货的影响），要么有多种多样的（和可相互通约的）通货，健康是其中之一。但这里有两个问题：（1）健康是这样一种品，重新分配健康要比重新分配其他品困难得多。（2）我们应该聚焦哪些健康不平等，仅仅聚焦于那些在不同社会经济群体之间产生的健康不平等，还是也要聚焦个体之间产生的健康不平等？

从公正视角看应关注的大多数物品是可分割和可分配的，因此将它们从已经有太多的人那里取走，并给予拥有太少的人，是很容易的。例如，如果我们要消除不公正的收入不平等，我们可通过向富人征税，然后将所得款项给予穷人来将金钱从富人那里重新分配给穷人。或者如果我们发现

① 将 egalitarianism 译为"平等论"，希望较为中性一些。如译为"平均主义"则寓有贬义。

自由的分配不公正，例如在一个社会中允许男人不允许女人拥有财产，我们可以修改法律使男女平等地拥有自己财产的自由。然而，如果我们发现健康的分配不公正，通过再分配难以纠正它，因为健康一般不是可从一个人转让给另一个人的物品。于是我们只能间接地纠正健康的不公正分配。一种是确保健康社会决定因素的公正分配。虽然确保健康社会决定因素的公正分配显然有助于产生健康的公正分配，但这不会完全纠正目前的不公正，因为健康社会决定因素不公正分配引起的许多恶劣的健康条件是不可逆的。例如，一个人长期在他不能控制的紧张环境工作，结果患动脉粥样硬化，让他在良好的工作条件下工作不能消除动脉粥样硬化。对抗不公平糟糕健康的效应可以用不同的和更容易再分配的物品（例如金钱、免费医疗）来给予不公平糟糕健康的人补偿。然而明白清楚的是，通过提高其他物品的分配份额并不能完全补偿糟糕的健康。结果是，即使我们的确认为，健康是平等论公正的合适通货，不容易也不可能用它来实现健康的公平分配。

直到最近以前，对健康不公平感兴趣的研究人员认为，我们应该担心的不公平是群体之间的不公平，不是个体之间的不公平，于是他们认为如果某些群体（例如非洲裔美国人）的确比其他群体（例如白种美国人）糟，这就是我们要关注的原因。然而，也有人争辩说，我们应该关注个体之间健康的不平等。除非我们这样做，我们就不能注意这些群体内的不平等，从而掩盖了人群内存在的不平等。仅当我们接受这样的观点，即健康是公正的基本通货，并且我们认为与社会原因相对的自然原因的不平等也可以是不公正的，我们就应该关注个体的健康不平等。如果这些条件成立，那么这就自然推出每一个人应拥有公平的健康份额。说由于一个人是十分健康的社会阶层或种族的一个成员，我们在健康方面就已经公正地对待他了，这是错误的。然而，如果我们不认为健康是公正的通货，我们就会发现社会科学研究人员往往集中于健康的不平等与其他变量如何相关，例如社会阶层，这是公正的根本关注点，对社会政策更为有用。知道健康个体的不平等并不会告诉我们，要使社会更为公正一些需要做什么，因为公正依赖于除健康以外物品的分配。此外，对个体健康不平等的测量不会让我们将社会因素引起的个体健康不平等与自然因素引起的区分开来，因此仅当这两种因素引起的个体健康不平等之间没有规范性差异时，它们才是有用的测度。

平等论公正的基础是在这样的理念之中：我们应该视人为平等的人。即使抛开什么物品应该算是公正的通货的争论不谈，对平等论者应该如何分配这些公正通货的物品，有不同的诠释。正如上述有三种主要的立场：严格平等论，认为分配平等是目的本身；优先平等论，认为我们应该给最穷的人以分配物品的优先权，以及足量平等论，认为公正仅仅要求我们确保每一个人拥有足量的被分配的东西。

政策理念与制度设计的不一致

由于健康公平或基本医疗公平是社会正义的本质要素，在面临健康或医疗卫生不平等或不公平时我们承诺某种平等论，这是不言而喻的。在追求健康或医疗卫生平等化（或均等化）之中，何种平等论适合于作为我们社会化医疗保障制度的伦理基础呢？第二轮医疗卫生改革旨在缩小贫富在医疗卫生可及方面的鸿沟。然而，我们可以发现在相关政策方面存在着若干概念的模糊和不一致之处。2009 年中共中央国务院发布了《关于深化医药卫生体制改革的意见》，在此文件中提出了一些非常重要的理念，例如（1）维护社会公平正义；（2）着眼于实现人人享有基本医疗卫生服务的目标；（3）坚持公共医疗卫生的公益性质；（4）坚持以人为本，把维护人民健康权益放在第一位；（5）从改革方案设计、卫生制度建立到服务体系建设都要遵循公益性的原则；（6）把基本医疗卫生制度作为公共产品向全民提供；（7）努力实现全体人民病有所医；（8）维护公共医疗卫生的公益性，促进公平公正；（9）促进城乡居民逐步享有均等化的基本公共卫生服务。这些理念是我们工作的出发点，是评价我们工作的标准，也是我们工作的目标。特别值得指出的是，这个划时代文件中追求的"均等"、"公平"、"公正"、"正义"。在我们的具体的基本医疗保险制度[①]中，即在城乡职工基本医疗保险制度（简称"城乡职工"）、城乡居民基本医疗保险制度（简称"城乡居民"）以及新型农村合作医疗制度（简称"新农合"）之间存在着的不平等和不公平，与上述理念是不一致的。所设计的"城乡职工基本医疗保险制度"以及"城乡居民基本医疗

---

① 国务院：《关于建立城镇职工基本医疗保险制度的决定》2005 年；《关于开展城镇居民基本医疗保险试点的指导意见》2007 年。

保险制度"都采用了"基本医疗"概念。基本医疗应该接近或蕴含着某种基于需要的足量平等论理念。然而，所设计的三种医疗保障制度及其不平等、不公平的差异似乎基于医疗卫生按贡献分配的理念。足量平等论与按贡献分配原则之间是不一致的，并且是不相容的。

"按劳分配"

平等论不一定意味着使人们所处条件在任何方面都同样或应该将人们在任何方面都同样对待，而是坚持默认地应该平等对待人，某些方面的不平等需要伦理学的辩护。在《哥达纲领批判》中马克思断言，在共产主义社会第一阶段要实行按劳分配原则。[①]然而其一，一个人做出贡献（"劳"）依赖于他或她的能力，而能力又依赖于许多其本人无力控制的许多因素。一个人生来就是在基因组结构（生物学彩票）及其生长的社会环境（社会彩票）上不平等的。其中许多因素她或他不能控制。其二，什么样的成就算是贡献依赖于价值系统。在男尊女卑的社会里，家庭妇女的工作根本不被认为是"贡献"。在中国的现实中贡献往往用官职衡量：职位越高，贡献越大。这种资源分配贡献原则的后果是造就一个拥有过度财富和不受制衡的权力的特权阶层。贡献原则与"应得"（desert）类似：每个人应根据其美德获得财运：美德高财运多，美德低财运少，缺德没有财运。然而，在一个多样化的现代社会，美德的标准难以确定。至于健康或医疗卫生，它们是不可能按美德或贡献分配的，唯有根据治疗、预防、护理和康复的实际客观需要。因此，贡献或应得原则不宜成为社会化医疗保障制度的伦理基础。

严格平等论

缩小贫富之间不平等或不公平鸿沟的另一进路是严格平等论（strict egalitarianism）。严格平等论主张，每个人应该拥有同等水平的物品和服务，因为人们在道德上是平等的，而物品和服务方面的平等是实现这种道

---

① Marx, Karl. , 1875, The Critique of the Gotha Program. Critique of the Gotha Program, in Tucker, R. (ed.), 1978, The Marx – Engels Reader, New York: W. W. Norton, 525—541.

德理想的最佳途径。①然而，严格平等论认为，公正的不可简约的方面是采取一种相对的理想，公正总是关注与他人相比他或她的遭遇如何，而不单是关注在绝对意义上穷人的遭遇有多糟糕。因此，公正要求平等是一种人们相对于他人的遭遇如何的理想。对于这种进路，人们的相对地位要比他们的绝对地位更重要，甚至人们的相对地位最重要，他们的绝对地位根本不重要。因此，平等之有价值在于平等本身。② 对严格平等论有许多反对意见。其中最有影响的是向下拉平论证（leveling－down argument）。这种论证是说，达到平等可以通过减少较富裕者的幸福（向下拉平），也可以通过增加较贫困者的幸福（向上拉平）。如果平等本身是目的，我们有什么理由反对向下拉平呢？③让我们设想有两个世界 A 和 B④：在世界 A，所有人在所有方面都是平等的，但条件是如此苦不堪言，人们勉勉强强地值得活着。而在世界 B，存在着相当程度的不平等，但即使是最穷的人，他们的生活也远比世界 A 的所有人的生活要美好。如果我们仔细考察一下"文化大革命"前某些时期，尤其是"文化大革命"时期，我们似乎是在采取一种严格平等论的进路，例如大幅度减少较富裕的人的幸福来追求平等，将脑力劳动者的条件向下与体力劳动拉平。虽然大多数原本贫困的人条件有一点儿改善，但少数原本富裕的人情况变糟了。通过将一些人变穷来达到平等这种做法在道德上是成问题的：使人人平等的目的是什么？不能为平等而平等，平等是为了使所有人更幸福。我国追求平等的经验可为反对严格平等论的向下拉平论证提供鲜明的例证。因此，严格平等论不适合成为社会化医疗保障制度的伦理基础。

我们建议我国社会化医疗保障制度的伦理基础最好建立在下列三种进

---

① Wilson, J., 2011, Health inequities, in Dawson, A (ed.) Public Health Ethics: Key Concepts and Issues in Policy and Practice, Cambridge University Press, 211—230; Stanford Encyclopedia of Philosophy. 2013a. Egalitarianism. http: //plato. stanford. edu/entries/egalitarianism/; Stanford Encyclopedia of Philosophy. 2013b. Distributive Justice http: //plato. stanford. edu/entries/justice－distributive/

② Parfit, D., 1991, Equality or priority? (Lindley Lecture, University of Kansas). Lawrence: Philosophy Department, University of Kansas; Temkin, L., 1993, Inequality, Oxford: Oxford University Press.

③ Lucas, J. R., 1965, Against equality, Philosophy 40: 296—307.

④ Parfit, D., 1997, Equality and priority, Ratio (new series) 10 (3): 202—221.

路上：特殊平等论、优先平等论以及足量平等论，这三种进路在实际工作
是可以相容和互补的。

特殊平等论

特殊平等论（specific egalitarianism）由诺贝尔奖获得者 James Tobin
提出。①他主张，某些特殊品，例如医疗卫生和生活基本品的分配不应该
比人们支付能力的不平等更为不平等。对于那些非基本的奢侈品，我们应
该鼓励人们去努力、去竞争，然而对于医疗卫生和其他必需品，我们不应
该将它们视为在任何意义上刺激经济活动或刺激人们去做贡献的东西。健
康或医疗卫生的分配不应该比一般收入的不平等更不平等，不应该比市场
按不平等收入分配来分配的不平等更不平等。这种理念是特殊平等论的基
础。②特殊平等论可作为当今中国将医疗卫生当作商品、将医院当作企业
的错误理念的解毒剂。不少决策者似乎仍然不明白正是他们将医疗看作商
品、医院看作企业的观念③导致医疗可及的严重差异，这种严重差异又引
起健康结局的严重差异，以及医患关系恶化和医学专业精神的严重丧失。

优先平等论

在对严格平等论的批评中有一种是基于福利的、与帕累托④效率要求有关
的批评：如果收入不那么严格地平等，所有人在物质上可能更好一些。正是
这种批评部分启发了罗尔斯的差异原则。⑤人们认为，罗尔斯的差异原则对何
种论证可作为对不平等的辩护提供了相当清晰的指南。罗尔斯在原则上并不
反对严格平等的制度本身，但他关注的是将是处于最不利地位的群体的绝对

① Tobin, J. , 1970, On limiting the domain of inequality, The Journal of Law and Economics 13：263—277.
② Anand, S. , 2004, The concern for equity in health, in Anand S. et al. （eds. ）, Public Health, Ethics and Equity, Oxford：Oxford University Press, 15—20.
③ 最新表现是让国营企业接管公立医院，以管理企业的方式管理医院，或创办最终以营利为目的的大型医院，或私人资本引入公立医院。这将进一步加剧"看病贵，看病难"的尴尬处境。
④ 帕累托效率是指这样一种资源配置状态，在其中要改善一个人的境况，而不使至少一个人的境况变遭是不可能的。
⑤ Rawls, J 1971 A Theory of Justice. Cambridge：Harvard University Press.

地位，而不是他们的相对地位。如果一个严格平等制度使社会中最不利地位群体的绝对地位最优化，那么差异原则就维护严格平等论。如果收入和财富的不平等有可能提高处于最不利地位群体的绝对地位，那么差异原则就要规定不平等仅可限于达到这样一点，在这一点上处于最不利地位群体的绝对地位不再有可能提高。①这种观点称为优先平等论（prioritarianism）②，这一术语首先出现在1991年Derek Parfit的著名文章"平等或优先"内"优先观点"的名下。③优先平等论认为，某一结局的"好"（goodness）取决于所有个体的总幸福，给予最穷的人以额外的权重。优先平等论的提出是为了克服严格平等论的致命缺陷，即忽视最穷的人的绝对状况。优先平等论将优先重点置于使幸福水平非常低的那些人受益上，以此来帮助不幸的人们，而不是去帮助幸运的人们，即使该社会的幸福总体因而比如果资源分配给幸运儿的社会幸福总体要降低一点儿。优先平等论的一个优点是不容易受到向下拉平论证的反对，另一个优点是有希望将幸福最大化的价值与将优先的重点置于穷人身上结合起来。④人们争辩说，将优先重点置于穷人，优先平等论强调的已经不是平等了，因此相对不平等或贫富条件之间的差距不是伦理学关注所在了，因为它唯独关注改善穷人的条件。⑤这种论证似乎并不在理，因为拉高穷人的条件是缩小贫富条件之间差距的第一步。优先平等论有助于克服我国目前医疗保险制度中最穷的人待遇最糟的荒谬状况：最穷的人（贫困农民、城镇失业居民）在医疗费用方面报销最少，而相比之下宽裕的人则报销更多。

足量平等论

严格平等论的另一种替代办法是足量平等论（sufficientarianism）。人们争辩说，也许问题不在穷人拥有的比富人少，而是穷人不拥有足量的资

---

① Stanford Encyclopedia of Philosophy. 2013b. Distributive Justice http：//plato. stanford. edu/entries/justice – distributive/

② 译为"优先平等论"也许不是很贴切，因为"优先"似乎离开了"平等"，但也是为了总体上较为平等或接近平等，因此还是译为"优先平等论"。"足量平等论"这一译名也有类似问题。

③ Parfit, D. , 1991, Equality or priority? (Lindley Lecture, University of Kansas) . Lawrence：Philosophy Department, University of Kansas.

④ Stanford Encyclopedia of Philosophy. 2013a. Egalitarianism. http：//plato. stanford. edu/entries/egalitarianism/

⑤ 同上。

源来确保他们一个健康的生活。伦理学上重要的，不是一些人的条件与其他人相比如何，而是他们是否拥有超过某一阈的足量资源，这个阈标志着一个体面的、健康的生活质量所要求的最低限度资源水平。对于足量平等论而言，一些人与其他人相对而言命运如何并没有使之不公正，不公正的是有些人的条件落在足量水平以下。例如，如果不平等主要是一些既不能预防，又不能纠正的因素的结果，或者如果不平等主要是否则会过体面生活的人们中个人选择的后果，或者减少不平等所需资源用于促进其他层面的幸福更好，即使在健康方面存在相当大的不平等，这也可能不是不公正。虽然我国男性预期寿命（72 岁）低于女性（77 岁），但这已是接近"足量的"生命年限了。这里的要点不是，我们不应该去关注男性的预期寿命，而是这种差异并非标志着男性的预期寿命已经降低到足量生命年限水平以下了。以色列著名法学家和哲学家 Joseph Raz 在阐述这种足量平等论的核心时表明了为什么和在什么条件下对最穷的人的关注应该成为公正的中心："他们的饥饿更严重，他们的需要更迫切，他们的痛苦造成的伤害更大，因此不是我们对平等的关注，而是我们对挨饿的人、贫困的人、痛苦的人的关注使我们将他们置于优先的重点。"[1]然而关注穷人也就蕴含着平等。虽然足量平等论与优先平等论一样不将平等本身作为公正的唯一目的，但它拥有优先平等论没有的吸引力，即其明确目的是使最穷的人过上最低限度的体面（健康）的生活。而且，足量平等论可导致更为平等或压缩不平等，如果实行足量原则时采取累进税和社会保障立法，使得财富从富人向穷人转移。当这种转移增加享有体面和健康的生活的总人数时，足量平等论就使资源从富人向穷人的平等转移合理化了。足量平等论的潜在问题是，可能难以划定一条足量的线，使得一个人超越这条线具有很大的伦理意义。然而，对于健康或医疗卫生来说，我们知道有无可争辩的例子说明，最低限度的体面或健康的水平（即基本医疗）没有满足，正如前面两个例子说明的。因此，在医务专业人员帮助下和公众参与下人们在最低限度的体面的健康水平是什么（基本医疗）达成一致意见，是有可能的。真正的问题也许是，给予低于这个阈的需要帮助的人多大的优先重点，尤其是当这样做会与帮助高于这个阈以上的人发生竞争时。例如

---

① Raz, J. , 1986, The Morality of Freedom, Oxford: Clarendon Press, 240.

具有良好预后的器官移植应该被纳入阈内。现在贫困年轻病人得不到移植的器官因为费用负担不起，而有钱病人却能得到即使预后很差。

足量平等论可帮助我国决策者确保基本医疗为最穷的人可及，使他们获得体面的最低限度水平的健康结局，避免发生前述的两个案例。

按照特殊平等论、优先平等论和足量平等论的理念，我国社会化的医疗保障制度应该进行如下的改革：

· 提高最穷人的医疗费用报销比例，以使人人享有医疗；
· 缩小目前三种医疗保障制度内部以及彼此之间医疗费用报销的差距；
· 将三种医疗保障制度逐步统一为一种医疗保障制度，但不发生向下拉平的情况；
· 具体划定人人必须享有的体面的最低限度健康的线，即规定基本医疗的细节（例如应该将成本—效益比更佳的器官移植归入基本医疗内）；
· 将卫生资源转移给最穷的人，以纠正目前在公平可及方面的失衡状况。

第七章　卫生资源配置

一　卫生资源的公平配置

设定卫生资源分配的优先次序

卫生资源是稀缺资源，无论在国内还是在全世界，卫生资源的公平而有效的配置，设定合适的优先次序，对于实现公共卫生和全球卫生都非常重要。美国宾夕法尼亚大学生命伦理学家 Z. K. Emanuel 于 2013 年在北京协和医学院所做题为"谁将获得下一笔国际健康援助？全球健康中设定优先次序"的讲演中首先问道：造成低收入国家人民死亡的主要原因是什么？是疟疾？艾滋病？痢疾？早产及低出生体重？还是下呼吸道感染？疾病的负担导致死亡，以及伤残调整生命年的损失。但在疾病的负担中人们忽略了一些热带病（Neglected Tropic Diseases, NTDs），NTDs 导致的死亡数虽然相对少，但造成精神和躯体的严重残疾（包括外形损伤），并导致丧失经济生产能力以及教育成就差。母婴疾病是疾病负担的主要来源，母亲的疾病包括失血、败血病及梗阻性分娩，在低收入国家每年造成 45 万人死亡，损失 2900 万伤残调整生命年（Disability – Adjusted Life Years, DALYs）。儿童的疾病包括百日咳、麻疹及破伤风等，在低收入国家每年造成 78 万人死亡，损失 2700 万伤残调整生命年。联合国千年发展目标有：降低儿童死亡率，改善孕产妇健康，防治艾滋病、疟疾和其他疾病，使基本医疗受益普遍可及。但资金有巨大缺口。WHO 说，"7 年追加总成本为 2510 亿美元（每年 358 亿美元），其中 1151 亿给撒哈拉以南非洲。2009 年人均额外开销为 14.2 美元，并于 2015 年达到 29.3 美元。"增加对这 49 个低收入国家资助的好处是：从 2009 年至 2015 年间，能减少2300 万人的死亡；每年减少 400 万儿童死亡；49 国中的 39 国，达到他们儿童存活千年发展计划的目标；至少 22 个国家能够在 2015 年达到孕产妇死亡率的目标。为此，撒哈拉以南非洲每年缺 200 亿美元，49 个低收入国家每年缺 350 亿美元。采取什么措施解决这个问题？如果将 0.05% 全球 GDP 用以增加发展援助则将弥补该缺口；将美国 0.2% 的 GDP 用于援助，仅美国一国就能弥补该缺口，但美国不打算如此做。他说，目前不存在根据伦理和经济的理由大家都同意且是可辩护的政策框架解决的办法，结果是只能做出特设的决定，因此这种决定是政治性的。政治决定的后果是，集中于疾病，集中于死亡率，缺乏战略规划，旨在短期目标而缺乏对项目可持续性的关注。而且人们回避设定优先次序。然而我们不应回避设定先后顺序和轻重缓急，唯有在设定后才能选择对何种干预进行资助，以及资助多少。我们现在存在资金缺口，医疗卫生的需求——即便是最低限度的医疗卫生——超过了全世界可得的资助，我们希望增加用于全球健康的资助，但现实恰恰相反。以目前的情况而言，我们不会找到每年额外资助 200 亿美元，更不必说每年 3500 亿美元了。因此我们必须设定优先次序，但我们应该如何设定优先次序呢？

设定优先次序的选择

我们目前有三个选择。

选择一：非传染性疾病 vs 传染性疾病。选择一的问题是，将传染性疾病还是非传染性疾病排在优先地位？如联合国大会上所见，近来更加强调非传染性疾病，但至少在 49 个低收入国家，应该强调传染性疾病，在低收入国家，传染性疾病造成 1400 万人死亡，只有 250 万人死于心血管疾病，心血管疾病是非传染性疾病的最主要原因。慢性非传染性疾病例如心脏病属于"高阶层"问题，即比较富裕的人所患的疾病，给低收入国家所带来的负担仅仅是死亡和伤残调整生命年丧失的一小部分。如果人们因为慢性病而困扰，这意味着人们的寿命已经延长到足以得高血压、心脏病、糖尿病和癌症。这并不意味着我们对慢性非传染性疾病无动于衷，但应重点关注预防和公共卫生措施，例如控烟、研发应用人乳头状瘤病毒和乙型肝炎病毒的疫苗，以及推广子宫颈抹片检查和宫颈癌筛查。

选择二：评价标准。设定优先次序有哪些标准？根据拯救生命数、延长生命年、最便宜，还是经济或社会上最有成效？在这些选项中单独每项均有问题。例如挽救生命忽略了预后（还活多少年）、改善生命的质量，以及慢性照护或额外医疗服务的需要（治愈还是长期照护）。设其他因素不变，则更好的应该是：挽救更多的生命，挽救预后活得更长的生命，使人们重回正常、高质量的生活，治愈而非要求长期照护。

选择三：如何处置伤残调整生命年？在全球卫生政策专家中间，默认的评价标准是伤残调整生命年。但那是理论上的，事实上我们并没有用挽救的或增加的伤残调整生命年来设定优先次序。使用伤残调整生命年会比现今的优先设定系统更好，但它因强调成本而备受批评，倾向于关注干预而非制度，忽略重要的分配问题及其他考量。办法之一是将伤残调整生命年（DALYs）与"内涵更丰富的"、考虑其他价值的模型进行直接的比较。如果 DALYs 得出了与"内涵更丰富的"模型同样的优先排列，则使用DALYs，但要考虑到"已支付的成本"。如果 DALYs 与"更丰富的"模型不一致，则我们需要为"内涵更丰富的"模型中的额外因素提供辩护。在设定优先次序时，有许多在 DALYs 中未包括的其他因素应该予以考虑，例如可持续性、配送的整合，以及医务人员的能力。

应重点关注的领域

Emanuel 认为，重点关注的领域应该是：增加免疫覆盖率并整合肺炎和轮状病毒疫苗，确保良好的分娩结局，防治疟疾、艾滋病、神经管缺陷、耐多药结核病。

免疫：有两种新的肺炎和轮状病毒腹泻疫苗需要推广，这些疫苗加在一起可预防 100 万以上人的死亡，以 30 亿—50 亿美元的成本广泛地分发这些疫苗十分重要。

孕产妇保健：顺产意味着为产后出血准备催产素和米索前列醇，更多的分娩消毒包，训练助产士及其他医务人员进行剖腹产。

疟疾：我们知道什么对疟疾有效，蚊帐、室内滞留喷雾、孕妇间歇性的治疗以及对那些通过快速诊断检查后证明已感染者，提供以青蒿素为基础的综合治疗。挑战是如何广泛地向所有受影响者分发干预包，如果措施恰当这种干预包可减少 90%—95% 的疟疾并几乎避免由于疟疾的死亡。但成功之后仍有挑战——每隔三年要更换一次蚊帐。用于控疟的国际援助在 2011 年达到顶峰：20 亿美元，撒哈拉以南非洲居民至少使用一件防蚊蚊帐的家庭数从 2000 年的 3% 增加到 2011 年的 5%，室内滞留喷雾、快速诊断检测和寄生虫检测的数目也在这些最需要它们的地区增长。那么抗疟的成果如何？在 2000 年至 2010 年期间，报告的疟疾病例在依然传播的 99 个国家中的 43 个国家下降了 50%，自从 2000 年开始，疟疾总发病率降低了 17%，疟疾的死亡率已降低了 26%。

艾滋病预防：目标必须是"扭转局势"——使得艾滋病的发病率低于死亡率，并使艾滋病感染者的人数下降。做到这一点需要采取结合预防的干预策略。这种策略包括：避孕套、环割术、包括避孕的母婴阻断、抗逆转录病毒治疗作为预防、在合适时注射器和针头的无菌处理、杀微生物胶及接触前预防剂。

被忽略的热带病（NTDs）：应对 NTDs 缺少公众支持。对于发达国家的大多数人们而言，人们没有接触过这些疾病，病名复杂，听起来像希腊语，然而最近，其中一些疾病严重困扰着美国人，特别是在南部，一些官员因患这些疾病死亡。目前正在创建持续和负责的公私伙伴关系以消除或控制 7 种被忽略的热带病；绘制公众可及的 NTDs 地图，覆盖学校和医疗卫生诊所；努力根据与其他药物同样的条款获得吡喹酮，必要时尽可能长的时间免费；扩大进行系统治疗的国家的数量，每年扩展两次；协调各种捐赠者之间的活动。下面我们要分别讨论设定卫生资源优先次序的方法，健康测量方法中的伦理问题，以及设定优先次序的伦理考虑。

二　设定卫生资源配置优先次序的方法

确定优先次序是一项悲剧的选择，因为这种选择是当可得资源不足，不能满足所有人的诉求时，做出的谁受益的决定，或当资源不足以使所有人受益时，用这些资源向谁提供物品和服务。这些决定让市场人做出时，无须设计确定优先次序的标准。然而当不能或不应该依赖市场时，决策者就需要如何配置这些有限资源的指南。对于是否有这种标准或指南存在着分歧。分歧的一端认为可以用某种形式的经济学方法来排序，例如成本效益分析法（cost - benefit analysis, CBA），成本效果分析法（cost - effectiveness analysis, CEA），和成本效用分析法（cost - utility analysis,

CUA）等。①

使用这些方法的辩护理由是它们能估算市场的经济效率，而效率被有些人认为具有最高道德价值，因为效率是效用最大化的可靠测度。新古典经济学家将效用与满足个体偏好等同起来，方法的选用就看哪一种方法可最佳地实现效用论道德理论的效用最大化目的。另一端则对此表达了相当的怀疑，认为公正的哲学理论已为解决确定优先程序问题提供了实用的指南。例如 Leonard Fleck 就认为在评估优先次序时公正这一原则就拥有管控作用，但是在各种科学的体制安排和政策内，仍然有各种可能的取舍，②因此即使公共卫生和医疗资源的社会供给办法通过了公正的检验，许多分配问题仍然有待解决。许多人起初支持这种经济评估方法，正当市场的有效运作发生很大的困难时，他们寻思这种经济方法可能是一种最合适的方法。许多经济学家认为这是第二好的方法，仅当使市场更有效地发挥作用的努力已经山穷水尽，并且有好的理由认为个体在市场上的选择不会或不能决定有效配置时，才使用它。这种方法特别适合于解决集体行动之类的问题：即使每一个人都从该行动得益，任何人没有充分理由单独行动。例如所有农民都从排干沼泽地的水中得益，但任何一个个体农民没有充分的动机去单干，而这应该是政府的行动。如果政府不插手，那么所有人的情况都会变糟。因此，集体行动问题就是一种市场失灵，其中个体的安康就不能通过个体的选择和单独行动得到保证。"公共品"（public goods）的分配就是大家最熟悉的集体行动问题。人们通常认为，应该将物品看作为商品，其分配最好留给个体在市场上做出买卖决定，公共品对此则是一个有代表性的例外。空气、水、某些预防服务，以及国防是大家熟悉的公共品的例子。由于有"免费搭乘者"问题，这些公共品不接受有效的市场配置。不管人们多么想要洁净的空气或保卫国家，但他们不能购买它们，也不能不让对生产它们没有丝毫贡献的免费搭乘者从中受益。为了实现个体在市场上的购买行动不能获得的社会效用，政府的非市场行

① Powers, M. & Faden, R., 2006, Social Justice: The Moral Foundations of Public Health and Health Policy, Oxford University Press, Chapter 6 Setting Priorities, 142—177. 这三种分析法是三类决策分析方法，下面将分别加以阐述。

② Fleck, L., 1944, Just caring: Oregan, health care rationing, and informed democratic deliberation, Journal of Medicine and Philosophy 19: 367—388.

动有时是必要的。于是经济学家就要这些社会行动立足于一个确保尽可能有效的标准。如果没有一个标准来判定一项建议的政策或公共投资是否产生净效用，那么政府的决策者就会以不能实现效率的方式来确定公共资源配置的优先次序。成本和效益要同时考虑，于是就出现了成本效益分析法，帮助决定者判定政府是否应该采取某项行动，例如修建一座水坝。成本效益法要求以货币为单位计算成本和效益，对成本—效益比是否有利做出判定。但这种方法用于预防和控制疾病可能导致采取糟糕的政策。因为这方面的公共政策应该追求公共卫生目标，如挽救生命、预防疾病和失能，而不是体现在成本效益分析内的纯粹与效率（以货币为单位）有关的目的。

对 CBA 的种种反对意见使一些卫生政策分析师转向另一种形式方法，即成本效果分析法（cost – effectiveness analysis，CEA），集中于评价与健康有关的结局及其与成本的比。CEA 利用有时称之为"自然单元"的结局，作为医疗或健康的终点。这些自然单元的结局包括挽救的生命数目、挽救的生命年、无疾病存活的时限（如癌症治疗后）、死亡减少数或急性病周期减少数。一旦相关健康结局得到了鉴定，CEA 的目的是确定一项健康干预的集合成本与其产生的健康结局的改变的比值。与 CBA 相比较，CEA 比较容易实施，也比较为决策者和一般公众容易理解。CEA 也用来为决策者在必须决定如何利用有限资源于使健康受益最大化时提供建议。这就是"受制于预算约束的配置"问题。与评价对社会的包罗万象的成本与受益的 CBA 不同，CEA 从这样一个前提出发，决策者手中有一笔固定的健康预算，他们需要有人提供如何达到与健康相关的目的（例如降低婴儿死亡率，预防工作场所的失能或疾病得到治疗后有更多的无疾病年等）的建议，因此仅考虑与健康直接有关的成本和受益，家庭成员或其他第三方产生的成本则被认为与之无关。例如比较两种治疗方法，它们治疗两个分离的人群内发生的疾病产生同样的医疗受益。举例来说，可用 CEA 来评估两种治疗患转移的乳腺癌妇女的两种治疗选项。如果两种治疗方法都产生 5 年存活率，但治疗 A 为每年存活花费 15000 元，而 B 花费 10000 元，那么 B 显然要优于 A。因此，可以把 CEA 看作是用最少的费用得到健康受益的方法。

　　然而，许多卫生政策决定是不受这种约束的，而是需要在不同种类健康结局之间做出选择。传统 CEA 的一个主要局限是，它不能提供比较不同的公共卫生或医疗项目的基础，也不能提供确定优先次序的共同基础。例如一项 CEA 研究比较达到某类健康目的的（例如降低产妇死亡率）两个或更多的选项，而另一项 CEA 研究则比较预防糖尿病视网膜病有效性的选项。由于传统的 CEA 集中于健康的某一特定的层面，无法将健康结局的不同层面整合为一个简单的健康尺度，很难对迥然有别的项目进行比较。传统 CEA 的另一缺点是其中没有病人或公众偏好的地位。于是，人们设法能找到一个统一的健康测度，它能尽可能地涵盖健康结局的许多方面，将它们整合为一个单一的尺度，并重新引入公众偏好在测量过程中的重要作用。使用统一的健康测度的 CEA 就是 CUA（cost－utility analysis），即成本效用分析法，如果目的是为资助不同种类的项目和服务确定优先次序，它是一个比较好的工具。为 CUA 建立统一的健康测度有许多方法，但全都是设法将生活质量的各种层面与预期寿命整合起来，最熟悉的办法是计算质量调整生命年（QALYs），还有安康质量指数（QWB），健康年等式（HYEs），尤其是失能调整生命年（DALYs）。[①]

　　提供给医疗卫生的资源总是稀缺的，任何一个政府都面临资源分配方面的竞争，除了改善民众的健康外，还有其他的社会目标，如教育、科技、社会保障、影响国计民生的基础设施建设等。由于资源稀缺，就不可避免要给某些医疗卫生进行配给（rationing），配给是指分配医疗卫生资源时要拒绝给予一些人某种形式的医疗卫生服务，例如在我国的医疗保险制度内，不属于基本医疗或基本药物范畴内的消费就不属于报销之列，这实际上也是一种配给。配给可采取不同的形式，在全民公费医疗的国家，

---

　　① DALYs 是人群健康的总测度，是有关死亡率以及非致命性健康结局的综合信息，代表人群的健康。DALYs 测量人们活得多久，当他们活时有多健康。QALYs 和 DALYs 都是健康总测度，它们十分相似，但有不同。一个区别在于 DALYs 是健康差距（health gaps，由于疾病或失能而丧失的生命和健康）的测度，这使 DALYs 减少，而使 QALYs 增多。现在对差距的测量参照日本人，即世界上最健康的人的健康和寿命。QALYs 和 DALYs 提供的健康信息要比单纯的生命年多。例如 DALYs 将"健康维度"和"与健康相关的维度"的信息集合起来。健康维度包括：视力、听力、言语能力、消化、排泄、生育力、性活动、皮肤和毁形、呼吸、疼痛、情感、睡眠/精力、认知、交往、活动和灵敏；与健康相关的维度包括：自我照护、人际活动、工作和家务活动。

采取的是"医疗整体预算"（global budgeting for health care）的方式，即由政府相关机构确定供全国医院、诊所和医生报销费用的总量，这一预算还可细分为花于治疗某一疾病的最高费用或每一家医院最高预算；在美国这样的国家，配给就是支付能力。但所有这些国家一直在努力确定医疗资源的优先次序。

对于许多卫生政策分析家和卫生经济学家来说，一个不成问题和一般无须辩护的假定是，在面临有限的医疗资源时，这些资源的配置应该使他们产生的健康受益最大化，测量健康受益的办法是看人口的总体健康状况或疾病负担如何。判定有限资源健康受益最大化的标准工具是成本效果分析，即将用于各种不同干预的资源支出所得的健康受益进行比较。这种办法的基础是一种效用论或后果论的伦理标准或分配公正标准，然而分配公正的效用论论证是有问题的。成本效果分析对用一定量资源产生质量调整生命年（quality‑adjusted life years，QALYs）的不同健康干预办法进行比较，这是将旨在改善健康的不同干预办法确定优先次序的定量方法。QALYs 和 CEA 都有许多有待解决的技术性和方法学问题，不在这里讨论。这里要关注的是确定医疗资源配置的优先次序中使用 CEA 的伦理问题。对 CEA 的伦理挑战集中在公正或公平问题上，人们关注的是能否将公正或公平整合进这些定量方法之中。但这种整合的可能性存在着疑问：理由之一是，迄今为止在经济学和卫生政策中对健康状态和疾病负担的测量以及成本效果的方法学做了许多工作，但对将公正或公平整合进这种成本效果方法之中做得很少；理由之二是，公正、公平以及其他伦理问题仍然有许多的争议。这些争议一时难以解决，因为这涉及在规范性伦理学理论上的深刻分歧。鉴于这种情况，有人建议我们转而去研究卫生政策某些问题解决办法的公平程序。然而，这并不能消除医疗中实质性伦理或公平问题的重要性，程序性伦理问题的解决也离不开对实质性伦理问题的考虑。

三　健康测量方法中的伦理问题

医疗资源配置的 CEA 或 CUA 进路存在着诸多的伦理问题，那么引起

了哪些主要的公平问题呢？哈佛大学医学院生命伦理学教授 Dan Block ①
认为其中存在 9 个伦理问题。下面我们将分别加以阐述。

问题 1：应该如何评价健康和失能状态？

医疗中的 CEA 要求有能够测量旨在改善一定人群健康和减少疾病负
担的不同干预健康受益的测量法。早期的人群健康状态和健康干预受益的
测量法往往用单一的变量来评估，例如，预期寿命或婴儿死亡率。然而，
预期寿命或婴儿死亡率的有用性非常有限，因为它们提供给我们的信息仅
仅是有关健康干预的一个目的，延长生命或防止过早丧失生命，而不能提
供给我们健康干预另一些重要目的，如通过治疗或预防痛苦和失能②而改
善或保护生命的质量。后来制定了一些多属性测量法，例如包括某一人群
与总体健康相关的生活质量（HRQL）的不同方面的测量法，可评估某一
干预对健康不同成分的影响。但是这些测量法没有赋予 HRQL 不同方面
或属性不同的相对价值或重要性，因此它们不能提供一个单一的 HRQL
的总体测量法。假设有两个人群，其中某一健康措施对一个人群或健康干
预在某些方面的干预后所得分数高于另一人群，而在另一些方面又低于另
一人群，那么就无法得出一个人群的总体 HRQL 或某项干预是否好于另
一人群或另一项干预。

将两类受益结合起来并赋予这两类受益相对价值的健康干预受益测量
法则是将 QALYs 和失能调整生命年③均包括在内。像 QALYs 和 DALYs 那
样的测量法要求测量个体的健康状态，以及在该时间不同点人群的健康状

---

① Brock, D., 2004, Ethical Issues in the Use of Cost Effectiveness Analysis for the Prioritisation of
Health Care Resources in Anand, S. et al (eds.), Public Health, Ethics, and Equity, Oxford University
Press, 201—224; 2007 Ethical issues in applying quantitative models for setting priorities in prevention,
in Dawson, A. & Verweij, M. (eds.), 2007, Ethics, Prevention, and Public Health, Oxford: Oxford U-
niversity Press, 111—128..

② "失能"（disabilities）是由于损伤引起的完成某项活动能力的受限或缺乏，但仍处于一
个人正常范围内；而"残障"（handicap）则是由于损伤或失能引起的不利状态，限制或妨碍一
个人履行其正常的角色。

③ DALY 是测量总体疾病负担的测量法，用由于健康不佳、失能或早死而损失的年数表示。
这种测量方法用于比较不同国家总体健康和预期寿命。疾病负担是用经济损失、死亡率、发病率
或其他指标测量的某一地区或国家某种疾病的负面影响，例如流感大流行使这个城市损失多少人
民币，死亡率和发病率增加多少，也可用以测量医务人员实施某种治疗后的正面影响。

态，例如健康效用指数（health utilities index，HUI）和安康度质量（quality of well – being scale，QWB），以便能够测量 HRQL 改变的健康受益以及不同健康干预产生的生命长度。①

当将 HUI 或 QWB 应用于跨越不同经济、民族、文化和社会群体时，健康状态和失能在不同群体中的意义可能是大不相同的。例如在大多数工作是手工劳动的环境下，身体功能活动受限的重要性，要比大多数人从事非体力的、以知识为基础的职业更大，在后者认知失能更为重要。不同的群体对于不同功能能力有显著不同的需要，因此对健康状态和失能的评价必然有不同，但是这样一来，在这些不同人群中，对健康和失能以及健康干预的相对价值进行跨群体比较，将是不可能的。将这种对人群健康的测量方法用于跨国家的国际比较，那问题就更大了。为了避免这种可变性，1980 年 WHO 将对残障的评价代替对失能的评价。然而，残障考虑到了个体的角色和社会条件（而失能并不考虑这些），因此在残障的相对重要性方面，个体、群体以及文化之间的可变性要比失能的重要性更大。在确定个体、群体和社会之间卫生资源配置的优先次序时是否应该忽视这些差异，即失能或残障是否是评价的正确焦点，是一个有争议的问题。

问题 2：所有的 QALYs 都平等地计算吗？

QALYs 假定，生命增加一年具有同样的价值，假定不同的生命年具有可比的质量。在所产生的 QALYs 中，延长一年生命，对于婴儿，对于 40 岁的人，对于 80 岁的人，都有同样的价值；从而在使用 QALYs 的 CEA 中生命年延长的质量没有不同。当然，影响不同年龄病人的干预按年龄质量调整后，反映出这些不同群体平均生活质量的不同，这是可比的。例如在平均年龄 80 岁的一组病人中平均生活质量要比平均年龄 25 岁的生活质量差，25 岁的人生命延长一年，其 QALYs 中的价值要比 80 岁的人生命延长一年大。1993 年世界银行的报告《1993 年世界发展报告：投

---

① HUI 是一种与健康有关的生活质量测量法，用于治疗和研究结局、人群健康研究以及医疗服务的评估。它包括 7 个属性：感觉、运动、情感、认知、自我照护、疼痛和生育力。QWB 是一种与健康相关的生活质量问卷调查，测量过去三天在 4 个方面，即身体活动、社会活动、移动能力以及症状/问题复合状况。

资于健康》（World Development Report 1993；Investing）中研究出了另一可供选择的 DALYs 测量法，来测量在减少预期寿命和降低生活质量中的疾病负担。QALYs 与 DALYs 之间最重要的伦理区别在于，DALYs 根据当事人的年龄不同而以不同的价值赋予具有同样质量的一年生命年的延长，对于正处于青壮年的个人生命的延长的价值要比婴儿、幼儿或老年人的同样年数的生命延长的价值大。对 DALYs 这种特点提供的主要辩护是，个体在不同年龄段所占有的不同的社会角色，以及婴幼儿和老人对从事生产性工作的个体的依赖性。对在生命延长的价值中基于年龄的差异的这种辩护暗含着对延长生命或维持、恢复健康的医疗干预的价值采取了一种伦理学上成问题的社会视角，即除了使这样做的个体受益外，还包括延长某一个体的生命或维持、恢复其功能使他人受益的评价。这种社会视角与通常在临床决策和治疗中仅关注接受医疗个体的受益有冲突。在卫生政策和公共卫生情境下的典型实践在这一点上更为模糊。因为在那里除了干预的直接接受者以外，在评价健康项目时往往赋予使他人受益以很大的权重。例如药物滥用治疗项目之获得优先考虑，就是由于这类项目因减少失去的工作日以及药物滥用者家庭成员的痛楚而使他人受益所致。这种社会视角在伦理学上有争议是因为，如果它根据个体对他人的社会和经济价值而给予个体之间的不同以权重，在这样做时它会歧视被给予权重低的人；然而，如果对个体的健康受益的价值应该仅集中于受治个体健康受益的价值，而不考虑对他人的受益的价值，那也是有问题的。然而，给予在不同年龄段生命延长以不同价值这种做法也许可以不同的理由得到伦理学的辩护。例如因为每一个人都可能期望经历一生中不同阶段，给予一生之中不同阶段生命延长年以不同的价值，不一定会不公正地歧视个体，如同给予不同种族、民族或性别群体成员生命延长以不同的权重会不公正地歧视那样。[①]每一个人都可能期望经历所有生命阶段，其中生命延长被给予不同的价值，但是每个人都只是一个种族、民族和性别的成员。因此，在有关延长生命的价值方面，所有人在可比阶段都得到相同的对待。所以使用DALYs 不会造成不公正的年龄歧视，像遭受性别、民族或种族歧视那

① Daniels, N., 1988, Am I My Parents' Keeper? An Essay on Justice between the Young and Old, New York: The Oxford University Press.

样。此外，个体和社会也许基于机会平等所要求的想法①，选择给予超过正常寿命的生命延长年，比达到正常寿命以前的生命延长年以较少的权重。

问题 3：在健康项目的 CEA 中应该计算哪些成本和受益？

人们广泛一致认为，测量健康项目的 CEA 应该反映接受医疗或公共卫生项目个体的直接健康受益，前者如改善肾功能或减少关节浮肿，后者如通过疫苗接种项目降低传染病发生率。也应该反映医疗和公共卫生项目的直接费用或成本，例如医疗专业人员的时间以及医疗设备和供应品的费用。但医疗和公共卫生使个体也有间接的非健康受益和成本，例如一些疾病或疾患②主要影响工龄期间的成人，因此招致由此而引起的丧失工作日的重要经济损失，而其他一些疾病或疾患则主要影响幼儿（如某些传染病）或老人（阿尔茨海默病），他们一般不就业，因此不会招致缺勤和工资损失。那么在用来确定不同健康干预的优先次序的 CEA 中是否应该将某种权重给予这类疾病的某种间接的疾病经济负担呢？从经济学以及效用论伦理学的视角来看，间接的非健康受益和成本是治疗或预防疾病努力的实在的受益和成本，即使它们并非直接的健康受益和直接的治疗成本；在计算如何使用稀缺资源来产生最大集合受益的 CEA 中应该将它们反映出来。在确定卫生资源的优先次序时忽视这些间接非健康成本和受益的一个可能的伦理论证基于一种人在道德上平等的观念。如果将优先地位给予治疗一群病人而不是另一群病人，是由于治疗该群病人会产生对他人（如依赖这些病人的其他家庭成员）的非直接的非健康受益或会减少他人（如缺勤减少病人的雇主）的间接经济成本，就会被认为没有给予所有这些群病人以平等的道德关注，以及尊重所有应该得到尊重的人。尤其是，这样做没有对所有人的医疗需要给予平等的道德关注和权重。

---

① Williams, A., 1997, Intergenerational equity: A exploration of the "fair innings" argument, Health Economics 6 (2) 117—132.

② 疾患（illness）与疾病（disease）在概念上和实践上均有区别。后者致力于一个人患病的客观的和科学的方面（如身体形态和功能的异常或病理过程），后者则关注一个人患病后的主观和人文方面，如患病对病人生活的意义。

反之，给予第二群病人及其健康需要以较低的优先地位，只是因为他们不是为达到使他人享有间接非健康受益或是他人节约成本这一目的的手段，这就违反了康德的道德禁令，即不要仅仅将人当作达到他人目的的手段。

康德有关人本身是目的不仅仅是他人手段的伦理论证，可以作为确定用于不同个体或群体的卫生资源和干预的优先次序 CEA 中不理会间接受益和成本的主要伦理基础。

问题 4：应该将折现率用于医疗受益吗？

在 CEA 中的标准做法（在医疗或其他地方）是，通过将折现率①应用于接受评价的不同项目的受益和成本，这假定了一种时间偏好（time preference）②，尽管对这样做的理由和折现的合适比率有争议。这里很重要的是要清楚地分开：是否应该将折现率用于健康受益的伦理问题与折现的其他经济学考虑；也要弄清楚为什么这个问题对卫生政策是如此重要。对折现率应用于经济成本和经济收益在伦理学上是没有争议的，今天收到的一块钱比 10 年后收到的一块钱更值。伦理问题是，是否应该将折现率直接用于延长生命以及健康方面的变化。生命延长、减少痛苦等健康的改善，10 年后发生其价值就比去年发生小了吗？当未来的受益不确定时要比即将到来的受益的价值小，这是合适的。即将到来的受益，如恢复一个人的功能，要比遥远的受益更有价值。在测量不同干预方法的预期收益时都要考虑这些方面，但所有这些考虑都不要求使用折现率。伦理问题是，发生在遥远未来的一个人的健康改善，是否其价值要比发生在最近的未来

---

① 折现率（discount rate）是将未来的货币（或商品）的值换算为现在的值。设你今天有 100 元，那么这些货币今天的值是 100 元。那么两年后这 100 元值多少呢？通货膨胀可使之贬值，但折现率不同也会使它的值不同。如果你希望两年后有 100 元钱，每年利率是 5%，那么今天你应该投资多少？应该投资 90.70 元。这就意味着两年后的 100 元钱，其值为今天的 90.70 元。这 5% 就是折现率。

② 时间偏好是指人们宁愿即刻收到商品或服务，而不是等到以后。某些经济学家认为，财货的价值取决于人们的时间偏好，人们对现在财货的评价高于对未来财货的评价；两者的差额就是利息（包括利润）或折现。

小，仅仅是因为它的发生在时间上较晚。Brock 认为①，不使用折现率于健康受益和成本发生的问题，通常是不同世代之间的公平问题，不必通过折现来处理，而是干脆直接解决这些伦理问题即可。

这个问题在政策上的重要性，在确定医疗干预的优先次序时是比较容易明了的。许多医疗和公共卫生项目需要花费相当长的时间才能产生健康受益。将折现率用于健康受益就会导致将优先地位给予那些立竿见影的项目。这使得那些 20 年后才能健康受益的项目得不到优先地位，而那些对总体健康改善不大但很快见效的医疗项目却被给予优先考虑。许多公共卫生和预防性干预，例如研发疫苗项目和改变不健康行为项目往往要在未来才能收获健康受益。如果应用折现率于健康受益，这些项目得不到优先考虑。这种卫生政策的结果是，经过一段时间发现所产生的总体健康受益要比用同样资源本来要产生的健康受益少。

问题 5：为了计算抢救生命的干预措施的受益，应该使用何种预期寿命？

在计算 QALYs 时标准的做法是考虑平均年龄的差异，然后再考虑不同医疗项目所服务的病人的预期寿命，例如治疗一种危及儿童生命的疾病产生的 QALYs 多于治疗一种危及老人生命的疾病。同样地，精确估计不同干预措施产生的预期 QALYs 可调整除了干预治疗的疾病外其他疾病引起的病人平均预期寿命中的差异。例如，某种干预改善了患囊性纤维化病人的生活质量，这些病人由于患这种疾病，其平均预期寿命很低，但这种干预产生的 QALYs 要比另一种干预低，这另一种干预治疗的疾病没有降低病人的平均预期寿命，但可改善病人毕生的生活质量。这就产生了歧视失能病人的困难问题。但在不同群体的预期寿命中还有其他差异，精确估计由服务于那些群体的健康干预产生的 QALYs 似乎必定反映在大多数国家内不同性别、种族和民族群体以及社会经济群体之间预期寿命的重大差异。在国际上，不同国家之间预期寿命的差异往往要大得多。这些差异应

① Brock, D., 2004, Ethical Issues in the Use of Cost Effectiveness Analysis for the Prioritisation of Health Care Resources in Anand, S et al (eds.) Public Health, Ethics, and Equity, Oxford University Press, 201—224.

不应该影响因延长生命或改善生活质量的医疗和公共卫生干预而获得的
QALYs 的计算呢？实际上由这些干预产生的附加生命年的精确计算含涉
及不受医疗干预影响的那些预期寿命差异，但结果将是抢救欠发达国家一
个穷人的生命，较之抢救发达国家一个富人的生命，其价值要低。在一个
国家内不同种族、民族和社会经济群体之间预期寿命的差异，以及经济发
达国家与贫穷国家预期寿命之间非常大的差异，往往主要是不公正的条件
以及预期寿命低的那些人被剥夺的结果。由于不公正条件和被剥夺而引起
的预期寿命低的人，当采取干预措施抢救他们的生活或改善他们的生活质
量时，却给予这些干预较低的价值，这只能使本来就存在的不公正更糟糕
了。另一方面，人们认为不同性别之间预期寿命的差异很大部分基于生物
学差异，不是基于不公正的社会条件。预期寿命性别差异中的以生物学为
基础的成分是否应该反映在 QALYs 或 DALYs 等的测量法中，是一个更有
争议的问题。例如一方面男子的较低预期寿命不是由于不公正；但另一方
面美国和其他国家的公共政策和法律在计算退休金收益和年金成本时忽视
这种以性别为基础的差异。DALYs 的研发者明确选择使用单一的、统一
的预期寿命测量法（将性别差异的生物学成分排除在外）来测量抢救生
命干预措施的收益，由于日本拥有世界上最高的国家预期寿命，因此 DA-
LYs 以日本为基准，来看其他国家与日本的差距如何。然而，如何对待这
个问题对 CEA 产生的优先次序可能有重大影响，尤其在国际层次，因为
国家之间的差异往往要比一个国家内群体之间差异更大。

前面 5 个伦理问题是制定 CEA 标准的伦理问题，下面 4 个伦理问题
是使用 CEA 标准的伦理问题。

问题 6：应该给予病得最重或处境最糟的人怎样的优先地位？

大多数分配公正理论都要求对处境最糟或最为弱势的群体给予特别的
关注。[①]例如人们通常会说，一个社会的公正可用它如何对待最穷的成员
来测量。在医疗配置和确定健康干预优先次序时，在分配受益满足需要方
面，最穷的人该是病得最重的人。在许多情况下，CEA 将治疗他们与治

① Brock, D., 2002, Priorities to the worst off in health care resource prioritization, in M. Battin et al., Medicine and Social Justice. New York：The Oxford University Press.

疗病得不那么重的病人进行比较，会把优先地位给予病得最重的；在
HRQL 中病得最重的人较有可能获得改善，因为他们开始时 HRQL 较低，
因此在比较完全有效的治疗时对病得最重的人的治疗会产生更大的受益。
但是在其他情况下，给予病得最重的人以优先地位会要求牺牲集合健康受
益。假设 A 组病人患有非常严重的疾病（例如慢性阻塞性肺病或严重的
慢性精神分裂症），按 HUI 测量他们的健康效用水平为 0.25，采用目前可
得的最佳疗法治疗后仅可提高到 0.45。而 B 组病人患不那么严重的疾病
（例如哮喘、轻症肺病和精神分裂症，不治疗失能轻微，对治疗则更具反
应性），他们的健康效用水平为 0.60，但由于对他们疾病的治疗更为有
效，治疗后他们的健康效用水平提高到 0.90，而且费用相同。我们是否
应该如 CEA 标准要求的，将优先地位给予治疗 B 组病人，因为这样做可
以同样费用产生多达 50% 的总计健康受益，还是去治疗病得最重的 A 组
病人？根据一些经验性研究，普通人和健康专业人员都宁愿牺牲总计健康
受益也要去治疗病得最重的病人，尽管他们打算牺牲的程度各不相同，并
且在统计学上也不可靠。①

　　这里有一个困难：如何判定将多大的权重给予公平的这一特定方面，
即关注处境最糟的人。实际上没有人不愿意去治疗病得最重的人，不管治
疗他们的费用有多大，这样做他们的受益有多少，也不管治疗病得不那么
重的人有多大受益和多少费用。然而，没有客观的、有原则可循的基础来
判定给病得最重的人以多大的优先地位，也就是说要牺牲多大总计健康受
益来治疗这些病得最重的人。反之，人们能说的至多是，大多数人以及许
多分配公正理论专家既关注以稀缺的卫生资源使总受益最大化，也关注帮
助处境最糟的人或病得最重的人，但是当这二者冲突时对它们之间如何取
舍存在很大的不确定性。

　　在理解为什么关注处境最糟的人对医疗的优先排序如此重要时，一个
问题是：是否应该关注在一个时间点处境最糟的人，还是关注在一个延伸
的时期内或一生处境最糟的人。当在接受稀缺资源（例如移植的器官）
的病人之间进行选择时，集中于毕生的安康，这往往是有道理的，因为否

　　① Nord, E., 1993, The trade-off between severity of illness and treatment effect in cost-value analysis of health care, Health Policy (24) 227—238.

则我们可能将优先地位给予在做出分配选择那一时刻处境最糟的病人，但是他毕生的安康水平已经远远高于其他病人。有人①认为，在这种情境下要强调"需要"概念，最需要的病人是那些如果得不到稀缺资源（移植的器官），他的生命将最糟的病人。然而，有些支持给予处境最糟的人以优先地位的论证，支持的是于此时此地病得最重的人。

支持给予处境最糟的人以优先地位可有两种伦理论证。②一种论证是，我们必须给予处境最糟的人以优先地位，以便避免增加相对于那些比较富裕的人他们已经遭受的不利条件或不平等。但值得指出的是，对处境最糟的人的关注并非就是关注产生结局的平等。以上面的 A 组病人和 B 组病人为例，平等可以通过 Parfit③ 所说的"通过向下拉平"（levelling down）来实现，即将 B 组病人的健康效用水平向下拉到 A 组病人的水平，而不是将 A 的水平提升到 B。如果在这里公平等于结局的平等，那么如果不可能通过治疗将 A 的水平提高到 0.40 以上，那么就不去治疗 B，让 B 的状况恶化到 A 的水平。大概谁也不会支持这样做。这提示，公平或公正的理念要求我们将优先地位给予改善处境最糟的人的状况，而不是简单关注结局的平等。第二种支持将优先地位给予病得最重的人的论证是，④获得治疗对病得最重的人在主观上更为重要，即使他们从治疗中接受到的健康受益要少于治疗病不那么重的病人获得的健康受益，这种论证集中于在治疗谁的决定作出那个时间点上的处境最糟的病人，而不是其毕生安康最低的那些人。

最后一个问题是，在卫生政策中确定卫生资源优先次序的情境下，将处境最糟的人理解为病得最重的人似乎是自然而然的。但情况不一定都是如此。在有关公平和分配公正的理论中，人们应该关注在总体上或一切方面处境最糟的人，但他们不一定是病得最重的人。人们可以论证说，在确定卫生资源优先次序时有时要求给予拥有总体安康水平最低的人优先地

① Kamm, F. M., 1993, Morality/Morality Volume 1: Death and Whom to Save from It, Oxford: Oxford University Press.

② 前注 Brock 2004.

③ Parfit, D., 1991, Equality or priority, The Lindley Lecture. Copyright: Department of Philosophy, University of Kansas.

④ 前注 Nord 1993.

位，甚至牺牲所产生的总计健康受益，以及牺牲总安康高得多的病人，不去治疗他们，也在所不惜。偏好将健康干预去提升那些总体安康最糟糕的人的安康水平，而不是将优先地位给予病得最重的人，对这种偏好的论证也许是为了不去增加那些总体安康处于最低水平的人遭受得不到辩护的不利处境。如果反之在卫生资源优先排序时将优先地位给予处境最糟的人应该仅仅集中于健康状态，即病得最重的人，那就需要对这种做法提供伦理学的辩护。

问题 7：什么时候应该让大多数人得到小受益优先于少数人得到大受益？

成本效果分析和效用论标准要求将某一人口总体疾病负担最小化和总体健康最大化，而不考虑产生的疾病和健康的分配或谁受到什么益。将优先地位给予处境最糟得人这个问题就集中于谁受益。一个不同的问题是，不同的个体得到什么受益。比起对不同和更大个体群体带来更大集合受益，但每一个人只收到很小受益来说，是否应该给予对一些个体有很大受益以优先地位。什么时候发生这个问题呢？一种情况是，有一种十分严重的疾病，预防或治疗患者的费用又很高；另一种情况是有一种疾病流行很广，但每个患者影响很小，治疗或预防他们费用非常低。当将二者比较时就会出现这样的问题。在应用成本效果分析和效用论标准时，按一定费用预防或治疗流行广但影响小的疾病将得到更加优先的地位，因为这样做产生的集合受益，要比用同量资金治疗或预防对每一个患者影响非常大的疾病多。例如在确定美国俄勒冈州医疗补助（Medicaid）优先次序时，补牙被排列在急性阑尾炎的手术前面，即使后者是有可能危及生命的疾病。因为估计阑尾切除术要比补牙贵 150 倍，给 150 位病人补牙的集合受益要大于给一位病人做阑尾切除术的受益。由于医疗补助覆盖决定，是按照成本效果排列的清单做出的，结果就有可能补牙可得到覆盖，而阑尾切除术得不到覆盖。这样的结果以及其他不那么极端的案例，对于大多数人来说是反直觉的和不可接受的。对健康干预的相对重要性或优先次序的直觉排列是基于一对一的计算，例如将一次补牙与一次阑尾切除术相对比较加以计算。面对这样的结果，俄勒冈州在其确定优先次序的方法学上做了根本的改变，放弃了成本效果标准，转而采取不考虑费用差异的标准。对于

CEA 标准来说，这不是一个修修补补的小问题，而是一个根本性的挑战，要求做出根本的修正。这种集合受益得不到伦理学的辩护。促使俄勒冈决定修改的是一位 20 岁的病人，他需要骨髓移植才能挽救他的生命，但俄勒冈拒绝覆盖，理由是：如果用这稀缺资源于改善孕妇产前保健可带来更大效益，在这个案例中给予使许多人受小益比给予一些人大得多的受益以更大的优先地位。而且，许多公共政策就是将优先地位给予许多人谋小益，而不给予少数人甚至生命垂危的人谋大益。例如美国政府支持数万或数十万人使用的公园，而却减少公立医院的资助，因为在公立医院里定会有可预测的生命丧失。这种重视受益集合的 CEA 和效用论标准也许可以用如下的区别来辩护：在临床上医生治疗个体病人，而在公共卫生和卫生政策上卫生资源配置的决策将影响到人口中不同群体。临床医生在个体病人之间确定优先次序时一般首先治疗不治会有严重后果的病人，或能从治疗中受益最大的病人，这样做就不可能去治疗大量病得不严重的病人。但从公共卫生和卫生政策的视角看，人们可争辩说，应该考虑干预人群的总效益或集合效益。然而，俄勒冈的经验显示，即使在将公共资源分配给改善人群健康的干预时，将优先地位给予产生最大集合受益，亦即为了使许多人受小益而牺牲一些人的大益，是否总是能得到辩护，也仍然是有争议的。这个问题与给予处境最糟的人以多大优先地位问题一样，在生命伦理学尚未得到很大的关注。

问题 8：公平机会与最佳结局之间的冲突

当健康干预是抢救生命，且不是所有受到威胁的人都能挽救时，公平机会与最佳结局之间这种冲突①最为迫切，但当威胁仅涉及个体健康和安康时也有这种冲突。在医疗情境下，首先注意这个问题的是在器官移植，那里挽救生命的器官稀缺，导致每年成千上万等待器官移植的病人死亡。假设有两位病人都需要心脏移植，否则死亡就要来临。病人 A 移植后的预期寿命 10 年，病人 B 则为 9 年，而双方在预期生活质量方面没有差异。CEA 标准要求将健康受益最大化，那就会支持将器官给病

---

① Daniels, N., 1993, Rationing fairly: Programmatic consideration, Bioethics (2—3) 224—233.

人 A，但病人 B 会争辩说，将器官给病人 A 是因为这样做预期受益有一点儿增益，这不足以公正判定谁该活谁该死。反之，每个人都应该有得到器官的公平机会，让他们能满足他们的健康需要。在这种情况下，应该给每个人以平等的机会接受移植器官，办法可通过在他们之间随机选择的方式。①

大多数确定优先次序和配给抉择并不是像器官移植那样是源于所需卫生资源的物理稀缺，而是由于经济稀缺，即社会给予医疗的钱短缺。公平问题往往是在经济稀缺所强加的卫生资源配置优先次序和配给抉择中产生的。有两类考虑往往可减轻公平机会与最佳结局之间的伦理冲突：其一，医疗资源配置一般不是一个零和抉择，像选择稀缺器官接受者那样，而往往是一个资助不同健康干预的相对优先地位问题。一项健康干预计划 A 比计划 B 产生稍微多一些集合健康受益，不一定推出将所有的资助都给 A，B 得不到任何资助，而只是 A 得到的资助数额比 B 多，A 的优先地位比 B 高。A 治疗的患某种疾病的病人或预防这种疾病比 B 治疗或预防的有更高的成功概率，在资源严重稀缺时，就会牺牲人们如选择成本效益更好的干预方法本来会产生的集合健康受益。但这样做 B 所服务的个体可能不会抱怨说，A 与 B 的计划之间预期受益的微小差异不公平地妨碍他们的健康需要得到满足。反之，A 与 B 之间预期受益之间的微小差异仅产生给予 A 与 B 资源方面可比较的微小差异；这对 B 所服务的那些病人不是那么明显地不公平，虽然由于 B 优先地位较低和所得资助数额较少，B 所服务的病人的需要比起 A 的病人满足得稍差一些。其二，要治疗或预防的疾病和健康问题往往不是直接危及生命的，只是对个体的生活质量有影响，并且往往是在一个有限的时期内。在这些情况下，接受优先地位较高的健康干预的个体与由于没有给予他们的病情以较高的优先地位而没有接受所需的健康干预之间的健康受益差异就少得多，这使得不公平说法不那么令人信服。这两种考虑可减轻但不能避免在因经济稀缺所强加的确定健康干预优先次序决定中公平机会与最佳结局之间的冲突。

---

① Broome, J., 1994, Selecting people randomly, Bioethics 93：38—55；Brock, D., 1988, Ethical issues in recipient selection for organ transplantation, in D. Mathieu (ed.), Organ Substitution Technology：Ethical, Legal and Public Policy Issues, Boulder：Westview Press.

问题 9：使用 CEA 来确定医疗优先次序是否不公正地歧视了失能人？[①]

在若干情况下，使用 CEA 来确定医疗优先次序，就不会将优先地位给予失能人延长生命或改善生活质量，因为其医疗受益低于具有同样医疗需要的非失能人。[②]这有 5 种情况：（1）由于已经失能的人因失能而拥有比非失能人低的 HRQL，延长他们几年生命的治疗产生的 QALYs 要少于延长非失能人几年生命的同样治疗产生的 QALYs。（2）如果 HRQL 相同的两组病人，他们对维持生命或改善生活质量的治疗有同样需要，但经治疗后一组恢复了正常功能；另一组则留有治疗引起的失能，则治疗第一组产生更多的 QALYs。（3）失能的人往往因为有失能而其预期寿命，要比其他方面相同而非失能的人低。结果，预防生命丧失或改善终身生活质量的治疗，给予失能人会产生比给予具有同样医疗需要但非失能的人较低的 QALYs。（4）失能往往是多种疾病同时存在使治疗失能人产生的 QALYs 比治疗具有同样医疗需要但非失能人不那么有利。（5）治疗失能人比治疗有同样医疗需要但非失能人更困难、更花钱；结果治疗失能人的成本效益比较低。在上述 5 种情况中，失能人与非失能人有同样的医疗需要，基于他们的这种需要，他们有同样的治疗诉求。但由于失能，治疗失能人产生的受益，要比治疗非失能人的低。因此，失能是他们得不到优先地位治疗的一个理由。这就是对他们的一种基于失能的不公正的歧视。虽然有一些避免歧视失能人的办法，但它们都需要放弃 CEA 的基本特点。因此，CEA 是否不公正地歧视失能人，对于使用 CEA 和 QALYs 来确定医疗的优先次序来说，是一个深刻而未解决的困难，这需要人们进一步的研究和探讨。

四　设定优先次序的伦理考虑

概括起来，对使用 CEA 和 CUA 的主要关注是它们有可能一贯地、始

---

① Disabled 译为"失能人"较妥；"残障人"应为 Handicapped。

② Brock, D., 2000, Health care resources prioritization and discrimination against persons disabilities, in L. Francis, L. & Silvers, A. (eds.) Americans with Disabilities, New York: Routledge.

终如一地有利于一些人，不利于另一些人。因而人们认为在确定卫生资源的优先次序应该注意以下两个方面的考虑：①

年龄方面的考虑

学者们在资源配置中应该如何考虑年龄问题上的不同意见，从认为年龄直接相关到认为年龄只是间接相关。支持直接相关或纯粹以年龄为基础的配置标准的人断言，超出某一年龄阈以上者，要求获得卫生资源的权重就降低了，或者完全失去了权重。医疗资源配置直接以年龄为基础的进路一个突出的版本是公平打球机会（fair innings）论证。②这种论证断言，医疗资源的分配应该将优先地位分配给年轻人，因为老年人已经活得很长，已经有机会获得年轻人缺乏的较长年限的安康，对此年轻人有权获得同样的机会。例如在选择应用挽救生命技术（如肾透析）于哪些病人时，有人认为治疗老年人让年轻人死去是不公平的，年轻人活的年限短，而老年人已经活那么多年了。③类似的种种主张都认为年龄与资源配置直接相关，到了某一年龄以公正为基础的诉求就弱化了。但 CUA 不同于直接以年龄为基础的确定优先次序标准，其应用虽然有利于年轻人，但只是间接的。这是因为 QALYs 这种办法虽然有利于前面还有更多预期生活年的年轻人，而不利于追加生命年少于年轻人的老年人，然而老年人并非自动获得较低的优先的地位。事实上，不是所有的年轻人都比老年人有因医疗或公共卫生干预而获得的更多预期生命年。对于医疗干预并未实质改进其病情的年轻人，因而死得较早的年轻人的治疗，将不会有对那些较为健康的老年人的干预那样的优先地位，这些老年人将活得更长，产生更多的 QALYs。预期生活质量的差异也可能影响年轻人在预期寿命方面的优势。假设我们可以给 50 岁或 70 岁病人提供手术，且手术的成本在两组病人中是一样

① Powers, M. & Faden, R., 2006, Social Justice：The Moral Foundations of Public Health and Health Policy, Oxford University Press, Chapter 6 Setting Priorities, 142—177.

② "Inings" 一词借自板球的 "局" 或 "回合"，"fair innings" 是指板球队员都有公平机会打一局，在这里是指在 CEA 分析法中那些还没有活过健康生命长度的人的受益得到的权重，应该比那些已经活过健康生命长度的人高。因此译为 "公平打球机会"。

③ Lockwood, M., 1988, Quality of life and resource allocation, in Bell, J. & Mendus, S. (eds.). Philosophy and Medical Welfare, Cambridge：Cambridge University Press.

的。如果在 70 岁那组的人，他们在其他方面都很好，手术后多活 10 年，其生活质量分数为 0.9，因而他们的预期 QALYs 为 9。50 岁病人那组病人不那么健康，患有多种并发症，可以再活 20 年，但生活质量差，只有 0.4，因而他们在治疗后预期 QALY 只有 8。在这种情况下，QALY 方法将比较年老的组排列在前。这样，在确定优先次序中生活质量也很重要，单靠年龄不一定使年轻人始终被排在老年人前面。因此，像 QALYs 这种方法体现了时间/质量的权衡。QALYs 有利于年轻人是有条件的，当治疗老年人的成本低，治疗后获得的生活质量好，老年人的诉求可以在排序上上升。

对例如"公平打球机会"（fair inings）论证等纯粹考虑年龄的做法和 CUA 都有强烈的反对意见。一种反对意见认为，这种观点要求我们给予年龄的微小差异以太大的权重。如果甲、乙两人，一个 50 岁、另一个 48 岁，这种观点也要求将优先地位给予乙，而大多数人认为应该给予他们平等机会或者认为他们之间不存在道德相关的差异。"公平打球机会"这种进路一个较为合理的版本则是对它的应用设定一个阈。在这个阈以下我们可认为打球机会是公平的，就资源分配而言年龄差异与道德不相干。[1]这与处于这个年龄阈以上人的情况不同，在这个年龄阈以下的所有人拥有平等的优先地位。然而这种局部的技术上的修修补补不能解决问题。即使设定的"公平打球机会"的年龄阈比较高，也不能平息所有的反对意见。年龄差异很大的案例仍然提出深刻的麻烦问题。假设公平打球机会的年龄阈为 75 岁，并假设控制新的流感病毒株的疫苗短缺。已经做出的政策决定是，将有限的疫苗分配给如果感染死亡风险最大的那些群体。现在我们已经只有最后一批疫苗了，必须在两组高危群体之间进行选择：一组是儿童，他们目前处于临终状态，也许只有 6 个月可活；另一组是 76 岁的健康人，他们平均至少还可以活 5 年。那么"公平打球机会"这种进路仍然要求我们将疫苗给予儿童，理由是那些超过 75 岁的人已经有过公平的"打球机会了"。而 QALYs 的进路则要求我们将疫苗给予这些老年人，因为受益更大。

与年龄有关的一个重要问题是，在确定资源配置的优先次序时应重点

---

① Harris, J., 1994, Does justice require that we be ageist? Bioethics 8：74—83.

关注儿童，因为童年时期在人的发育和发展中起着特殊的作用，这使得童年时期在道德上具有独特性。[①]与 CUA 仅仅有条件地支持年轻人不同，人们在设计社会制度和政策时应明确给予童年时期以特权地位。然而，也不应该硬性规定，在优先排序时儿童的利益总要压倒其他社会群体的利益。对我们实现公正十分重要的正是童年和青少年时期在发育和发展上的重要性，而不是年龄差异本身。我们的重点放在儿童的诉求上，是依据这样的事实：没有早期的干预和生命早期的帮助，健康以及安康的其他层面的许多劣势也许不可避免，并且不公正。儿童时期是生命的关键阶段与老年人的需要和利益并非不相容，它们都是重要的公正问题。

最新版本的"公平打球机会"观点论证说，道德上重要的不单是活得比别人长一些（有更多的打球机会），而且是在他们整个一生中健康有更好的预期。[②]例如有一群人活得较长，但多病；另一群人活得没有那么长，但身体一直比较健康，可以比较这两群人的一生健康预期。重要的不再仅仅是一个人活多久，而是一个人活了多少年健康的生活，预期他可以健康地活多少年。这种观点被称为按质量调整的"公平打球机会"观点。但修正后的这种观点仍然遭到反对，因为它会导致"超过一定年龄 QALYs 不重要"，而老年人目前的痛苦（其他方面过着健康的生活）在确定优先次序时不受到重视。于是这种修正后的观点不仅会将获得抢救生命的干预措施优先给予年轻人，而且会将功能改善和症状缓解也优先给予年轻人。

健康内部的权衡或取舍

对 CUA 的许多批评是由于这一事实，即 CUA 将不同种类的健康受益集合为一个共同的统一的健康测度，然后谋求每个单位资源产生的那些受益最大化。CUA 所使用的共同健康测度往往会把对某些人的一种健康损失看作是与对另一些人健康所得的合适的权衡。对 CUA 的反对意见值得支持者来考虑修改或取消那些赋予某些健康状态或结局以优先地位的

---

① Powers, M. & Faden, R., 2006, Social Justice: The Moral Foundations of Public Health and Health Policy, Oxford University Press, Chapter 6 Setting Priorities, 142—177.

② Williams, A., 1997, Intergenerational equity: an explanation of the fair innings argument. Health Economics 6: 117—132.

规则。

反对 1：挽救生命具有独特性。在对健康的关注之中，挽救人的生命具有某种道德上的独特性，使之处于优先地位。这种主张也认为，即使能挽救的生命数目或能延长的预期寿命、改善的生活质量有很大差异，很难将对人的生命的挽救与别的受益集合起来或权衡取舍。假设我们有充分的资源或者去筛查和治疗一组乳腺癌妇女，从而挽救 100 个人的生命，或者筛查和治疗另一组患罕见病的妇女，她们病情危急，救治更为昂贵，仅可挽救 10 个人的生命。许多传统的公共卫生做法会毫无困难地决定资助哪一种方案：假定在诉求者之间没有其他与健康相关的差异，则应该选择乳腺癌方案，因为这个选项产生更大的集合受益，即挽救更多的生命。然而有人批评说，至少当人的生命处于危急之中，仅仅因为人数更多代表更大的集合受益，而支持受益人数目更多的选择，不是一个道德上可接受的判定输赢的办法。[1]更有人认为，愿望继续活着的每一个人都应该被视为具有同样的重要性，不管他们的生活质量或其预期持续时间如何。[2]

反对 2：众多微小受益问题。在一些情况下，给许多人带来的微小健康受益的排序不应该高于给较少人带来更大的健康受益，即使前者比后者产生更多的 QALYs。在什么情况下认为大量微小健康受益比小量重大健康受益更重要的主张能得到辩护呢？这是一个两个人群健康受益之间的权衡和取舍问题。也就是在什么情况下，为了一群人的健康，牺牲另一群的健康受益是合理的？按照这个观点，即使为了挽救另一个人的生命而并不要求一个人牺牲一条腿，但难以拒绝牺牲数天去治疗感冒。于是有人建议我们要考虑参与不同健康品权衡的每个人的主体观点。为了将少得多的健康受益给于另一个人而去剥夺一个人保留一条腿机会是错误的，因为这样做未能认真对待这种牺牲对于受影响的人有多重要。因此，要限制不等价的利益之间的权衡或取舍。[3]但对这种基于主体视角重要性的权衡的限制，只能应用于微观分配情境。众多微小受益问题生动地呈现在决策者面临的决定之中，他们必须决定资助哪些医疗服务或采取哪些公共卫生干预措

---

① Taurek, J., 1977, Should the numbers count? Philosophy and Public Affairs 6：293—316.

② Harris, J., 1985, The Value of Life, London：Routledge and Kegan Paul, 101.

③ Kamm, F. M., 1993, Morality, Mortality：Death and Whom to Save from It, New York：Oxford University Press, 148.

施。1990 年当美国俄勒冈州试图扩大医疗补助计划的覆盖面到贫困线以下的所有俄勒冈州人民时他们提出了第一份优先次序目录，受到了公众的批评，于是不得不重新思考基本的指导性假定。许多批评者认为用 CUA 进行的排序是违反直觉的。其中最著名的违反直觉的排序是将补牙置于阑尾炎手术前面。因此在宏观分配情境下的权衡或取舍决策几乎与急诊室内做出的决策一样麻烦。

反对 3：抢救法则。抢救法则①是说，对生命遭受威胁做出应对，比之其他与健康相关的受益，是更为紧迫的道德义务。当一个人生命受到威胁，而抢救措施又具备，人们怎能无所事事呢？那么，这些生命垂危的人的诉求是否应该取消 CUA 的排序吗？有人认为这种感觉到的义务具有象征价值，旨在反对面临人类悲剧时那种冷酷的、计算经济的理性；有人则主张这种及时对救命做出应对的特殊道德要求应扩展到其他可怕的情况。但与之相对照；另有人认为这种义务并不是真正的道德义务，而是同情心的一种表达，并且有充分理由怀疑为了抢救可辨认的少数人生命而去牺牲许多统计学意义的生命这种做法是否合适。然而，即使不大可能采取挽救法则的效用论者却支持基于抢救虽然少数却价值更大的生命的规则。因此，有时应该允许抢救法则取消 CUA 的排序，否则这不仅证明缺乏同情心，而且缺乏人类同情的能力，这种缺乏就是一种不公正。在立法者和决策者做出决定的情境内，社会放弃去抢救处于生命威胁之下的人与临床上的放弃一样是严重的不公正。例如，2004 年在东南亚发生毁灭性的海啸时，生命遭受巨大损失，由于缺乏干净的饮水、住处、食物和药品面临死亡和疾病的严重威胁，面临抢救和紧急援助的需要，此时即使将资源部署在世界别的地方本来会产生更大的 QALYs，然后这样做是严重的不公正，不仅是缺乏同情心。

反对 4：优先权给予处境最糟的人。CUA 没有给处境最糟的人以一定的合理程度的优先地位留下任何余地。与 CUA 优先援助给予帮助后产生最多的成本效用（即实现最多的 QALYs）不同，许多学者认为至少应该

---

① "抢救规则"一词由 Albert Jonsen 提出，用以指许多人将优先地位置于不考虑代价地抢救处于即将死亡风险的可辨识的人。见 Jonsen, A 1986 Bentham in a box: Technology assessment and health care allocation, Law, Medicine, and Health Care 14: 172—174.

给予某种优先地位给处境最糟的人，或其病情会使他们落入处境最糟的人之中的那些人。那么我们在那些正好在足量水平以下而给予他们稀缺的资源他们的健康就能提升到足量水平以上的人与那些处境如此之糟即使给予援助他们仍然处于足量水平之下人之间如何选择呢?①我们既不应该抛弃其健康状态绝不能提升到足量水平的人，也不能自然而然地给予容易提升到健康足量水平的那些人以优先地位。例如对于智力严重低下的人，我们也许不能使他们像其他人一样经过治疗达到整体健康的水平。然而，仅仅因为资源用于其他人能够使他们到达足量水平而拒绝将健康或社会受益给予智力低下者，那就违反了我们对病人安康的承诺。因此，应该将优先地位给予那些健康方面最糟的人的需要，因为他们稍稍低于足量水平，给予治疗即可达到足量水平的健康。然而，对处境最糟的人并没有绝对的优先权。尤其是当无法改善处境最糟的人的健康，或者能够做的却耗尽了大多数可得资源（所谓无底洞问题），那么这些处境最糟的人的需要应该让位给其他人，包括那些其健康可经治疗而接近足量水平的人。

---

①　Brock, D., 2002, Priority to the worst off in health - care resource prioritization, in Rhodes, R. et al（eds.）, Medicine and Social Justice, Oxford University Press, 155—164.

第八章 医疗卫生与市场

20 世纪 30 年代我国经历了一次以市场为导向的医疗卫生体制的改革，这场改革以"基本上不成功"的盖棺论定为告终。但这场基本上不成功的改革错在哪里？始终没有清算。在我们目前的基本医疗保险制度中，即在城乡职工基本医疗保险制度（简称"城乡职工"）、城乡居民基本医疗保险制度（简称"城乡居民"）以及新型农村合作医疗制度（简称"新农合"）的运转中仍然运用市场杠杆，一部分人反对公立医院回归公益，有些经济学家仍在强调三级医院创收作用，有的地方出售公立医院或交给国营企业管理，要求患者选择医生，医生多点营业，最近又提出私人资本投入公立医院、公私资本合作办院，诸如此类，不一而足。凡此种种说明在我国尚未解决市场在医疗卫生中的作用这一根本性问题，部分原因是对第一轮以市场为导向改革的失败没有彻底的清算，扬言第一轮改革失败错不在以市场为导向，而是错在我国目前的市场是扭曲的市场，不是真正的市场。难道真正的市场就能解决我国亿万人民的医疗问题？[①]

本文拟集中讨论市场与医疗卫生的问题，无论是为我国所有城乡职工、居民和农民提供基本医疗保险，还是公立医院的改革，尤其是三级公立医院的改革，都没有解决市场与医疗卫生的关系问题，即对市场在医疗卫生中能够起什么作用和应该起什么作用这些规范性问题缺乏应有的一致的基本认识。本章将首先讨论市场在社会中作用，医疗市场的痼疾，国际的经验教训，以及对进一步改革的启示。[②]

---

① 见邱仁宗：《论卫生改革的改革》，《医学与哲学》2005 年第 26（9）期，第 2—6 页。

② 本章在撰写过程中吸收了美国著名生命伦理学 Daniel Callahan 等人的研究成果，参阅：Callahan, D. & Wasunna, A., 2006, Medicine and the Market: Equity v. Choice, Baltimore: Johns Hopkins University Press.

一　市场在社会中作用

市场的突出作用

市场几乎在世界各地都起着突出的作用。世界银行和国际货币基金会贷款的条件都是要求发展中国家承诺增加对私人市场的依赖，以代替资助国有企业和公共福利项目。[①]一直依赖公共资金提供医疗卫生和其他社会服务的许多发达国家正在考虑或已经采取将市场机制引入那些过去市场不曾起重要作用的领域。同时，所有的国家都认识到需要对市场施加某些限制，至少对我们生活的某些方面在何种程度上应该让市场的规范来管理持有某种保留。然而，在许多情境下依赖市场往往预设地或推定地就被认为是最佳的政策。新古典经济学家和许多效用论者争辩说，消费者在市场上有更大的选择具有工具性价值。个体市场选择的积累效应是配置效率，或稀缺资源在整体经济内的分配可最佳满足各种各样的个体的需求和需要。而且，考虑自己利益的知情消费者谋求他们在个体上最佳的物品和服务会刺激基于价格和质量的竞争。这种市场对消费者需求的市场响应的预期后果则是生产（或技术）效率，或消费者想要的特定物品和服务将以最少的资源支出生产出来。当我们更多的人得到了我们更多所要的，得到了更少我们不要的（配置效率），并且当我们所要的以较少的资源和努力生产出来（生产效率），于是个体的效用以及最后集合的社会效用也就增加了，这就是集合社会效用的最大化。

然而，有效率的市场是否总使个体效用的总和最大化，从而使总社会效用最大化，并且这样做是否总是一件好事，本来是有争议的。大多数自由派理论家给予市场很高的评价，因为它们给个体选择提供了机会，而个体选择具有内在价值。由于市场增加消费者的选择以及限制国家集体做出社会决策的范围，市场使人们有可能对许多条件有更大的控制，这些条件影响到他们的美好生活。对于那些其中心道德承诺是选择自由的人来说，市场之有价值是因为市场使个体根据他们自己的价值和偏好做出更多的选择，不管效用是否最大化或效率是否高，更不管由此产生的效益或收益在

[①]　Washington Consensus 1989 http：//en. wikipedia. org/wiki/Washington_ Consensus

人群中的分配是否平等或公平。然而，市场一直受到实质性的道德批评。我们必须考虑这些批评，因为全球市场的不断发展以及市场越来越被吹捧为包医一切社会疾病的良方。

对市场的批评

对市场的批评可分三类。一类以马克思为代表，他对市场的批判最为彻底，他谴责一切种类的市场，尤其是劳动市场。[①] 马克思批评这种市场具有产生对工人阶级不利的内在潜力。他论证说，资本主义劳动市场产生的无产阶级贫困化是资本主义生产方式内在逻辑的必然后果。资本的拥有者，既有强烈的动机，又有优越的讨价还价地位，使他们能够驱使工资降到维持生存的水平。马克思还论证说，工人仅有劳动可出卖，无力去改善他们的经济条件，因为资本主义也控制国家机器和主要的教育和公共信息机构。而且，按照马克思的观点，这种系统的弱势地位不限于最低的社会经济阶级，低档的中产阶级也往往沉沦到无产者的水平，一旦资本变得越来越集中，大公司为追求最大利益不会顾及小商人和独立店主的利益。对于马克思来说，唯有整体的变革才能纠正整体的不公正，消除源于市场的使大众处于系统弱势的地位。

另一类批评与马克思一致的是认为市场固有一种倾向，使许多人处于系统的弱势地位。然而，与马克思不同，这条推理路线的结论是，那些处于弱势地位的人最后命运如何，市场在其中不一定起决定作用。例如卢梭论证说，贫富所得差距增加以及政治权力和社会地位级差增大是专业化知识发展与现代经济组织方式的后果，然而政治制度的结构可防止经济精英来攫取政府机器，从而全面控制命运不佳的人的生活前途。因此，第二类的批评者看到市场具有使底层人群处境更糟的固有潜力，但也承认存在着其他强有力的社会决定因素，例如政府管理、文化传统、或专业规范等因素，这些因素或可加强市场诱发的不平等，或可对抗引发这些不平等的潜力。例如最低工资法、职业安全条例、机会平等法、反垄断法、劳资谈判制度等法律或措施则可在一定程度上防止底层和低等中产阶级利益进一步受损。第二种观点并没有止步于承认市场强加中下阶层系统弱势地位的固

---

① 参见 Clark. S. , 1995, Marx and Market.

有潜力，但要求评估市场在具体的社会组织总体内如何起作用。取消一般市场的理由或取消特定物品和服务的市场的理由，仅限于无法对社会安排做出可行的修改，足以对抗市场使某部分人群处于弱势地位的固有趋势。

第三类批评并不针对市场产生不公正经济和政治后果或利益分配方面负面效应的固有潜力，也不着力于通过改善社会安排来减轻那些负面后果，而是指责市场使人失去人性。例如马克思反对市场的核心批评是市场通过劳动商品化，把所有人类关系转变为市场关系，使人从他们真实的自己异化，使人与其他人异化，使人与人之间本应有的互助合作关系异化。有些批评者也担心市场对人类关系的影响，但他们并不视劳动商品化必定去人性，他们也不担心接受市场本身会导致所有人类关系的异化，他们反对的是特定的市场，如性和生殖服务的市场，这些市场和这些方面的商品化能够使人失去人性，尤其是发生在加强妇女不利地位的性别歧视规范和实践的不公正社会情境内。他们反对的市场是那种具有破坏人与人之间相互尊重、自尊和尊重他人以及形成情感联系的能力来使人类关系恶化的市场，而并非反对一般的市场。

二 医疗市场的失灵是内置的

市场的概念

市场的概念并不是清楚而简单的，市场可指买卖双方进行交易的场所，也指买卖双方交易的行为。能为卫生系统采用的市场概念也不是单一的和简单的。市场机制包括如消费者主权（患者选择）、协商的契约和公开的招标投标等一系列工具，涉及价格、质量的市场份额；市场可引入医疗卫生不同部门，如医疗卫生筹资、医疗服务产品等；也可将竞争引入影响医生、护士、辅助人员等的行为。市场参与医疗卫生引起深刻的、经久不衰的伦理和政治的争论是：有没有医疗卫生的权利？有人生病时他人、社会或政府有没有义务？这个义务是否延伸到所有公民而不顾收入，还是仅限于能够负担的人？医疗是否可作为谋取利润的企业？这与医疗的利他本性有无基本矛盾？其根本性问题是：谋求利润是否伤害医学传统以病人为中心的价值？市场支持者倾向于拓宽自由选择的范围，因为自由是最高的价值。支持市场的经济学家追求效率。对市场小心翼翼的人，比之选择自由和效率来，更担心健康受益的公平分配，对穷人的保护，医疗卫生的财务保障。在有关市场的争论中，公正与自由（效率）之间的伟大斗争持续数世纪之久。

公元前 5 世纪柏拉图在《共和国》① 中写道："医生仅考虑病人的利益，不是他自己的利益。医生的工作在严格意义上不是为自己赚钱，而是控制病人的身体。他说的和做的一切要视是否对病人好和合适。"1776 年亚当·斯密在《国富论》中写道："我们不会寄我们的晚餐期望于肉贩、啤酒酿造者和面包师的仁慈，因为他们关心自己的利益。我们不会将我们自己交托给他们的仁慈，因为他们只有自爱，我们从不向他们谈论我们的需要，只是谈他们的利益。除了乞丐，没有人选择来主要依靠他人的仁慈。"②这是多么鲜明的对照：一方面是医学对其利他主义核心的承诺；另一方面是市场原则、自我利益。然而，柏拉图也指出，医生"在一方面是一个生意人"，即使他的行动不是为他自己的利益，仅为他病人的利益。医生获取钱财作为他医学专业的回报并不使他成为仅仅关心自己利益的商人。他的最高目的，就忠于他的专业而言，必须是利他主义的。另一方面，斯密在他的 1759 年的《道德情感理论》（*The Theory of Moral Sentiments*）③ 中揭示他理论的一个基本方面，即强调人类关系中移情（感同身受）和塑造体面社会的重要性。按本性人是相互依赖的，个人的尊严总应得到尊重，且是市场关系的一个道德上必要的部分。然而，仁慈、移情和尊重尊严本身不能支撑一个商业社会。他的意思是，一个经济系统不能立足于仁慈，仁慈是一种有限的情感，不易扩展到人们认识的那些人之外。市场提供增加财富的方法，但同时促进社会的合作和促进有价值的道德品质，如守纪、后天下之乐而乐、克己和审慎。个体追求自我利益可导致有益于社会的结果，利己的医生的集体效应可产生与利他主义动机推动的医疗一样好。如果医生仅奔着钱来，只要他尊重我的尊严、同情地治疗我，及时回答我的问题，以及提供我优质医疗，我们应该操心吗？斯密设法将人性的这两个层面，即自我利益和同情的美德结合起来，办法是用政

---

① Plato, *Republic*, 342d, 346a—c.

② Smith, A., 1976, An Inquiry into the Nature and Causes of the Wealth of Nations, Glasgow Edition, ed. R. H. Campbell, R. H. & Skinner, A. S., 2 vols, Oxford: Oxford University Press, 1. ii. 27.

③ 同上。

府来约束自我的贪婪。然而，在医学的利他主义目的与斯密之关注自我利益之间始终是难以协调的。

　　市场是整个社会有效、选择和创新的重要引擎，为什么它不能给医学和医疗卫生带来这些好处？唯有在第二次世界大战后政府成为医疗卫生系统最重要的行动者之后，市场的想法才上了路。给市场以机会的是费用上涨：如果病人更为意识到和负责他们的医疗费用，如果医疗供应者之间有更多的竞争，如果政府的管制更少，繁文缛节更少，费用是否可有效得到控制？市场思维在 20 世纪八九十年代在政治上获得很大跃进，以市场为导向的医疗卫生改革成为国际运动。然而，承诺社会公正但不是市场敌人的诺贝尔奖获得者 Amartya Sen[1] 写道："我们有好的理由进行买卖、交换，谋求在交易基础上能过美好的生活。拒绝总体的自由是一个社会的重大失策。但问题是：市场朝这个方向能走多远，怎么走，才能不伤害医学的道德价值，最重要的是病人福利和专业诚信的首要地位？"

医疗市场的失灵

　　诺贝尔奖获得者、经济学家 Kenneth Arrow[2] 首次在理论上说明了，是什么东西使得医疗市场不同于大多数其他物品和服务的市场。Arrow 的理论预测，并为大量经验性文献确认，医疗市场的某些基本特点使之未能产生新古典经济学理论预期的有效结局。医疗市场失灵的趋向破坏了支持通过健康保险市场筹资的最有力的论证，这些趋向也揭示了其他医疗筹资安排组织面临的一些问题。但我们更要关注的是，医疗市场失灵如何产生不公正的后果，需要考查道德危害和不良选择。医疗或健康保险市场的市场失灵，其实质部分与医疗卫生的物品的特点和价格的信息不可得性或不对称分配相关联。

　　Arrow 在 1963 年的文章中论证，医疗卫生与市场中的许多其他物品不同，新古典经济学理论的许多标准假定不适合于医疗卫生和健康保险市场。Arrow 解释说，医疗卫生市场固有的问题往往歪曲正常的市场运作，

---

　　① 　Sen, A., 1999, Developmen as Freedom, New York: Anchor Books, 112.

　　② 　Arrow, K., 1963, Uncertainty and the welfare economics of medical care, The American Economic Review LIII (5). https://www.aeaweb.org/aer/top20/53.5.941—973.pdf

从而导致广泛的失效或市场的失灵。Arrow 指出，如果市场满足这些假定的最低限度条件，那么市场在效率方面比其他配置方法优越。在这些假定中有两个假定特别重要。其一，为使市场有效运作，买卖双方都必须能够评价市场上可得的所有物品和服务的增强效用的特点。由于来源于那些物品和服务信息不完全或有关效用有实质上的不确定性，那么期望通过消费者的选择实现效率就不能实现。信息不确定性有许多重要的来源，这种不确定性妨碍医疗卫生市场，从而妨碍健康保险市场有效发挥作用。其二，有效市场要求有关增强效用的信息，以及所有物品和服务的价格都为所有市场参与者可得。如买卖双方在信息分配方面不对称，则无效率可言。专门化专业知识的生产者提供的商品和服务价值方面的信息不容易为消费者可得；后者不是这些商品和服务可比较的评判者，这时效用最大化就不可实现。Arrow 的结论是，信息的不确定性和不对称性都是医疗市场所固有的，它们是医疗市场失灵的潜能。这个结论为有关依赖市场对这些失灵作出反应以及政府干预以纠正失灵的适当作用打开争论的大门。

不确定性

不确定性渗透医学，挥之不去。在这方面医疗的许多方面与许多其他商品不同。这种不确定性的一个来源是医学需要的性质。有些医学需要是偶尔发生或不规则发生的，非常多变的，往往是不可预测的，无论在发生时间及其严重程度都是如此。与之相反，对其他不可缺少的消费者商品，如食品和住房的需要则是规则的、可预测的。营养和住房的基本要求在人与人之间是比较类似的，但是满足健康需要所要求的东西则在人与人之间，在任何个人生活的不同时期内都是高度可变的。这种变异性的程度往往是不为人所知，甚至是暂时不可知的。结果是，这限制了个体消费者对切合他们病情的最佳医疗种类和数量做出合适的判断。

许多医疗需要产生出经济学家称之为计划外的消费。目前健康状态的知识仅提供有限的基础来预测未来的需要。而且，病人不知道对他们现在患有或可能发生的病情将会有哪些可得的可供选择的办法。当需要发生时，个体往往没有实际的机会根据价格和质量的比较去购买。由于对某些服务的需求的刚性性质，很难预先计划或做好预算来满足突然发生的刚性需要。当刚性需求仅能由特殊的商品和服务满足时，价格的变化并不能实质上改变需求的水平或迫切性。与运输市场的对比可使这一点更为清楚。消费者可决定是否买一辆经济车，或者干脆不买车，乘公交或步行。如果缺乏可得的资金满足交通需要，或者其他需要更为迫切，那么消费者可作出合理的轻重缓急决定，而且后果一般不是灾难性的。与之相对照，在医疗市场，有些特殊种类的服务（例如治疗癌症）是不能放弃的，必须付出身体、情感和经济上的很大代价。这种不确定性也妨碍人们预先计划和做好预算，而计划和预算对有效的资源配置是不可缺少的。许多医疗，尤其是对消费者具有很高效用的医疗，不仅产生无法预先计划的消费，而且是昂贵的，不能服从审慎做出的预算。治疗灾难性疾病或损伤的费用使即使富裕的人也不能从眼下的收入或存款来支付医疗。医疗的价格越来越超出许多人能力范围，即使慢性病的常规的相对可预见的医疗费用也是如此。在发展迅速和花费昂贵的技术革新年代，这个问题比 1963 年当年 Arrow 描述的甚至更大。除了非常富裕以外的所有人，慢性病或因急性病或损伤而残障都会使人们的收入和财富急剧减少，从而使生活质量受到严重威胁。也许最重要的事实是，从医疗中得到的实际受益是不确定的。患有同样疾病的个体在许多方面是不同的。例如，在发病年龄、患病的严重性、是否存在合并症、并发症的影响、诊断阶段所用检查以及对特定治疗方法的反应等方面人与人之间均存在不同。这些区别造成对特定病人疾病治疗有效性的不确定性。医疗因此不像其他市场商品，例如电视机、电冰箱或汽车，对于那些商品与消费者的选择有关的主要区别主要是个人爱好以及经济状况问题。总而言之，与商品效用和价格有关的不确定性是医疗市场的普遍而无所不在的特点，使得消费者导向的追求效率难以实现。

信息不对称性

除了真正的不确定性，所有的市场参与者对事情都只有不完备的信息以外，医疗市场因信息的不对称分配而进一步复杂化了。Arrow 点到这一事实：对于许多医疗服务，病人必须依赖专业判断来评估需要的存在和性质，以及满足需要的适当手段。如果医疗市场是高度有效的，病人就会与生产者一样好地理解被生产出来的产品的效用。医疗市场的商品和服务不显示新古典经济学理论所预设的信息的对称分配，往往被称为信任商品（credence goods）。消费者必须信任和服从他人的专家判断，这种服从的基础往往是相信他人（专业人员）拥有卓越知识和所要求的诚信（对他们提供符合他们最佳利益建议所必需的）所产生出的信任。即使作为消费者的病人已有先前经验，他们的判断也比在其他市场上多得多的程度上依赖医生专业判断的建议。否则，作为理性的个体消费者的病人不可能使他们自己的效用最大化。

当然，其他市场也有信任商品，从而使这种市场失灵。在现实中医疗市场的无效性也可能是市场组织特定方法的后果，例如在中国所谓的"扭曲的市场"；市场也有可能组织得更好一些以减少不确定性或信息的不对称性。但这种努力面临巨大的困难。随着医疗的科学基础进一步发展，不确定性的某些领域会缩小。此外，许多新发展，例如互联网数据库的公共科技，也许会改变信息分配模式，减轻医患之间某些不对称。例如有些病人对慢性病的治疗选项比许多非专家医生知道得更多。然而，随着我们对描述得很好但理解得很差的临床症状集合的自然史和病因学知道得越多，新的治疗方法的涌现将不断地将新的不确定性引入医疗市场，而医学知识的爆炸和极端专业化的趋势引入新的不对称，甚至引入专业人员之间的不对称。因此，不确定性是医疗市场经久不衰、挥之不去的事实，并且是潜在的市场失灵的一个内置的来源。

Arrow 文章对决策者可得的选择有重要含义。考虑到提供医疗时市场失灵的可能，所有发达的现代经济已经在制度设计的两种政策选择中做出了抉择。第一种选项是配置决策从市场的专一领域移走。医疗市场让位于某种形式的由政府管理的社会保险安排，以资助医疗的可及（如德国），或者让位于某种国民健康服务，直接负责提供公共的医疗（如英国）。第二种选项是维持对私人保险市场的主要依赖（如美国）并通过市场反应与政府干预的结合（如美国）试图应付这样的事实：医疗保险市场的失灵。由于美国为医疗市场固有的信息问题促进医疗保险市场失灵提供一种教科书的例子，我们将在下面通过美国经验的棱镜来例证医疗保险市场问题。

三　市场文化对医学文化

医学是不是市场该去的地方？

在美国的渗透一切的市场文化往往纵容医生成为商人。医生的技能被认为是可出卖营利的。大量医生变成富裕的企业家和 CEO。作为利他主义者的医生与作为生意人之间的界线在商业社会越来越细。18 世纪德国 Justus Möser① 支持市场在经济生活中的有限作用，视它的扩张为现存制度秩序以及传统的社会和文化价值的威胁。市场这种文化影响可以用"腐蚀"一词来概括。但他也说政府的官僚政治傲慢地干预人的理性，破坏私人财产，侵犯自由。其他思想家认可市场及其逻辑在商业范围内的重要作用，但反对认为它的价值应该应用于其他生活领域，尤其是在政治和文化方面。医学是一个市场不应该去的地方。Edmund Burke② 支持市场，但认为商业社会依赖非商业基础，将社会归结为契约是一个错误，最重要的义务和关系不是契约的，医患关系也是如此。我们要问：医生应该是一个什么样的人，医学机构的作用应该是什么—它的目标、风气和传统应该是什么？

Burke 和 Hegel③ 都反对将医患关系归结为契约模型，买卖双方或消费者与供给者因彼此的自我利益而链接在一起。医患关系的复杂性、许多医疗结局的不确定性以及病人的脆弱性使得契约模型不合适。我们对健康的偏好并不能指导我们健康更好，所以要去找医生来了解医学知识如何教给我们健康是什么。Jay Katz④ 指出医生应起教育者的作用，帮助病人筛除越来越多的直接对消费者的广告以及其他动摇人们判断的甜言蜜语。正是 Hegel⑤ 而不是斯密指出，市场不只是满足 wants（想要、欲望），而且创造 wants。当代医生以及其背后的医学机构最重要的任务之一是，帮助我们区别医疗需要（needs）与医疗欲望（desires）。这意味着医学自身必须进行自我考查，分辨哪些是不当影响，何时病人受到这种影响，医学如何能够在压力之下仍然忠于它的核心价值。Hegel 对需要和欲望的区分的思想特别有启发。医学目的毫无边际的模型刺激了经常不断地将想要（wants）转变为

① 引自 Muller, J. Z., 2002, The Mind and the Market: Capitalism in Modern European Thought, New York: Alfred A. Knopf, 87.

② 同上书，136。

③ 同上书，131，141。

④ Katz, J., 1984, The Silent World of Doctor and Patient, New York: Free Press.

⑤ 引自 Muller, J. Z., 2002, The Mind and the Market: Capitalism in Modern European Thought, New York: Alfred A. Knopf, 395—396.

需要（needs）。由于商业市场创造 wants，不谈这种"想要"是否合适，使得那些欲望没有止境。追求无止境的获得是恶的无限：好的健康总是暂时的，没有最好，只有更好，医学进步总是重新定义什么是好的健康，因此我们目前的健康决不是足够好的。医学不能归结为满足健康的欲望。

什么是可有效应用于医疗卫生的市场机制？

20 世纪 80 年代进行了一场有关市场与医疗卫生的生动的国际辩论。所有国家都没有支配医疗卫生的纯市场，正如所有国家都没有纯粹由政府管理医疗卫生的系统一样。问题总是利用一些特定的市场机制，是否会带来合意的个体或系统的结局。当根本目的即底线是经济利润时可利用市场机制，在非营利系统内则设法利用市场机制以经济上可行的方式影响医生或病人以促进他们利他主义的方式行动。因此，没有单一的简单的市场概念可用于医疗卫生系统。要区分两类市场机制，即一类机制的目的是改变医疗卫生系统的那些市场机制，包括将该系统主要部分私有化，将它们脱离政府之手，急剧减少政府的作用，或者试图将竞争引入系统；而另一类机制目的是为了提高效率、质量或改善成本管理，以影响个体和机构的行为而不改变基本的医疗卫生系统。在个体层次，自付和共同付费（deductibles and copayments）是试图影响病人行为的常用方式，正如经济上的奖励和惩罚试图影响医生的行为一样。

在卫生经济学家中间，这时的争论是，在缺乏完备市场的条件下，在种种市场观念和机制中，哪一个和在什么程度上可有效应用于医疗卫生？大多数人准备考虑使用市场机制，使医疗卫生系统更有效率、更具创新性、更可为病人选择，也许更公平，因为现在的医疗卫生效率不高、公众不满，费用难以管理。美国经济学联合会会长 Victor R. Fuchs[1] 发表了 1995 年调查结果，美国人医疗卫生改革观点迥异，缺乏共识。他的结论是：经济学家以及美国人之间价值差异是有效决策的主要障碍。大多数卫生决策对自由、效率、公正和保障有重要的含义，经济学家和公众认为这些目标都需要，但在赋予它们的多大权重的价值或如何界定它们时歧义很大。

---

[1] Fuchs, V. R., 1990, Economics, values and health care reform, American Economic Review 86 (1) 1—24.

市场与政府之间的平衡

所有经济学家同意：基本的经济和政治问题是市场与政府之间要有好的平衡。绝不会有也不应该有纯粹按市场路线组织起来的医疗卫生系统，也不应该有完全由政府自上而下组织起来的医疗卫生系统，无市场插足之处。这种平衡要考虑国家的文化、政治和历史，难以制订统一原则或计划图式。1997 年美国经济学家 Mark Pauly[①]（曾提出医疗卫生中市场的理念和战略）和 Thomas Rice[②]（强烈支持普遍医疗可及和加强政府作用）之间进行了有趣的辩论。Rice 指出，欧洲和加拿大政府控制的医疗卫生系统已经提供了与美国同样或比之更好的医疗卫生结局，而在医疗卫生上的人均费用却少得多，因而效率更好。如果我们接受的经济学理论并未显示市场在医疗卫生中的优越性，那么必然结论是所有重要的问题必须根据经验来做出回答。Pauly 论证说，所有支持竞争性模型是改革医疗卫生最佳路径的人也不认为经济学理论表明市场优于政府管理。理论告诉我们的至多是理想的市场要与理想的政府相并列，不是比它更好。我们应该谈论的是"不完备的市场对不完备的政府"。[③] Rice 则在《重新考虑医疗卫生经济学》（*The Economics of Health Care Reconsidered*）一书中批评了有关市场竞争的 15 个假定，[④]所有这些假定都不能在医疗卫生中实现，第 2 版增加了对政府在医疗卫生中所起作用的优、缺点的讨论。Richard Saltman[⑤] 则建议，处理市场与政府平衡的最佳方式是假定：必需的医疗卫生的普遍可及是一个良好社会的中心组织原则。从这个规范界定的出发点出发，市场就成为社会政策的工具，而不是宗教的信条。但是往往人们让公平服从于效率，坚持经济学在这方面的偏见。

---

① Pauly, M., 1997, Who was that straw man anyway? Journal of Health Politics, Policy and Law 22 (2) 470.

② Rice, T., 1997, Can markets give us the health system we want? Journal of Health Politics, Policy and Law 22 (2) 422—423.

③ 同注 3。

④ Rice, T., 2002, The Economics of Health Care Revisited, 2nd edition, Chicago：Health Administration Press.

⑤ Saltman, R., 1997, Balancing state and market in health system reform, European Journal of Public Health 7：119—120.

技术创新对医疗卫生费用的提升作用因市场而被大大放大。最近一些卫生经济学家说[1]，医学研究的经济受益如此之大，它产生的这种"溢出效应"如提升医疗费用却被置于阴影之中。如果由于技术进步、社会老龄化与不断提升的公众需求相结合，费用上涨往往会达到不可负担的水平，成为医疗卫生的痼疾，在这种情况下我们如何追求效率，更不要说追求公平了？这个问题随着技术越来越被看作医学上值钱的买卖而更迫切，不管它们有多昂贵，因解除个体痛苦而不计成本，大大地加重医疗的总体社会费用，而对总体人群健康效应则很小（如对80—90岁病人的肾透析或心脏手术）。

市场侵蚀医学的价值

医学家关注的是市场对医学文化、传统价值、诚信的负面影响。许多美国医生对市场思潮的崛起和医学日益商业化持否定态度，尽管也有许多医生拥护市场。克林顿卫生改革失败后健康维护组织（HMO）[2]运动加速，大多数美国人参加了这一组织，旨在为营利的种种计划遽然兴起。20世纪90年代中期虽然HMO抑制了高涨的医疗费用，但疏远了许多老百姓和医生。效率有了，但许多人对此结果并不高兴。人们评论说："市场是对美国医学会要维护的医德丧失的悼念，对保持医患关系的神圣性不感兴趣。"HMO采用了许多市场做法，如价格竞争、组合的费用控制措施、利用经济奖励管理医生行为、严厉拒绝病人和医生选择的种种医疗类型，由工商管理硕士（MBA）而不是医学博士（MD）来决定什么是合适的医疗。这些做法与医学的核心价值发生了对立，即6C：选择choice，胜任competence，沟通communication，同情compassion，（关怀）持续continuity（of care），以及（无no）利益冲突conflict of interest。作为医患关系的关键要素的病人的信任，受到侵蚀，被不顾伦理原则的医生颠覆。投资者拥有的医疗（"Investor-owned care"）体现了一种新的价值系统，切断了医院公益之本和好心撒玛丽亚传统（见义勇为），使医生和护士成为投资者的工具，而视病人为商

---

① Murphy, K. & Topel, R. , 2003, Measuring the Gains from Medical Progress, Chicago：Chicago University of Press.

② Health Management Organization 是美国一种为医疗保险公司或其他实体提供和安排管理医疗的组织，它负责为病人联系医院或医生，并与他们签约按照HMO的准则和限制进行治疗，以控制医疗费用。

品。Milton Friedman[1] 说，市场病毒横扫美国的医学，绝无仅有地强烈破坏我们社会的基础，这个基础是仅认可具有社会责任的人，而不是尽可能为股东赚钱。《新英格兰医学杂志》编者 Arnold S. Relman[2] 说，不仅有《希波克拉特誓言》嘱咐医生仅服务于"病人的利益"，而且迈蒙尼德（Maimonides，1135－1204）[3] 说，不应允许"渴求赢利"或"追求名声"来干预医生的专业义务。他指出医学实践与商业之间有明确区别，不应让医生被卷入"医学—工业复合体"之中。后者越来越多的使用广告、营销以及公关技术来吸引病人，视医生之间的竞争是必要的，甚至是有益的。Relman 的继任者 Jerome P. Kassirer[4] 在 1997 年撰写的社论题目是："我们濒危的诚信：它只能变得更糟"。但卫生经济学家 Uwe Reinhardt 说："像每个人一样医生喜欢留在有钱赚的舒适区域"，"医生有完全的权利拒绝没有保险的病人。"Relman 回答说，行为像生意人，而不是利他主义医生的医生太多了。"[5]

医生与卫生经济学家之间的争论体现了商业文化与医学文化之间的裂沟。自我利益是深刻的市场原则。一度对市场怀敌视或持怀疑的领域，现在赚钱和沉湎于富裕的快乐越来越可见了。由于医学教育昂贵，导致背负沉重债务，对能过上富裕生活和发财的期待，以及专业学会不再谴责金钱和市场，所有这一切为医生赚钱提供进一步的根据，增大了商业文化压倒医学文化及其传统价值（利他主义）的倾向。

四　医疗市场的国际经验证据

Callahan[6] 将医疗市场的国际经验证据概括为两个层次：微观层次，

---

① Friedman, M., 2002, Capitalism and Freedom Chicago, University of Chicago Press, 64.

② Relman, A., 1992, What market values are doing to medicine? Atlantic Monthly 269 (30): 99—102.

③ 中世纪著名犹太医学家、哲学家和神学家。

④ Kassirer, J., 1997, Our endangered integrity, New England Journal of Medicine 336 (23): 1666—1667.

⑤ Relman, A. & Reinhardt, U., 1986, An exchange on for－profit health care, in For－Profit Enterprise in Health Case, Washington, D. C., National Academy Press.

⑥ Callahan, D. & Wasunna, A., 2006, Medicine and the Market: Equity v. Choice, Baltimore: Johns Hopkins University Press.

包括最常用的市场做法，如竞争、共同付费、私人保险公司、营利与非营利医院并存、医疗储蓄账户，以及医生奖励措施；宏观层次是视市场措施服务于根本的社会目的和文化目的的实际情况如何。

微观层次的证据

我们先来看微观层次的证据。微观层次的证据首先看竞争，它是市场的核心。即使人们同意在社会的经济组织中竞争具有重大的价值，这是否同样适用于社会的所有体制，尤其是医疗卫生的组织呢？恰如上述，Kenneth Arrow 对准了这一假定的心脏射出了致命的一箭。[1] 他论证说，由于医疗结局的不确定性和病人缺乏信息，医疗卫生不具备作为市场的必要条件，市场失灵为按照市场理论组织医疗卫生任何努力所固有。在美国，竞争首先出现在 20 世纪 30 年代，医生相互竞争以获得雇主和个人的合同，在按人头预付基础上提供全面的医疗，在这个时期，许多医生开始积极地营销他们的服务，推销他们的行医。20 世纪 80 年代之前 40% 的美国医生利用市场技术（几乎是公开的价格竞争）吸引新病人，这种做法从未停止。由于尼克松总统于 70 年代发起的立法，使得 HMO 在 20 世纪八九十年代飞速增长。Eli Ginzburg[2] 在 1997 年审查了有关 HMO 和竞争的证据后得出结论说，"唯有脑子不清的乐观主义者才能相信竞争的市场能够限制和遏制未来医疗费用的增长。"

医院的竞争

美国加州医院和 HMO 众多，对医院之间的竞争有历时 30 余年的研究。James Robinson 和 Harold Luft[3] 对早期文献做了综述，使用了 1982 年的数据，他们指出"关于医院的成本，在更具竞争性的当地环境中运营的医院，大大高于在不那么具有竞争性的环境中运营的医院。"这个信息是令人震惊的。更多的竞争怎能导致更高的成本呢？这完全破坏了有关竞争影响的既定经济学理论！但是我们很快就明白，医院的竞争不是价格上的竞争，而是医疗上的"军备竞赛"，医院彼此竞争的不是价格，而是设

---

[1] 这是一个双关语，Arrow 这个姓原意是箭。

[2] Ginzburg, E., 1997, Managed care and the competitive market in health care, Journal of American Medical Association 277 (22): 1813.

[3] Robinson, J. & Luft, H., 1988, Competition, regulation and hospital care 1982—1986, Journal of American Medical Association 260 (18): 2678.

备、质量以及技术的高低。1986—1994 年期间一些州的调查结果表明竞争降低了医疗价格、费用和医院成本。但 90 年代晚期开始费用又陡然上涨，到了 2003 年医院成本的增加超过了药物费用的增加。对美国主要大都市地区医院竞争的一项研究做出这样的结论：更大的竞争"与更高的费用，而不是与较低的费用相关联"。[①]

Callahan 及其同事在阅读了有关医疗竞争的文献和数据后，感到医疗中的竞争也许在某个地方在提高效率和控制费用方面起点作用，但最大可能是唯有结合使之起作用的强有力的政府管制。在任何地方没有前后一致的证据证明，不受管制的竞争性市场能达到这些目的，更不要说维持公平可及了（例如在印度和中国那样）。如果我们注意一下欧洲采用种种市场方法的经验，那么我们就会看到最为有效的办法总是由政府强加的供方限制，辅以由政府强加的买方的控制：控制昂贵技术的可得性、控制医院容量或规模、控制医生的数量、控制医生的费用、控制药物费用等，这一切极为有效地控制了费用。即使比较成功的竞争也没有政府直接干预遏制费用来得力度大，收效快。Thomas Rice[②] 争辩说，可得的文献表明，无须没有根据的假定的帮助，"没有理由认为竞争的市场在医疗领域会产生优越的结局"。杰出的经济学家 Burton A. Weisbrod[③] 早在 20 年前就写道："我们不能应用基本的经济学分析来制订医疗卫生的公共政策。竞争确有作用可发挥。但医疗市场与巧克力曲奇的市场是不同的。"Callahan 等认为，在世界的许多地方，驱使人们承诺竞争的是经济学理论和意识形态，而不是经验数据，即认为如果市场一般管用，它也必然在医疗卫生中管用。这种推理就是"市场谬误"（market fallacy）。[④]

---

① Rivers, P. A. et al, 2000, Hospital competition in major U. S. metropolitan areas: Empirical evidences, Journal of Health and Human Services Administration 23 (1): 47—48.

② Rice, T. , 2002, The Economics of Health Care Revisited, 2nd edition. Chicago: Health Administration Press, 272.

③ WEisbrod, B. , 1993, Competition in health care: A cautionary view, in Myers, J. et al, (eds.) Market Reforms in Health Care: Current Issues, New Directions, Strategic Decisions. Washington D. C. : Americn Enterprise Institute for Public Policy Research, 71.

④ Callahan, D. & Wasunna, A. , 2006, Medicine and the Market: Equity v. Choice, Baltimore: Johns Hopkins University Press, 211.

用者纳费共同付费

用者纳费（user fees）/共同付费（copayments）是最重要、最普遍的费用分担的形式，即使在以全民医保为自豪的大多数国家也是如此。共同付费的共同特征是要求医疗服务用户承担一部分医疗费用。对于共同付费是否是改善效率和遏制费用的有效工具，经济学家有歧见。然而，较为一致的意见是，除非伴以对低收入人群的补偿措施，共同付费对筹资和医疗可及都将是不公正的。采用共同付费办法的基本根据是抑制需求。有些经济学家争辩说，当医疗保险完全覆盖医疗服务时，医疗需求就会超过社会合意的水平。共同付费可强迫病人将费用考虑在内，从而限制超量需求。然而，一个明显的问题是，病人不是他们医疗需要的好的判断者，例如什么时候他们会想去看医生或服用处方药物。简言之，共同付费也许会阻止他们去谋求所需要的医疗。注意到这种可能性与承认全额报销可能导致不需要的医疗并不矛盾。获得正确的平衡并不容易。有些政策分析家论证说，利用增加收入这一工具作为遏制费用的工具存在内在的冲突。如果人们认为，一般情况是供方诱发需求，受保者和病人的开销总是供应者的收入，那么强加或增加费用分担不会减少费用；只不过是使费用从付保险金的那些人或赋税人转移到不幸患病和要求医疗的那些人身上。显而易见，共同付费引起人们对筹资和医疗可及的公平的关注：它引起筹资不公平，因为费用分担的负担有可能落在低收入家庭；它引起健康服务可及的不公平，因为它导致减少老年人、年轻人和慢性病人的可及。共同付费对病人缴费的差额影响反映了这样一个经济现实：仅当花费一个家庭所拥有的大部分资金时，价格才能起更大的威慑作用。使用医疗服务本来会对健康起有益作用，而减少或拖延治疗同样能降低健康状况。在美国，保险公司正在从供方采取控制费用的措施转向从需方采取控制费用措施。大约20%的美国医疗费用是病人通常在使用医疗服务时刻从自己钱包里支付的。在过去20年，这些医疗费用在绝对值上增长得相当快。在最近几年内许多雇主使雇员负担的处方药费用倍增：普通药从5美元涨到10美元，名牌药从15美元涨到50美元。有一项研究发现，当他们雇主资助的健康保险计划提高了这些药物的雇员共付额，美国人花费在处方药上的钱就更少了。每张处方共付额从5美元增加到10美元，雇员就削减开销22%，从每年725美元减少到563美元。20世纪70年代就研究共同付费的哈佛卫生经济学家 Joseph Newhouse[①] 争辩说，美国人的主要医疗偏好是不考虑费用的选择，账单由遥远的第三方支付。当面临必须在考虑费用的选择与无选择可言之间权衡时，美国人会口吐怨言，但选择前者。

　　大多数欧洲国家将费用分担作为提高收入或遏制医生和医院提供的服务费用的工具，但着重点各有不同。药物的费用分担是广泛使用的，然而不用于年轻人或老年人。其主要目的是将药物的某些费用转移给使用者。差不多一半西欧国家对首次医疗使用某种形式的费用分担，且差不多一半也用于住院病人和专科门诊病人。直接费用分担的最常见形式是共同付费和共同保险，所有欧洲国家都规定现款支付的最高额，以限制个人或家庭负责的医疗费用数。因此，收入保护是这些制度的强有力特点。例如在比利时，低收入家庭的人完全或部分免除费用分担。有些服务对低收入不工作的人减免费用，如鳏寡孤独、领退休金者，有时也包括儿童。在奥地利，收入低于规定水平的人免除药物的费用分担。在法国，患 30 种严重、致残或慢性疾病之一的病人免除费用分担。在芬兰和冰岛，病人看病许多不需要付费。

　　欧美的证据提示，费用分担减少病人使用医疗，但不能遏制费用。国家之间的比较表明，美国比之许多其他国家（加拿大、法国、德国、日本、英国）平均每人看病次数少，住院天数少，但相对于 GDP 的医疗开支却比这些国家高得多。美国的总医疗费用也最高。其他国家有较低的费用分担率，较高的使用率。这并不是说，费用分担引起更高费用，而是提示除费用分担以外的其他措施是遏制费用更为有效的措施。就公平而言，根据 20 世纪 60—90 年代数据，美国和瑞士是经合组织 10 个国家中最为退步的卫生筹资系统。因为他们严重依赖私营保险公司和私人现款支付制度。在这两个国家费用分担制度是退步的，因为在大多数场合他们不顾病人收入。证据始终如一地显示，直接缴费对穷人使用服务的威慑作用要比对富人大。对可及的限制对人口中穷人和重病人的健康造成不良影响。20世纪 70—80 年代（The RAND Health Insurance Experiment）[②]发现，费用分

————————

　　① Newhouse, J., 2004, Consumer - directed health plan and the RAND health insurance experiment, Health Affairs 23（6）：107—113.

　　② Newhouse, J., 1993, Free for All: Lessons from the RAND Health Insurance Experiment, Cambridge：Harvard University Press.

担降低了各类服务的使用，这对普通人伤害不大，但的确伤害了穷人的健康，给慢性病人造成经济问题。还应该记住的是，在美国仅有一小部分比例的人消费了很大部分的医疗服务。对于这些人来说，他们的高费用意味着，即使共同付费或自付额很高，很快超过了他们的医疗所需，也没有提高他们的价格意识。

对于发展中国家的若干概括。医疗服务用户付费在英语非洲（埃塞俄比亚、纳米比亚和南非）已经实施多年，他们有全国性的用户付费制度，20 世纪 80 年代实施这种制度的非洲国家用户付费大幅度增长，这是由于世界银行改革处方所致。用户付费是替代以税收为基础的为政府医疗服务筹资的办法。为将用户付费制度强加于发展中国家的辩护理由有：增加收入、改进质量，通过改善药物可得性扩展服务覆盖面，促进合适地或有效地使用卫生资源，改善公平。然而，实际情况是：引入用户付费降低了医疗的使用，尤其对于贫困的家庭；当生成的收入滞留在收集点，病人缴纳费用鼓励低效的供应者行为；缴费制度内缺乏协调，层次低的医院却要病人承担比层次高的费用；缴纳费用本身往往劝阻穷人不是富人去利用医疗服务。一些研究显示，支付机制的性质对医疗的使用和公平有重要影响。

私人健康保险

私人健康保险是医疗筹资的一种措施，健康保险金可由个体支付，雇员与雇主之间分担，或完全由雇主支付。私人保险的潜在好处是：满足富人的需求，他们自己筹资，让政府致力于用公共资源给穷人提供医疗；动员补充资源于可使穷人和富人都受益的基础设施；鼓励创新和效率，由于灵活性和获利动机可推动公立部门改革；增加消费者的选择，使他们能够利用他们自己的资源于购买他们想要的覆盖面和服务。私人保险的潜在缺点是：由于要在健康保险市场竞争，人们必须能够比较不同计划的受益包，大多数国家的消费者在购买私人健康保险时很可能对所提供的医疗受益吃不准（不确定）；由于保险金的额定有风险，私人健康保险往往偏向于健康的年轻的成人，他们使用医疗服务少。为了规避金融风险，许多私人保险公司仅将他们的计划销售给群体。所以，个体保险往往昂贵，比较穷的人（健康不佳的风险高于普通人）购买健康保险困难很大；在私人保险范围里，老年人通常要付昂贵得多的保险费，因为他们需要比较多的医疗。在例如南非和智利等国，由于保险费用高，退休人员退出了私人部门；社区额定往往用作确保公平和共济的工具。然而，在个体自愿购买保险的情境下，较为健康的人可能考虑社区额定的保险金太贵，退出而求自我保险。这使得比较穷的人去依靠社区额定的保险金，逐渐使得这种保险难以为继。没有合适的管控，市场就会分割，专为富人服务，将脆弱群体排除在外。证据显示：

在公平方面：在美国和瑞士，私人健康保险促进医疗筹资的累退性（regressivity），使医疗支付中按支付能力支付医疗费用的份额越来越小。然而，在德国和荷兰，主要是富人购买私人保险，促进筹资系统的累进性（progressivity），即医疗支付中按支付能力支付医疗费用的份额越来越大。[①]在供应方面，私人健康保险创立的可及，是基于支付的意愿和能力，一般歧视穷人、病人和老人，也破坏了公平的可及。美国杜克大学哲学家Allen Buchanan[②]说，私人保险在经济上可存活的必要条件与公平可及的必要成分相矛盾，这种成分要求管制竞争和用慷慨的公共资金填满可及中的鸿沟。

在效率方面：除了支付的意愿和能力以外私人保险没有标准来判定医疗的可及。在大多数国家，私人保险公司与公共系统竞争或平行。私人健康保险可提供有成本效益的服务，公共部门不能提供这些服务往往由于管理不善。私人健康保险也许可提供更快的服务可及或合意设施的费用（如私人医院提供单间病房），而公共保险则不提供。私人保险公司的管理费用要高，因为营销、促销、包销等方面的成本。此外，如果私人保险公司是营利的，那么必然会生成进一步的收益以便付给股东红利。

认真的管制能够限制私人保险可能给病人和公共系统带来的负面影响，主要限制其在一定范围，不让私人保险去全面保障人群的健康。在制度层次，医疗筹资主要通过私人保险既不公平，又无效率。美国就是一例。保险公司的管理费用和竞争性市场使美国的制度成为世界上最花钱的，但它仍然不能覆盖数千万公民的医疗需要。适度的私人保险可满足扩

---

① Measuring progressivity of health care payments, Quantitative Techniques for Health Equity Analysis—Technical Note #16, Progressivity Analysis, 1—9. http：//siteresources. worldbank. org/INTPAH/Resources/Publications/Quantitative – Techniques/health_ eq_ tn16. pdf

② Buchanan, A. , 1995, Privatization and just health care, Bioethics 9 （3/4）：220—239.

大选择的某些欲望，而不致其伤害公共系统，像英国那样。

营利实体

由投资者拥有的、目的为营利的实体，在美国医疗实业中起着越来越大的作用。营利健康计划的市场份额从 20 世纪 80 年代中 HMO 参与进来的 25% 上升到 90 年代晚期的几乎 2/3。临终关怀项目越来越营利，从 1992 年的 13% 上升到 1999 年 27%。虽然美国仅有 10% 是营利医院，但 20 世纪 90 年代从非营利到营利的转换率迅速增长。[①]医疗中营利作用增长是有争议的，因为一些人认为，营利的医疗敌视医学利他主义传统。即使不认为有内在冲突的人也担心获利动机对医患关系和提供合适医疗的负面效应，担心以营利为导向的医院与其周围社区的关系。[②]基本问题是，营利医疗是否会对医疗可及构成危险。不言而喻的答案是：会的，不是所有人都能负担得起医疗。但是，在这种情境下一个重要问题是，以营利为目的的供给者是否以及在多大程度上有特殊的义务提供公平的可及，例如给营利医院附近的穷人提供医疗。我们认为他们有此义务，但唯一的条件是，他们是附近唯一的使必要的医疗可得的设施，或他们所在国家没有政府的安全保障网。在这种情况下，由于他们控制着必要的不可缺少的医疗服务，他们有义务提供医疗，直到这样做危及他们经济生存之前。然而，这条线应该设定在哪里，必然提出困难的道德难题，对此没有显而易见的答案。美国许多营利医院具有类似的难题：如果他们给那些不能付费的人提供医疗，造成不可忍受的财政负担，他们就不能继续生存下去。在发展中国家的一种特殊危险是，喂养富人的营利部门往往从公立部门吸引走最佳的医护人员，使问题复杂化，如要使公立部门保持强势，很可能会影响富人和有权势人的利益。那么，营利医疗机构，尤其是营利医院对医疗费用、医疗质量以及与当地社区关系是否有负面影响呢？

医疗费用。《新英格兰医学杂志》一项研究显示，所有医院管理服

---

① Silverman, E. et al, 1999, The association of for – profit hospital ownership and increasing medical spending, New England Journal of Medicine 341 (6): 420.

② Gray, B., 1991, The Profit Motive and Patient Care. The Changing Account ability of Doctors and Hospitals, Cambridge: Harvard University Press; Brock, D. & Buchanan, A., 1988, Ethical issues in for – profit health care, in Gray, B. (ed.), For – Profit Enterprise in Health Care, Wanshington, D. C.: National Academy Press, 224—249.

务费用 1990—1994 年间均增长，营利医院增长尤其高。这项研究的结论说，"与市场的言辞相反，市场的力量推高管理费用，我们也许应该问：我们的市场医学实验是否已经失败。"另一项研究显示，在 1989、1992 年和 1995 年，在营利服务地区人均老年人医疗保险费用更高。有关 1986、1989、1992 年和 1994 年医院的数据显示，1994 年营利医院的价格平均比非营利高 10%。一项更为晚近的研究显示，过去 30 年在控制人均医疗开支的增长率方面 Medicare（老年医疗保障制度）比私营保险更为成功。①

医疗质量。美国的营利单位显然比非营利单位在病人医疗上花费少，提供的预防服务少，退出率更高，拒绝受益人要求更多。那些健康马马虎虎或糟糕的病人似乎在总体上对非营利医疗计划更为满意。有一项研究提示，营利医院病人的死亡风险较高；另一项研究提示，营利的透析中心比非营利的透析中心有高 8% 的死亡风险。然而，判定营利单位高额费用的干预措施数据是否更好的作者们惊奇地发现他们的数据却表明并不。在《健康事务》（Health Affair）发表的一篇关于病人安全性的文章发现，医院的营利地位对病人安全性没有前后一致的效应。然而，可以论证说，决定病人风险的是所作干预的医院规模。规模小的医院往往对某些干预措施有较高死亡率，因为他们的护士和住院医生更少。这些医院往往是营利医院，在农村和南方特别多。②

对社区影响。一些研究显示，医疗计划影响到当地社区居民的安康，其影响或正面或负面。凯瑟家庭基金会（Kaiser Family Foundation）在 1997 年和 1998 年所作调查发现，人们一般认为营利和非营利医疗计划在他们提供的医疗质量上是相同的，但显然认为非营利的医疗机构"对社区更有帮助"。③ 2003 年发表的一项研究比较了来自非营利单位与营利单

---

① Callahan, D. & Wasunna, A., 2006, Medicine and the Market: Equity v. Choice, Baltimore: Johns Hopkins University Press, 220—221.

② Callahan, D. & Wasunna, A., 2006, Medicine and the Market: Equity v. Choice, Baltimore: Johns Hopkins University Press, 221; Romano, P. et al, 2002, A national profile of patient safety in U. S. hospitals, Health Affairs 21 (2): 163.

③ Kaiser Family Foundation 1998 For – Profit Health Care Companies: Trends and Issues, Menlo Park: Kauser Family Foundation, 21.

位的社区受益，发现非营利单位一般更多地参与他们当地社区，尤其在提供社区医疗服务补助以及支持社区健康和心理卫生服务。他们也更可能制订和完成低收入邻居受益项目。然而，营利单位在信息沟通和告知参保者他们医疗潜在问题方面要好得多。① Schlesinger 及其同事的结论说，决策者应该对 HMOs 中间的营利部分提高警惕，它们有可能干扰使社区可能受益的做法。②

总的来说，似乎非营利单位比营利单位干得更好。在 20 世纪 90 年代，营利医院比非营利医院有更高的管理费用，更高的价格，在人均病人身上花费更少。使用医疗最多，健康马马虎虎和糟糕的 HMO 参与者，似乎对非营利的 HMOs 更高兴。非营利的 HMOs 有更多的预防项目，有更低的退出率，更少地拒绝受益请求。这种做法是提供慈善医疗服务和支持以社区为基础的医疗服务的重要慈善传统的一部分。

医疗账本

在美国，医疗账本（MSA, Medical Savings Accounts/Health Savings Accounts/FLEX PLANS）这一做法是失败的。1996 年国会要求人们购买自费额高的医疗保险计划，在银行开一个储蓄账本，用这个账本中的钱来支付自付额或其他现付（out - of - pocket）医疗费用。其基本的市场目的是增加选择和个人控制医疗开支。与 IRA（individual retirement account 个人退休账本）类似，投资累积的拥有者可在退休时取走这免税的钱。然而，在 2002 年以前仅有 8.5 万人参加这些计划。③ 2004 年 MSA 不再继续，但这种想法没有结束。由于布什政府的推动，发起了一个新计划作为 2003 年 Medicare 改革法案的一部分，称为健康储蓄账本 health savings accounts（HSAs）。HSAs 旨在修补 MSA 引起的问题，被经济学家 Martin Feldstein 称为"2003 年最重要的立法"。④ HAS 使任何 65 岁以下的人都能够为大量自付额（对一个家庭最低额是 2000 美元）出资（免税），最多可达每年 5150 美元，用来支付与健康相关的开销。MSA 和 HAS 都是旨在使人们

---

① Schlesinger, M. et al, 2003, Measuring community benefits provided by nonprofit and for-profit HMOs, Inquiry 40 (2): 126—127.

② Ibid. 129。

③ Baldwin, W. , 2002, Unsocializing medicine, Forbes 169 (11): 24.

④ Feldstein, M. , 2004, Health and taxes, Wall Street Journal 19 January, 13A.

在使用医疗时更具费用意识。它们有两个缺点：它们往往使人们有大量可支配的收入；以及它们主要针对控制医疗的需求方。在 2004 年底以前 HAS 进展比布什政府预期的慢。

南非是实行私人 MSA 的另一个国家。1994 年对保险产业解除管制后，人口的 20% 购买私人保险，其中一般是 MSA，由个人和雇主共同出资，给予免税待遇。通常慢性病人住院和处方药没有自付额，但门诊处方药和门诊医疗自付额很高。由于参加 MSA 的人口比例小，难以评估他们的影响，但有证据证明保险者和受保者对此计划感到高兴。[①] 然而，2005 年政府终止了 MSA 项目。美国和南非在私人部门使用 MSA，但新加坡主导了公共 MSA，于 1984 年建立，称为 Medisave，是强制的、普遍的和政府管理的。其医疗制度往往受到表扬，因其以十分低的费用（3%—4% 的 GDP）提供相对好的医疗的能力。自实施 Medisave 以后，新加坡的健康费用显著增加。1993 年政府决定实施某些控制以降低医疗费用。卫生政策部级委员会（Ministerial Committee on Health Policies）说："单凭市场的力量不足以将医疗费用降至最低。政府不得不直接干预组织和管制医疗。"在政府的医院开始实施某些限制供应的一些控制措施：限制使用昂贵的技术，规定医疗服务的价格上限（price caps），减少给医院的补贴，限制医院床位数，加紧对医生人数的控制，以及限制专家数量，不超过医学专业的 40%。[②] Mark Pauly 结论说，新加坡的医疗开支一直显著低于如果没有个人储蓄账本本来会有的开支。[③]

结论是，MSA 至多是市场雄心的象征，而不是降低费用、改善效率和质量，以及增强公平可及的有用手段。与公共付费一起，MSA 是迫使人们就他们所要的医疗作出自己的选择，其目的是控制不必要的或对个人无吸引力的医疗。但 MSA 和公共付费设定，病人知道哪些医疗程序或治疗对他们好，这要求我们之中很少人有的作出抉择的专业知识。Malcolm

---

①　Matlsonn, S., 2000, Medical savings account in South Africa, National Center for Policy Analysis.

②　Barr, M., 2001, Medical savings account in Singapore: A critical inquiry, Journal of Health Politics, Policy and Law 26 (4): 709, 712—713, 716—717.

③　Pauly, M., 2001, Medical savings account in Singapore: What we can know? Journal of Heath Politics, Policy and Law 26 (4): 730.

Gladwell 说，MSA 是普遍可及的对立面。当然，如果认为选择的价值是内在的好，目的是赋权于个人，而不是医疗的公平分配，那么 MSA 是有吸引力的，尤其对那些负担得起的人们。①

对医生的激励

补偿医生基本上有三种办法：按服务付费，薪水，按人付酬收费。从历史上看，按服务付费是付给医生的标准方法，几乎各地都用。但在最近几十年大部分一直用其他方法，因为认为它鼓励过度使用医疗，在西欧国家医生费用由政府与医生组织之间的协商规定。按人付酬是医生与保险签约付给医生固定酬金，酬金取决于服务范围、服务的病人人数以及服务期限（一般以月计）。除此以外，各单位还用奖金（bonuses）、酬金扣留（fee withholds），或分享风险和奖励（subcapitation）来使医生不要过度使用转诊、诊断检查和其他辅助服务。奖金是对满足标准的奖励，如降低病人医疗费用，增加病人满意度，质量改进，以及同行评价。酬金扣留是延时工资，以业绩为条件。如将医生报酬留下一部分，置于基金库内，如在年底还留下未支付的资金就发给医生。在美国使用激励办法大为增加。医生的激励是有争议的，但也许是不可避免的：一切制度都有某种财务刺激，或明或暗。按服务付费制度可鼓励医生多看病人，但提供的医疗要比病人需要的更多，而拿工资的医生也许不那么会过度医疗，所谓"看不看，二斤半"。②

为了评估激励的作用，可以问三个问题：第一，经济激励是否真正能刺激医生的服务效率？2002 年一项研究显示财务激励的确增加服务效率。但服务效率高是否改善医疗质量或避免过度医疗则不清楚。第二，财务激励是否真能遏制费用？1998 年 JAMA 发表的一项研究发现激励方法与每人医疗服务的使用和费用没有显著关系。第三，医生个人的经济利益是否影响，甚至限制他们提供给病人的医疗？批评者说，经济激励可使医生限制或省略重要的诊断检查，加速病人出院，或者避免将病人转诊给专家。

① Gladwell, M. 2005, The moral hazard myth, New Yorker 20 August, 49.

② Callahan, D. & Wasunna, A., 2006, Medicine and the Market: Equity v. Choice, Baltimore: Johns Hopkins University Press, 225—226.

对此尚无定论性证据证明。但这方面的关注仍然存在。似乎一致的意见是，激励安排不应该引诱医生对其行为产生不良效应。没有受到注意的一个重要问题是，激励对公众感知和医生诚信信任的影响。即使激励实际上从来没有影响对病人的医疗，但可能影响的感知本身对医患关系及信任会有负面作用。①

没有足够的信息来精确评估受到激励的医生对医疗的影响。两件事似乎是肯定的：第一，如果医生的收入影响太大，他对病人医疗的决定很可能有不良影响；第二，激励不可能增加公众信任，尽管这种不信任可用完全公开透明来减轻。然而第二点有关于激励的法律诉讼，州和联邦政府限制使用激励，以及伦理委员会一直在努力调查和管控激励为证。②在国际层次，世界银行发展研究组的 Varun Gauri③ 讨论了发展中国家用财务激励吸引医生到农村服务。在印度尼西亚，吸引医学院校毕业生到外岛工作奖金可达薪水的100%。他说，由于监督问题在发展中国家与绩效联系的激励很难实施。在那里，不转诊到专家那里或征求第二个医生的意见对医生有好处，因为有失去病人和收入的风险。

宏观层次的证据

健康结局和医疗服务

美国的医疗制度是一个拼缀品，除贫困医疗保障制度（Mediaid）和老年医疗保障制度（Medicare）外就是各种各样的保险计划，由私人保险

① Conrad, D. et al, 2002, The impact of financial incentives on physician productivity in medical groups, Health Service Research 37 (4): 885—906; 1998 Primary care physician compensation method in medial groups, Journal of American Medical Association 279 (11): 853—858; Orentlicher, D. 1996, Paying physicians more to do less: Financial incentives to limit care. University of Richmond Law Review 30: 155.

② Orentlicher, D., 1996, Paying physicians more to do less: Financial incentives to limit care, University of Richmond Law Review 30: 161—162.

③ Gauri, V., 2001, Are incentives everything? Payment mechanism for health care providers in developing countries, World Bank Development Research Group, Working Paper 2624. World Bank Washington, D. C., 13.

公司运营，由机构或个人购买，许多医院以营利为目的，进行企业化管理，形成强大公司医学（corporate medicine）。欧洲是两种医疗保险制度，一种是以税收为基础的公费医疗制度（tax - based health systems，TBH，如英国）；一种是社会医疗保险制度（social health insurance systems，SHI，如德国），由雇员和雇主共同出资，由半官方的机构（如疾病基金会）负责管理该制度并支付医疗费用，政府通过该机构负责失业或无职业人员的医疗。

在预期寿命方面，2003 年统计，亲市场的美国为平均 76.8 岁，反市场的欧洲为 79 岁左右；医疗开支方面，2004 年统计美国占 GDP 的 15%，每人 4370 美元（2001 年），欧洲则占 GDP 7.6%—9.5%，每人 1763—2349 美元；心脏旁路手术方面，2000 年统计，美国每 10 万 205 人，欧洲为 40—66 人；在医院床位，2001 年统计，美国为 10 万 350 张，欧洲为 417—820 张。在欧洲实行 SHI 的国家医疗费用比实行 TBH 的国家高，约为 1∶1.16；在 20 世纪 90 年代实行 SHI 的国家公共资助额比实行 TBH 的国家降低。

欧洲有关 SHI 制度的研究报告说，难以对欧洲 SHI 制度与 TBH 制度的优劣做出判断，主要是因为评估的是种种不同的绩效，有些国家对一些事做得较好，其他事则较差（如平等、可及、效率、病人满意度）。最后该研究结论说，这项研究显示，从费用控制到健康状况，欧洲的 SHI 和 TBH 国家都比美国好，而在公平和可及方面 TBH 比 SHI 稍好。换言之，医疗卫生系统的美国"生活方式"是严重的市场导向，比欧洲国家产生更糟糕的健康和不公正，但费用却非常高。然而三位亲市场的人 2004 年在《华尔街杂志》写道，"在美国医疗程序创新一个世纪后，技术和制药工业、美国医疗的质量使世界妒忌。"我们没有发现文献以及去其他国家旅行时有这种妒忌的迹象，大多数欧洲人同意这样一句话："美国医疗卫生制度处于深刻的困难之中"。然而美国预期寿命仍然较高却要归因于通过以联邦税收为基础的贫困医疗保障制度（Medicare）提供的优越医疗。这一事实与欧洲 TBH 在给他们公民提供合理公平和可及的可证实事实完全相容。广而言之，所有欧洲的制度在提供给病人合适的选择、控制其费用都比美国好，并且病人满意度很高。在美国 Medicare 项目比私营机构行政费用低，费用增长慢。[①]

医疗质量

近年来医疗质量与健康结局几乎一样重要，也许更为重要，尤其是如果评估标准涉及人们如何体验和感受他们得到的医疗，其中健康好坏本身仅是许多可能的标准之一。1999 年联邦基金会（Commonwealth Fund）工作组的一项重要研究使用的是医学院研究院 IOM 的质量定义："对个体和人群的医疗服务按目前专业知识增加合意健康结局的程度"。这个定义太窄，过分强调健康结局。例如，对支付医疗的担心可能是焦虑的来源，即使对健康状况有很大影响；排队时的恼怒、焦虑和烦恼，即使最终看上了病也能影响人们对医疗的满意度，即使没有引致伤害。从 5 个国家 21 个质量指标（将健康结局作为质量测量标准）看，联邦基金会工作组数据显示出很大的变异。他们的结论是："在所有指标上这 5 个国家没有最好最差的。每一个国家至少都有一方面可从国际经验学习。"[②]

表1　　　　2001 年 5 个国家公民对他们医疗卫生制度和普遍可及问题的观点（按收入分组）[③]

%	制度问题太多必须完全改革	可及比两年前更差了	看一个专家太难了	在周末或晚上看医生很难或有点难	往往或有时看病难因为所住地方医疗不可得
澳大利亚					

① Callahan, D. & Wasunna, A., 2006, Medicine and the Market: Equity v. Choice, Baltimore: Johns Hopkins University Press, 228—236.

② Hussey, P. et al, 2004, How does the quality of care compare in five countries? Health Affairs 23 (3): 90—92.

③ 资源来源：Commonwealth Fund/Harvard/Harris Interactive 2001 International Health Policy Survey, Blendon, R. J. et al, Inequalities in health care: A five country survey. Health Affairs 21 (3).

续表

%	制度问题太多必须完全改革	可及比两年前更差了	看一个专家太难了	在周末或晚上看医生很难或有点难	往往或有时看病难因为所住地方医疗不可得
平均收入以下 n = 483	22	22	14	33	19
平均收入以上 n = 587	18	17	11	38	14
加拿大					
平均收入以下 n = 465	23	28	20	46	23
平均收入以上 n = 558	13	24	14	36	17
新西兰					
平均收入以下 n = 374	25	20	21	22	24
平均收入以上 n = 693	18	12	6	22	16
英国					
平均收入以下 n = 526	19	20	16	31	14
平均收入以上 n = 500	17	17	6	36	11
美国					
平均收入以下 n = 545	35	26	30	49	28
平均收入以上 n = 609	22	18	8	40	15

表2　　　　　1988—2001 年 5 国公民对本国医疗卫生系统总看法①

	澳大利亚	加拿大	新西兰	英国	美国
仅需小幅度改变					
1988/90	34	56	——	27	10
1998	19	21	9	25	17
2001	25	20	18	21	18
需要根本改变					
1988/90	43	38	——	52	60
1998	49	56	57	58	46
2001	53	59	60	60	51
需要完全重建					
1988/90	17	5	——	17	29
1998	30	23	32	14	33
2001	19	18	60	18	28

表3　　　　　5 国公民对医疗可及和质量的看法②

可及%	澳大利亚	加拿大	新西兰	英国	美国
看一个专家非常难或极难	12	16	11	13	17
看一个专家有点难	23	28	23	22	22
看一个专家不难	60	51	61	53	59
可及比两年前差	19	26	15	17	20
可及与两年前一样	69	65	71	69	62
可及比两年前好	8	6	10	11	17
晚上或周末看病有点难或很难	34	41	23	33	41

①　资料来源：Commonwealth Fund/Harvard/Harris Interactive 2001 International Health Policy Survey, Blendon, R. J. et al, Inequalities in health care：A five country survey. Health Affairs 21（3）.

②　Ibid. .

续表

可及%	澳大利亚	加拿大	新西兰	英国	美国
由于所住地方医疗不可及看病往往或有时很难	17	21	18	13	20
由于费用不能按处方配药	19	13	15	7	26
由于费用得不到医疗	11	5	20	3	24
由于费用得不到检查、治疗或随访	15	6	14	2	22
由于费用看不上牙医	33	26	37	19	35
付不起医药费用单	11	7	12	3	21
质量评定%	澳大利亚	加拿大	新西兰	英国	美国
整体医疗评价为					
优秀	26	20	27	21	22
很好	37	34	40	32	35
好	26	32	23	30	28
一般	8	9	6	13	10
差	2	3	2	2	3
医生的应对性被评为优秀或很好					
尊严和尊重地对待你	80	79	84	73	72
仔细聆听你健康关注	73	74	75	67	62
提供你要的所有信息	72	67	73	58	63
花费足够的时间	69	62	71	54	58
知道你和你家庭情况	63	59	67	51	57
电话或亲自可找到	9	55	64	8	52

表 4　　　　17 个国家公民对本国医疗卫生制度满意度（专家比较）

以及每人健康开支 1998 年和 2000 年①

国家	对制度满意的百分比%	制度总体绩效的WHO排名	制度总体成就的WHO排名	制度应对性的WHO排名	人均医疗开支WHO排名	人均医疗总开支（WHO）
丹麦	91	16	13	3	7	1940
芬兰	81	15	14	11	12	1539
奥地利	73	4	7	8	5	1960
荷兰	70	8	5	6	8	1911
卢森堡	67	7	2	2	4	1983
法国	65	1	3	9	3	2125
比利时	63	11	9	9	11	1738
爱尔兰	58	10	16	13	14	1200
德国	58	13	10	4	2	2365
瑞典	58	12	1	7	6	1943
英国	57	9	6	14	15	1193
加拿大	46	14	4	5	9	1836
西班牙	43	3	12	15	13	1211
美国	40	17	11	1	1	3724
意大利	20	2	8	12	10	1824
葡萄牙	16	5	17	17	10	1060
希腊	16	6	15	16	17	964

---

① Blenden, R. J. et al, 2001, The public versus WHO on health system performance, Health Affairs 20（3）: 10—20.

表5   穷人和老人对医疗制度的满意度①

	穷人：对制度满意度百分比	穷人：满意度排名	老人：对制度满意度百分比	老人：满意度排名	制度总体绩效WHO排名	制度总体成就WHO排名	制度应对性WHO排名
丹麦	90	1	93	1	16	13	3
芬兰	78	2	83	2	15	14	11
奥地利	73	3	74	4	4	7	8
法国	69	4	68	7	1	3	9
卢森堡	69	5	75	3	7	2	3
荷兰	68	6	70	5	8	5	6
英国	67	7	69	6	9	6	14
爱尔兰	65	8	62	9	10	16	13
瑞典	56	9	66	8	12	1	7
比利时	54	10	57	11	11	9	9
德国	52	11	57	12	13	10	4
西班牙	47	12	57	13	3	12	15
美国	45	13	61	10	17	11	1
加拿大	40	14	48	14	14	4	5
意大利	22	15	30	15	2	8	12
葡萄牙	20	16	19	17	5	17	17
希腊	18	17	22	16	6	15	16

综合以上可见，按照任何标准，而不是意识形态标准，与其他国家相比，很难认为美国的医疗卫生是一个好的制度。许多卫生经济学家也许受制于某种专业标准不愿意说，哪一种医疗卫生制度更好或更差。无疑，如果在欧洲不同国家之间彼此比较（例如瑞典与法国），难以做出如此判断。鉴于美国在医疗卫生上花费的钱，在健康总体结局排名低，以及公众

———————

① Blenden, R. J. et al, 2001, The public versus WHO on health system performance, Health Affairs 20 (3): 10—20.

认可水平差，在一些指标上比其他国家差这些事实，难以提供美国制度优越这一判断的证据，更不要说向它学习了。美国的大学教授们有雇主提供的好的医疗计划，他们可以很快在大学的医院看到大夫、去看急诊、与专家约谈以及极佳的医疗。但只有 62% 的美国人有这种雇主提供的医疗，但每年在下降，数千万人根本没有保险。

五　医疗卫生体制中政府和市场的地位

最佳和最糟的医疗制度

大多数人要以可负担的价格、方便可得的、医学上必要的体面的医疗。当他们生病时，他们要一个医生去治疗他们，护士护理他们，服用买得起的药，医疗需要手术或复杂医疗能住进医院。那么怎么实现这大多数人的合理要求呢？美欧的区别说明了历史和传统在塑造医疗卫生制度中的力量。欧洲的医疗卫生制度及其对强有力的共济性（solidarity）承诺，可追溯到 19 世纪，并在过去数十年间一再获得确认，不管发生周期性的财务困难有多严重。与之相对照，美国尽管做了许多尝试，不能实现普遍医疗，其市场拥护者的强度，以及美国人以其高技术的治疗为骄傲，使得他们不觉得还有 4500 万人没有医疗保险为耻，这一切表明一种深厚的而经久不衰的亲市场传统。但我国似乎正在医疗卫生领域培养这种亲市场力量，尽管我们没有这种历史传统。我们毫不迟疑地说，最佳医疗卫生制度在加拿大、西欧以及一些具有同样传统的其他国家。在欧洲，俾斯麦（Otto von Bismarck，1815—1898）创建了现代世界第一个福利国家，他通过三个法案：疾病保险法、意外保险法和残疾保险法。疾病保险法 1883 年通过，为德国工业工人提供疾病保险，健康服务在当地基础上进行，费用由雇主和雇工分担，分别为 1/3 和 2/3，当地的卫生局由选举产生的委员会管理，其中社会民主党发挥很大作用。英国经济学家，社会改革者贝弗里奇（William Henry Beveridge，1879 — 1963），在给国会的社会保险和相关服务的报告中，建议所有在职工人应该付一周工资给国家保险；作为回报，受益给予病人、失业者、退休者和鳏寡孤独者。贝弗里奇论证说这种制度提供最低限度生存标准。政府应该反 5 恶：贫、病、愚、脏、懒，这是英国战后福利国家的基础，1945 年由工党政府付诸实践。欧洲就是沿着这条路线发展的制度。其优点在于其全民性，覆盖所有人，在于其性价比，用人均低于美国的费用获得高水平健康，在于其健康结局世界上最佳。它们都有缺点：有些地方排队长，尤其在英国和加拿大；技术不足；质量参差不齐；有时药物和长期照护不足等。但被大多数使用者看好，仅少数人认为需要根本大改。只要这些制度坚持共济性和全民医疗的承诺，设法利用市场做法使之更有效对它们没有坏处。如果已经做了发现没有用，也没有显著坏处。关键是坚持共济性和全国性原则，市场的实践仅在不破坏这些原则范围内进行实验或实施。在限制其可能的负面后果的情境下市场可带来好处。

最糟的制度是，市场以苛刻的形式取得了胜利，如第一轮卫生改革后的中国、印度以及许多非洲国家。这不是有关市场理念政治争论的结果，而是政府摆脱医疗卫生负担的一种办法。结果往往是一种无序和无管控的市场，放任自流，当疾病来袭时引起人们对财务可能陷入危机的担心，以及肯定促使不公平的医疗可及。当市场在发展中国家是统治一切的现实时，总是缺乏体面的政府安全保障网。可得的私人医疗有利于富人，吸引较好的医生走出公立医院，进入私人单位，而市场在选择、质量和价格上竞争的潜在好处却全然没有实现。发展中国家的医疗比发达国家更为严重依赖药物，在获得这些药物时因药物价格虚高而遭受很大损失，于是只好乞求国际制药公司发慈悲放弃高额利润，而不敢动用强制许可。

美国的医疗卫生制度不是处在最佳点，而是位于接近最糟的某个地方。健康结局不是最佳，但人均费用却最高。如果有幸从雇主那里获得好的私人保险，生活在大城市地区，可得的医疗可能是极好的，相当于世界上最佳的。根据记录，绝不能说，其严重依赖私人医疗，愿意使用市场的做法，使之整个制度优于加拿大和西欧的。在美国一直在做市场的试验，但很难发现其获得了令世界其他地方（也许除了我国能从中获利的某些人）羡慕而群起效法的成就。

医疗卫生改革的两种思路

Callahan 及其同事①指出，对医疗卫生改革有两种思路，即以管理导

① Callahan, D. & Wasunna, A., 2006, Medicine and the Market: Equity v. Choice, Baltimore: Johns Hopkins University Press, 252—253.

向和以价值导向的思路。前者是指仅仅致力于改变医疗卫生制度的运作和细节，试图使它们更好实现为它们制定的政治目的，但不改变深层次的价值，而是改变价值实现的方式。有关市场的争论主要针对市场实践是否比政府控制产生更好更有效的制度问题。因而，这种争论仍然在管理的舞台上。美国医疗卫生改革的建议大多数体现了管理的进路，不管其细节和意识形态有多么不同。这种争论不关心健康、患病和死亡的意义，不是如何把它们作为人类条件一部分来更好地理解。价值导向正是集中于这些问题，重点在医疗卫生制度的伦理价值前提上。我们认为党中央和政府的2009年有关深化医疗卫生制度改革的文件正是体现了这一将医疗卫生制度改革重点放在伦理价值前提上这一根本性思路。

我们要注意当代医学的一个价值前提，就是无限的愿望（infinite aspirations），对生病和死亡的不屈不挠的战争，不愿意给医疗的希望和梦想设置任何边界。这种前提未给予批判考查，尤其是市场的力量促进这种前提。供替代的一组价值是有限医学，除了控制社会的流行病（如艾滋病、禽流感、埃博拉、寨卡等）、儿童和产妇高死亡率外，健康不一定是最高的人类价值，患病和死亡是人类状态的永恒部分。市场促进的另一价值前提是，将医疗卫生仅仅或永远部署在科学技术的领域内。但是这种观点，即认为更好健康的秘密在于通过技术导向的医疗卫生来部署的医学进步不是永恒真理。将越来越昂贵的医学投在患病和死亡上，这是经济上的死胡同。替代的观点是，集中于预防，减少与行为相关的疾病和死亡原因，让改善健康的社会经济条件而不是有组织的医疗卫生制度起更大的作用。古巴的经验是一个范例。这个人均GDP不到5000美元的国家，在美国的封锁下实行全民公费医疗制度，平均预期寿命达79岁，医生每67人/1万，过去10年5岁以下儿童死亡率为5.7/1000活产儿，低于美国。他们的经验就是重点发展初级医疗、强调预防、早发现早治疗，而不是将资源分配于高技术医学。[①]

市场在医疗卫生未来中的地位

市场思维有工具主义的和政治主义两条进路。[②]在工具主义者中主要

① Editorial 2015 Cuba: Health lessons not under embargo, The Lancet 385: 2

② Callahan, D. & Wasunna, A., 2006, Medicine and the Market: Equity v. Choice, Baltimore: Johns Hopkins University Press, 253—255.

是欧洲承诺共济性的医疗卫生管理人员，趋向于帮助医疗卫生制度以最有效和效率最高的方式运作，而公平是许多人的关注焦点。而政治主义者则视市场为民主社会的必要伴侣，它们彼此需要，虽然没有忽视公平，但只要价值是选择和自由，即使牺牲公平也在所不惜。

迄今为止工具主义者是效度最高的。它有种种优点：它需要经济学技能，用种种货币和管制的技术来发挥医疗卫生制度的潜能；它可适应不同的政治制度；最重要的是它需要扎实的经验证据来支持它的理论和进路。由于它没有政治偏见和尊重证据，因此它可促进改革，绕过特殊利益集团，抵制使医疗卫生制度服务健康以外的目的的政治压力。工具主义进路的缺点是对信任和亲密的医患关系不敏感，对医学的本性和医学的合适目的也不关心。它对公平是矛盾的，认为是个伦理学和政治问题，不是经济问题，这使工具主义进路不适于以公平为最高和最不可缺少的价值的医疗卫生制度。

但是对市场的政治主义进路问题就严重多了。其最显著的缺点是一种强烈的信念，一种专一和教条的信仰。它对政府的不信任意味着，市场失灵不是主要的失败，决不足以使政府成为医疗卫生出众的正当守护者。更好的是修补一下市场，吞下这些失灵，而不是危险地走向由"大政府"管理的集中的医疗卫生制度。政治主义者中很少人明确说，政府办的单一支付制度是海耶克的走向奴役之路，尽管小布什接近这种说法。他们更可能声称，它是笨手笨脚的、臃肿的、没有效率的、官僚主义的，以及对个人偏好漠不关心。欧洲医疗卫生制度提供可能是最佳的证据证明不一定发生这些缺点。这些政治主义者的立场仍然是兜售医疗储蓄账本，维护高药价，以及对不利用市场的任何改革建议吹毛求疵。他们说，政府主导这条路是走不通的，因此市场是解放之路。但是没有人能找到世界上任何一个地方有一个市场统治的医疗卫生制度的好例子，优于加拿大和欧洲的政府主导的全民医疗卫生制度。

判断运用市场做法是否合适的标准

Callahan 及其同事[①]建议，根据某些关键性市场实践可制订出一些可

---

① Callahan, D. & Wasunna, A., 2006, Medicine and the Market: Equity v. Choice, Baltimore: Johns Hopkins University Press, 257—259.

用来判断运用市场做法的标准。

人群健康

市场实践不应引入，除非它们是减少国民死亡率和发病率的合理手段。市场拥护者的非常诱人和政治上吸引人的论证是，市场对能支付高药价、新的心脏技术，创新癌症疗法的个人的可能受益。但是即使市场实践可被限于特定的病人群体，人群受益应该总是优于个人受益，尤其是每个人都可能要直接或间接负担那些好处的费用和其他负担。因此，重要的问题是，市场能为我们大家做什么？

公平

市场实践主要的和公认的危险是增加健康不公平，使拥有经济资源的有钱人得到好处，而没有钱的人倒霉。完全的公平可能哪里也没有。有钱人总能飞到另一个国家来得到他们想要的医疗。富人、掌权者、有关系的人，无疑总会从医疗卫生制度中抽取比他人更多的好处。尽管如此，在市场对贫富的影响有差别时，没有做出认真的努力利用政府补助那些不能从市场受益的人以使不公平最小化时，绝不应该利用市场实践。因市场战略而扩展选择不应掩盖不公平的危害，其主要结果是削除了无力支付的人任何种类的选择。

管制

如不存在有效的管制系统以监测和控制市场的活动，就不应该将市场实践引入医疗卫生。在医疗卫生滥用市场实践是众所周知的——垄断、风险套利、给优惠顾客隐蔽打折等——必须加以控制。除此以外，市场需要管制是将不公平最小化。在一些发展中国家，放任自流的市场实践占统治地位，严重恶化已经存在的医疗不公平和健康不公平。

搜集和积累利用市场的证据。当建议实施市场机制时，绝对必要的是公众、卫生行政管理人员和立法者要知道这些实践的历史记录。这种记录应包括什么时候和如何使用市场，使用的范围和使用的结果。许多建议的市场机制往往很少或没有过硬证据支持；或证据有限，因而提出其普遍适用性存在问题，因此它们基本上是推测的模式，在实践中可能不管用。如果将市场导向与政府导向的政策加以比较，那么市场拥有者应该承认，在加拿大和欧洲的医疗卫生，有关政府导向政策的有效性有数十年的可得证据。

市场实验

如果所建议的市场机制尚没有扎实的以经验为基础的证据，那么就应该将它们作为实验来设计和引入。而且这种实验应该设计得有可能将它们推向全国，但扩大推广必须基于证据。如果市场机制有助于发展公平的和经济上可持续的医疗卫生制度，就应该鼓励它们。政府资助市场实验是合适的，但市场实验必须精心设计，使之能做出判决性评价。

供方控制

对消费者和病人的需求的管理和管控，即需求方控制，已经被证明是一个到处令人完全不满意的控制费用方法，这是一个折磨大多数医疗卫生制度的问题。一方面是排队，引起病人不满意；另一方面是共同付费可引起医疗不平等，可能妨碍病人去寻求他们需要的医疗。而且，由于许多病人的需求是医生驱使的，试图影响这种行为受到外部的限制。Thomas Rice① 考查了市场维护者控制医疗需求而不是医疗供给背后的假定。首先，无论如何，在许多情况下拥有必要的医疗信息才能做出好的健康选择。可我们大部分人不能事先知道我们选择的结果，许多这种选择提出的反事实问题是：如果不治疗，是否问题就会消失？如果我去找不同的医生，或去找专家而不是初级保健医生，结果是否会不同？Rice 提出了一个合理性（rationality）问题，我们的行动揭示我们的真实偏好，认为当个体使他们自己的利益最大化，社会福利也就最大化。他并不否认个体的自由和偏好的满足在医疗中的地位。他只是论证，旨在管理病人需求的制度的卫生政策，不仅不起作用，而且依赖的是一个可疑的假定。管控个体健康消费者和病人的行为最后被证明是，至多仅有少许有效，并通常要伴随一些不幸的健康结局。但对供方管控却不是这样，因为这种管控旨在控制医疗卫生产品的生产和分配，而不是其消费。依赖控制供方的卫生政策取得优越的结局，欧洲控制物价以及美国控制日益增长的压力都是直接（通过价格控制）或间接（美国利用政府的购买力）地走向类似的方向。然而，一般而言，在美国政府努力控制医院病床和昂贵技术的供给不大起作用或立即遭到拒绝，种种政治和经济的利益集团的抗拒通

---

① Rice, T., 2002, The Economics of Health Care Revisited, 2nd edition. Chicago: Health Administration Press, 73 ff.

常使这种努力遭到破产。即使如此，当这些努力强有力地到位，并不受干扰时，它们的确起到限制费用和改善质量的作用，正如欧洲国家的证据显示的那样。美国能否不采取类似的限制措施而控制迅速攀升的费用呢？不可能。在我国对供方的管控也定会遭到利益体团的抵制。

价值的视角

在大多数的市场争论中至少有 4 个重要的价值层面值得注意：

（1）医学和医疗卫生的目标和医患关系

医学目标。在研究和临床两方面，医学的目标都是服务于人类福利和追求健康。市场对此不能处于一个将医学导向良好方向的地位，由于它是向满足个体偏好和利润追求偏斜，往往将医学导向坏的方向。在制药工业中利润原则处于几乎超越一切的地位。从历史和实践的视角看，医学的目标简单说就是：在那些其他方面健康的人中间预防疾病和患病，缓解疾病和意外事故带来的疼痛和痛苦，避免过早死亡和给危重病人和垂死病人提供姑息治疗，以及康复和关怀那些不能治愈其病痛的人。根本问题是，市场或政府是否能推进这批目标？市场没有内在的指导机制来把握健康的本性、医学目标的意义，以及健康在人类生活中的地位。政府是否能做得好一些？如果它将自己的角色视为谋求共识、激励反思以及使用行政和立法程序作为体现最佳伦理和社会价值的手段，就能做得好些。美国和发展中国家应该妒忌欧洲人的对共济的承诺，这一价值把握了人类在抗击疾病、患病和死亡的斗争中的相互依赖和互相支持。市场系统不可能建立促进公共福利的强有力力量。正是亚当·斯密这个天才承认市场缺乏道德核心，为此社会和文化不得不来补救，需要社会的道德核心来使市场处于以文明方式发挥功能的医疗卫生内，而消费者的选择不能建立这种核心。

医疗卫生制度的任务是，对医疗卫生的供给组织，要体现医学目标，不管是研究还是临床。但还需要强调两点：第一，一个好的医疗卫生制度必须旨在所有公民的健康，不管他们支付医疗的能力如何，这是医学的历史性价值固有的，是医疗卫生制度的基础，人人之间无区别。我们有限的身体总是处于风险之中，不管年轻人还是老人，富人还是穷人，受过教育与没有受过教育的；这就是以共济作为核心价值的要点。19 世纪最早健康保险形式不是旨在支付医疗费用，因为当时很便宜，而是提供给不再能工作的人；这种担心与在没有福利安全网的社会中担心死亡几乎一样大。第二，一个好的医疗卫生制度提供可负担的和有效率的、优质医疗。2003年美国报告没有保险而耽误医疗的人 47% 由于费用，不去开处方的 37% 也是由于费用，建议的治疗不去用的 35% 由于费用，不难想象这种情况引起那些不能支付他们需要的医疗的人的担心和焦虑。他们并不会去关心选择的市场价值，他们的需要比市场的价值更为根本：请帮助我。

医患关系。传统医学的核心是医患关系，今天它仍然对病人有重要意义。当需要时病人寻找关怀他们病的人，更具体地说把他们作为人而不仅是疾病载体关怀的人。许多医疗肯定是不带个人色彩的，一些医生对作为人的病人不感兴趣；对他们来说病体是一部需要修理的机器，这就够了。虽然选择不大可能是医疗的最高价值，但对医患关系有相当重要性。支持全民医疗的政府明智地让病人选择他们自己的医生，让医生按他们认为合适的去行医。换言之，很关键的是，病人和医生都作为自由人进入和维持这种关系。而且即使这是一种特殊的关系，其中一方需要另一方必须提供，也许在患病的实际情境下不能做出其他选择的服务，而另一方为了坚持专业的诚信和医学判断的自由，没有义务去做病人想要的一切，这是一种十分特殊的关系。对医学与市场的研究之一就是评估市场实践对医患关系的影响。美国的 HMO 多年来未能控制费用或提高效率，不是因为他们管理糟糕，而是他们的许多做法干扰了病人和医生的自由。选择的自由可能是昂贵的，并且妨碍费用控制。一个可负担的全民医疗卫生制度的必要代价是医生和病人都必须放弃一定程度的自由。

（2）预防和可避免的死亡

自希波克拉底开始，医学的目的是：保护人民健康，病时关怀他们。有效医疗的出现，以及复杂而昂贵的现代医疗卫生制度的组织，使医学转向治疗，为市场开辟道路。大多数医疗市场争论集中在医疗病人上，不关心公共卫生。与市场争论有关的两个问题：一是市场实践目的是保护人民健康的预防医学中的地位如何；另一是在维持和促进健康中医疗卫生和社会经济影响的相互作用如何。不管是市场支持者还是世界任何一部分的市场实践均未给预防应有的注意。反之，当市场实践吸引公众和媒体注意时，几乎总是由于来自私人、商业部门的技术的发展，被满腔热情地大肆宣传，但预防毫不为人注意。1993 年两位杰出的公共卫生研究人员

McGinnis 和 Foege① 发表了一项重要的研究，显示美国 50% 的死亡可追溯到可矫正的行为。2004 年 Mokdad 及其同事② 重复了这项研究。他们得出类似的结果，称之为"死亡的实际原因"。例如糖尿病由于肥胖而更加流行，正如肺癌和心脏病因是吸烟增加一样。在死亡的主导性实际原因中，有烟草、糟糕的饮食以及不锻炼身体、酒精消费、毒性物质、枪支意外、不安全性行为以及非法药品的滥用。他们的结论是，这项研究的结果令人信服地支持需要在美国确立医疗卫生的预防导向以及公共卫生体系。然而，媒体、好莱坞，以及制药、生物技术、器械制造大公司并不采纳这个结论。市场支持者不去发展研究和教育项目来鼓励健康促进和疾病预防。无疑，营利的医疗工业对预防不感兴趣，因为朝这个方向不可能获得巨大利益。由于将市场能量、金钱、宣传、政治影响力都集中于提供商品、技术和服务于治病（那是赚钱的地方），因而不注意矫正不健康行为和改善增强健康状况的社会经济条件。众所周知，数十年来，个体和人群健康的大多数的改善不是来自医疗，而是来自人民生活的社会和经济条件的改善。

Thomas McKeown ③在 20 世纪六七十年代做的重要工作显示，医疗对人群健康的贡献并不是很大。他在追溯 1848/1854 年和 1971 年之间英格兰和威尔士死亡率下降时显示，在有效医疗可得之前很久死亡率就已经开始了（主要由于更好的营养）。例如在引入免疫和有效化学疗法之前大多数来自结核病的死亡数就下降了。从 1838 年 4000/100 万降到 1940 年的 500/100 万，正好在有效治疗和疫苗之前。后来，研究人员修正了他的研究，指出有效治疗加快了下降率，但他的研究经受了时间的检验。Mackenbach 及其同事④差不多在同一时期在荷兰所做的传染病研究发现，抗生素的采用是在死亡率已经下降到相当程度后，但它们加速了下降。根据他

① McGinnis, J. M. & Foege, W. H., 1993, Actual causes of death in the U. S., Journal of American Medical Association 270 (18): 2207—2212.

② Mokdad, A. H. et al, 2004, Actual causes of death in the United States, 2000, Journal of American Medical Association 291 (10): 1238—1245.

③ McKeown, T., 1979, The Role of Medicine: Dream, Mirage or Nemesis? Oxford: Blackwell.

④ Mackenbach J. P. et al, 1998, Regional differences in mortality fro conditions amenable to medical interventions in the Netherlands: A comparison of four time periods, Journal of Epidemiology and Community Medicine 42: 325—332.

们最近一项重要的研究的问题是"是否医疗挽救生命?"由英国纳菲尔德基金会（Nuffield Foundation）赞助。[①] 它的论点是，最近数十年医学的技术进展和组织得更好的医疗卫生制度可显示医疗所致的死亡率下降比以前要大，他们提供了最近的数据作为证明（例如心脏病死亡数的下降）。即使如此，他们承认死亡率与医疗之间缺乏可证的关联。正是社会经济条件最为重要，这在发展中国家也可看到，那里即使医疗服务很糟，死亡率业已下降。现在发达国家死亡率减少归因于医疗的为 20%—40%。

（3）无限愿望，有限资源

预防和可避免死亡的重要性是，它们揭示市场的潜能是多么有限。市场最大的威胁是：由于集中于满足个人偏好的恒久不变的、贪得无厌的技术进步和创新创造促进了一种虚假的观点，认为真正的医学进步和良好的健康的源泉在于临床导向的医疗卫生制度以及这种制度使之可能的技术可及。预防和良好的社会经济条件是未来人类健康改善的最可能源泉，但市场思维由于经常要为医疗产品寻找新的扩张的市场而培育以治病为导向的思维方式，越贵、越有利可图，就越好，把健康"需要"和"想要"混为一谈。如果人们买了医疗产品和服务，没有直接的个人身体伤害，那么谁也不应该尤其是政府去阻碍它。欧洲医疗卫生制度的巨大优点是，通过援引共济价值，强调社群利益，优于不加区别地满足个人偏好。对于美国的自由派和保守派，要限制技术革新，为了社会受益进行医疗配给，都是不允许的。市场的另一个威胁是医学和健康的无限模型，无穷地追求更好的健康，无休止的进步，以克服人体的限制和衰退。创新技术及其更高生活水准仍是研究和临床成功的一个标志。沿着这条路走下去，就会鼓励我们希望从研究中得到更多，从我们的医生和医院中期望更多，满是眼花缭乱的管子和机器，年年花样翻新。对市场的这种驱动特别有害，因为这促使好健康的基准和病人需求的基准经常提高。无论我们在何处，总是不够好，总有更好的健康，更少的疼痛，延迟的衰老，晚一点死亡可追求，然后此后还会有更多。

（4）可负担的、可持续的医学和医疗卫生

最后一个问题：在面临老龄化、技术创新和始终攀升的公众需求时，

---

① Nolte, E. & McKee, M., 2004, Does Health Care Save Lives? Avoidable Mortality Revisited, London: Nuffield Trust.

什么样的提供医疗的战略将更为有效地发展可负担的和可持续的医学和健康。? 可负担是指大多数人能够可及，可持续是指长期内财务上可行，不同于暂时对付财务压力。这种挑战对于市场导向和政府导向的视角都是困难的。任何政府，不管它有多大的管制力，其有限的预算不可能支付无限欲望和可能性。在欧洲弱势的经济刺激了抗拒无限福利国家已经开始。但即使在更好的经济时光，未来的老龄化社会将比过去有更大的医疗需要，也可能有更有效、也更昂贵的技术来对付这些需要，但在经济上越来越难以支付。

控制需求方战略过去不起作用，但没有放弃，未来将更为严酷，正如美国的企业医疗覆盖和联邦 Medicare 计划中自付费和共同付费徒然增长所证明的。这种发展将与（在现代社会中由医学进步不断灌输的）好医疗的最高基准相冲突。以前容忍的限制现在不再容忍。即使政府的角色是为穷人提供安全保障网，现代医学的花费将更多人置于穷人类别内，即使按通常的历史标准，他们绝不是赤贫者。

许多人会说：让市场发挥作用吧！这样，不仅给人们提供比他们现在有的更多的选择，而且迫使他们做选择。他们将不得不决定，他们是否愿意支付当代医学的高费用，新技术的增加费用，或者他们不要这些，不愿意支付；这将由他们决定。这对一些人有吸引力，尤其是对富人，但当这些高费用来到中产阶级，他们可能会犹豫。他们大概会转向政府要求救济。即使许多人可能负担得起药物，这有可能仅仅是牺牲了他们生活中其他方面也很重要的东西；在某一时刻，这种紧张会不能容忍，选择将是一个暴政，而不是一种解放。

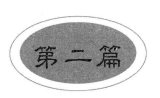

第二篇

公共卫生伦理学各论

第九章　公共卫生研究

　　研究是公共卫生的不可分割的成分。我们有义务保护社会健康，也有义务更好地进行研究。这包括收集信息以鉴定疾病原因；鉴定影响疾病传播的因素；以及评价保护或促进健康的种种办法。研究是为获得普遍性知识而进行研究设计、检验和评价。公共卫生研究包括研究无机物质和生物，如水和空气的质量，或疾病媒介的节肢动物，而不涉及人的生物学过程，但许多公共卫生研究涉及人。这些类型的公共卫生研究中都有伦理问题。在有些研究中，研究问题涉及个体的健康、经验、行为或其他方面。在这些研究中个体是分析单元。其他的分析单元是成对的人（如夫妇）、家庭、社会网络、机构、社群或其他群体。一般地说，对群体或人群的定量有两种办法。例如年收入可取群体中个体测度的平均数；其他因素或多或少平等地影响群体中每一个人，不可能用从每个人获得的信息来测量，如气候、空气质量以及城镇是否位于省际高速公路处等。伦理学关注随所研究的人群和情境而有所不同。例如知情同意过程在社群研究中就有所不同于个体研究。

　　最近，公共卫生研究的伦理问题已成为公共卫生工作中最重要的问题之一。虽然公共卫生是有关保护群体健康的工作，包括流行病学调查、监测、项目评估、对人群的临床治疗，这些工作往往是收集和分析公共卫生部门可确认的健康资料，目的是保护某群体的健康。不过，公共卫生部门也设计并进行涉及人类受试者研究，目的是获得可以普遍化的知识，而且受益者常常超出了参与研究承担风险的社区。公共卫生专业人员从事研究的理由与其他研究人员的从事研究的理由类似：验证假说、增进现有知识、对人类福利有所贡献而不限于研究本身的相关利益。

一　塔斯基吉案件

塔斯基吉（Tuskegee）案例是美国也是国际医学研究史上最为声名狼藉的案例之一。1929 年后美国公共卫生服务署（United States Public Health Service，USPHS）进行了一项研究，考查梅毒在黑人中的患病率及可能的治疗机制。塔斯基吉镇位于阿拉巴马州的梅肯（Macon）县。该县的黑人梅毒患病率在参与该项研究的 7 个县中是最高的。该项研究由 Julius Rosenwald 基金会资助，作出了对梅毒进行大规模治疗是可行的结论。但是由于 1929 年开始的经济衰退使得该基金会资金衰竭，无力继续这个计划，进行治疗。Tuskegee 梅毒研究于 1932 年由美国公共卫生服务署启动，研究的主要目的是追踪男性黑人中未经治疗的、处于潜伏期的梅毒病人的自然演变史。进行该项研究的动机部分由于美国当时对黑人梅毒进程的科学观点与挪威医学家 Brussgard 研究结果有冲突。美国的观点认为，梅毒影响白人的神经功能，而影响黑人的心血管系统；但 Bruusgard 根据他对白人未经治疗的梅毒的回顾性研究发现，心血管表现很常见，而神经系统并发症则罕见。然而即使在塔斯基吉研究启动时，医学界对梅毒的治疗已经有了广泛一致的意见，即尽管治疗有毒性反应，梅毒（包括潜伏期梅毒）应该给予治疗。性病学家 Moore 于 1933 年说，潜伏期梅毒病人如不予治疗，其进展、复发和死亡的概率约为 25%—30%，而治疗后其概率仅为 5%，即使复发也不严重。对这项研究的另一动机是对种族其他方面差异的兴趣。例如认为黑人具有超常的性欲，但缺乏道德，对白种女人具有吸引力等都来源于种族的本能。因此，塔斯基吉研究具有强烈的种族主义色彩。

塔斯基吉研究最初包括 25—60 岁感染梅毒的男性黑人。研究要求作体检、X 线检查及腰椎穿刺。研究设计中没有考虑给受试者提供治疗，尽管当时医学界一致认为必须进行治疗。研究者对受试者说，他们的"血坏了"，会给他们治疗，而提供给受试者的"治疗"却是无效的汞药膏和新砷凡纳明（俗称"914"），并且是故意把它们作为无效药物而使用的。研究者还把用于诊断的腰椎穿刺谎说成一种"特殊治疗"。1933 年，在美国公共卫生服务署批准继续研究后，增加了以未感染的男性健康人为对照组。延长这项研究之所以可能，是因为有一个做随访工作的护士来自他们的社区，受试者都认识她。

研究者并向受试者提供交通和医护，以及他们原来不可能有的丧葬服务。

塔斯基吉研究继续了 40 年之久，尽管它早就应该被中止。首先，在研究持续期间，美国公共卫生服务署在一些所属的医疗单位已开始给梅毒病人使用青霉素。到 1945 年，医学界已经很清楚青霉素能够有效地治疗梅毒，包括那些对次水杨酸铋和马凡砷耐药的病人，后两种药物在当时认为是梅毒的标准治疗。然而在塔斯基吉研究中，受试者不仅没有得到青霉素治疗，而且也不让他们在医院外寻求治疗。其次，医学杂志上已经发表了一系列文章，表明无治疗的受试者比对照组的病情明显较严重，预期寿命也大为缩短，然而本研究的维护者 1947 年还在断言，在研究过程中用青霉素或其他治疗是没有充分根据的，直至加利福尼亚州（1957）和堪萨斯州（1960）的法院裁决书中出现知情同意这一概念，才激起了公众对这项研究的极大愤怒。第三，1947 年颁布的《纽伦堡法典》阐明了指导医学研究的伦理标准，本应使参与塔斯基吉项目的研究者对继续研究是否合适提出疑问，但是，西方国家对《纽伦堡法典》的接受程度似乎未能产生这种影响。

直到 1972 年，当时的美国健康、教育和福利部（即卫生部）才召集了一个专家委员会，对媒体报道这项研究所激发的批评作出了回应。委员会的报告集中于该项研究未能提供青霉素治疗和未能获得知情同意方面。但它模糊了这样的历史事实——在青霉素出现以前就已经有了对梅毒的药物治疗，并忽视了这样的事实——受试者认为他们在接受治疗，并不知道他们是实验的一部分。

塔斯基吉研究具有深远的影响。该项研究的受害者包括许多死于梅毒的男性黑人，40 位妻子感染了梅毒，19 位儿童生出来时就患先天性梅毒。对于许多黑人，这项研究成为医学机构虐待受试者的象征，欺骗、阴谋、玩忽职守和疏忽大意的代表，如果说它不是彻头彻尾的种族灭绝的话。这项研究的后果之一是，当计划对黑人社区进行镰形细胞贫血筛查以及后来进行艾滋病教育时，黑人对此不信任，认为这是对他们进行种族灭绝。[①]

---

① 陈元方、邱仁宗：《生物医学研究伦理学》，中国协和医科大学出版社 2003 年版，第 9—12 页。并参阅：Freedman, B., 1995, Unethical research, in Reich, W. (editor - in - Chief), Encyclopedia of Bioethics, Vol. 4, New York: Macmillan, 2258—2261; Loue S., 1999, Human experimentation and research: A brief historical overview, in Loue S. Textbook of Research Ethics: Theory and Practice, New York: Kluwer Academic Publishers, 1—44。

塔斯基吉研究被称为"美国历史上最为声名狼藉的生物医学研究"。①
1966 年在有关该案件的争论中美国国立卫生研究院建立了审查人体研究
保护办公室（Office for Human Research Protection，OHRP）负责保护参加
生物医学和健康研究的受试者。1974 年美国国会通过《国家研究法》
（*National Research Act*）和建立国家保护生物医学和行为研究受试者理事
会（National Commission for the Protection of Human Subjects of Biomedical
and Behavioral Research）。美国法律法规开始要求涉及人的研究机构成立
机构审查委员会（institutional review boards，IRBs）来审查研究方案，保
护受试者利益，并要求实行知情同意，确保受试者完全知情并表示自由的
同意。在华盛顿特区贝尔蒙会议中心举行会议的国家理事会于 1978 年 9
月 30 日发表了一份报告，该报告刊登在 1979 年 4 月 18 日的《联邦公报》
（Federal Register），即为著名的《贝尔蒙报告》（*Belmont Report*）。沿着
《纽伦堡法典》开辟的当代医学伦理学/生命伦理学的新传统，《贝尔蒙报
告》确立了尊重、有益和公正三大伦理原则。

1994 年美国维吉尼亚大学举行了一次多学科的专题学术研讨会讨论
塔斯基吉研究，题为"是以好事名义干坏事吗？：Tuskegee 梅毒研究及其
遗产"（Doing Bad in the Name of Good?：The Tuskegee Syphilis Study and Its
Legacy），会后成立了塔斯基吉梅毒研究遗产委员会。1996 年 5 月该委员
会发表最终报告，提出两项要求：（1）时任总统的克林顿应该就前政府
有关此研究的错误公开道歉；（2）委员会和相关联邦机构应该就弥补伤
害制订办法。一年以后的 1997 年 5 月 16 日克林顿总统在白宫为参加塔斯
基吉研究的幸存者举行纪念会，向他们表示正式的道歉。他说："过去已
经做的事已无法挽回。但我们可以默默地让它结束。我们可以不再王顾左
右而言他。我们可以看着你的眼睛代表美国人民最后说，美国政府所做的
是可耻的，我很抱歉……对于我们的非洲裔美国公民，我很抱歉，你的联
邦政府策划的研究显然是种族主义的。"在 80 位研究幸存者中有 5 位参加
了白宫纪念会。1999 年联邦政府资助在塔斯基吉大学建立国家研究和医
疗生命伦理学中心，2000 年遗产博物馆在该大学生命伦理学研究中心开

---

① Katz, R. V. et al, 2006, The Tuskegee legacy project：Willingness of minorities to participate in
iomedical research, Journal of Healthcare 17 (4) 698—715.

馆，以纪念数百位参加研究的男性黑人。

二 公共卫生研究与公共卫生实践

什么样的行动是研究呢？在《美国联邦条例法典》中界定 research（研究）为系统的 investigation（调查研究），包括为获得普遍性知识而进行研究设计、检验和评价。

公共卫生研究的类型和特点

公共卫生研究类型。公共卫生有：观察性研究，了解实际发生的事，要知道人们在干什么。大多数研究需要研究人员与受试者之间的互动，如问卷调查、访谈、获得生物学标本（如血样）；试验性或干预性研究：要求受试者同意按一定程序去做，如特定的膳食，受试者不参与在收集数据和在如何进行研究方面的讨论。

流行病学研究。流行病学研究在公共卫生研究中占重要地位。流行病学是研究在特定人群内与健康相关状态或事件的分布和决定因素，以及这种研究产生的信息应用于控制健康问题。流行病学已经对 20 世纪改进人类健康做出重大贡献，并将通过依靠更好的科学方法来理解决定健康的许多物理、化学、生物、行为和社会因素而继续做出重大贡献。因此更广泛地利用流行病学工具来改进公共卫生，是我们的伦理义务。反之，不能对人们现在接触的许多动因和条件进行流行病学研究将是错误的或不符合伦理的。流行病学研究使用两类研究：观察性的和干预或实验性的。观察性研究又可包括 4 种类型：描述性、群组性、对照性和横断面性。

公共卫生研究与生物医学研究的区别。

公共卫生不同于生物医学在于注重群体而不是个体，注重预防，而不是治愈，这两个特点使得公共卫生研究凸显出一些伦理学关注。在许多情况下作为群体的最佳利益与社群成员的利益不一致，有时社群利益与个人权利相对立。当人们需要知道他们接触的人是否患有性传播疾病时，就可能要求这个人放弃隐私权。参加研究的风险必须与研究给社会带来的受益相权衡。这时人群是分析的单元。

流行病学研究与一般生物医学研究之间的区别之一是在于：大多数流

行病学（描述性的、横断面的、群组或队列的）研究仅仅是观察性的，并无预防或治疗的干预。由于其仅仅是观察的性质，过去广泛认为没有什么重要的伦理问题，进行这种研究一般无须伦理审查委员会的批准。原因之一是过去对伤害的理解过于狭隘，以为伤害仅限于身体伤害，不了解精神伤害、社会伤害和信息伤害的重要。近年来，对于研究行动要合乎伦理受到普遍而广泛的关注，对受试者的潜在伤害也有了更多的认识，例如因泄露受试者的健康信息而引起的心理和社会伤害，因此人们越来越注意保护受试者的隐私，所有这一切对观察性流行病学研究具有重要意义。研究人员和审查委员会在设计和审批观察性研究时需要考虑干预性与观察性研究的区别。有时需简化伦理审查过程，有时则需要增加要求。另一个重要区别是，即使同样进行随机对照试验，研究单元是群体或社区而不是个人。

区分公共卫生研究与公共卫生实践

公共卫生机构要搜集和分析来自多种来源的可辨认身份的健康数据，以便实施一系列公共卫生活动，包括监测、流行病研究以及评价和监督。这些基本的公共卫生活动往往由法律特别授权，它们被分类为公共卫生实践，对此没有争议。如果研究被定义为旨在发展普遍化知识的、涉及活着的人类受试者（或其可辨认身份的私人数据）的系统调查研究，包括研发、测试、检验和评价，那么有些涉及可辨认身份的公共卫生活动则可归类为人类受试者研究。例如，公共卫生机构进行双盲的、对照的研究，以评估一种新的疫苗在随意选择的人群的效验。这种研究的假说、方法和作为其基础的意图就可支持将这种活动分类为研究，要求该公共卫生机构坚持一系列的保护措施（如在不存在豁免时个人的知情同意）和程序（如由机构伦理审查委员会进行审查），其目的是保护人类受试者的健康、安全和自主权。①

---

① 本节参照：Hodge, J. G. et al, 2004, Public Health Practice v. Research: A Report for Public Health Practitioners including Cases and Guidance for Making Distinctions. Council of State and Territorial Epidemiologists, Atlanta, GA: 1—61; Hodge, J. G., 2005, An enhanced approach to distinguishing public health practice and human subjects research, Journal of Law, Medicine, and Ethics 33 (1): 125—141.

　　然而，除此以外，还有不少的公共卫生活动不能截然地划归为实践或研究。对这些活动进行分类比较复杂。区分公共卫生实践与公共卫生研究对公共卫生机构和人员之所以重要，是因为其一，有关人类受试者的国家法律、条例或规章以及伦理原则要求对这些研究必须履行一定的程序，如果将公共卫生活动错误地分类为研究，结果就会由于需要坚持履行这些程序而延误这些活动，或降低这些活动的效率，或付出更高的成本。其二，根据其活动是公共卫生实践还是公共卫生研究，对于没有个人书面授权而揭示给公共卫生人员的可辨认身份的健康信息所用的标准是不同的。一般来说，为了研究的目的而获得可辨认身份的健康信息比较难。其三，将公共卫生实践与公共卫生研究分开所用的不同方法已经导致不必要或重复的伦理审查。

　　尽管这种区分十分重要，但对公共卫生实践与公共卫生研究做出区分的途径、因素或基础缺乏一致意见。一些监管机构提供了种种的办法来做出这种区分，包括例如评估所建议活动的意图，考查对其参加者的风险和负担，以及审查其法律根据等因素。这也许有些帮助，但这些指南缺乏连贯性、协调性，并在公共卫生实践和研究共同体和机构审查委员会（IRB）之间缺乏共识。2004 年美国国家和领土流行病学家理事会（Council of State and Territorial Epidemiologists，CSTE）制定了一个全面的区分公共卫生实践与公共卫生研究的进路，其建议的方法是通过分析现存的法律、学术和应用途径来制定区分公共卫生实践与其研究的标准，对"人类受试者研究"和"公共卫生实践"提出了新的定义，同时提供了将公共卫生实践和研究活动加以分类的原则，摈弃了一些常用的标准，将需要评估的要素集中于（1）法律授权；（2）特定的意图；（3）责任；（4）参加的受益；（5）实验，以及（6）受试者的选择。

公共卫生实践和人类受试者研究的概念

　　区分公共卫生实践与人类受试者研究之困难是由于在某些方面它们有些相似。它们二者可能（1）都涉及可辨认个体身份的健康信息的搜集和使用；（2）对参加者有实际和潜在的风险（如破坏隐私、歧视、损伤、强迫等）；（3）因为促进公益而可得到辩护。然而，公共卫生实践与人类受试者研究是不同的。公共卫生实践是将已经得到证明的方法应用于监测社群的健康状况，调查疾病或其他病情的异常发生，以及采取基于公共卫生科学的预防控制措施。我们可将公共卫生实践定义为：为了保护特定社群健康的目的，公共卫生机构搜集和分析可辨认身份的健康数据，而其受益和风险主要是由参加的社群接受或承受的。而研究则是测试或检验一种新的、未经证明的干预或战略，其效验尚未知晓。因而，研究必须严格监测新的、往往未经证明的干预对于被挑选的个体的潜在不良、未曾预见的后果。涉及人类受试者的公共卫生研究的定义可被陈述如下：为了产生主要有益于在承受参加风险的社群以外那些社群的目的，公共卫生机构搜集和分析可辨认身份的健康数据，产生可普遍化的预防疾病或促进健康知识。

区分公共卫生实践与研究的指南

目前缺乏可作为有效地区分公共卫生实践与研究根据的定义、理论、进路和法律基础，来指导公共卫生人员、机构审查委员会（IRB）委员以及其他相关人员做出清楚的分类。在一些容易的案例中，将一种公共卫生活动清楚地分类为实践或研究是比较简单的。挑战是要制定在疑难案例中做出区分的标准，包括既有实践又有研究成分的活动。美国国家和领土流行病学家理事会（CSTE）的报告建议采取利用标准的两阶段程序来在容易和疑难案例中区分公共卫生实践与研究。在第一阶段，基于一些基本特征将公共卫生实践与研究截然分明地加以区分；第二阶段，则引入一些追加的可得到辩护的准则，在疑难案例中将它们加以区分。无论在那一种情况下，公共卫生机构必须通过回答如下一些基本问题来描述他们活动的意图、动机和目的：（1）是什么促使实施这一活动；（2）进行这一活动根据什么授权；（3）这一活动打算达到什么目的；（4）将如何利用从这一活动获得的信息；以及（5）谁将从这一活动中受益。如果列举的事实不全，观察不准确，陈述有误，或所说的目的被歪曲，就有可能导致分类不当，得出错误的结论。

阶段1：公共卫生实践和研究的基本特征。区分公共卫生实践与研究的第一步是查看每一种活动特有的参数。公共卫生实践独特的东西是什么？要将一种涉及可辨认身份健康数据的活动表征为人类受试者研究，必须显示什么？公共卫生实践与研究的这些基本特征或基础有助于我们将那些容易和疑难的案例分开，将一些案例从需要进一步分类中排除掉。公共卫生实践的基本特征有：

☆ 在国家、州、地方层次从事作为公共卫生实践的活动有特别的法律授权；

☆ 有相应的政府义务来从事保护公众健康的活动；

☆ 由政府的公共卫生机构直接实施或监管，并对公众负责；

☆ 可合法地使并非自愿参加或未表示知情同意的人参与；以及

☆ 可得到关注人群的公共卫生伦理学原则的支持，同时尊重个体的尊严和权利。

公共卫生研究的基本特征有：

☆ 涉及活着的个体；

☆ 涉及可辨认身份的私人健康信息；

☆ 在未经豁免时研究受试者是经挑选的和自愿参加的（或经其监护人同意参加）；以及

☆ 可得到关注个体利益的生命伦理学原则的支持，同时权衡研究的社会价值。

这些特征可在许多容易的案例中将实践与研究区分开来。例如公共卫生报告的要求是通过立法或政府条例特别授权的，规定公共卫生机构有义务从事保护公众健康的活动。例如在美国一些州，如纽约州，法规明确规定，流行病学调查或其他常见公共卫生实践不是人类受试者研究。只要这些活动的设计和实施并没有跨入研究领域，它们就是公共卫生实践活动。同理，如果一项活动法律上要求自主个体非自愿的依从，那就不能将它分类为研究，因为自愿同意是研究的基础。

然而，这个意见也许在实用上有效，但存在若干问题。其一，思路似乎有点儿颠倒，我们区分公共卫生实践与公共卫生研究，就是为了对它不同对待。如果是公共卫生实践，那么个体的知情同意就不是绝对必要的，但如果是公共卫生研究，那么知情同意是绝对必要的。其二，将区分公共卫生实践与研究的责任落在立法者身上，我们推定他们制定的法律法规，会正确地区分实践与研究，因此法律不要求知情同意的，就是实践；法律要求知情同意就是研究。然而，如果立法者有一天别出心裁，通过了一个不要求研究实施知情同意的法律，或要求公共卫生实践必须实施知情同意，那么我们是否应随立法者的心血来潮而起舞。其三，该报告作者不了解生命伦理学包括公共卫生伦理学，包括研究伦理学在内的生命伦理学并非只关心个体利益，如果只关注个体利益，就没有必须进行人类受试者研究，公共卫生伦理学也不是只关注群体利益，而全然不顾个体利益。而是在不同的（临床、研究或公共卫生）情境之下，对个体利益与群体利益做不同的权衡。

　　按照我们的意见，区分公共卫生实践与研究，还是应该把握两条：第一条是活动的目的，是追求获得有关公共卫生干预的普遍性知识，还是为了在特定情境下保护目标人群的健康；第二条是所用方法的性质，它是尚未被证明是安全和有效的，还是有资格的专业人员经过检验，获得证据证明为安全和有效的，而该活动是这一已经得到证明的方法的应用。例如我们有两种在高危人群中预防艾滋病的方法，方法 A 是经过专业公共卫生人员在较小规模的目标人群中用科学方法经过试验，被证明安全有效，并在专业杂志上发表了其结果，已经获得了有关在该类人群中预防艾滋病的普遍性知识，目前的活动是要将这一知识广泛应用于整个目标人群，这是公共卫生实践，无须机构伦理委员会进行审查，只需公共卫生权威机构的批准。但即使是实践，也仍然需要征得目标人群成员的知情同意，因此是否要求知情同意并不是区分公共卫生实践与研究的关键性特征。方法 B 尚无证据证明为安全和有效，但根据相关文献以及推理，有理由认为这是一种可能有前途的预防方法，需要在小范围的目标人群中进行试验和检验。这就是研究，其研究方案需要进行伦理审查，绝对需要从参加者那里获得知情同意。

　　阶段 2：改进指南。阶段 1 提示的公共卫生实践与研究的基本特征可帮助解决简单的案例，然而比较复杂的情况留而未决。在阶段 2 首先需要摒弃往往被公共卫生人员、IRB 委员以及其他人用来区分实践与研究的一些标准，例如查看（1）谁在从事这项活动；（2）这项活动的结果是否要发表以及发表在何处；（3）活动的紧迫性；（4）资金来源；以及（5）搜集和分析健康数据的方法。在做出区分时这些标准并不特别有帮助，因为就实践或研究来说，对这些问题的答案可能都一样。反之，以下经过改进的标准可为区分公共卫生实践与研究提供有意义的基础。重要的是要注意在这些准则中哪一条单独都不足以将某一活动进行完全的分类。对于比较复杂的、多阶段、多层面的活动，必须首先将这些活动分解开，用这些标准分别加以考查。例如公共卫生工作人员不应该做出结论说，包含研究成分的多方面活动是公共卫生实践，因为主要工作是实践。反之，他们必须将种种成分分离出来，对每一种成分加以考查，以做出适当的区分，并依照对每一种成分的分类应用合适的管理框架。这些准则有：

法律授权。在对公共卫生实践活动没有特定的法律授权的案例中，公共卫生机构可从事符合一般法律授权的活动（如"获得健康数据以监测人群的健康状况"）。如果不存在支持分类为研究的其他标准，按一般法律授权进行某项公共卫生活动，可支持这样一个结论：这项活动是实践，虽然有必要对法律规定的意义、范围和限制进行分析。

特定意图。美国CDC（疾病控制中心）和其他机构在历史上将意图作为区分实践与研究的主要因素。美国CDC以前曾提出，公共卫生实践的意图是"预防或控制疾病或损伤，改善健康，或改进某一公共卫生服务"，以及研究的意图是"产生普遍性知识"。这些陈述的缺点是它们的一般性，既可用于实践，也可用于研究。对意图需要做更为具体的规定。美国国家和领土流行病学家理事会的报告说，研究的意图是"检验某一假说，并设法将研究结果普遍化，或获得超越该活动参加者以外的知识。"如果该项活动的任何意图与研究有关，人体研究保护办公室建议，必须将该项活动看作研究。公共卫生实践的意图是"通过公共卫生努力确保人们能健康的条件，这些努力的主要目的是预防已知或疑似损伤、疾病或其他情况，或促进某一特定社群的健康。"

责任。在研究的情境下，对个体参加者的健康、安全和福利的责任落在某一特定的个体即研究负责人（PI）肩上。以及这些工作都在PI的指导之下。公共卫生实践并不突出个体对参加者的福利负直接责任。在许多实践活动中，对个体参加者安康的责任一般落在政府实体肩上，这些实体是因作为政府代表的公共卫生工作人员承担的法律和伦理义务而建立的。

参加者受益。评估有关实践和研究对参加者的潜在受益或预期受益可提供一个做出较好区别的机会。研究是设计来主要帮助研究人员和社会通过科学知识的进展来获益。人类受试者研究的参加者可能并不从该活动受到或期望受到任何直接受益。他们可能因参加研究而受到伤害。只要风险加于参加者身上使可普遍化的结果超越参加者他们自身，那么应该将该活动分类为研究。与研究不同，公共卫生实践活动是基于提供某些已知或预期的受益给参加者或他们是其成员的人群。虽然公共卫生实践活动如果设计和实施不好，会限制甚至不能提供这些受益，但其目的仍然是一样的：公共卫生实践应该有助于作为该人群成员参加者的健康。然而，研究不是如此。因此，如果这项活动没有给参加者提供受益的预期或前景，那么这些活动应该被分类为研究。

实验。研究具有实验性质，而公共卫生实践总是没有这种性质。研究可能会对研究受试者采取一些非标准的做法，或分析他们可辨认身份的健康数据。所采取的程序可能是实验性的（例如应用某种新的未经证明的医疗程序）。在其他情况下，则用现有的分析方法产生新的知识，例如收集某一受试者的健康数据以获得未知的知识。虽然创新可能是公共卫生实践的一部分，但实践主要使用标准的、公认的和已得到证明的干预措施，以解决一个已知的或疑似的公共卫生问题。通过使用标准的做法，公共卫生人员可合适地评估问题的性质，并应用已经得到证明的技术来限制其对人群健康的影响。将非标准的做法应用于公共卫生实践活动可能不能提供有意义的数据来指引我们采取追加的公共卫生应对措施。因此，如果任何活动涉及要采取非标准或实验性程序，这项活动就很可能是研究，而不是公共卫生实践。

挑选受试者。人类受试者研究主要受研究者想要检验一个假说所驱使。为了减少可能的偏差，研究者需要随机地挑选受试者，采取对照和盲法消除偏差，以便其结果可被普遍化到大的群体。公共卫生活动的实践者则很少在这种意义上去选择参加者。公共卫生实践活动的设计不是为了检验假说，而是使参加者或其社群受益。因此，如果一项活动使用对照组、盲法或随机选择其参加者以消除偏差，那么这项活动很可能是研究，而不是公共卫生实践。

公共卫生的监测

公共卫生监测活动似乎也符合"旨在获得普遍性知识的系统研究"这个定义。但大多数研究人员和公共卫生机构不认为监测是研究，因此不是 IRB 审查对象。例如美国 CDC（疾病控制中心）要求医生报告某些疾病，如结核病和性传播疾病。医生诊断时需要填表，上面有病人信息，包括姓名、年龄、性别、种族和民族、家庭地址，所诊断的疾病以及报告的医生。表或卡往往邮寄到当地卫生局，他们会利用这个信息随访，获知性伴的姓名和地址，然后告知他们有接触病毒的可能，有时带他们去医院治疗感染。当地卫生局会送一份已报告的感染给州卫生部。他们用此监测全州感染率，并分配资源用于疾病控制。同样州卫生部报告给联邦政府的疾病控制中心（CDC），给 CDC 的报告通常不包括每个病例的个人标识符，仅仅按年龄、性别、种族民族、所在县报告特定疾病的人数。由医生报告给当地卫生局，有时卫生局官员也将医生叫到办公室询问有无发现新病例。这是一种主动监测，仅仅用于重要的疾病，如 Kawasakii 综合症，一种致命的未知原因疾病。主动监测要求提供详尽的信息，有助于鉴定原因或风险因子。哨点监测是主动监测的一种。在公共卫生系统中系统收集的数据的其他情况有：疾病登记、计划评价、应急反应。疾病登记（如癌症登记报告癌症的原发部位和形态）用于收集在某地理区域所发生的每一个病例的信息。法律不要求医生将诊断报告给登记处，而是由登记人员通过审查医院记录鉴定案例。登记的目的是收集信息，可推进对疾病的科学理解。当公共卫生计划实施时，例如佩戴安全带或戒烟运动，往往要收集数据来评价 3e，即效验（efficacy，即这个计划在这种情况下是否起作用）、有效（effectiveness，这个计划在许多情况下更为普遍地起作用）、效率（efficiency，这个计划是否经济）等。在突发性事件中，例如急性疾病暴发，数据收集是为了指导应急反应。

　　监测、登记、评价和应急反应，都是系统收集数据，有时满足研究的标准。当满足这些标准时，而数据的收集是关于人的，数据收集需要由 IRB 审查。公共卫生机构作为日常工作的数据收集与研究不同的在于，数据收集的意图。研究的主要意图是产生普遍化知识，而 CDC 是为了控制或预防疾病，或改进某一干预计划。所谓普遍化是，从一时一地的数据分析的结果可推论到其他情况其他人群。标准的疾病报告不是研究，是用于指导对公共卫生计划的管理，用于疾病控制和预防的资源分配。在这种系统内标准的数据收集限于特异性疾病的信息、人口学信息，以及已知风险因子。当收集的数据大大超过这些标准数据时，这些数据通常被用于研究疾病或损伤的病因学。因此疾病登记往往被认为是研究，接受 IRB 的审查。它们的目的可能是双重的：指导公共卫生实践和阐明病因学。不管其他意图如何，当涉及对人类受试者的研究时，数据收集就要由 IRB 批准。有时，监测的数据后来被用于研究目的。这种使用必须经 IRB 批准。国家发布疾病发展趋势，意图是告知卫生人员本国疾病发展动向，这是为了管理公共卫生不是阐明疾病流行原因。同理，当数据收集是为了做出应急反应时（例如对疫病暴发的调查），公布一次疾病暴发不是研究，除非收集超量数据以便进一步阐明感染的病因学或鉴定传播机制。计划评价一般也涉及特定计划的管理，特别是这个计划已被以前的研究证明是有效的。如果计划是新的，评价的目的就是确定计划是否有效，按照 CDC 标准，在世界卫生组织关于在公共卫生监测中伦理审查的作用为题的会议中，①与会的专家同意，在监测的情况下，不必过多地关注一个行动是监测还是研究（由此确定是否需要接受伦理审查委员会的审查），正确的和关键的问题是监测的哪些方面会引起伦理学问题，由此哪些监测项目需要伦理审查委员会的伦理审查。根据专家们的建议，下列一些用于确定监测是否需要进行伦理审查的标准是合适的：

（1）对全新的领域进行监测（比如，耐多药结核病监测，VI 期临床试验的上市后监测），而不是对公共卫生体系中已经确定的那些领域进行监测；

（2）对特殊的目标人群收集信息时进行的监测，而不是按常规向所有人群收集信息时进行的监测；

（3）当收集信息并不是必需的；

（4）不能接受的风险—受益比，或者是潜在的风险并没有被充分地最小化。例如如果在规定的目的和实际的行动之间存在着不一致；对于弱势人群的监测；认为监测过程中所涉及的程序超过最小风险；监测行动中增加研究成分；新监测方法学的试验项目；等等。

另外，虽然在流行病爆发过程中，反应的时间应该更加紧迫，但在研究是监测行动的主要部分时，需要由伦理审查委员会进行伦理审查，例如：

---

① The Role of Ethical Review Committees (ERCs) in public health surveillance, 1ˢᵗ October 2004, WHO meeting.

（1）为预期将要爆发的突发事件而完善临床处置草案；

（2）其他研究者要求使用已经掌握的数据和标本以回答额外的研究问题；

（3）在出现疾病或流行病爆发时对新药进行测试；以及

（4）发展和试验新的监测工具。

有关在流行病爆发期间所做的研究，当出现广泛传播的流行病事件时，要采取一些快速有效的程序以配合有计划的研究干预工作。例如，要采用特殊方式专门选任一个审查委员会，以保证在危机时期能够维持其审查功能，可能还需要制定一个标准，它既要立足于有关监测的规则，也要立足于这些疾病的流行病学、人权、法律、公众安全的伦理学考虑，以及立足于为确保大众健康利益和个人自由而制定的专门条例。

因此，更为实际的是，需要伦理审查委员进行工作的理由是，当科学的任务超过公共卫生实践干预的任务时要对其程序进行伦理审查。同样，对于与某种干预行动相关的监测，必须列出收集或者使用或误用收集的数据所带来的"伤害"（实际的或者无形的伤害），并且考虑是否应该对一个行动进行审查。审查的重点应该包括下列一些问题：在什么时候个人的健康可以服从于保护一个群体？尽管应该避免伤害，但在一些特殊的时候什么样的伤害可允许其发生？对监测中由个人所提供的数据的误解所带来的伤害，应该由谁来负责？如此等等。[①]

三 公共卫生研究中的个人与社群同意

与临床研究伦理学一样，公共卫生研究的伦理学中首先要鉴定对受试者的风险，对风险与受益比做出评价，设法降低风险将其最小化。公共卫生对受试者的风险随研究类型而异。观察性流行病学研究与临床研究不大一样，后者产生直接的、与个人有关的受害和伤害，但要求受益/风险比应该是正值则是一样的。风险是可能的伤害，可以有身体的、精神的和社会的。"风险"一词包括不良后果的轻重程度、持续时间及其发生的概

[①] 引自翟晓梅等《公共卫生伦理》，《中国公共卫生》第七章，曾光等编，中国协和医科大学出版社 2013 年版。

率，为避免含混有人建议使用"伤害"或"潜在伤害"。衡量受益/伤害比时应该考虑的是：潜在的受益和潜在的伤害。传统的一种看法是认为流行病学研究或公共卫生研究主要是观察性的，不会有什么风险，这种看法是不合适的。虽然观察性研究一般不会引致身体伤害，但并非总是如此：与家庭暴力受害者访谈；对车间危害因子进行研究；研究儿童死亡原因；研究性行为与患性传播疾病关系等，都可能引起心理或情感以及社会的伤害。即使使用医疗记录也有伤害的可能。过去仅注意可能的身体伤害，不注意可能的心理和情感以及社会的伤害，尤其不注意使用受试者信息时可能产生的风险。因此，保密是公共卫生研究人员最重要的伦理考虑之一，研究者知道谁提供信息，但他们不能告诉任何人。这与匿名数据不一样，在匿名数据情况下连研究者也不能鉴定信息涉及什么人。与之相对照，研究者有义务发表他们的研究成果。但研究成果的发表是综合的数据，不揭示个体受试者的身份。与社会分享研究信息因为这个信息对社会有用，即使结果是阴性的。越来越多的研究人员认为与受试者分享成果也是他们的义务，因为受试者对研究也做出了贡献。本节以及后面两节将讨论公共卫生研究伦理学中最具特色的三个伦理问题：个人与社群同意、数据以及脆弱人群保护的问题。①

知情同意的主要思想是确保每一个受试者出于自愿和完全知道对他们的风险和受益而参加研究。这个原则首先应用于以个体为分析单元的研究，然而需要将尊重社群包括在内，以保护公共卫生研究受试者。有人建议增加一个社群原则，例如在社群进行研究时应该获得部落酋长或村子长老的允许。但这不能代替每一个个人的知情同意。仅在三类例外情况下才允许免除同意：在免除审查的研究中使用不能辨认身份的资料；有特殊理由使用可辨认身份的资料，对受试者的风险不超过最低程度，仅使用公开的资料，或要求个人知情同意使研究"不可行"；在特定管理部门范围内进行的研究。

---

① 有关知情同意一节引自：Zhai, X. M., 2012, Community consent. In Chadwick, R. (editor – in – chief), Encyclopedia of Applied Ethics, 2nd edition, Elsevier, 523—529；翟晓梅：《社群在知情同意过程中的作用》，《中国医学伦理学》2014 年第 27（3）期，第 301—307 页。

定义社群

"社群（community）"这个词来自古法语"communite'"，由拉丁文"communitas"演化而来，在广义上这个术语是指伙伴或有组织的社会。在社会学中，据说到 20 世纪 50 年代，这个术语大约有 94 种定义。在传统上，一个"社群"曾被定义为一群生活在共同地点、互动的人们。这个词经常被用来指一个群体，在一个共同的地理位置内，一般在大于家庭的社会单元内，通过共同的价值观和社会凝聚力组织在一起，最容易形象化社群的类型是共享地理位置、历史、种族、文化和宗教，生活在某一特定领土上的部落。

可以从两个视角来定义社群：人的视角和社会学的视角。然而，无论在哪种情况下，社群定义的核心是成员包括谁，而谁又被排除在外。一个人成为一个社群的成员可能是出于自己的选择，就像自愿参加的社团一样。或由于他或她的与生俱来的个人特征，如年龄、性别、种族或族群。因此，在任何时候，个体可属于多个社群。当参与社群活动时，人们在决定与目标社群内哪些个体合作时必须意识到这些复杂的关联。从社会学的视角来看，社群的概念是指，在诸如地理、共同利益、价值观、经历或传统等若干特征内至少有一个共同特征把他们联合起来的一群人。要理解和描述一个社群，可能涉及许多因素，这些因素与人（社会经济学、人口统计学、健康状况、风险状况、文化和族群特征）、地点（地理边界）、关联性（共同的价值观、利益和驱动力），以及权力关系（交流模式、正式和非正式的权威和影响、利益攸关者关系和资源的流动）相关。

根据人类基因组组织伦理委员会的《受益共享的声明》（HUGO 2000）[①]，主要有两种类型的社群：原住社群和境遇人群：

"原住社群建立在一个人出生或成长的家庭关系、地理区域、文化、族群或宗教群体上。例如，扩展的家庭构成以遗传性为基础的社群。而境遇社群是人们在后来的生活中通过选择或机会找到自己群体。这包括了基于共同利益、工作场所、工会或自愿参加的社团的群体。"

---

① Human Genome Organization 2000 HUGO Ethics Committee: Statement on Benefit – Sharing, Geneva: World Health Organization.

该声明解释说，这两种类型的社群可以从若干维度来定义，包括地理、种族/族群、宗教或疾病状态。例如，如果一个小镇的居民大多数都在这里出生，那么可能就是一个原住社群，或者如果大多数都是新迁居来的人，那么这个小镇可能就是一个境遇社群。患有相同疾病的人们如果有家族史，可能形成一个原住社群，如单基因疾病这种情况，或者形成一个境遇社群，多因素常见病通常就是这种情况。然而，患有多因素常见病（如心脏病、高血压、癌症或糖尿病）的人们，可能并不认为他们自己形成了社群。

Weijer 和 Emanuel[1] 提出，为了医学研究—社群伙伴关系的目的，社群应被视为多多少少具有凝聚力的群体，他们由于一些共同点而结合在一起，这些共同点涉及以下 10 种主要特性，每一种都有连续的变化序列：（1）共同的文化（包括语言）；（2）文化的综合性；（3）与健康有关的共同文化；（4）正当的政治权威；（5）有代表性的群体/个人；（6）集体性优先设置（和决策）机制；（7）地理位置；（8）共同的经济；（9）通信网络；（10）自我认同为一个社群。

社群参与知情同意过程

在广义上说，社群参与研究是研究者与人群协同合作的过程，以解决影响着社群中可能成为研究参与者人选的安康问题，这些人群通过地理位置、特定利益或者相似境况而联系在一起。社群参与为以往伦理准则或文件的个体关注，增加了一个关于对待群体或社群的关注。

在这里新事物是这样一个伦理假设，即研究者有义务将某些社群观点和利益纳入考虑范围，以及社群的投入对于合乎伦理的开展研究是必不可少的。这就增加了保护弱势社群免于重大伤害和尊重他们诚信正直的义务，从而扩展了对研究的约束。社群参与已经开始发展到一个新的阶段称为"社群—研究伙伴关系"（"社群参与式研究"、"社群合作研究"或"基于社群的参与式研究"）。它包括研究人员与东道社群之间积极的合作，双方都参与科学研究的若干重要方面。协

---

① Weijer, C. & Emanuel, E., 2000, Protecting communities in biomedical research, Science 289: 1142—1144.

作的范围可以从非正式的讨论（旨在相互理解和调整所提出的研究方案）到参与研究各个方面的协商——例如研究目标的选择、受试群体的认定、研究设计、数据的所有权以及研究结果的发表。与大多数研究不同，社群参与式研究涉及社群与研究人员之间权力的共享。社群参与研究必定对知情同意的过程有所影响。

　　社群参与知情同意过程可发生在若干情况之中。首先，社群批准是社群成员考虑是否要参与某一研究的前提。发展中国家传统社群的社会政治结构，尤其是在农村地区，与工业化国家不同。在发展中国家，许多社群的成员相较于工业化国家的社群成员，与他们所在的社群有更强烈的社会联系。而且，前者的凝聚力较之后者也更为紧密。当研究人员和他们的赞助者来到一个社群进行研究时，他们应该先取得社群的允许，才能与个体成员联系询问他们参与研究的可能性。如果他们在取得社群同意之前就联系社群成员，这样违反了社群的规则，而且通常社群成员不愿意参与研究，因为那是外来者的研究方案。因此，从一开始与社群的领导者建立伙伴关系，与他们讨论或者协商研究方案的各个方面（包括受试群体的认定和知情同意过程的描述）对研究人员来说是至关重要的。当这个研究方案成为社群自己的方案，而不是一个外来人的方案，研究人员启动的知情同意过程将会顺利进行，并且在社群成员的帮助下成功完成。

　　第二，当研究人员联系社群成员，视他们为潜在的研究参与者，这些成员可能感到为难，难以做出决定。他们需要与自己的家人、朋友、和/或其他他们认为知识渊博、经验丰富的社群成员商量。这是必要的，因为当来自发达国家、通晓像"原子"、"分子"和"基因"这样术语的研究人员接触来自非西方文化社群的潜在研究参与者时，就会产生两种不同文化（例如在中国，人们熟悉的术语是"气"、"阴"、"阳"、"五行"、"上火"）的碰撞。在社群参与研究的实践中，包括中国在内的一些发展中国家，建立了社群顾问小组/社群顾问委员会（CAGs/CACs）为社群潜在研究参与者提供关于知情同意过程的援助和咨询。这些CAGs/CACs帮助社群成员理解研究人员所告知的信息，并向社群成员解释对于他们来说很陌生的术语。

　　第三，研究可能会给第三方带来伤害。现在人们认识到，社群中非同意的、非参与的成员可能会因为群体其他成员参与的研究而受到伤害。例如，在美国国家生命伦理学顾问委员会的报告"涉及人类生物材料的研究：伦理问题和政策指南"（NBAC 1999）① 中说，某些类型的研究，如遗传和环境的研究，可能给受试者群体中非受试成员带来风险，比如揭示受试者人群有一种易染病体质，而导致在保险和招聘方面的受到污辱和/或歧视。在中东欧犹太人中进行所谓的"乳腺癌基因"BRCA1 和 BRCA2 的研究，是引起群体伤害风险的一个例证。这项研究的发现是，中东欧犹太女性有更高的携带这些基因的发生率，这可能导致非参与的拥有犹太血统的女性遭受各种形式的歧视，比如基于她们被认为有患乳腺癌的高风险而无资格加入健康和人寿保险。同样，在一个村庄的部分村民中进行关于艾滋病预防和治疗的研究，可能导致由于对受艾滋病侵袭的村庄的污辱和歧视，其他村民不能在市场上出售他们的农产品。为了解决这个"第三方伤害"的问题，知情同意的过程必须将受试者社群其他成员的风险纳入考虑中，而且必须鼓励潜在受试者不仅权衡自身的代价和受益，也要考虑非同意和非受试第三方的代价和受益。为了促进第三方风险相关信息的交流，也有必要咨询社群代表。

第四，研究可能给整个群体或整个社群带来伤害——所谓的"群体伤害"。这是前面讨论的第三点的一个逻辑上的延伸。群体伤害并不简单地指大多数或者全部群体成员遭受了伤害，而主要是指大多数或者全部成员由于对这个群体的认同和参与而遭受伤害。例如，遗传研究可能会挑战一个部落起源的神话，或者研究表明，与关于血统的习俗信仰相悖，某些个人或群体并不属于这个血统，这将瓦解社会文化力量和声望所依赖的宗族关系，而损害这个社群。这种伤害可能是永久性的，比活的人还持久，并且影响尚未出生的人。因此，在群体情境下，研究人员对研究受试者伤害最小化的责任，就要包括设法保护整个社群免受伤害的义务，这超越了来自这个社群的个体研究受试者的利益。研究人员对风险—受益的计算应包括群体伤害以及如何向潜在参与者告知群体伤害的信息，研究者应该与

---

① National Bioethics Advisory Commission 1999 Research Involving Human Biological Materials: Ethical Issues and Policy Guidance Volume 1. Report and Recommendations, Rockville, MD: National Bioethics Advisory Commission.

社群代表讨论如何使群体伤害最小化。

社群参与知情同意或社群—研究伙伴关系的优点是它可以提高个人知情同意的质量和积极参与研究的水平。它能保护社群成员不会在同意参与研究的同时未被告知对其所属群体或社群可能的有害后果。通过让他们及其社群其他成员比过去更全面地与研究人员合作，它也推进了更加合适的"研究参与者"的概念。那些有点消极的研究"受试者"实际上被更加积极与同伴一起参与整个研究过程的"参与者"所替代。

然而，社群参与知情同意过程或社群—研究伙伴关系的缺陷可能是，由于社群的权力结构或者家长主义的盛行，这种进路可能会因为使自主的个人服从群体/社群的权威而剥夺社群个体成员决定是否参与研究的自由。个人自由决定之被剥夺可能在两种情况下发生：（1）由于研究者与社群代表事前就关于可接受研究条件进行了合作，个人参与研究可能受阻；（2）由于社群领导者对研究项目的支持，个体可能觉得被强迫参与了研究。

关于"社群同意"的争论

"社群同意"和"群体同意"这两个有争议的术语涉及将个体研究受试者的知情同意概念应用与他们所属的社群或群体。例如，一些人认为，如果个体的研究参与者必须被告知遗传信息所特有的社会心理含义及其影响家庭关系的可能性，那么有关改变现有社会关系对群体的风险应该以同样的方式处理；也就是说，相关群体也必须被告知这些风险。否则，将会给个人自主性的西方价值的以特权，凌驾于在其他一些非西方文化中盛行社会关系价值之上。

个人知情同意要求进行信息交换，以使参与者理解研究及其风险和受益，在这个理念的基础上，社群同意推出研究者和社群代表之间不间断的信息交换，以利于正确识别、评估和评价研究对社群的受益和伤害，以及制订伤害最小化和受益最大化的策略。这意味着应该以当地语言用可以理解的用词来解释研究。在大多数情况下，这要求早在计划研究时就与社群成员进行商议，而他们将持续参与设计、进展、实施和研究成果分配的全过程。与个人知情同意相对照，研究人员与社群结成伙伴关系是表示对社群的尊重，期望通过不断协商研究方案的修改来消解来自社群的种种意见和/或异议。

然而，尽管社群参与整个研究过程或者社群—研究伙伴关系，对于在非西方文化社群进行研究是可取的，甚至是必要的，但是不应该将它与做出同意的决定混为一谈。当处于伙伴关系的研究人员和社群代表以平等的地位讨论风险—受益比，包括个体成员（如果他们参与研究）的风险—受益比，非同意和非受试的第三方的风险利益比，以及该群体或社群的风险—受益比时，这是一回事；做出是否同意参与研究的决定，则是另一回事。同意是一个个人的决定，这个决定是为一个个体是否参加研究而做出的。如果我们使用"社群同意"这个术语，它将会导致概念上的混淆。在实际应用中，"社群同意"这个术语将起误导作用：将会引导人们错误地认为部落、氏族或者村庄的领导有权力决定他（她）的社群中哪个成员应该成为某一研究的研究参与者。在任何一个社群，其成员并不是平等的：一些人有特权或优势地位，有的人则处于脆弱或劣势地位。社群的权力结构可能使"社群同意"危害到同意的自愿性和自由。一些文化赋予公共决定比个人决定更高的价值；在一些情况下，部落的头领决定谁应该成为研究参与者，而违反他们的意愿。这导致了强制，违反了基本的研究伦理原则。"社群同意"一词会为这种行为做出声名狼藉的辩护。研究人员所面临的选项有：（1）放弃在该社群进行的研究，寻找另一个社群进行研究；（2）如果该研究非常重要，可能会给这个社群带来巨大受益，研究人员可以通过将个人同意作为他们参与研究的一个条件来帮助保护个人研究受试者免于社群的强制。例如，研究方案可允许个体研究受试者秘密决定不参与研究，而不让社群中任何人知道。

"社群同意"这样的用语也受到来自后现代主义视角的批评。不仅仅是"社群"一词掩盖了群体的异质性，而且传达了一个社群内和谐亲密的虚假感觉，从而可能隐瞒对立的状况，例如在语言上消除边缘的声音。社群可能看起来有凝聚力，但却将穷人、残疾人、被族群抛弃者以及其他受歧视的群体排除在参与之外。正式授权的社群代表往往代表着精英，而不是作为一个整体的人群。

在家庭/社群关系紧密和传统文化非常浓厚的背景下，社群融入知情同意的过程应该得到提倡。这种融入意味着在研究者接触任何将是潜在受试者的社群成员之前，应该与家庭/社群的负责人讨论研究项目，并获得他（她）的允许。然而，这并不意味着社群领导有权决定哪位成员应该参与研究。是否参与研究的决定应该由个体成员自己做出。因此，"家庭同意"和"社群同意"这两个词容易让人误解。事实上，这种知情同意可被称为"家庭或社群辅助同意"为宜。

四 数据的保密

数据保密的重要和方法

一个人的信息可被有意或无意地用来使受试者受益或受到伤害。有些信息特别有可能引起伤害，例如在性传播疾病的研究中，研究人员可能问受试者上个月与他有过性关系的人数。如果这数目大于零，如果父母或性伴无意中得知后，可能受到身体虐待或断绝关系等威胁。其他信息可能导致失业或丧失健康保险。如果信息落在决策人手里，可能会造成社会污辱、歧视，造成精神和社会上的伤害。

避免故意或无意泄露信息的第一步是告知受试者如果信息没有被研究人员严加保护对他的可能风险。第二步，真正做到严加保护信息。防范措施的采取取决于研究的类型和可能的受益。例如有些流行病学研究中收集的数据要求有标识符，没有标识符会影响研究成果。人们不应认为参加研究的风险必定会消除。重要的是，不仅要评估在研究过程中获得或产生的有身份标识或可辨认身份的私人信息可被不适当泄露的可能性，也应评估如果泄露实际发生伤害的可能和规模如何。有身份标识或匿名的样本或数据包括：

☆ 直接标识数据：在一个数据集中，每一个参加者有一个个人标识符，例如姓名或病人号码，以及这个人的其他信息。

☆ 编码数据：用编码代替标识符，可减少泄露受试者身份的风险，这就需要建立另一数据集，其中列出每一个受试者的码和标识符。获得这个编码的数据集仅仅限于极少数人（也许就是研究负责人），并被一个密码保护，或把它锁在文件箱或保险箱内。

☆ 匿名化数据：加强保密的下一步是去除编码与个人标识符之间的联系。这些数据被称为无联系的或"匿名化的"。

☆ 匿名数据：数据或样本从未标识的，称为无标识或匿名的。使用匿名或匿名化数据，很难鉴定与信息相连的个人。

遗传数据难以匿名化，因为至少在理论上可以把这些数据与另一有遗传信息和标识符的生物学样本联系起来。而且，虽然标识身份的信息，例如姓名可从数据或样本除去，留下的数据可指向某一个或一些人。这称为推演鉴定（deductive identification）。例如有一数据集涉及一特定城镇或城区的人，人们可从受试者的性别、年龄、种族、职业及所住街区的信息推演出这个人是谁。有些研究还不能用匿名数据做，特别是研究者需要标识符将一种记录与另一组记录联系起来。研究一旦结束数据可将其匿名化。但在研究期间因不能保密产生的风险始终存在。受到伤害的可以是社区，匿名数据无法演绎鉴定，但报告研究结果也可以使社区受到凌辱。如HapMap 研究，样本的个人标识虽然不存在，但知道它们来自中国北京，日本东京，还是尼日利亚。当研究单元是社群，如果研究成果发表人们能鉴定出是那个社群，如果研究以负面的色彩描绘该城镇的话，工业家也许不愿投资于此城镇，使社群受到伤害。在我国就有因报道某村流行艾滋病，致使该村的农产品在集市上卖不出去的例子。

大数据时代的数据保密问题

积聚越来越多的公共卫生信息，可能不得不用大数据技术处理，这就使得个人数据保密的问题更为突出。斯诺登对美国政府对本国公民、外国公民及其领导人的大规模监控的揭发，不仅使人们清楚地看到美国政府对本国和外国人民人权肆无忌惮的侵犯，同时也使他们关切信息通讯技术和大数据技术的可能滥用，侵犯公民的隐私。因此，如果我们公共卫生数据用大数据技术处理，就不得不考虑大数据技术的保密和隐私保护问题。[①]在伦理学上我们要做的第一件事是鉴定大数据技术可能引起的风险，其风险可能有：

风险1：匿名化和数据屏蔽也许不可能。有用的数据库不可能完全匿名，完全匿名使提供产品和服务成为不可能。数十年来，信息安保研究人员已经知道即使敏感性低的数据，当把它们相关联起来，往往能够产生一

---

① 邱仁宗等：《大数据技术的伦理问题》，《科学与社会》，2014 年第 4（1）期，第 36—48页。

组具有高度重要意义的数据，比原始数据集更为重要。这称之为"身份再辨认"（reidentification）。这种再辨认可被人利用进行恶意的"推论攻击"（inferene attack），即为了不正当地获得某人的材料通过分析数据而实行的一种数据挖掘技术，类似我国所说的"人肉搜索"。在美国只需三个身份标识符（triple identifier），即生日、性别和邮政编码，就可通过公共可得数据库搜索出至少87%美国公民。身份再辨认技术可导致有伤害的结果，如泄露医疗记录、个人习惯、财务状况以及家庭关系这些私密信息，就可能被人利用、假冒、诈骗。

风险2：他人的可能侵入。许多消费者毫不经心地使用社交媒体或互联网服务，无意中允许他人使用信息。例如在维特上公开自己在度假或全家登记入某个酒店，显示你不在家；许多消费者从不读"terms and conditions"（条款和条件）；收到促销消息，就马上提供个人信息。即使消费者同意提供信息后也许没有法律问题，但如果消费者感到他们的信任受到破坏，对公司仍然有声誉的风险。消费者信任你做什么，不一定等于做的事情在法律上都是被允许的。

风险3：很容易将模式错当实际。在美国，大规模枪击事件使人们试图判定哪些人很可能因暴力冲动而付诸行动。在脸书网（Facebook）和其他社交媒体上获得一些人的线索，据此确定他们的行为模式，可预测他们是否可能是下一个受害者的凶手。可是有这种行为模式的人不一定在未来真采取行动。又如美国政府已经在挖掘现金交易的数据，以推论恐怖分子以及其他有组织犯罪分子的活动。警察利用先进的预报性分析技术来预测在某些日子或那天的某些时候某些区域犯罪率较高的可能性，街头监控摄像机与分析软件相链接，这些软件就是设计来发现有麻烦的行为模式。这样做，很容易导致非法的"审前盘问"（fishing expeditions），权力机构进行大规模的分析测试，符合某种模式的任何人就成为犯罪嫌疑人。这样做就可能产生违反宪法规定的无罪推定问题。在商业方面也是如此：一个人的行为模式不一定就是他要采取的行为。模式是根据过去行为确定的，不能完全决定未来的实际行为。这里也涉及决定论与自由意志、过去与未来关系等哲学问题。

风险4：数据成为现实本身。在商业方面，也会发生非意料之中的行为影响。基于先进的分析技术，零售商提供顾客个体化的商品服务。顾客面对网上和街头零售商无数的选择，又缺乏比较的能力，顾客很可能欢迎这种商品服务。接受这种商品服务后，公司认为对顾客的需求和状况更了解了，导致更有目标的商品服务，更多的交易。这样形成了一条闭合环路，通过这条环路，结果是对客户状况的描述以及相连的分析技术驱动顾客的行为，而不是相反。这在商业上是一件有意义的事情，但在伦理学上是有争论的：这是顾客真正的需求，还是技术推动的需求？

风险5：可能有不知道的负面后果。大数据分析技术的特点是使用自动发现技术，呈现有潜在意义的数据群集和组合。这是处理巨量、高速、多种信息的强有力工具，但也是具有潜在的危险性。例如根据这些数据将顾客加以区分和了解他们的状况，很容易导致基于年龄、性别、族群、健康状况社会背景等的歧视。[①]

隐私是将他人排除在知悉某人的信息或数据的某些方面之外。隐私概念仅适用于有可能发生人际互动关系的领域，在没有人迹的荒芜小岛，不存在隐私问题。有三种不同形式的隐私：（1）躯体隐私，这是指人身体的阴私部位，不能暴露给一般外人；（2）空间隐私，这是指与非亲密关系的人保持一定的距离；（3）信息隐私，这是指保护和控制与个人有关的信息。有关个人的信息包括：（1）固有特征。这个人来自何处？他或她是谁？出生日期、性别、国籍等；（2）获得性特征。这个人的历史，例如地址、医疗记录和购物史；（3）个人偏好。这个人喜欢什么？包括兴趣、业余爱好、喜欢的品牌和电视节目等。上述信息可联系到有身份标识或可辨识身份的人。

不同类型的数据其可身份追溯性是不同的：（1）匿名数据。收集到的数据没有身份标识符，从未与某个人联系起来。例如通过邮寄寄回的问卷，没有姓名和地址。（2）匿名化数据。以前可辨认身份的数据已经去身份标识了；任何可以将信息联系到特定个人（例如身份证号码、信用卡号码、甚至手机的系列号）已经消除，第三方处理信息时已不可能重建。（3）假名数据。数据记录不含明晰的身份标识，虽然有一个明确的身份标识符，但不能用来直接将信息联系到某个特定的个人。这能保护个

---

① Buytendijk, F. & Heiser, J., 2013, Confronting the privacy and ethical risks of Big Data, Financial Times, September 24.

人数据，因为这种身份标识符不能转化为明确的身份鉴定。（4）清晰的个人数据。这是最容易追溯到个人的信息，因为这种数据记录含有明确的身份鉴定。

在大数据时代，隐私的丧失很容易发生。[1] 当进行交易和注册登记时，个人要提供私人信息，信用卡信息、身份证号码、电话号码、母亲婚前姓名、地址等被公司和公共机构搜集和利用，可能导致隐私的丧失。诈骗和假冒属于因私人信息直接或间接滥用而引起的恶意活动。另外，往往会发生功能潜变（function creep）的情况，这是指获取信息的原来目的被悄悄地、不知不觉地扩大到包括未获得参与者知情和自愿同意的其他用途。功能潜变不管是在商业上，还是在政府的监控上，都有发生。由于下列5种情况，在电子数据库和互联网上的数据隐私难以得到保护：（1）可靠性：在开放的通讯基础设施内数据收集者的可信赖性和胜任能力难以确保。（2）难以管制的扩散：如果数据在外部数据库系统内或互联网上控制其进一步使用是有可能的。然而，一方面，数据有被出售给不法商人的威胁；另一方面，数据一旦扩散到许多不同的文档内，很难消除甚至更改它们。（3）数据挖掘：使用这种技术很可能把数据系统地组合起来建立一个人的详细的、合成的轮廓。（4）身份盗窃：恶意使用偷盗来的数字身份，进行例如信用卡欺诈，甚至用于邪恶的网站败坏被盗人身份。（5）恶意攻击：现行数据管理系统无力防备黑客的犯罪行为或信息战中的侵略。[2]

隐私应该放弃吗？有一种观点（"后隐私运动"）认为，隐私是控制应被分享的信息的一种手段，在web 2.0或大数据时代隐私已经不能得到合适地辩护，应该主动放弃隐私。然而在web 2.0或大数据时代难以保障隐私并不是放弃个人隐私必要保护的充分理由。个人隐私遭到侵犯引致多方面的损失：消费者（用户）看到他们的个人信息被盗用，可能会退出网络空间或尽可能使用虚假信息；企业和公共机构的信任和声誉也会遭受

① Zhai, X. M. & Qiu, R. Z., 2010, The status quo and ethical governance in biometric in mainland China, in Kumar, A. & Zhang, D. (ed.), Ethics and Policy of Biometrics, Berlin/Heiderbergn: Spring—Verlag 127—139.

② Heesen, J., 2012, Computer and communication ethics, in Chadwick R. (Editor in Chief) Encyclopedia of Applied Ethics, 2nd edition, Elsvier, 538—545.

严重损失，如此等等，个人信息理应加以保护。今天是否还有必要保护个人信息的私密性也存在着趋向两极的观点：一种观点认为，为实现大数据的经济潜力，让企业或公共机构去做它们需要做的事，个人可以不予理会；另一种观点则认为要采取强有力的措施来保护私人信息的私密性。在欧盟的问卷调查中，79%的回答者说，公司对个人数据的使用应更透明。透明性不仅有利于个人，也有利于公司和公共机构。同时在可能的情况下，数据的非原来用途的使用，应征求消费者或用户的同意。根据欧盟的问卷调查，69%的回答者说，对于不那么敏感的数据，可采取 opt – out（指默认用户同意，但用户可选择拒绝），80%的人说，对于敏感数据，则应采取 opt – in（指默认用户不同意，要使用必须主动获取他们同意）。可信的、可持续的数据流动需要建立一个评价使用数据的框架，这种框架有两个关键的层面：数据收集的方法和数据利用的方式。用户要对让他人分享信息所获价值与所付代价进行权衡。数字身份提供的机会是巨大的，但如果不能以深思熟虑的、平衡的方式处理数据的利用，失去的机会也巨大。为此企业和公共机构要告诉消费者或用户个人数据如何使用和如何保护隐私。确保可持续的数据流动有三个基本要素：（1）消费者的受益必须超过分享数据需付出的代价；（2）对于数据如何使用必须有透明性；（3）个人隐私能得到保护。[①]

五　脆弱人群的保护

"黄金大米"试验案例

案例经过。第一节讨论的美国塔斯基吉案例是不但未能保护脆弱人群而且特意挑出他们进行试验严重伤害他们的典型案例。在我国则有用儿童进行"黄金大米"试验的案例。2012 年 8 月 1 日《美国临床营养杂志》（*American Journal of Clinical Nutrition*）发表了题为"黄金大米中 β – 胡萝卜素与提供给儿童维生素 A 的油胶囊中的 β – 胡萝卜素一样好 "（β – Carotene in Golden Rice is as good as β – carotene in oil at providing vitamin A to

---

① Kinderlerer, J. et al, 2012, Ethics of Information and Communication Technologies, Opinion of the European Group on Ethics in Science and New Technologies to the European Commission.

children）的论文。[1]论文中随机分配 6—8 岁儿童 68 人给三个组：食用黄金大米（GR）、菠菜或 β-胡萝卜素油胶囊，结论是，GR 中的 β-胡萝卜素与油胶囊中的一样有效，均比菠菜组好，并说该研究的招募受试者的程序和研究方案得到了批准。但 8 月 29 日绿色和平组织在媒体发布会上揭露了其中的问题，并称之为"国际丑闻"。2002 年 12 月在美国 T 大学工作的 PI 的比较研究 GR、菠菜和油胶囊中 β-胡萝卜素有效性的方案得到了批准。2003 年 9 月 1 日中国研究组的 PI 之一与 Z 省医学科学院签署合作协议。2003 年 11 月 1 日 Z 省医科院伦理委员会批准了在大陆进行研究的方案。时限为 2004 年 3 月 1 日至 2005 年 2 月 28 日，研究地点在 Z 省的 X 县。2004 年 8 月 1 日美国 T 大学与 Z 省医科院签署合作协议。2008 年研究地点改为 H 省 H 县 J 镇中心小学。2008 年 5 月 20 日开始研究，6 月 23 日结束。2008 年 6 月 23 日美国 T 大学的 PI 从美国携 GR 非法进入中国，于 6 月 2 日给该中心小学学生食用。就在那一天，T 大学的伦理委员会批准了中文版的知情同意书，其中仅提到要试验 GR，但未解释 GR 是转基因大米。反之，在 2003 年或 2006 年版的同意书中倒说了 GR 是转基因大米。[2]

保护脆弱人群的伦理要求。该案例有许多违反法律、规章以及违反研究伦理学基本原则之处，这里我们要着重指出其违反保护脆弱人群的伦理要求。2008 年 5 月 22 日研究组召集学生家长或监护人开会，告知试验有关信息，但未提他们试验的是转基因大米。在同意书中故意使用"富含 β-胡萝卜素大米"一词，未提转基因大米。未将整个同意书给家长或监护人，仅将同意书最后一页给了他们，最后一页唯有家长或监护人签名，既没有提到 GR，也没有说给学生吃的是转基因大米。[3] 在对该案例的讨论中大家关注研究方案是否经伦理委员会审查批准，而没有注意伦理

---

① Tang, G. W. et al, 2012, β-Carotene in Golden Rice is as good as β-carotene in oil at providing vitamin A to children. First published August 1, 2012, doi：10.3945/ajcn.111.030775 American Journal of Clinical Nutrition, September 2012 ajcn.030775.

② Hvistendahl, M. & Enserink. M., 2012, Firestorm erupts over transgenic rice study in Chinese children, Science Insider, September 11; 2012 Chinese researchers punished for role in GM rice study, Science Insider, December 12, 2012 http：//news.sciencemag.org/2012/09/firestorm-erupts-over-transgenic-rice-study-chinese-children.

③ 同上。

委员会的审查批准是否合适。在该项研究中受试者是儿童，儿童是脆弱人群需加以特殊保护。研究伦理的国际准则和卫生部有关涉人生物医学研究的伦理审查办法（2007 年）要求对包括儿童在内的脆弱人群进行特殊保护。对于一般人群的临床试验必须首先有临床前研究（实验室或/及动物研究）先行，证明其安全有效方可在人体上进行，而对儿童进行试验则要求首先在成人身上进行试验证明其安全有效后方可在儿童身上进行。2003 年 9 月前美国科学家并未在美国进行成人的黄金大米试验，为什么要率先在我国儿童身上试验？中国的研究组为什么不先进行临床前研究和成人的临床试验？在审查这个项目时机构伦理委员会是否提出过这些问题没有？在批准这个项目前是否已经从项目负责人那里得到了对这些问题的满意回答？而且对于已经具备理解能力的儿童，对他们进行临床试验，除了有监护人的同意（consent）外还需要他们本人的认可（assent）。国家食品药品监督管理局的管理规范（2003 年）中明确指出："儿童作为受试者，必须征得其法定监护人的知情同意并签署知情同意书，当儿童能做出同意参加研究的决定时，还必须征得其本人同意。"

有争议项目的知情同意。美国的 PI 和中国的研究组无疑知道转基因食品在美国和中国都是个敏感问题。在公众对转基因食品安全性有疑虑的情况下，从他们获得知情同意进行临床试验会有很大的困难。在审查这个项目时机构伦理委员会就应该向项目负责人提出，如何处理从有疑虑的受试者家长获得知情同意的问题，并在得到对这问题的满意回答后批准这个项目。现在看来，科研人员是用欺骗家长的办法解决了知情同意这一难题的，整个过程说明机构伦理委员会在审查时并未提出这一问题。

国家合作项目的特点。该项目是一项国际合作。科学研究的国际合作是必不可少的，但在国际合作中我国与合作国的关系应该是平等、公平、公正、互利、互尊的关系。例如我们应尊重彼此的相关法律，此次美国科学家私自将转基因大米偷运到国内，公然违反国务院有关转基因的生物安全条例，自不待言。在合作研究中，我们应注意研究是为了解决我国面临的健康问题，还是为合作国积累数据？看来此次试验并不是为了解决我国儿童的维生素 A 缺乏问题，即使证明黄金大米能解决此问题，我国维生素 A 缺乏的儿童哪年哪月能用到它？何况在我国富含 β 含胡萝卜素的蔬菜为儿童使用不成问题，而使用这些蔬菜是预防儿童维生素 A 缺乏的既简便又经济的办法，看来主要还是为美方提供数据，解决他们在美国的争论问题。而且美国那位科学家在美国做成人试验（仅有 5 位受试者）在后，在中国做儿童试验在前，但论文的发表却是美国成人试验结果在前，中国儿童试验结果在后，造成一个先成人后儿童的假象。①尤其我们应该警惕的是，合作国方有无可能利用我国监管不严的漏洞，将在合作国不能通过伦理审查的一些项目挪到我国进行。因此这项研究设计的主要问题有：研究目的；临床试验的条件（前临床研究）；对脆弱人群儿童的特殊保护；研究方案涉及伦理委员会知识缺乏的干预时需要请相关专家列席等。以上说明涉案的机构伦理委员会对这些研究伦理学的起码知识都不甚了解，审查能力严重缺乏。

脆弱人群

脆弱人群的概念。脆弱人群是不能维护自己权利和利益的人群。由于大多数研究具有不确定性，所有受试者在某种意义上都是脆弱的。然而在研究的情境下我们应该将脆弱性理解为一些人的某种固有的或境遇的条件，使他们易于被人们以伦理上不适当的方式置于研究的更大风险之中，且他们自身缺乏保护他们自身利益和权利的能力。即使他们给予他们的知情同意去参加一项研究，他们也可以被以伦理上不适当的方式被利用。例如穷人被招募参加研究，而研究的受益主要是经济上富裕的人。此外，许多研究显示特定的疾病与某些群体有关联，如非洲后裔的镰形细胞病、东欧犹太人的家族黑蒙性痴呆（Tay Sachs）病和乳腺癌等，在研究结果不合适地被报道时导致他们遭受歧视和污辱。例如在美国研究一种试验性麻疹疫苗是否可用于年龄太小的新生儿时，没有告知非洲裔和拉丁美洲美国人家庭这种疫苗是试验性的，结果该疫苗引起婴儿死亡率增高。

脆弱人群的鉴定。如何鉴定脆弱人群？使一个人群具有脆弱性，是由于有他们所处的急性或慢性的某种状态，使他们不具备决策能力或为决策能力大为降低，因而容易受到强制或不正当的影响而参加研究。脆弱人群包括：怀孕妇女、新生儿、儿童、犯人、身心残障碍者、精神障碍者、患

---

① 参看 Tang, G. W. at al, 2009, Golden Rice is an effective source of vitamin A, American Journal of Clinical Nutrition 89：1776—1783.

严重疾病病人（艾滋病病人、禽流感病人、癌症病人等）、老人、社会边缘人群（同性恋者、性工作者、非法药物依赖者等）、少数民族、穷人，尤其是处于系统弱势的人群（例如几代都是穷人）等。引起脆弱性的原因可能是人群之间权力不平等，该人群需要服务、帮助和保护，文化、民族和宗教因素也可形成脆弱性。2001 年美国国家生命伦理学顾问理事会①提出 6 种类型的脆弱性，对于这些类型的脆弱性应该采取保护性防范措施，集中于参加研究可能对他们引起的风险。然而，脆弱的人往往被排除在研究之外，使他们不能享有研究产生的对他们的惠益。因此在保护脆弱者免受研究带来的伤害与使他们能够分享研究的可能受益之间应该达到一个平衡。

（1）认知脆弱性：候选的受试者不能充分理解信息、仔细思考以及就参加研究做出决策，这是认知脆弱性。候选的受试者可由于以下三个理由之一在这方面是脆弱的。其一，与能力相关的认知脆弱性，例如幼儿或影响决策的认知障碍的成人，一定程度上缺乏做出知情选择。其二，境遇认知脆弱性，他们原不乏决策能力，但由于他们所处的境遇使他们不能有效实施他们的能力，例如他们在发生紧急紧张事件时。其三，沟通脆弱性，他们所说所读语言与研究人员不同，这使他们原本有的能力不能正常施展。这类脆弱性会增加研究者对候选受试者不够尊重而引起的风险，因为在这种情况下标准的知情同意程序不能满足要求。研究者应该尽一切努力减少影响候选受试者决策能力的境遇性障碍，当境遇性障碍是暂时的时，也许可等到这种境遇过去时，再去招募这些候选受试者为好。或者在限制自主性的这种境遇发生前就征得受试者的知情同意，例如可在分娩前就征得孕妇同意参加分娩时的研究。有时这种境遇是结构性的，例如在研究者与受试者说不同语言的情况下。通过使用翻译人员或翻译为受试者本国语言的同意书可减少这种语言障碍。

（2）机构脆弱性：候选受试者拥有同意的认知能力但他们屈从于其他人的官方权威，这些人对他们是否参加研究有他们自己的独立的利益。通

---

① National Bioethics Advisory Commission (NBAC) 2001 Ethical and Policy Issues in Research Involving Human Participants, Volume I. Report and Recommendations of the National Bioethics Advisory Commission, Bethesda, Maryland August 2001.

常援引的例子是犯人和士兵应募者，也包括研究者的下属或学生，他们的参加研究可博得领导或上级的良好印象。这类脆弱性增加这样的风险，即他们参加研究不是真正自愿的从而未能真正尊重他们的人格。此外，这种情况也增加了由于他们的从属地位而受剥削的风险。为了防止不适当地招募在机构方面脆弱的人，应该特别注意受试者的挑选及其选择的自愿性。减少脆弱性的方法可有：在启动研究前与机构负责人合作以确保不存在不合适的激励办法或压力，以及如有可能不告诉机构人员谁将参加研究；在知情同意过程中机构负责人不应在场等。

（3）遵从脆弱性：不同于机构脆弱性，遵从脆弱性是指拥有认知能力的候选受试者屈从于非官方的权威。这种非官方的权力关系是社会建构的，例如基于性别、种族或阶层的不平等，或医患关系内那种权力和知识的不平等，或者其性质是更为主观性的，如父母通常会遵从他们成年儿女的愿望。与机构脆弱性一样，遵从脆弱性增加了候选受试者的决定不是真正自愿的风险。此外，它还可能有处于遵从地位的受试者遭受剥削的风险。例如有些病人信任医生，遵从他们的意见而参加研究。身为医生的研究者应该特别要意识到这种脆弱性，因为他们要他们的病人参加研究时，病人可能会担心如果拒绝会影响医生对他们的态度或医疗。减少遵从脆弱性的办法有在询问候选受试者是否愿意参加研究时，可不让他们对之遵从的人在场，如果医生是 PI，可让第三者与候选受试者联系，并可请人评估受试者之同意参加研究是否真正自愿。

（4）医疗脆弱性。这类脆弱性涉及那些患严重疾病而没有满意的标准治疗的候选受试者（如癌症转移病人或患罕见病病人）。严重病人往往被吸引参加研究因为他们或他们的医生认为准备检验的干预是最佳疗法。在这种困难的情况下候选受试者很难权衡研究带来的风险与潜在受益。这类脆弱性可增加因将研究误解为治疗而引起的风险，也可增加这些受试者被剥削的风险，因为或者他们对潜在受益有不合理的期望，或者研究者在有关风险和潜在受益方面误导他们。为此，必须采取措施确保给受试者提供确切的信息，检查他们是否真正理解这些信息，清楚区分研究与治疗，防止治疗误解；减少医疗脆弱性可采取由第三者去招募受试者，完成知情同意过程的办法；也可以避免由治疗病人的医生担任 PI；加强伦理委员会对这类研究的审查，仔细权衡风险—受益比，确保受试者的选择是合理的和理性的等等。

（5）经济脆弱性。有认知能力的候选受试者可能有经济脆弱性，即在社会品和服务（如收入、住房或医疗）分配方面处于不利地位。这类脆弱性可增加受试者这样的风险，即参加研究可能受益构成不当引诱而受招募，威胁到他们选择的自愿性质以及提高受试者受剥削的危险。例如为他们参加研究付给他们大量金钱，或给他们与研究无关的疾病提供免费医疗，可导致受试者参加研究，而这违反了他们原本的最佳判断，否则他们本来可能是不会参加的。为此，伦理委员会应仔细审查受试者参加是否是合理的选择，给他们的补偿是否是不当引诱，免费治疗或其他社会服务是否为研究所必要等。

（6）社会脆弱性。拥有认知能力的候选受试者属于受人轻视的社会群体。社会上脆弱的人也往往是经济上脆弱的人，社会对他们有成见，并歧视他们。这些群体成员的利益、福利以及对社会的贡献往往遭到轻视或漠视。因此。研究者、IRB 和负责人应对这种社会脆弱性及其影响采取敏感的态度，努力让他们参与决策和监管过程。吸引社会上脆弱的社群参与研究过程各个阶段，有助于减少人们对他们的刻板印象和歧视。

对脆弱人群的特殊保护

对脆弱人群进行特殊保护的伦理要求一般有四：其一，对脆弱人群可以进行研究，但应该研究有益于脆弱人群自身。那么对儿童期的遗传和环境因素如何影响成年期健康的研究是否应该进行呢？这项研究仅有益于于成年。如果其他伦理要求已经满足，这类观察性流行病学研究也应该允许进行的，即使研究目的不是为了获得与儿童健康相关的知识。通常仅在风险极低时才允许进行潜在受益涉及成人而潜在伤害影响儿童的研究。这项研究对儿童的伤害极低，同时这些儿童长大成人也能受益。不能对脆弱人群进行仅仅有利于其他人群而对他们现在或未来均无益的研究。

其二，如果研究将有益于包括脆弱人群在内的所有人群，则对脆弱人群的研究，应该在对一般人群的研究证明安全和有效之后进行。

其三，过分的受益或不正当的引诱对脆弱人群是一种强迫，这也适用于特别穷的人。例如在不发达国家，一个妇女每天靠 1 美元收入维持生活，很难拒绝 20 美元的补偿去参加研究。相对的高额金钱补偿，会使受试者同意参加他们本来不会同意的研究。对于脆弱人群参加研究要采取特殊的保护措施。

　　其四，未成年儿童参加研究要求父母表示同意（consent），大一些儿童则要求他们认可（assent），但有风险水平的限制，即风险不能超过最低程度。对于其他认知脆弱的人群，则应有其监护人代理他们表示同意。对于犯人，不要造成这样的印象，参不参加研究会影响他们的待遇或刑期。在获得知情同意时主要关注的是真正知情，即真正理解研究、理解可能经受的风险和受益。对于其他在机构、遵从、医疗、经济或社会方面有脆弱性的受试者，应有第三者去做知情同意的工作。当在非西方文化的发展中国家进行研究需要作出加倍努力来理解所在地的文化；受试者参加研究可能的动机；以及在知情同意过程中如何与他们进行最佳的沟通。

　　对以儿童作为受试者的特殊保护

　　儿童属于第一类具有认知脆弱性的人群，缺乏对有关自身的事情做出合理决策的能力，以维护自身的健康、利益和权利。因此，研究者对儿童负有特殊的保护责任：

　　（1）儿童参加研究要获得他们家长的允许；

　　（2）儿童参加研究要获得儿童本身的认可，尤其他们已经具有一定的理解能力时。

　　在研究涉及儿童时，知情同意要求采取"家长同意"（parental consent）和"儿童认可"（assent）结合的形式。对于风险大于最低程度风险的临床试验或研究，要求机构伦理委员会决定家长同意书应由两位家长签字还是一位家长签字即可。认可时儿童对参加研究要做出肯定回答。

　　做出自愿和知情决定的能力在整个儿童期和青少年期是演化的，即使是同一年龄，也随个体而异。认可程序的目的是吸引儿童参与有关参加研究的讨论和决定。为此：

　　（1）要求研究者：用按照儿童发育程度相适应的方法帮助儿童理解他的病情；告知儿童所建议的干预性质以及他们可能会体验什么；评估儿童对所提供信息的理解；获得儿童表示愿意参加所建议干预的认可。

　　（2）要求机构伦理审查委员会（IRB）：根据每项研究的具体情况决定是否需要儿童的认可；IRB要考虑的因素包括：目标人群的特征，是否能使儿童直接受益：在干预对儿童受试者的健康和安康十分重要，并要考虑到儿童的认知和情感成熟程度以及心理状态儿童是否能给予认可。

（3）对话要不断进行：虽然 IRB 和监管机构可能更注意同意的文书，但研究提示唯有在不断进行的互动过程中从家长和儿童获得的同意更为有效，而不是仅仅一次签署书面同意书的行动。在可能的情况下，应该给予父母和儿童时间来考虑他们是否参加研究。也应该给予他们机会在他们做出决定前与他人商量。讨论应该由充分的时间来提问题和作进一步说明。这些讨论也许要在若干次访问中完成，并且在提供父母同意和儿童认可书前进行。

（4）对不同年龄儿童的保护。对于幼儿，研究者要向他们提供将要发生什么的基本信息，回答他们的问题。对于年龄大一些的儿童和青少年，他们的认可程序可类似成人的同意程序。有时，在父母不在场时让候选受试者回答研究人员提出的问题更方便一些。

（5）文件的签署。当研究的风险大于最低程度时应有父母签署同意书。在决定有儿童参与的研究是否需要儿童认可的文件时，IRB 要考虑参与研究的儿童的智力和情感能力是否能理解相关的概念。在大多数情况下，IRB 可要求对于年龄大一些的儿童，有一份签字的认可书，其解释比较详细；而对幼儿有一份口头表示认可的简单文件就可以了，可由父母代为签字。

（6）治疗误解。当询问父母有关他们孩子参加研究时，往往会比较紧张，时间又紧迫。关键的问题是父母往往误认为参加的是治疗，而实际的研究目的是搜集数据促进医学知识。有一项研究是研究患严重疾病新生儿的父母回忆在同意他们孩子参加 II 期双盲安慰剂对照试验前理解提供给他们关键信息的能力。该临床试验是评价阿奇霉素预防出生体重低于1250 克并在生命开始 72 小时内要求用呼吸机的新生儿的支气管肺发育异常的有效性。为研究同意过程接受访谈的 23% 的父母说，II 期临床试验的主要目的是治疗他们新生儿的肺病。不到 10% 的父母在出院时能回忆参加临床试验的潜在风险。这项研究强调，研究人员在与对研究的目的可能误解的父母讨论他们病儿时，对治疗误解的影响要有敏感性。

（7）从未成年人到成年人。当临床研究包括的受试者，他们在研究过程中达到法定的、可自己表示同意的年龄时，法律和伦理的问题都会发生。在这种情况下，在继续进行研究时必须给予受试者（现在已是成人了）以提供知情同意的机会，他们有权继续参加研究，也可以退出研究。

第十章　传染病控制

　　传染病始终是影响公共卫生的主要因素之一，过去、现在是如此，将来也仍然会如此。人们曾经设想总会有一天，人类会消灭这些传染病。在20世纪中叶，人们在控制天花、麻疹、伤寒和鼠疫等疾病方面取得很大成功，营养和卫生的改善，生活条件的优化，疫苗接种，抗生素的广泛使用，这一切都帮助人们抵御疾病，若干传染病所致的死亡率和发病率显著下降。然而这些成就是有限的：在发展中国家传染病的发生率和现患率仍然高居不下；艾滋病、SARS、禽流感、埃博拉、寨卡等这些新流行的病毒性流行病对高收入和低收入国家都是严重的挑战；抗多种药物的结核病或其他疾病正在传播；21世纪初许多国家和世界卫生组织都在准备禽流感和埃博拉病毒的全球性流行。人们从传染病的历史和现行经验中可以合理地推论说，随着人类的活动因科技的应用而进一步扩展以及全球化进程的加速，不断会出现新的传染病，而原来被人们认为已经得到控制的传染病也可能复发。

　　对有临床症状的病人的治疗在大多数情况下并不是控制传染病的最重要方法。①通过控制感染，即改善卫生条件、隔离或检疫、提高免疫力等可有效减少疾病的传播。许多这些干预措施要求公众采取合作的行动。如果人与人接触是传染的来源，那么预防措施必须针对减少甚至禁止这种接触。然而这些措施可能会使一些人或群体被排除在公共生活之外。这就提出了一个控制传染病中最为根本的一个伦理问题：在什么条件为了公共卫生利益而控制个人的自由是在伦理学上得到辩护的？如何平衡公共卫生与个人自由？本章分别讨论传染病控制的措施、免疫接种、艾滋病、流感大

---

　　① 艾滋病可能是例外，对于艾滋病"治疗就是预防"。

流行以及控制传染病与人权中的伦理问题。①

一 传染病控制的措施

历史的案例

当人们知道一些疾病是接触传染的以后，就采取了人员隔离（social distancing）的办法，这在历史上早已有之。人们设法让患病的人远离自己，将他们排斥在社会之外，将疑似病例作为被驱逐者或歹徒对待，或被送入封闭的机构，例如麻风病院。这严重伤害了这些疾病受害者，对他们非常不公正。在中世纪，人们努力发现疑似麻风病患者，由专门的委员会做出诊断，对他们进行身体检查的不仅有医生、外科医生，还有看门人、警察、教士、僧侣等。这就造成许多的误诊，将一些皮肤病或皮肤异常错认为麻风。如果判断为麻风病人，就要将他与健康人群分开。法律对麻风病人非常敌视，剥夺他们结婚和拥有财产的权利。麻风病人只好一生待在麻风病院，他们在社会上已经死了。在亨利二世的英格兰和菲利普五世的法国，甚至将麻风病人烧死。然而，实际上麻风并不是像鼠疫那样毁灭城市的疾病。而1665年的大瘟疫杀死了伦敦1/3的居民，许多家庭遭到毁灭，感染的人当天就死亡。对瘟疫的恐慌导致极端措施，病人的家被封闭，门口站着卫兵不让人出来，要贿赂卫兵才能将食物送入。或者将疑似患者送入瘟疫病院，或将病人赶快埋葬。即使病人恢复也被认为是危险的，他们必须带着一根白拐杖走路，好让别人避开。1374年威尼斯和其他城市对从疫区来的船只采取检疫措施，这些船只和船员要隔离30—40天。在此之后没有出现症状的则被释放，容许进入城市。被检疫的人有病人也有健康者，隔离期间疫病可能传播开来，有人试图逃跑，如果抓获则判死刑。

另一个隔离和限制自由的经典案例是"伤寒玛丽"（Typhoid Mary）

① 撰写本章时参照：Verweij, M. , 2011, Infectious disease control, in Dawson, A. （ed.）, Public Health Ethics: Key Concepts and Issues in Policy and Practice, Cambridge University Press, 100—117；邱仁宗 2006 公共卫生伦理学与传染病控制中的伦理问题, 曾光主编：《中国公共卫生与健康新思维》人民出版社, 第224—255页；翟晓梅等：《公共卫生伦理》,《中国公共卫生》第七章, 曾光等编, 中国协和医科大学出版社2013年版。

的故事。玛丽在 1900—1907 年间是纽约一名厨师，她为 22 人做饭，他们都患了伤寒。玛丽本人仍然健康，但被怀疑有病，后被鉴定出是伤寒携带者。她当然并不了解是她将伤寒传染给所有那些她为之做饭的人。后来1907 年她被迫隔离在北弟兄岛的医院内。1910 年公共卫生当局释放了她，条件是她不能再做厨师了。但 1915 年她又重操旧业，在斯隆医院为妇女做饭。结果又有 25 人患伤寒，其中 2 人死亡。玛丽又被鉴定为传染者，被判终身检疫，在检疫 26 年后于 1938 年去世。

玛丽不仅被限制自由，而且被认为她个人要对疾病传播负责，因为公共卫生官员称她为"伤寒玛丽"，公众则认为她是使她雇主和顾客感染伤寒的恶厨师。玛丽的生平说明，公共卫生当局有权力限制人们个人的自由。有效的传染病控制可能要求大量协同的措施，甚或要求强迫治疗。但这种措施对个人安康和自由的影响可能是重大的。因此。我们必须在保护公众健康的公共卫生措施与维护个人自由之间进行慎重的和仔细的考量和平衡。

监测和报告

最具预防性的措施唯有执行及时才能有效。因此，必须有一个良好的监测机制。这涉及获得传染病流行的数据，包括有关个体的个人信息。在大多数国家，法律要求医生和医学实验室，向公共卫生当局报告他们发现的特定传染病例。对于若干传染病，匿名报告就够了，但对于许多其他传染病，必须提及诊断以及病人的姓名和地址。这就与临床医学要求保密形成鲜明的对照。然而，这种对有身份标识和诊断的报告程序作为针对某一人群情境内的监测措施仍然是不够的。如果对健康人进行大规模检测，则对传染病的监测和控制则更为有效。例如许多国家对孕妇进行艾滋病和乙型肝炎病毒常规检测。对其他疾病，如结核病，也采取类似的做法。在有些情境下，人们有权选择不参加检测，如果他们不想要被检测的话，但在其他情境下，拒绝检测实际上很困难，甚或在法律上不可能做到。因而，这种干预措施结果是限制人们的自主性，并基于保护公共卫生的理由限制临床上一些伦理准则（如自愿知情同意）的实施。有时检测本身及检测结果对受检者的安康产生负面影响，这就提出其他伦理问题。例如，HIV检测阳性结果使受检者受到各方面的歧视，包括就业、就学、保险等，备受污辱，甚至遭到社会排斥。这些不利后果有时超过了检测的可能受益，例如及时获得抗病毒治疗。常规检测政策尤其在低收入国家，甚至在一些中等收入国家提出伦理问题，因为那里抗病毒和机会性感染的治疗得不到充分可及。在这种情况下，受检者被告知说，他们有病，但他们没有得到所需要的治疗。由于这种检测后受害超过受益的情况，许多有高危行为的人就有充分理由不去检测。如果有许多人拒绝检测，即使在医院进行常规检测，也不能达到扩大检测的目的。人们即使发病也会决定不去谋求治疗或者推迟他们去医院看病。这不仅对他们本人不利，也会影响他人，如影响性伴，如系孕妇还会影响孩子。

公共卫生监测提出的伦理问题是，隐私、保密与公共利益之间的矛盾。什么时候国家有权要求医生和医院实名报告那些患病的人？这种要求是否违反了医患关系基础的保密？直到19世纪末才开始系统报告传染病。由于监测不仅是追踪患病率和死亡率，而且要启动其他限制性措施，例如强制治疗、检疫等，于是就引起公众和医务人员的关注，他们担心有关机构以监测名义来影响他们认为神圣的医患关系。例如在纽约市，医生反对强制性的结核病实名报告，而主张自愿报告，报告时删除了病人的姓名。公共卫生官员考虑了医生的意见，努力保护报告给卫生部门的姓名的秘密。艾滋病的流行使有关实名报告的争论更为严重。

支持实名报告的人认为，实名报告的好处是，使公共卫生工作人员了解感染艾滋病的人的存在，使他们能够提供如何防止进一步传播的咨询，使他们能够监测艾滋病感染的发生率和现患率。至于对隐私和保密的担心，他们说没有理由认为国家卫生行政机构不能为那些艾滋病病毒感染者的身份保密。而反对者反驳说，艾滋病是不同的，社会的歧视甚至敌视可能导致泄露身份，姓名、身份的泄露会使感染者失去工作、住所和自由。这是其他疾病患者所没有的情况。考虑到这些反对情况，许多公共卫生官员反对艾滋病的实名报告，认为实名报告将起反作用，将使实名报告者遭受伤害、不公正、歧视和污辱，将人们离开控制艾滋病所必需的检测和咨询。

20世纪中叶出现了治疗艾滋病的有效新药，越来越多的人认识到为了治疗病人必需报告，否则对病人不利，越来越多的地方采用实名制，有的地方则采用独特的编码标识，以保护病人隐私。在癌症、职业病和疫苗方面的实名报告对治疗和预防疾病有利，为什么要对艾滋病另外对待呢？为了有利于检测，也为了有利于治疗，实名的呼声越来越高。这样就提出一个问题：能不能将监测的必要性与隐私的保护结合起来呢？如果利用编码增加费用，但为了保护隐私这样做是否得到辩护？如果依靠编码的标识符的监测不如依靠实名有效，为了保护隐私是否还该这样做？归根到底，关于报告的争论告诉公共卫生官员必须关注是否有可能以监测名义破坏病人的隐私。

我国采取的自愿咨询检测（VCT）的政策是正确的，但它要求实名制。为了监测，为了治疗，提供"四免一关怀"，这样做是可以得到辩护的。但由于在社会上对艾滋病的歧视和污辱仍然比较严重，相当一部分潜在的艾滋病感染者害怕因此遭到伤害和歧视，拒绝实名制，对此我国许多地方的 VCT 门诊容许这样做，但检测需要收费。需要指出的是，对按实名制检测的艾滋病感染者，要加强措施防止泄露个人信息；而对愿意来检测而不愿意实名制的，在咨询以及其他对待上应一视同仁，费用可考虑地区差异和个人经济状况而适当减免。

筛查

筛查程序可应用于机场、港口或其他国际交通口岸。在 2003 年 SARS 暴发期间以及后来禽流感、埃博拉或寨卡流行期间，许多国家要求国内和国际航班旅客测量体温，目的是检出那些感染者，阻止疾病进一步传播。只要发现一例有高度传染性的疾病案例，那么对旅客进行筛查就应该不会漏掉相同的案例。然而，如果所进行的检测非常敏感，可使漏掉的案例的可能（假阴性）最小化，但会导致不少假阳性结果。结果，许多旅客被要求作进一步检查和检测，然后才允许他们继续旅行。

对艾滋病感染和潜伏期结核病的筛查突出了要求尊重个人权利与要查出患有传播给他人的传染病的人之间的矛盾。在 20 世纪，对疾病以及有时对莫名感染的筛查一直是世界各国公共卫生工作的主要特点。这种筛查往往是强制性的，强加于人群。例如强制性婚前筛查性病是为了保护健康配偶免受感染；入学前对儿童进行强制筛查是为了保护同学；对新生儿筛查先天性代谢障碍是为了以后对儿童进行膳食或其他治疗；用 X 线进行结核病筛查和皮肤试验在学校和车间相当广泛。在所有这些情况下，决定进行强制性筛查是基于这样一种判断，即个人权利的要求应服从公共卫生的要求。当时公共卫生工作中个人的权利是什么并没有像 20 世纪最后几十年那样明确界定，所以这些筛查未经追究就这么做了。后来人们发现那时推测的对公共卫生的威胁被夸大了，于是就提出了异议。有人提出，尊重个人权利（例如自主权、隐私权等）并不一定威胁社会的安全和健康，也不威胁需要社会保护的那些人的安全和健康。因此，作为公共卫生那些筛查规划就不再有理由去进行。例如最近几十年婚前梅毒筛查已经不再是强制性的措施了。因为那时发现结婚的人没有梅毒，而有梅毒的人不结婚。

围绕艾滋病检测的激烈争论最能说明筛查问题的复杂性和多变性。虽然为了保护受血者对献血者进行强制筛查没有异议，但对其他情况争论颇多。有人主张进行大规模检测而无须同意，强制性的产前检测，对医务人员检测，对新生儿检测等。在所有这些情况下人们都断言，公共卫生的利益应优先于个人的权利。然而有人担心，艾滋病为剥夺个人权利提供了一个借口，为此进行了强有力的说服活动，结果虽然一些集团迫切要求进行强制性筛查，但还是放弃了强制性艾滋病检测。在这个过程中，公共卫生官员支持自愿检测政策。这也反映了艾滋病例外主义的影响，于是仅当对艾滋病检测的风险和好处完全知情，并给出明确的同意后才进行检测。可是随着 20 世纪 90 年代出现有效的抗病毒治疗，"将艾滋病检测拉回到主流中来"的呼声日益增高，主张医生可以推定同意和无须检测前咨询就进行检测，尤其是主张对新生儿、"无辜受害者"进行强制性检测。有人进一步主张应该对孕妇进行艾滋病检测，正如对她们进行乙型肝炎检测一样，以便对尚未出生的孩子进行干预。围绕艾滋病筛查的争论反映出人们从强调个人权利转向进行有效治疗的好处。

归根到底，筛查提出的伦理问题是：保护脆弱人群的有效公共卫生干预如何能为强制性筛查总会有的侵犯个人权利辩护？

2000 年美国医学研究院要求对移民美国的申请者进行潜伏期结核感染筛查。他们的结论是，消灭美国的结核病不仅要鉴定和治疗活动期的结核病，而且要发现潜伏期的结核流感染。但对活动期结核病的强制性筛查能否证明对潜伏期感染的强制性筛查也是正当的呢？潜伏期感染唯有进入活动期才能对其他人构成风险，而潜伏期感染的人进入活动期感染的仅为

10%。在这种情况下，使用公共卫生的公权力是否合适？风险有多严重，有多大可能才可以这样做？自愿性检测是否更好？美国医学研究院要求对潜伏期感染进行强制性筛查基于他们判定，对潜伏期感染的强制性治疗是可以得到辩护的。他们认为，急剧减少结核病负担的社会效益能为新移民的强制性治疗辩护，从而能为强制性筛查辩护。但从伦理学的观点看，仍然需要判定这种潜伏期感染对他人的威胁究竟有多大。最后谁应该接受这种强制性筛查？如果包括的人太多，则对个人权利的侵犯太大；如果包括的人很少，则会被认为是一种歧视。于是，美国医学研究院选择了结核病发病率增高的国家和过去使美国结核病负担增加的国家的移民。这样做是试图既要考虑避免对脆弱人群引起歧视，又要考虑筛查的预测价值取决于筛查的是否是有风险的人群。因此，筛查的范围有多大总是决定于流行病学状况。美国医学研究院曾经在一份对孕妇的艾滋病筛查报告中建议对美国所有孕妇提供自愿检测，尽管事实是艾滋病感染主要在贫穷的黑人和拉丁美洲人中。这一决定考虑到要避免对高危人群产生污辱和歧视。因此，即使是自愿检测，伦理学的关注也起着非常重要的作用。

我国已经明确采取免费提供自愿咨询检测（VCT）的政策，已经为世人所知。VCT是一项在伦理学上能够得到辩护的措施，但是从目前看效果不是十分理想。有的VCT门诊每天主动前来检测的人数不多。前来检测的人数越多，我们越能了解艾滋病的实际情况，越有利于我们的防治工作。为什么人数那么少呢？一个原因是我们宣传不够，人们还不知道VCT的重要性，还不知道哪里可进行VCT。但是否还有人们即使知道也不愿意去的原因呢？恐怕还有。那就是社会上对艾滋病的歧视问题还没有很好解决，虽然我们的领导人已经传递了非常明确的信息：要像关怀其他病人一样关怀艾滋病病人。领导人的信息让广大公众理解，需要有一个过程。但还有一个原因是，现在许多地方都在进行强制性的非自愿的没有咨询的检测。这种没有V没有C的T，出于想搞清究竟有多少艾滋病感染者的意愿，这是可以理解的。有的地方曾在所有羁押、收教人员，社区吸毒者，暗娼，性病患者，既往有偿献血员和卖血者，艾滋病病毒感染者和病人的配偶、性伴和子女等7类人群进行艾滋病筛查，有的还对孕妇进行艾滋病筛查。据说有的地方还拟进一步对更大范围的人群进行筛查，有的领导说，要把艾滋病病人找出来，集中进行治疗。有的省据说已经筛查了

40万人，也有人打算将艾滋病病人进行集中起来。这样大规模的检测，岂能贯彻自愿原则，岂能提供咨询，于是 VCT 剩下了 T。作这样的大规模检测，不知道是否进行了充分的成本/效益分析，是否充分考虑到人口的流动性，充分考虑到为了获得不充分的信息而花费的在保障个人权利方面的代价，充分考虑到这样做给人们传达怎样的错误信息，可能会使人们更加不愿意自愿检测，可能会更增加对艾滋病患者和有高危人群的歧视。这种大规模的强制性，没有咨询的筛查，以及接着又将艾滋病病人集中起来，在伦理学上是得不到辩护的，一个决策如果在伦理上得不到辩护，尽管可以一时无人反对，但最后总将证明是得不偿失的。

接触追踪

如果接触传染病的病例得到确认，就有理由去追踪曾与该索引病例①接触的人。接触追踪的必要性和紧迫性及其方式随不同的疾病而异。例如对于极度容易传染的 SARS，接触追踪的必要、紧迫和方式就应与传播途径有限的艾滋病不同。接触追踪必须动员整个社群来监测家庭成员、邻居、同事或同学；或警告曾经在特定时间特定地点的公众（例如购物中心或电影院）应向卫生机构报告，并接受检测。这种办法的一个问题是，它可能引起恐慌和恐惧。然而，在某些情况下，这种不知所措、担忧和恐惧是有理由的。更重要的伦理问题是，当发生恐慌时公众知道了索引病人的姓名，他们担心感染，就会很容易将自然原因、传播途径与归咎、归罪混为一谈，从而将疾病最初的受害者受到污辱和伤害。因此与筛查一样接触追踪应该尽可能保护隐私。

公共卫生人员追踪和报告与性传播疾病接触的人隐私和保密的情况有一些特点需要考虑。因为这要求病人报告与他或她性伴接触状况，而对大多数人性是一件私事，如果病人不愿意合作，接触追踪就无效而终。然而有时公共卫生人员或医生有理由考虑到有人处于风险之中。例如医生在治疗一个梅毒病人，知道病人的配偶还不知晓此事。有人据此论证说，欺骗他们配偶，不去警告他们所冒风险的病人丧失了保密权利。然而，对于从

---

① 索引病例，首例，或病人0，是在流行病学调查的人群中最初的病人，或是其病情或综合征在医学文献中得到描述的第一病例，不一定是第一个感染的人。

事防治性传播疾病的公共卫生人员来说，保密的重要性超过了个体病人的权利。不过，传染病的控制要有效，公众必须相信公共卫生机构能为他们的个人健康信息保密，对于预防和治疗性传播疾病尤为如此。如果病人相信性病艾滋病门诊能为他们的私人信息保密，那么他们的工作将更为有效。如果保密在公共卫生中得不到尊重，许多病人就会不去看病，这样就无法预防和控制传染病，对于"治疗就是预防"的艾滋病尤为如此。有高危行为的人因害怕 VCT 门诊泄密，不去检测，就无法发现 HIV 阳性者，就无法对他们进行抗病毒治疗，他们就会不断去传播 HIV 病毒，如何能控制艾滋病的流行？保密有它的局限，但未经病人同意径直去通知性伴，作为传染病控制的一种措施，仅在例外情况时才可得到辩护。这种例外可以有两种情况：情况 1，如果一位 HIV 阳性病人来看医生，要求医生不要将他阳性状况告诉配偶；但过几天他配偶来看病，与医生进入信托关系，并问她丈夫 HIV 检测结果如何，医生有义务告诉她配偶真实情况，因为医生处于不得不违反保密的地位，而违反与病人配偶的信托关系的后果比违反与该病人的信徒关系更为严重。情况 2，如果疫情严重，医生得知其病人 HIV 阳性，他必须按法律规定报告公共卫生机构，医生不宜直接告知其配偶，但公共卫生人员可采取合适的方式约谈病人配偶，邀请她进行检测。

控制性传播疾病中的接触追踪。在治疗和控制性传播疾病中接触追踪曾起重要作用。鼓励被诊断患有性传播疾病的人说出他（她）们性伴的姓名，以便对她（他）们进行检查，如果感染了，则对她（他）们治疗。接触追踪有两个功能：发现病例和阻断传播链。为了鼓励人们提供他们性伴的姓名，保证绝对的匿名：决不向被说出的人告知提供他们姓名的身份。这样就可以保证接触追踪是自愿的且以保密为基础。

在艾滋病流行初期，接触追踪是为了了解不知不觉处于危险中的性伴，但遭到了人们的抗议。在开始时接触追踪工作被认为是强制性的，侵犯了性伴的隐私。在不存在艾滋病的有效疗法时提供这方面的信息只是个负担。但现在对艾滋病已经有了有效疗法，反对接触追踪的声音就比较微弱了。公共卫生中接触追踪提出的问题与临床医生面临病人不愿通知其性伴的问题有所不同。保密义务是否应该置于保护性伴（第三者）的义务之上？如果有保护性伴（第三者）的义务，那么就要求临床医生采取行动而不顾病人的意愿如何。这就要求将威胁他人的病人的身份泄露给受到危险的人。但在自愿的接触追踪中病人的身份不能泄露。在临床上，如果医生知道某个病人要杀害他的女友，他有义务告知她，但这样他就违背了保密义务，这会不会影响病人如实说出他可能要杀某人的真情呢？如果是如此，这是否会影响病人向医生说出这类真情，那么这是否就使得医生不再能影响病人的行为了呢？简而言之，有警告第三者的义务是否最终不能加强公共安全呢？面临这样复杂的情况，有人主张在艾滋病流行的条件下给予医生"告知的特权"，如果他告知了性伴，免除他违背保密的责任，如果他不告知，免除他伤害第三者的责任。一切由医生根据具体情况来处理。但在公共卫生领域，为了保护第三者，同时也为了保护隐私，病人说出性伴姓名后，在检查性伴时则不应透露病人的身份。在艾滋病有了有效疗法，我国也已经有了明确的"四免一关怀"政策，应该要求艾滋病感染者说出他（她）的性伴姓名，以便保护她（他）。但为了保护隐私，公共卫生人员在接触他（他）性伴时也应不透露感染者的姓名或身份。

检疫和隔离

2006 年 7 月美国亚利桑那州凤凰城的医生诊断 Robert Daniels 患极为严重的耐多种药物的结核病。他没有戴口罩去当地便利店购物，公共卫生官员获得一纸法院命令将他强制送入 Maricopa 县医院的禁闭病房对他进行治疗，预防他将耐药结核传播给他人。他被密不透风地隔离起来，进行裸体检查，禁止出外锻炼或接受家人探访。2007 年 5 月 31 日美国公民自由联盟代表他向 Maricopa 县提出诉讼，抗议当局像对待犯罪的囚犯一样对待他。虽然国家有权对患有严重传染病的个体进行检疫和隔离，以保护公众健康，但他们也有义务尊重个人的公民自由。国家这种权威不是无限的，这种权威受到由宪法正当程序条款确保的个人权利和公民自由的约束。

这个案例说明，公共卫生突发事件会影响个人自由。认识到这一点后，2001 年 9 月 11 日后不久，一群学者起草了"公共卫生突发事件权力行使法案样板"，旨在帮助政府起草立法，以促进有效的公共卫生应对计划，确保对疫病大流行和生物恐怖主义提出的威胁进行合适的应对，又维护对个人权利的尊重。结果，39 个州通过了类似的法规，要求各州政府在公共卫生突发事件时保护公民自由。检疫和隔离的执行必须符合实质性和程序性正当程序，以及对公民自由的所有限制应该是合法的，限制尽可能地保持在最低程度。为此，国家应该确保满足下列5条阈要求：（1）个人对公众必定造成实际威胁；（2）干预必须是合理的和有效的；（3）干预必须符合平等保护和正当程序；（4）必须为个体提供安全的和舒适的条件；以及（5）必须确保对收入的损失提供合理的补偿。①

传染病控制的一个重要部分是防止暴发期间疾病进一步蔓延，对于呼吸系统感染，例如流感尤为如此，流感流行时咳嗽、打喷嚏或说话都是传播的重要途径，因此限制健康人之间接触，避免大群人集会很重要。在暴发期间，政府或公共卫生机构可能决定取消集市，足球比赛，学校、幼儿园、商店关门。再者在必要时限制许多人的自由，但这些措施会对人们的日常生活或他们的收入来源有重要影响。例如工厂、商店、办公室关门，取消大型活动，会影响一些人和商家收入。如果雇员工作的地方关闭时间长，他们可能失去工作，对于社会经济地位糟糕的脆弱群体影响尤为严重，例如外来工、农民工、临时工。如果某些群体由于公共卫生措施而损失严重，他们要求得到补偿是否能得到辩护？以政府为基础的补偿机制可视为社会同舟共济的表现。如果存在公共卫生的威胁，所有公民都应愿意分担保护性措施的代价，毕竟如果这些措施有效，所有人都受益。同时，社会对损失严重者或受损失的脆弱群体进行适当补偿，体现了回报的公正，以及避免扩大社会不平等和不公正。这种补偿机制对公共卫生本身也有益，例如禽流感时遏制动物疾病的流行。畜牧业在许多人类传染病的传播和扩散中起重要作用。现在对畜牧业疾病暴发的对策是集体屠杀所有曾接触疾病的动物以及离确认病例有一定距离的所有动物。补偿机制不仅是一个公正和共济问题，而且也有利于监测。如果农民面临他们的动物悉数遭到屠杀而没有补偿，他们可能不愿意报告他们牧场内的病情。因此补偿机制有利于监测工作，而监测对于及时而有效应对传染病的暴发所不可缺少的。

从伦理学观点看，最严峻的公共卫生措施是对人进行检疫和隔离。隔

---

① Charlton, B. G., 2001, Personal freedom and public health? in Marinker, M. (ed.), Medicine and Humanity, King's Fund: London, 55—69.

离可定义为将已知从非隔离个体感染传染病的某一个体或一群个体在身体上分离开来，以防止或限制疾病传播到非隔离个体。检疫也要将身体分离开，但这用于本来会接触传染病或可能是传染病的健康个体或群体。隔离和检疫措施都可能应用于规模大的群体。在历史上，隔离或检疫的极端形式是将个体关在类似监狱之内，将他们完全排除在公共生活之外，而且是终身排除。隔离和检疫对个体生活的影响太大了，使他们不能继续他们原来计划的生活，履行他们的工作职责，赚取生活费用，关怀所爱的人。与他人分开还有重要的符号意义：这些个体或群体被贴上"危险的"标签，这使他们不再是其社群的成员，被排除在这社群之外，甚至使他们得不到基本的需要，例如食物和医疗。简言之，被隔离和检疫的所有个体至少被剥夺了若干安康所需的基本来源。而且，检疫措施可能意味着将所有疑似患者放在一起，其中包括事实上接触疾病、在短期内可能生病的人，以及那些仅仅被人认为接触而实际上没有感染的人们。这些没有感染的人可能与那些可能传染他们的人一起被拘留。于是，虽然检疫措施意在减少更大人群内接触传染的风险，可能在实际上增加了被检疫人群的风险。显然，隔离和检疫措施对个体有极端不利的影响，应该谨慎应用。最近几十年业已制订了一些程序和条例，来使被检疫的人的风险最小化，至少他们有正当程序的权利，来保护公民免受任意的拘留。然而，即使这些措施谨慎应用，它们仍然需要伦理学的辩护。

隔离和检疫最能体现公共卫生与个人自由之间的冲突。伦理学原则承认由于患危险传染病的个人对他人构成威胁，国家有权限制他们的自由。公共卫生官员可被授权以公共卫生名义剥夺个人的自由。曾经有过法院判决结核病病人被强迫住院的案例，但他们仍然应该享有正当程序的保护，另外这也应在尝试采用一切非限制性措施失败后才能这样做。后一点非常重要，因为有人主张将限制结核病病人的自由推广到将不能坚持治疗或不能完成结核病治疗的非传染病病人隔离和拘留起来。这种推广是基于对多种耐药结核病的考虑，于是国家进行干预限制个人的自由的根据不是因为他有直接传播的威胁，而是有可能发展耐药性。在纽约市曾暴发过一次多种耐药结核病流行，卫生局发布了一些条例，允许将那些被认为不能也不会完成他们抗结核治疗的人关起来，其中有一个条是允许强制进行检疫，即使卫生机构还没有使尽非强制性办法。但反对者论证说，虽然市政府采取的措施对于有传染性的病人是合适的，但对于不再有传染性的结核病病人就不是那回事了。由于在后一种情况不存在即将来临的风险，更适宜的办法是保护病人的权利，反对这种强制检疫。

由此看到，国家的干预必须考虑到风险的因素，风险的性质和程度，风险是否即将来临还是遥不可及。在以公共卫生名义进行国家干预限制个人自由时，能否得到辩护就要看我们面临什么样的威胁，对谁的威胁，威胁的确定程度如何，后果如何。我国有些地方在考虑将艾滋病病人或感染者集中起来，这样做就必然会限制他们的自由，这样做能否得到辩护，就要看这样做是否有必要，会有什么样的后果，会有什么样的代价，而不这样做又有什么风险。总之，要限制人的自由和权利，必须三思而后行。

监视治疗

监测、常规检测和隔离/检疫措施可能仅具有有限的作用，如果对感染的病人不予治疗的话。对传染病的医疗不仅对病人自身是有益的，也是防止进一步传染给他人是不可缺少的。因此，抗生素和抗病毒治疗的可得性和依从性，不仅是一个个体医疗问题，也是一个公共卫生问题。在结核病控制中强制性治疗是最常见的措施。抗结核的抗生素治疗在正常情况下需要 6 周，在耐多种药物的情况下需要 24 个月。完成治疗不仅为治愈、摆脱感染风险所必需，也是为防止产生耐药结核病所必需。然而，许多病人在他们一觉得好一些时就决定停止服药。对于那些处于边缘群体的病人（例如药瘾者），坚持服药特别困难。因此必需研发种种办法让病人坚持治疗。坚持治疗有自愿和强制两种。为了确保坚持服药，可采取监视治疗（DOT，directly observed therapy）的办法，至少在一定时期内监视病人以确保他们服药。监视治疗本身也许还不是强制性的，虽然它的确给病人自由施加了限制。然而，如果这种办法不成功，例如病人不找医生来接受治疗，公共卫生官员可在治疗期间将病人强迫拘留。拘留与强制治疗的结合是比隔离病人更进一步，因为它否定了病人拒绝治疗的权利。然而，当治疗与不治疗的受益和伤害主要涉及病人自己时，拒绝治疗的权利和知情同意规则主要与病人医疗的决定有关。但如果患传染病的病人忽视他们所需的治疗，这可能对他人造成伤害，因此有理由否决知情同意的要求。恰如隔离和检疫一样，监视治疗也要有正当程序要求，以便保护病人免受对他们自由不必要的限制。类似结核病那样的疾病，往往在社会中的边缘群体内最为流行，将他们拘留，甚至置于监狱之中，反映了社会的歧视，而不是公正的公共卫生关怀。公共卫生官员不应该简单地认为，对于那些属于高危群体的病人（例如静脉注射药品者）唯有将他们拘留才能治疗他们。

从伦理学视角看，监视治疗提出的重要问题，是谁应该接受这种疗法。如果这种直接观察下治疗是有选择的，根据什么样的证据来区分能遵守医嘱与不能遵守医嘱的？选择的程序是什么？没有证据表明医生们能够预测哪些病人可完成他们的治疗。使用社会学或人口学的因素来区分病人，不仅不成功，而且有被认为歧视的风险。于是，普遍进行监视治疗的做法得到了越来越多的支持。

然而呼吁进行普遍监视治疗也遭到了人们的反对。人们论证说，这样做是浪费稀缺资源。能用来给最需要的人提供服务的资金应该为依从的病人提供服务。最严重的批评是，普遍监视治疗侵犯自主性，因为这是强制性的。然而，对普遍监视治疗的反对并不是在任何情况下都拒绝强制性的监视治疗。例如人们同意对明显不依从的病人，法院可以下令进行监视治疗。所以这里提出的问题，既不是结核病病人应该对是否治疗进行选择，因为人们一致同意对公共卫生的威胁要求所有有传染性的结核病病人接受治疗；也不是是否应该要求不再有传染性的病人继续进行治疗直到治愈为止的问题，因为大家一致认为对公共卫生的威胁可以为强制治疗进行辩护。争论的中心是，为了他们自身和社会的利益用来确保他们将治疗坚持到底的机制的性质和范围如何，即对于不依从的病人，对他们的自由是否应该剥夺或剥夺到什么程度。这个问题也是我们在对 SARS 病人或疑似SARS 病人进行治疗时遇到的问题，也是我们对艾滋病病人进行抗病毒治疗时遇到的问题。①

二　疫苗接种

迄今为止，我们集中讨论旨在发现或监测传染病和防止这种疾病传播

---

① 以上参照：Verweij, M., 2011, Infectious disease control, in Dawson, A. (ed.), Public Health Ethics: Key Concepts and Issues in Policy and Practice, Cambridge: Cambridge University Press, 100—117.

的公共卫生干预。现在我们转过来讨论为了预防疾病传播给还没有感染的人，为了保护那些未来有可能感染的人，限制自由的干预能否得到辩护。

在 200 多年前，天花杀死了感染者的 30%，在大多数幸存者脸上留下疤痕。英国的贞纳（Edward Jenner）医生用毒性较低的牛痘作为疫苗挽救了千百万人的生命。但在 2 个世纪之后，公共卫生和个人自由之间的关系问题仍然存在。一些人说："你不应该强迫我做这做那"，"不要告诉我们干什么"。1979 年消灭天花的天花疫苗是公共卫生的伟大成就。在公共卫生中群体免疫力（herd immunity）的概念十分重要，意指当人群中的大多数成员得到免疫后，传染病的传播就被遏制了。

但一些父母担忧接种疫苗的潜在风险，认为这种风险比受益更重要，因而他们说他们应该不让他们的孩子接受抗儿童疾病的免疫接种。那么，我们能够强迫你为了社群的利益而有免疫接种的风险吗？

在广义上，免疫可被看作某种人工刺激免疫系统，以应对细菌或病毒的感染。免疫可以是预防性的（先于潜在的感染）或治疗性的（应对感染）。这里限于讨论接触疾病前启动免疫系统的伦理问题。使用免疫球蛋白和治疗性免疫主要是临床干预，而不是公共卫生活动。经典的免疫形象是注射，用注射器将疫苗射入皮下或肌肉，实际上还有口服或鼻腔喷雾，也许将来可通过食用强化食品。大多数预防性免疫在童年期实施，一则是因为那时启动免疫系统好处更大；二则那时许多疾病对儿童构成威胁。然而也有许多免疫在青少年和成人身上都进行。这里将集中讨论公共卫生领域免疫接种的伦理问题。[①]

有人对印度最后阶段天花消灭计划的过程作了如下描述：

"重新走访感染天花的村子，反复走访以检查还有没有漏掉的人。在这种情况下接着总是发生追赶人们，强迫他们进行疫苗接种的事情。我们

---

① 撰写本章时参照：Dawson, A., 2007, Herd protection as a public good: Vaccination and our obligations to others, Dawson, A. & Verweij, M. (eds.), Ethics, Prevention, and Public Health, Oxford: Oxford University Press, 161—178; Dawson, A., 2011, Vaccination ethics, in Dawson, A. (ed.), Public Health Ethics: Key Concepts and Issues in Policy and Practice, Cambridge University Press, 143—153；邱仁宗：《公共卫生伦理学与传染病控制中的伦理问题》，曾光主编：《中国公共卫生与健康新思维》人民出版社 2006 年版，第 224—255 页；翟晓梅等：《公共卫生伦理》，《中国公共卫生》第七章，曾光等编，中国协和医科大学出版社 2013 年版。

考虑到村民对疫苗接种有一种可理解的但非理性的恐惧。我们就是不能让人民不必要地患上天花然后死去。我们挨家挨户串门,他们跑,我们追。他们关门,我们破门而入,给他们打疫苗。"

这段描述清楚说明,为了预防疾病可以如此明目张胆地行使权力。但是虽然不是那么粗暴,疫苗接种的历史在很大程度上是公共卫生强制执行疫苗接种的历史。目前在许多国家疫苗接种率很高,例如在美国 1998 年在 19—35 个月大的儿童中大多数疫苗的接种率达 90%。这既是医生说服也是强迫的结果。所有的州要求接种预防麻疹、小儿麻痹和白喉的疫苗,不接种的儿童不能上学,不能入正式的托儿所。疫苗接种的结果是,以前在儿童中经常发生的疾病下降了 99% 以下。随着疾病的后退,人们关注可能的不良反应。既然发生疾病的可能小了,为什么还要儿童接受风险?有人认为,在疫苗接种中有三个需要考虑的问题:

第一,那些拒绝让他们孩子接种的父母是否对孩子伤害到达这样一种程度,应该不考虑他们的拒绝?

第二,父母对避免社会中其他人因未接种儿童而引致伤害负有什么样的义务?

第三,让人群接受疫苗接种的社会利益(群体免疫,消灭疾病)是否能为给所有儿童进行强制性接种辩护?

接触传染病的性质和免疫

对许多接触传染病进行免疫接种有两个潜在的正面结果:其一是,它通过提高个体对特定的疾病的个人免疫水平对个体提供保护;其二是,它也在通过有关人群内的普遍免疫水平保护了群体或人群,确保特定的疾病的暴发不大可能发生。因此,可将免疫看作一种不仅使个体潜在受益,而且也使集体受益的行动,因为只要人群内存在群体免疫力,这使所有人获益,包括那些没有接受免疫接种的人以及尽管接受了免疫而免疫反应显示不足的人。也就是说,免疫既产生"私人品"(private good),又产生"公共品"(public good)。公共品有两个性质:非排外性以及依赖于大量人的合作。非排外品是那些无人能被排除在外而大家都能由此受益的品,即使他们对产生这些品没有做出贡献。群体免疫就是这种情况:没有接受免疫接种的人可从人群的高度免疫性受益。而群体免疫仅能通过集体的努力才能产生，因为任何个体单独行动都不能产生、获得或控制这种群体免疫。公共品的第三个特点（罗尔斯所加）是它的不可分割性，即它们不能分解或划分为许多私人品，在群体或人群之内分配。这完全适合于群体免疫，平等的集体受益仅能来自集体行动的结果。群体免疫提供群体保护，它是一种公共品，不可分割的、非排外的，并依赖于群体的合作行动。但有不同的情况。像白喉和小儿麻痹等疾病的免疫，的确既产生私人品，又产生公共品，但有些却并非如此。如对风疹的免疫，则只产生公共品，并不产生私人品，即并不是使那个个体受益。对于大多数受影响的人风疹是小毛病，但对怀孕期的胎儿则不然。患风疹的胎儿将来生出来可能有感觉和认知的异常。我们对所有儿童进行风疹的免疫，是为了能建立群体免疫这种公共品，以保护尚未出生的儿童。而接受风疹免疫的儿童个体并没有从免疫中获得私人品，即个人受益。然而，这种政策因减少受风疹影响的儿童数而使全社会受益。还有的常规免疫疾病是伤害大，甚至是致命的，但不是接触传染的，如破伤风。破伤风的免疫只产生私人品，这是因为对破伤风不产生群体免疫，因为这种疾病不是在人与人之间传播的，引起这种疾病的细菌是存在于环境之中。

因此，个体因参加免疫接种而既获得私人品，又分享公共品。那些不参加免疫接种的人也从公共品中获益，即使他们没有通过自己参加免疫接种而做出贡献。至少在某些情况下，个体没有参加免疫接种是由于医学上的理由，如对疫苗的某种成分有过敏，或孩子太小，还有是由于错过了机会，这些都是不是有意不参加免疫。但也有故意不参加免疫的，这是有行为能力的个体有意选择的结果。这是我们要在本节讨论的一个问题。这个问题涉及在免疫问题上我们每个人对他人有什么义务？

伤害他人论证

当代伦理学将伤害他人与伤害自己加以区别，认为第三方没有可辩护的理由，以伤害自己为根据对人的行动进行干预。但医务人员有义务警告病人例如吸烟的风险，并提供相关信息，那么要求人们去接受免疫接种是否是家长主义呢？家长主义是意在给特定的个体减少伤害或带来受益的行动。但遇到有人提出家长主义的指责时，需要做两个判断：这个行动是否是家长主义？如果是，它能不能得到辩护？家长主义可有强和弱之分：强家长主义是，推翻某一有行为能力的人的决定。弱家长主义则是代表一个无行为能力的个体做出决定。常规的儿童免疫通常在幼儿身上进行，因此那是一种弱家长主义。弱家长主义的问题不是我们是否应代表儿童做决定，而是应该由谁来做。在这里我们可以把伤害自己的问题撇在一边，而集中讨论伤害他人问题。对于幼儿，伤害自己的问题最终不过是最佳利益论证的一个组成部分。在幼儿免疫问题上，伤害他人的任何论证都会集中于父母决定不让他们的孩子接受免疫接种对儿童（第三方）带来的潜在伤害。

然而，有行为能力的成人有关免疫的决定也涉及伤害他人。例如，成人的旅客拒绝对接触传染病的免疫接种，就可能将他人置于风险之中。有关的一个问题是，某些个体或群体是否有保护他人不受伤害的特定义务。例如，在世界的许多地方，医务人员被要求接受预防乙型肝炎的免疫接种，以便减少他们自己被传染的风险，以及将传染传给他人的风险。最近在讨论，护理院工作人员是否有义务接受流感的免疫？我们可建立有关疫苗的伤害他人的论证如下：

1. 可引起伤害的接触传染病有可能通过无意的行动传给他人；

2. 这种可能可通过预先给个体进行免疫接种来预防；

3. 我们拥有不通过我们自己的行动或不作为而伤害他人的伦理义务；

4. 已知 1 和 2，一个个体可通过对严重接触性传染病的疫苗接种来减少使他人受到伤害的风险。

结论：已知 3 和 4，我们在伦理学上有接种严重传染病疫苗的义务。

支持这一结论的事实是，不去接受抗接触性传染病疫苗接种的决定或行动不仅是将不接受疫苗接种的个体自身健康置于风险之中。不去接受疫苗接种不同于不同意输血。不同意输血仅是个体本身受到伤害，而在疫苗接种的情况下，一个人选择不接受疫苗接种或父母决定不让孩子结束疫苗接种将给他人造成伤害。换言之，在存在严重的公共卫生问题时，我们就有可能论证，根据有可能伤害第三方，我们有伦理义务接受疫苗接种以确保我们的孩子接受疫苗接种。

应该指出，伤害他人论证并不是家长主义的，因为干预的理由是家长的决定使第三方可能受到伤害。然而仍然有人反对这一论证，因为他们认为支持家长自主性的假定是不容否定的，也许是因为不接受疫苗接种的特定案例引起的伤害风险遥不可及。然而，即使如此，伤害他人的论证将因这种决定产生的伤害的威胁越迫近、越大而越有力。

最佳利益论证

在现代社会，个人的自由受到珍视。结果，往往认为有行为能力的成人是对他自己的医疗做出决定的合适人选。这种自由往往被推广到父母为他们的孩子的健康做出决定。这种观点得到一些理论和实际的理由支持。例如人们有时论证说，父母比其他任何人都更了解什么是孩子的最佳利益，因为他们对孩子的理解要比别人更好。他们也可能知道什么将有利于孩子，并了解孩子成长的社会和文化情境，并知道什么东西会使孩子的生活更美好。父母也可能会争辩说，做父母就是要拥有这种决策权威。不管这种观点是否得到辩护，似乎可合理断言，将由父母来对付这种决策产生的任何负面或正面的后果。支持父母权威的另一可能的论证是基于这样的观念，家庭是私人机构，由国家来干预有关家庭的决定是不合适的，除了在例外的情况下。所有这些主张都有优缺点。我们可以接受，在正常情况下在有关他们孩子的事情上父母有决策权威。那么，这与疫苗接种有何关系呢？一般来说，父母就儿童疫苗接种做出决定。那么，父母代表他们的孩子拒绝疫苗接种是否合适？孩子在这个问题上没有发言权，到他们有行为能力时，作为父母决定的结果，伤害已经造成。虽然大多数人会同意，如果事情涉及生死或严重伤害时可以推翻支持父母权威的推定，但国家是否应该参与进来发挥保护儿童免受父母决定的伤害以及提供疫苗的作用呢？例如学龄前儿童的疫苗接种。如果年龄较大的儿童可被认为有行为能力，那么我们可以将他们视为成人对待。根据最佳利益的理由，支持疫苗接种的论证可建构如下：

1. 有关无行为能力的病人的医疗决定应该基于什么是他们的最佳利益的理由来做出（在先前表达的意愿未知或不存在的情况下）；

2. 学龄前儿童是无行为能力的（以及没有先前表达的意愿的）；

3. 因此，有关儿童医疗的决定应该基于什么是他们的最佳利益做出；

4. 儿童的最佳利益应该根据可能的行动和不作为的潜在伤害与受益的权衡来判定；

5. 当父母就儿童医疗做出的决定很可能对儿童产生严重伤害的风险，

那么第三方（如国家）就有义务进行干预，保护儿童免受父母决定的负面后果；

6. 已知4，就疫苗接种而言，什么是儿童的最佳利益决定于接受疫苗接种与不接受疫苗接种引起的伤害与受益的权衡；

7. 已知3、5和6，如果儿童的最佳利益是接受疫苗接种，而父母决定不接受，那么国家（或其他正当第三方）就有义务确保儿童免受父母决定的负面后果。

结论：父母有关儿童疫苗接种的决定，至少在一些情况下可被正当地推翻。

对此论证的一个可能的反对意见是，对最佳利益的判断总是相对个体儿童而言的。在人群中存在群体免疫的情况下，似乎最佳利益的判断是支持不接受疫苗接种（假定疫苗接种有可能引起伤害）。对此，有人认为这里存在公正问题，父母的决策基本上是免费搭别人行动的车。然而，免费搭车的论证是否足以形成疫苗接种的义务呢？此外，不应忘记的是，疫苗也使儿童个体受益，例如儿童可能旅行到不存在群体免疫的另一人群之中，并且即使存在群体免疫也总有强有力的实际理由支持疫苗接种。

伤害与受益权衡论证

权衡伤害与受益的论证对于疫苗政策十分重要。但谁受伤害，谁受益，既要考虑个体，也要考虑人群。疫苗接种对接种疫苗的个体带来受益，因为它可防止他们发展某一特定的疾病，即使接触了它。但如果这一人群有足够多的成员接种疫苗产生群体免疫，就也会使社会受益。群体免疫形成群体保护，意味着所有社群成员被该传染病袭击的风险大为降低。这是因为如果这种疾病进入人群，由于任何患病个体不大可能传染给他人（因为在接触前周围个体均已接受疫苗接种）而不大可能成为流行病。此外，人群中未接种疫苗的个体也较好地得到了保护，因为他们不大可能接触到感染的个体。至少有些未接种疫苗的个体不会因他们没有接种而处于风险之中。例如，新生儿年龄小不能接受疫苗接种，由于医学上的理由一些病人和免疫缺陷的人没有接种疫苗，疫苗接种可能失败或不足以提供免疫力，或因人群迁移失去接种机会等等。群体免疫给所有这些人提供了预防疾病风险的仅与疫苗有关的保护。其他医疗干预措施对世界健康很少有如此积极的影响。没有疫苗天花就不可能被消灭，由于全球性的努力，持续的疫苗接种计划使得小儿麻痹几近消灭。为应对流感大流行或埃博拉，正在研制疫苗防止疾病扩散。如果世界上所有人都能用上疫苗来预防所有这些疾病，其对全球健康的贡献将是不可估量的。尽管如此，有人对自19世纪中叶以来，疫苗对儿童传染病死亡率急剧下降的贡献表示怀疑，认为营养、水的质量和卫生条件等的改善对儿童与疾病相关死亡率的影响更大。这些因素肯定对儿童死亡率的下降有影响，一个健康的儿童更能抗感染。但疫苗在预防和降低传染病中的作用不容低估。在许多国家，一旦引入定期疫苗接种，传染病的感染和死亡人数就急剧下降，就是证明。

　　然而，令人啼笑皆非的是，正是在疫苗将许多传染病成功地维持如此低的发生率的发达国家，疫苗时不时地成为一个争论的问题。在发达国家内，很少有人患以前十分常见但在发展中国家仍然十分流行的传染病，他们很容易低估或忽视疾病的风险，而夸大疫苗的潜在风险。当然，疫苗可能引起伤害，从注射部位发炎和疼痛到过敏反应和死亡。然而，对于大多数疫苗而言，不良反应是罕见的，严重不良反应则是十分罕见的。偶尔，公众对某一疫苗失去信任，如20世纪70年代对百日咳，1998年对MMR（麻疹、腮腺炎和风疹的混合疫苗）。有时，某个疫苗的风险高于常规接种可接受的水平，使目标人群接受度很差。例如最近在美国天花疫苗接种很令人失望。媒体报道、传闻、谣言可使这种担心火上加油。然而，疫苗与药物一样可接受严格检验。我们可以区分对风险的感知与风险的统计学现实，但由于疫苗接种计划需要为目标人群接受，因此前者更为重要。

　　不同的疫苗依据其如何制造而有不同的不良事件状态。疫苗的制造可利用活的减弱的病原体、死的病原体、部分病原体、灭活的毒素或重组技术（一种基因工程），有时对同一疾病可选择不同疫苗，它们各有其作用方式和副作用。有时，选择特殊的一种株，其副作用就可能不同，因为有些株可能毒性更强。此外，疫苗不仅含有诱发免疫力的活性成分，还含有其他东西，如增强剂（刺激免疫反应的成分），以及防腐剂。有时这些成分引起担心，例如美国前几年讨论用汞作为疫苗防腐剂的作用。疫苗的研发是一个不断优化和改进的过程，目的是将任何潜在的风险减少到最低程度。

有些反对疫苗接种的人说，常见儿童病风险不大，而疫苗的风险要比疾病的威胁大。这些论证往往以一概全或缺乏经验根据。很多反对疫苗的通俗材料没有证据，或证据很差。我们在考虑与疫苗相关的伤害与受益时，我们不仅要注意这些问题如何影响个体，而且要注意它们如何影响整个人群。群体免疫是疫苗使人群受益的好例子。然而，人群受益不仅仅是个体受益的简单相加。在存在群体免疫力的地方，受益面远远扩大到接受疫苗接种的整个人群的亚群体。这种人群受益就是一种公共品。公共品不能由任何个体单独创造，而需要集体的努力。公共品也不能被分割为个体品，分发给人群成员。如果公共品存在，那么所有人受益。除非所有人都受益，谁也无法独自享有。这种人群受益并不需要个体为了人群的利益而牺牲个体。接受疫苗接种的个体的确因参加这一计划而受益，如果存在群体免疫他们将获得超量的受益。在群体免疫是疫苗接种计划的明确目标并鼓励人们参加时，非常重要的一点是，对于任何可能与疫苗有关的伤害，要考虑赔偿问题。

除了我们将群体免疫看作公共品外，我们也将它看作共同品（common good）。共同品是人们参加一个共同的项目而集体创造并维持的，是"我们一起干"的东西。不同于公共品，共同品不是国家强制下大家参加的活动的结果。例如20世纪四五十年代，美国实施的小儿麻痹疫苗接种运动就是受到集体威胁感驱使的。当时人们的感觉是，我选择让我的孩子们接受免疫接种，我不仅在个体意义上保护了他们，而且我对这一集体项目也做出了贡献。如果我不让我的孩子们接受疫苗接种，那么我不仅将作为个体的他们置于增大的伤害风险之下，而且不能对作为共同品的群体免疫做出贡献。有人可能反对说，父母将根据什么是孩子的最佳利益来做出决定，然而有关疫苗接种的选择不仅对直接相关个体有影响，而且对社会的整体有影响。在讨论有关疫苗的伦理问题时，我们越来越看到非个体的价值，例如共济、互惠、社会公正等。援引共同品的概念可进一步支持我们赞同疫苗接种的论证，即基于伤害他人和最佳利益的论证。

强迫问题

在疫苗接种问题上，强迫是否能得到伦理学的辩护？用法律强制的疫苗接种是有可能的，但在许多情况下这不是必要的。由于一些理由，强迫对立法者有诱惑力，例如在公共卫生的结构薄弱的地方，那里缺乏信任，人们的共济感差；或者在个体自由是公共政策主要价值的社会和文化中。然而，在世界的许多地方，强制措施不一定是必要的，较高的疫苗接种率足以形成群体免疫力。

法律强制与伦理义务不同，父母违反对孩子伦理义务应接受道德谴责，而法律强制是采取行动干预家庭，以确保实现某一目的。在某些情况下，强迫是可以得到辩护的，例如风险很大，在父母诉讼后法院下令进行对孩子进行疫苗接种。在日常生活中，强迫指的是使用暴力或法律制裁（如罚款）。然而有些活动可以算作"间接的"强迫，包括例如要求接受疫苗接种后才能入学，推定人们会支持疫苗接种因而不提供父母可以选择不参与的机会。当然，一般地说，直接强迫是作为最后手段采取的行动。反对对儿童进行强迫疫苗接种的有如下的论证：

论证1：推翻父母有关他们孩子疫苗接种的决定是绝不可能是合适的，因为疫苗接种是预防性的而不是治疗性的，而在大多数情况下疾病的风险不严重，将国家的权力牵涉进来干预家庭完全是不合适的。然而，根据干预的预防性与治疗性来划下一条具有道德意义的线是成问题的。我们应该做的是权衡所有相关的伤害与受益，对疾病的风险必须与疫苗的风险相权衡。事实上，与常见病相关的疫苗的风险是很低的。虽然在发达国家中患病的风险通常也比较低，但一旦患上疾病其潜在的影响不可低估。而在许多发展中国家，一些儿科疾病盛行，每年有数百万儿童死于疫苗可预防的疾病。

论证2：父母可援引拒绝医疗的权利。问题，这种拒绝医疗的权利与其他权利相比较是否处于优先的地位？例如保护儿童不受伤害的权利，形成群体免疫力保护人群的权利等。而且我们要指出的是，拒绝医疗的权利是拒绝给自己医疗的权利，而这里是父母不让孩子受到免疫的保护，父母并没有这类权利。这种拒绝既不符合儿童的最佳利益，也伤害了他人。

结论是：这些在疫苗接种问题上反对强迫的措施在伦理学上是得不到

辩护的。

有两种限制个人自由的方式：一种是限制个人选择的自由（例如对吸烟的限制）；一种是直接限制个人的活动自由（例如流感大流行时的检疫或隔离）。在疫苗接种问题上，我们不允许个体有选择的自由，在伦理学上是可以得到辩护的。这里也涉及我们如何平衡公共安全与个人选择的问题。在文明社会，每一个人都有责任。在发达国家，最近有所谓不让儿童接受疫苗接种的运动，这危及了公众的安康。如果大多数人在对社会的责任问题上有绝对的自由，那社会就会陷入混乱。在疫苗接种问题上，我们可以作简单的概括：

理由 1：疫苗接种是保护你自己。你患上这些可预防的传染病的风险要远远大于接种疫苗可能引起的风险。尤其是传染力强的致命传染病，例如 SASS、禽流感、埃博拉、寨卡等。

理由 2：疫苗接种不仅保护你。如果你不接种，你的孩子和家庭其他成员就有可能影响你的邻居和他们的孩子。你没有拒绝让孩子接种的权利。当你拒绝你的孩子接种时，不但与个人自由利害攸关。而且你的孩子太小，不能做出他或她自己的判断，也不能接受你自己对疫苗接种的错误观点。所有他人的孩子和社区的成员都因你的决定为处于危险之中。

理由 3：一些人拒绝接种免疫会发生什么情况呢？即使一小部分人没有接种疫苗也可使疾病非常容易传播。科学上称为群体免疫力的概念就是指，为了阻止疾病传播需要尽可能多的人接种特定的疫苗。接种疫苗的人构建成一道阻挡疫病暴发的屏障，因为这样疾病就不能通过感染他们而传染给他人。这道屏障保护最易感的人群，例如 12 个月以下的婴儿年龄太小不能进行疫苗接种；死亡风险最高的老人；以及免疫系统有缺陷的人，他们不能接种免疫。

人们注意到，免疫能使儿童直接受益，也使社会中尚未免疫的人受益。问题是，那些不让自己孩子接受疫苗接种以及依靠群体免疫力提供好处的人是否是"免费搭车者"？从伦理学观点看，这是一个风险和受益公平分配问题。那些让自己孩子免疫的父母为那些不让孩子免疫的人担风险。最后，免费搭车者的存在会销蚀人们对免疫的承诺，从而降低免疫覆盖率，破坏群体免疫力的基础。这样就出现一个悖论：群体免疫力允许个人选择不去疫苗接种，但承认父母不让孩子接种的权利就破坏了群体免疫力本身。而有些疫苗接种提供的保护是不完全的，例如麻疹，于是疫苗接种者仍然处于没有接种者带来的风险之中，因为后者可能发生疾病。在这种情况下，公共卫生伦理学能够为给所有儿童强制性接种麻疹疫苗辩护吗？答案应该是肯定的，这是一个既有利于自己，又有利于集体的行动。[①]

三 艾滋病

艾滋病是人类历史上传播最广泛、经历时间最长的一次全球疫病大流行。在艾滋病防治工作中保护公众健康是我们的义务，这一点大家比较明确。但保障个人（法律或道德/伦理）权利也是我们的义务这一点就并不是所有人都很明确。这是一个涉及公民权利、人权的问题。国务院发布的《艾滋病防治条例》又一次明确规定"任何单位和个人不得歧视艾滋病病毒感染者、艾滋病病人及其家属。艾滋病病毒感染者、艾滋病病人及其家属享有的婚姻、就业、就医、入学等合法权益受法律保护。"这是明文规定的艾滋病感染和病人的权利。权利与义务是相连的，对病人是权利者，对医疗卫生人员则为义务。病人有隐私、保密权利，医务人员则有保护病人隐私、秘密的义务。但医务人员的种种义务之间会发生冲突，这时他们就处于道德困境（moral dilemma）之中：两件事都是应该做的，但只能做其中一件。对于这种二择一的道德困境，我们有时用"鱼"与"熊掌"不可兼得来描述。但在艾滋病和艾滋病病毒感染的预防和控制中，"鱼"与"熊掌"必须兼得，即保护公众健康与保障个人权利是相互联系、相

---

① 以上参照：Dawson, A. , 2007, Herd protection as a public good: Vaccination and our obligation to others, in Dawson, A. & Verweij, M. （eds.）, Ethics, Prevention, and Public Health, Oxford: Oxford University Press, 160—178; Daowson, A. , 2011, Vaccination ethics, in Dawson, A. （ed.）, 2011, Public Health Ethics: Key Concepts and Issues in Policy and Practice, Cambridge: Cambridge University Press, 143—153; 并参阅：Bayer, R. , 1991, Private Acts, Social Consequences: AIDS and the Politics of Public Health, chapters 4, 5, 6, Rutgers University Press; Gostin, L. et al, 2002, The Model State Emergency Health Powers Act: Planning and response to bioterrorism and naturally occurring infectious diseases, JAMA 288: 622—628; 邱仁宗：《艾滋病、性和伦理学》，首都师范大学出版社 1999 年版。

互促进的。①

为了使高危人群在艾滋病和艾滋病病毒感染的预防和控制工作中采取合作态度,从地下转到地上,有必要考虑对公民生活的某些方面放宽限制,采取更为宽容的态度。我国地大、人众、物博,是个多民族、多文化、多价值的社会。在社会生活和社会规范方面,只能要求"大同小异"、"求同存异"。如果对社会没有严重危害,允许在价值观念与你不同的人,去做你认为你不会去做的事。社会的凝聚需要契约。现在面对艾滋病这一凶恶的共同敌人,为了与过去人们没有注意、没有重视的高危人群加强合作、一齐努力战胜这共同的敌人,需要有些新的契约:即提倡相互宽容,在某些方面放松、放宽,形成更为宽松的社会环境,来换取高危人群的真诚合作。②

艾滋病病毒检测的伦理问题

艾滋病检测中的伦理考虑。检测(testing)一般指对个人的检查,而筛查(screening)是对人群的检查。评价检测或筛查艾滋病病毒规划有若干原则需要遵循:

原则 1:检测应该是精确的

艾滋病病毒检测的一种方法是检测血液中艾滋病病毒的抗体,感染艾滋病病毒数日或数月后体内才有抗体产生。如检测正好在这潜伏期(称为"窗口期")内,则测出结果是阴性的,而实际上受检者已经感染了艾滋病病毒。现在改用检测血液中的病毒核酸,窗口期可缩短为 1 周。另一方面,如果查出抗体阳性,也可能不是艾滋病病毒引起的,这种阳性结果被称为假阳性。

原则 1 要求:

☆ 敏感性:敏感性是指某一检测法对感染者测出阳性结果的概率;

---

① Qiu R. Z., 1992, Public health and individual rights, presented at the 3rd International Conference on Health Law and Ethics, Toronto, Canada, July 19—23;邱仁宗:《艾滋病防治和行为改变:保护公众健康和保护个人正当权益》,《全国首届预防和控制艾滋病学术研讨会论文汇编》1993年,第 12—15 页。

② 本节主要参照:邱仁宗、翟晓梅:《艾滋病伦理学》,王陇德主编:《艾滋病学》,北京出版社 2009 年版,第 824—849 页。

☆ 特异性：特异性指某一检测法对非感染者测出阴性结果的概率；

☆ 预测精确性：阳性预测精确性指具有阳性检测结果的人实际上未
被感染的概率，阴性预测精确性指具有阴性检测结果的人实际上
未被感染的概率。

目前所用的初试方法都存在假阳性和假阴性。因此不能单凭初试结果
就断言受检者是否感染了艾滋病病毒，必须等待确认。即使确认，仍不能
完全消除假阳性和假阴性的存在。

原则 2：检测必须导致有效的行动，原则 2 要求：

☆ 检测能够提供新信息；

☆ 对所提供的新信息，能够产生有效的反应，即减少病毒传播有利
于受检者的预防或医疗行动。

原则 3：必须获得受检者的知情同意。

对那些其行为导致他们有感染艾滋病病毒危险的人，应该向他们提供
咨询，鼓励他们去检测。应该在检测前建议他们考虑如何对待阳性或阴性
检测结果。不管检测结果是阴性还是阳性，都应努力改变危险行为，即使
行为改变是困难的。人们常常报告，得知抗体阴性有助于他们避免与感染
相连的危险行为。得知阳性结果也往往会使人出于关心他们的性伴和其他
人去减少他们危险行为。

对于艾滋病病毒检测的结果需要考虑三方面问题：

第一，检测所得信息的质量。从艾滋病病毒检测获得的信息质量决定
于它的预测价值。接受艾滋病病毒抗体检测的人需要知道某一检测精确反
映他们抗体地位的概率。亦即预测价值。在低发人群中，阳性预测值很
低，许多阳性结果是假阳性而不是真阳性。普遍的、就业前的或婚前的检
测都会产生预测价值低的结果。对供血者的检测也是低发人群抗体检测的
一例，但保证血源安全的好处大大超过假阳性可能带来的代价或负担。在
高发人群中进行检测则产生迥然不同的结果。在 20 世纪 90 年代的旧金
山，估计性活跃的男同性恋者大约 50% 抗体阳性。所以，如果这一人群
100 人要求检测，50% 将有抗体，敏感性为 95% 的检测法将检出 47.5 人
抗体阳性（真阳性）；假阴性的发生率为 2.5，没有抗体的 50 人中，具有
99% 特异性的检测法将产生 49.5 人抗体阴性，假阳性为 0.5 人。因此，

阳性检测的预测值为 47.5/48，或 98.95%。阴性检测的预测值为 49.5/52，或 95%。

第二，检测结果的告知。设想受检者是能够在得知检测结果后作出理性决定的人，当然应该将检测结果告知受检者。但是由于艾滋病病毒感染的特点，必须考虑告知后可能发生的后果。得知自己抗体阴性的人会大大松了一口气，但知道抗体阳性会产生负面心理影响，以及潜在的社会和经济后果。例如受到歧视、丧失学习和工作机会等。

第三，检测后的干预。将阳性结果告知受检者后，应该向他提供咨询。咨询内容不仅应该包括健康教育，顾虑他们并采取或改变危险行为，也应包括如何正确对待家人、单位和社会对他检测阳性结果的反应。对于检测结果是阳性的人，应提供有关抗病毒、增强免疫力的信息和医疗服务。

如果为了保护公共利益而必须采取影响到个人利益的措施时应考虑：干预是否真正增加公众健康或安全？只有能使公众安全有重大的增加，才能为侵害个人自由的干预辩护。所建议的增加公共利益的干预是否是对个人利益的侵害最小的？一个人的自由受到损害不应是超过保护他人所必需的。

艾滋病病毒检测和筛查提出的基本伦理问题是：如何恰当处理保护公众和脆弱人群健康的有效公共卫生干预与在检测或筛查中尽可能保护个人权利的关系？在什么情况下（如果有这种情况的话），可以维护公众和脆弱人群健康为由侵犯个人权利？例如我们是否可以为了获得确切的艾滋病感染者数字，以便做好预算的理由，或者为了向他们提供治疗的理由而对有风险的人群进行强制或变相强制的检测？

扩大艾滋病病毒的检测是伦理要求

目前艾滋病的防治处于这样一个关键时刻，即现在已经具有有效的检测艾滋病病毒和治疗艾滋病相关疾病的方法，但我国在估计有 78 万的艾滋病感染者中仅有大概一半多一些是经过检测的，也就是说有大约 30 余万可能的感染者不知道他们的艾滋病感染状况，因而仍然不加防范地在人群中活动，也不去寻求治疗，那么他们在其他人群中传播艾滋病的危险是非常大的。扩大艾滋病病毒检测之成为伦理要求，因为这是为了更好地向艾滋病感染者提供治疗、咨询,也为了更加有效地遏制艾滋病的蔓延,有利于公众健康。那么怎么能找到他们,动员他们出来接受检测呢?

2006年9月美国疾病控制中心(CDC)发布了经修改的"在医疗卫生机构中对成人、青少年和孕妇进行艾滋病检测的建议"。新建议包括如下内容:在告知本人后将对所有医疗卫生机构中的病人进行艾滋病检测,除非病人选择不参加。对艾滋病高危的人至少每年检测一次。对筛查的同意包括在对医疗的一般同意之中,不建议单独的书面同意。在医疗卫生机构中不应要求预防性咨询,预防性咨询也不包括在艾滋病筛查规划之中。提出这样的建议,是因为估计美国感染艾滋病的100万人中25万人不知道自己已经感染了艾滋病病毒。他们可能在不知情的情况下将艾滋病传播给他们的性伴。随着艾滋病筛查成为常规医疗的一部分,更多的人将会知道他们感染了艾滋病。如果及早诊断出艾滋病感染,可早日接受有效的治疗,有利于改善健康和延长生命。而现在许多人发生了症状才去检测。大多数人发现自己感染艾滋病后采取减少传播艾滋病的行为,常规检测可保护自己不知情的感染者的性伴避免感染艾滋病,这样每年可减少新的性传播感染30%。

2006年11月世界卫生组织/联合国艾滋病规划署联合发布医疗机构医务人员启动的HIV检测和咨询指南草案(Guidance on Provider – initiated HIV Testing and Counselling in Health Facilities)。文件指出许多国家对HIV感染情况不清楚,意味着大量人数不能及时接受HIV治疗、关怀和支持,无法采取步骤来防止感染他人,因为他们不知道他们被感染了。需要做出努力来扩大自愿咨询检测(VCT)服务,在比目前更为多样的环境中提供HIV检测。因为医疗机构是与可能感染艾滋病的人的接触点,医疗机构中医务人员启动的检测和咨询应该作为扩大HIV检测和咨询的总战略的重要组成部分。文件对医疗机构中医务人员启动的检测和咨询提供了基本操作指南。文件推荐使用"选择退出"的进路,即在HIV广泛流行的情况下以及集中和低发的若干情况下将HIV检测对来到医疗机构的所有病人的标准医疗。个人如果不要检测必须具体表示拒绝HIV检测。在医疗机构医务人员启动的检测和咨询应该始终为了病人的最佳利益。这要求向个人提供充分的信息,以做出知情的自愿的检测决定,包括有机会拒绝检测。

医务人员启动的检测和咨询有两类：诊断性 HIV 检测和 HIV 筛查。医务人员启动的检测和咨询应该是自愿的，贯彻 3C 原则：知情同意、咨询和保密（informed consent, counselling and confidentiality）。文件要求在世界各流行类型的地区，都要开展诊断性 HIV 检测。诊断性 HIV 检测应该是任何地方正常标准治疗的一部分，推荐给成人、青少年或儿童，他们来到医院，具有可能表明 HIV 感染包括结核病的体征和症状。对于参加预防母婴感染项目或 HIV 阳性的母亲生的孩子，诊断性 HIV 检测是随访的常规措施。诊断性 HIV 检测也推荐给 HIV 流行广泛地区生长和营养不良的儿童，病情可能与 HIV 相关的手术病人，然而检测手术病人不能仅为保护医务人员，医务人员也不能因此拒绝手术或临床服务。同时在 HIV 广泛流行情况下的 HIV 筛查。在广泛流行地区建议所有医疗机构对所有成人和青少年进行筛查，不管病人来医院的理由是什么。这个建议适用于内科和外科服务，公共和私人机构，以及住院和门诊病人。资源和能力局限地区可能要求根据流行病学和社会条件给实施 HIV 筛查的地点排列优先次序。不管是诊断性 HIV 检测还是 HIV 筛查都要求提供检测前的咨询和检测后的咨询。

不知道艾滋病感染者是谁，这是所有国家艾滋病防治工作的瓶颈。那些尚未被检测出的隐性感染者，由于他们不知道自己已经感染了艾滋病病毒，因此没有机会去接受治疗、咨询和关怀，他们也不会采取措施防止将艾滋病感染给他人。"四免一关怀"就无法落实在他们身上，艾滋病蔓延的遏制，就成为一句空话。因此，探索出一条适合于我国的扩大艾滋病检测的路子，是当前的迫切任务。

我国扩大 HIV 检测的进路

在探索扩大艾滋病检测新路子时，必须注意一个基本的伦理问题，即一方面我们要尽可能广泛地扩大检测，以保护艾滋病感染者的健康和公众的健康；但另一方面也要注意保护受检对象的权利和利益。这也是公共卫生伦理学的一个基本问题。前一个时期，不少医院为了避免医患之间的交叉感染，对手术、内窥镜检查、产妇进行艾滋病检测，但他们既没有从患者那里获得知情同意，检测结果也不告知，检测费用还要病人自己支付，而且查出阳性后便拒绝手术或检查，这是严重违反伦理的行为。也有一些地方，对有高危行为或易感的人群进行强制筛查，查出阳性后也不提供咨询和治疗，这也是严重违法伦理的行为。因此，我们在设计在我国扩大检测的方案中必须同时考虑如何保证受检对象的基本权益，包括如何使他们知情，了解检测的必要和程序，这就要提供检测前的咨询，给他们充分的时间来考虑作出参加检测的决定，以及提供检测后的咨询和必要时的转诊服务。

艾滋病病毒检测目前有四类：由病人启动的自愿咨询检测（VCT）、在临床条件下的诊断性检测、常规性检测和强制性检测。主要由于担心受到污名和歧视的理由，可能的阳性感染者去 VCT 门诊检测的人数一直上不去，因而单单依靠 VCT 无法扩大艾滋病检测人数。在我国临床条件下的检测往往是针对手术病人、内窥镜检查病人和孕妇等，而且往往事先没有知情同意，事后也没有咨询甚至告知。常规性检测指对一些特殊人群（例如性工作者、静脉吸毒者等）进行常规性检测，其中有些是自愿的，有些是强制的。强制性检测是指法律规定的例如对献血者和捐赠配子、胚胎或组织、器官者进行强制检测，其人数也比较有限。

除了少数情况，例如对献血者和捐赠配子、胚胎或组织、器官者进行强制检测外，对艾滋病病毒的强制检测不能得到伦理学的辩护。强制性检测不但侵犯了人的自主和知情同意权利，而且不能服务于公共卫生目标，使目标人群得不到医疗卫生服务，减少他们寻求健康的行为，增加对他们的污名和歧视。那么如何既能扩大艾滋病病毒的检测，又能保护个人的权利，或者将可能侵犯个人权利的情况最小化呢？

（1）扩大检测必须在一个有准备的环境中进行。所谓有准备，不管是美国 CDC 的建议，还是 WHO/UNAIDS 的指南，首先是有足够的资源和能力提供咨询和治疗。如果这个国家或地区，没有足够的资源和能力提供治疗和咨询，那么检测就失去了意义。例如检测费用全部要受检者自付，许多贫穷者就不会去检测；或者检测后不能提供咨询和治疗，许多受检者就会认为，检测得不偿失：咨询和治疗不可得，因检查出阳性而受到污名和歧视却很实在。有准备环境还包括坚决贯彻 3C 原则和坚决反对污名和歧视。

（2）坚决贯彻 3C 原则。3C 原则是：同意（consent）、保密（confidentiality）和咨询（counselling）。其中最重要的是同意原则。同意参加检测应该是自愿的，防止种种可能的强迫和不正当引诱。在扩大检测过程中，发生强迫的现象并不奇怪。例如，如果我们使用例如"筛查"、"常规化"等术语，在工作过程中很容易发生强迫。保证自愿同意的前提是，必须让受检者事先知情，因而使受检者有机会"选择不参加"（opt - out）。但例如美国 CDC 建议的做法，将艾滋病检测作为常规医疗措施一部分（类似常规乳腺检查和血压检查），并不对病人一一做知情同意工作，也不留下知情同意的文书，那么发生病人事先不知情的情况很有可能，这些病人也就失去选择不参加的机会。虽然美国 CDC 强调，他们建议的"不是强制性检测"，而是"自愿艾滋病检测"，病人有"拒绝艾滋病检查的权利"，"不应该对任何不知情的人进行检测。每一个人都有机会拒绝艾滋病检测（选择不参加）。选择不参加（opt - out）的定义是，在告诉病人将进行检测后作艾滋病检测，而病人可以拒绝检测。"但如果稍有疏漏，病人事先不知情，就有可能被强制进行检测；其次，必须对病人的艾滋病阳性的情况严加保密。艾滋病病毒检测扩大后，就很可能数据拥有量大大增加，如何按照规定做好保密工作也是一个挑战。需要进一步做出规定，严防将艾滋病信息泄露给无关第三者；最后，如果检测结果是阳性，必须做好咨询工作。

（3）严禁对艾滋病检测结果阳性者进行污辱和歧视。这是扩大艾滋病检测最重要的条件。我们可以考虑一下，现在国家有"四免一关怀"的政策，为什么许多人不到 VCT 门诊去检测？他们会这样盘算：我有过高危行为，艾滋病检测结果可能阳性，也可能阴性，都是 50% 的可能。感染艾滋病病毒后，不会马上得病，如果我注意营养，注意休息，平时再服些增强免疫的药物，有可能推迟发病。这样我还可以像平常一样工作、生活若干年。但一旦检测发现阳性，就不能保证这个信息不会传出去，那么我目前正常的生活就立即会完全被打破，我可能失业，得不到医疗保险，我的同事甚至我的家人可能对我避之唯恐不及，我也可能失去配偶，我很可能不能自由旅行、自由活动。对去检测的利弊得失这样权衡后，很多人就会做出不去 VCT 检测的决定。而这样的决定本来是不利于自己的，使自己失去和咨询和治疗的机会，也不利于社会对艾滋病的控制。但我们不能责备他们，要责备的是社会对他们的污名和歧视。这也是社会对艾滋病阳性者歧视的后果。而摆脱这一恶性循环的关键是社会要对防止这种污辱和歧视采取果断措施。必要时需要通过法律手段打击这类污辱和歧视的行为。

尊重感染者/患者的隐私权和保守保密

隐私包括属于个人的与公共利益无关的个人信息、私人活动、私有领域，内容十分广泛。隐私是个人不容许他人随意侵入的领域，隐私是现代社会的根本价值，是公民权的不言而喻的标志，是个人自主性的保证。泄露私人的敏感信息可能招致严重的后果，可能使人们在申请医疗保险和就业时受到歧视、招致法律诉讼、造成经济损失、威胁和影响私人关系、限制个人自由和选择以及造成巨大的身心伤害。各国法律一般都明确承认了隐私权，保护公民的隐私不被非法披露。我国法律虽然没有明文规定隐私权，但是根据最高人民法院的司法解释，在司法实践中已经承认并保护公民的隐私权。尊重患者的隐私和为患者保守秘密是医疗工作中的一个重要的伦理学原则，也是医生的传统义务。

（1）尊重患者隐私权和保密权，这既是对医务人员职业道德的要求，也是法律规范的要求。《执业医生法》第 22 条规定保护患者的隐私权是医生在执业活动中应履行的义务。我国卫生部制定的《医务人员医德规范及实施办法》明确规定，为患者保密，不得泄露患者隐私和秘密。公民作为患者到医疗机构就诊求医，由于诊治疾病和出于自己健康的需要，以及对医生的信任，患者经常将本来并不与他人分享的私人信息告诉医生，比如患者生理上的缺陷、有损于患者个人名誉的疾病、患者本人不愿意他人知道的隐情等等。这些隐私是患者针对医疗机构和医生公开的，知情的医务人员应该为患者保守秘密，未经患者同意，不得向他人披露。患者向医生和医疗机构公开的隐私，无论是否关系到患者的名誉，医生和医疗机构都负有保密的义务。

在世界许多地区都曾发生 HIV 感染者个人隐私和秘密被披露后使他们遭受歧视，并对个人造成很大负面影响的案例。这对于他们及时得到咨询和医疗是极大的障碍。因此，很多国家都制定有关保密政策，要求在进行 HIV 检测、提供咨询及医疗和开展社会行为研究时都要遵守这一政策。我国《艾滋病监测管理的若干规定》第 21 条也规定了任何单位和个人不得歧视艾滋病病人、病毒感染者及其家属，不得将病人和感染者的姓名、住址等有关情况分布或传播。《中华人民共和国传染病防治法》第十二条规定："……疾病预防控制机构、医疗机构不得泄露涉及个人隐私的有关信息、资料"。保密义务意味着限制他人得到患者的私人信息，禁止医生将患者病情相关的信息透露给其他感兴趣的人，鼓励医生采取防备措施以确保只有经过授权获得信息的人才可以获得这些信息。

（2）尊重感染者隐私权和保守秘密需要注意的问题。公共卫生的性质对医生为患者保守秘密的义务有一定限制。有些情况并不适用保密原则。基于以下的理由伦理学存在医生保守秘密的合理例外：其一，违背保密原则有助于防止对某个（某些）具体的、确定的人的更严重的伤害；其二，没有其它有效的办法可以达到这样的目的；其三，这种泄密是最小限度的。保密义务的"例外"通常有如下两种情形：

继续保守患者的秘密威胁到他人的健康时。人们特别关注女性因丈夫/性伴不了解自身情况，或者因丈夫/性伙伴拒绝暴露自身感染状况，或者因他们拒绝进行安全的性生活而导致她们在预防艾滋病病毒传染方面处于劣势地位而导致的脆弱性问题。针对这种情况，人们呼吁应当采用下列政策：艾滋病病例实名报告，强制性暴露感染状况，以及对故意传播艾滋病病毒的人追究刑事责任。许多国际研讨会议都得出明确的结论："保密和知情同意"原则并不是有效防治艾滋病病毒和艾滋病工作的障碍。实际上，如果使用适当，这些原则不仅是有效的伦理原则，而且是保护感染者和未感染者的有效工具。事实上，那些把人群分为"我们"与"他们"（艾滋病病毒感染者/艾滋病人）以及与此相关联的拒绝接纳他们，给他们贴上耻辱的标签，把他们打入另册，歧视他们，这才是开展有效预防控制艾滋病措施的最主要障碍。歧视他们的原因很多，在不同的文化中可能有不同的情况。不过，总体上来讲，最主要的原因是由于艾滋病病毒/艾滋病是与性、死亡、疾病以及可能的违法行为和社会中的一些边缘性或人们不齿的行为，如性交易、同性恋、注射毒品等联系在一起的一种状况。对于上述这些情况的恐惧和禁忌导致了对艾滋病病毒感染者和艾滋病病人的拒绝接纳、侮辱和歧视，阻碍了他们公开地与私人和社区讨论与艾滋病相关的问题。由于受到侮辱和歧视，以及很多人仍得不到治疗的事实，导致人们害怕进行艾滋病病毒检测，害怕向医务人员暴露自己的感染状况以致无法得到及时的治疗，害怕向自己的家庭和社区暴露以致无法获得他们的支持，害怕向性伙伴和注射吸毒伙伴暴露，以致无法防止艾滋病病毒的进一步传播。

联合国艾滋病规划署和世界卫生组织鼓励医务人员进行符合伦理的咨询告知。咨询的最终目的是鼓励、说服和支持艾滋病病毒感染者/艾滋病病人告知自己的配偶、性伴侣、吸毒伙伴，并使配偶、性伴侣、吸毒伙伴前来进行咨询。即使感染者接受过适当咨询，医务人员虽然也采取了许多措施，例如不断努力说服感染者并告知感染者，医务人员将告知其伙伴；如果可能，会对他/她的名字予以保密；保证向感染者以及配偶、伙伴、家庭成员和有关方面提供社会和法律援助，保护他们不会受到由于告知而遭致的身体虐待、歧视和侮辱等，患者仍然拒绝告知自己的配偶、性伴侣、吸毒伙伴有关自己的感染情况，那么医务人员要考虑没有通知配偶、性伴侣、吸毒伙伴而可能对他们造成的严重后果，即未能预防他们感染艾滋病病毒的后果。通过对潜在的危害进行伦理权衡，尽管没有得到感染者的同意，医务人员也应当在通知感染者的情况下，告知感染者的配偶、性伴侣、吸毒伙伴。这是符合伦理的伙伴咨询方式。

当继续保守患者秘密威胁到公共福利时。我国与许多国家一样，有专门的法律条例规定了必须上报有关公共卫生部门的那些对公众健康有危害的疾病，比如传染性疾病。所有医务人员有义务向公共卫生部门进行报告。上报的伦理学理由是：对公众的益处超过了泄密给个人带来的风险。在这种情况下，医生保护公众的利益的义务要大于保护保守患者秘密的义务。违背保密义务而将患者的诊断上报公共卫生部门，在下列情况下可以证明其在伦理学上的正当性：危害公众的概率高；危害公众的数量大；危害与确定的人/人群有关。例如，餐馆工作人员被诊断患有急性肝炎，虽然患者要求为其这样的诊断保密，但是，医生也应该将其诊断结果报告给餐饮主管部门或者公共卫生部门。因为急性肝炎对公众的危害严重，而且危害到的人群非常确定（在餐馆进餐的食客）。但是，由于与 HIV/AIDS 有关医疗记录和信息的敏感性，许多国家除规定对所有的上报来的医疗信息应该保密外，还采用附加法律法令对这些信息加以额外的保护，未获得专门医疗信息权威管理部门允许，不得公布扩散这些信息。无论是在哪一种情况下，医生都应该确定这样一个问题：如果不泄露该患者的特定信息，或者说如果继续保守该患者的秘密，是否一定会置某人或某些人于严重的伤害之中？如果回答是确定无疑的，医生的泄密就是可以得到伦理学辩护的。

艾滋病调查与行为干预中的伦理问题

减少伤害的政策。实行减少伤害政策是伦理上的必需。对于一般人的调查与行为干预并没有特殊的伦理问题要讨论，在伦理学上成为问题的是对那些有风险行为人群的调查与行为干预工作。而要很好地从事这方面的工作，必须了解实行减少伤害（harm reduction）的政策是伦理上的必需。艾滋病的流行和蔓延突出了一些社会问题，例如吸毒、卖淫、同性恋、青少年性行为等问题。就吸毒和卖淫而言，是目前哪一个国家也未能解决这些社会问题，而且对这些问题的看法以及应该如何解决这一问题，也众说纷纭。但至少这一点是大家一致的：人类或任何一个国家不可能短期内解决这一问题。就男同性恋而言，问题不是男同性恋本身，而是采取有风险的男男同性性行为。我们不能等待这些问题解决后再来预防控制艾滋病，因此在企图减少社会上的吸毒、卖淫现象，企图劝说男男同性恋者放弃有风险的同性性行为和青少年避免婚前性行为的同时，预防控制艾滋病蔓延的力量应集中于减少艾滋病给他们带来的伤害，这包括：吸毒时避免使用不洁针器具、改用美沙酮；从事商业性行为时使用安全套；同性恋避免肛交或使用安全套；青少年在不能控制感情时使用安全套等等。

实行减少伤害政策的伦理学根据。其一，减少伤害政策遵循了"不伤害"和"有益"的伦理原则，可保护有风险行为人群的健康，防止他们受到艾滋病病毒的感染，同时也大大维护一般人的健康，使之不受艾滋病病毒的侵袭。例如对于静脉吸毒者，他们的第一次吸毒多是自主的选择，但是吸毒上瘾后他们已成为病人，继续吸毒已不是他们的自主行为，是受毒品摆布的结果。不管对他们采取何种教育措施，他们的复吸率达95%以上。在他们未摆脱毒瘾的情况下，提供清洁针器具，采用美沙酮代替疗法，保护他们不感染艾滋病病毒。否则，他们就有可能因继续服用毒品，感染艾滋病病毒。实践证明，凡采取这些办法的国家，艾滋病病毒在吸毒者中的传播得到了控制。又如卖淫，我们在全国六大城市所作的调查表明，卖淫妇女个人道德不足以说明卖淫行业的发展，其根本原因是结构性贫困和性别不平等所致。因此对卖淫来说，"治本"应是消除贫困和性别不平等，而对卖淫妇女的惩罚和道德教育，倒反是"治标"之举。难怪从教养所释放的卖淫妇女多数仍然重操旧业，而一旦卖淫妇女被关进教养所，将有更多的贫困而没有其他任何资源的妇女替代她们。向她们进行安全性教育，有助于减少她们感染艾滋病病毒的危险。再如同性恋，限制或禁止同性恋者的同性行为是徒劳之举，给他们造成很大的伤害，难以在抗击艾滋病中获得他们的合作。但如果尊重他们的性取向，同时教育他们避免危险性行为，他们就较易采取合作态度，这样也保护他们避免艾滋病的感染。我们可以教育青少年避免婚前性行为，推迟第一次性交的时间，避免多性伴，但要他们100%接受这种教育是不现实的。如果不提供安全性教育，那些一旦发生性行为的青少年就不知道如何保护自己。反之，如果在对他们的教育中，也包括安全性教育，他们就可以在一旦不能控制自己时既可防止非意愿的妊娠，又可以预防性病/艾滋病。其二，减少伤害政策也遵循"尊重"的伦理原则。在提供必要的预防艾滋病的教育、服务，以减少这些人群感染艾滋病的危害时，也尊重他们的价值和选择，不歧视他们。

实行减少伤害政策的重要意义。实行减少伤害的政策，就使我们明确在设计和实施行为干预规划时，其目标是改变其可能给他们自己和他人带来伤害，即感染艾滋病病毒或将艾滋病病毒传染给他人的伤害，而不是试图去改变其吸毒、商业性行为或同性性行为等行为，当然这也并不排斥医疗卫生工作者参与由国家或社会发起的综合治理规划，把我们的工作作为其一部分。

反对和防止污辱和歧视

艾滋病防控工作经常有要涉及静脉吸毒者、性工作者、男同性恋者、艾滋病病毒感染者和病人这些脆弱人群和社会边缘人群。而他们往往在社会上受到污辱和歧视。

污辱和歧视的概念。污辱（stigma，stigmatization）是由于某个人的某一特性或认为他干了"坏事"而对他的价值的贬损。例如因为他皮肤黑、个子矮、身体胖、是女人、有残疾、来自农村、是个同性恋、患了麻风病（精神病或艾滋病）或他吸毒。某些人可将他人对他的贬损内化而自我污辱。歧视是由于某个人属于或认为他属于某个人群而对他不公正、不公平的区别对待。歧视贬低一个人的社会、伦理和法律地位，歧视反映并增强了社会、经济、政治和文化上的不平等。污辱导致歧视，歧视导致违反人权，使一个人原本应该享有的伦理权利和法律权利被不公平地剥夺。

污辱和歧视由来已久，今天仍然存在着对麻风、精神病、遗传病人、乙肝病人的歧视，存在着性别歧视、年龄歧视、对穷人的歧视、对农民和农民工的歧视、对同性恋的歧视、对吸毒者的歧视、对性工作者的歧视等等。例如艾滋病感染者和病人被认为是某一人群的疾病（黑人、同性恋、腐败的西方人、吸毒者、性工作者）；艾滋病感染者和病人面临被医务人员拒绝医护、丧失工作、失学、不能结婚、丧失医疗保险、丧失隐私、丧失住处、面临敌视、他们的家属也面临歧视的危险。

污辱和歧视是防治艾滋病的主要障碍。如果存在污辱和歧视，数十万尚未检测的可能 HIV 阳性者许多人就不会出来自愿检测，就得不到教育，不会改变高危行为，病毒就会传播，预防控制艾滋病岂不是一句空话？污辱和歧视使艾滋病病人/感染者感到有罪和惭愧，使他们意志消沉、绝望、自暴自弃；污辱和歧视阻挠预防和治疗，人们不敢去检测害怕知道自己是感染者，也不敢去治疗，不敢改变不安全行为，害怕别人知道他们是艾滋病病毒感染者后自己在社会上无立足之地；污辱和歧视使社会上其他人、决策者和立法者错误地认为艾滋病是少数行为不端的人的疾病，无须采取广泛的紧急的行动。

引起污辱歧视的重要因素。长期以来在媒体广为传播的个别学者的错误言论（例如"艾滋病是上帝的惩罚"，"艾滋病是对性乱的惩罚"等等）没有系统批驳，一些法律和规定本身带有歧视性质，或传递极为错误的信息，将艾滋病病人与鼠疫、霍乱病人同样看待，禁止艾滋病感染者结婚，强迫检测艾滋病病毒，将艾滋病问题与打击卖淫嫖娼、吸毒捆绑在一起，声称要制定严惩故意传播艾滋病者，声称要打击"少数"保护"多数"，以及对种种严重歧视行为睁一眼闭一眼不予处理，如此等等。

反歧视的目的和优先问题。反歧视的目的是预防、减少和最终消除与艾滋病相关的污辱和歧视，不管在什么地方和以什么方式发生。反歧视要注意：

☆ 需要弄清楚什么是污辱和歧视，它们来自何处，尤其是引致它们的社会和文化驱动因素；

☆ 需要了解它们与更广泛的不平等和不公正以及拒绝人们行使应有权利之间的联系；

☆ 需要努力理解污辱和歧视在促使艾滋病蔓延中的有害作用；

☆ 要有明确的奋斗目标：例如为了促进预防、关怀、支持和治疗；推进与 HIV/AIDS 相关的人权；减少脆弱性；减轻艾滋病带来的社会经济影响等。在艾滋病调查和行为干预工作中就要与反对歧视结合起来，只有反对歧视才能把在脆弱、边缘人群中开展的调查和行为干预工作做好。

四　流感大流行

流感大流行（pandemic influenza）是指在全球范围暴发的流感。自从 2003 年以来，大流感暴发在一些国家以至全世界的潜在风险越来越高，从 SARS 到各种类型的禽流感，再到非流感性的大流行埃博拉。本节主要讨论我们在应对流感大流行中的伦理问题，我国作为流感的多发地之一，积极应对大流感尤为必要。对这些伦理问题的探讨成果也适用于非流感的大流行（如埃博拉、寨卡等）。①

我们在讨论流感大流行的伦理问题时，必须先有若干基本假定：其一，流感大流行往往是突然发生的，大流行的原发国家往往是事先不为人知，因而缺乏准备。在通讯和交往不甚发达的时代，继发国家也难以有所不同。例如 1918 年的流感大流行，第一个病例发生在法国，随后快速蔓延至全世界，一直到太平洋诸岛和北极附近，全世界有 5 亿人感染，死亡 5000 万—1 亿人。因而，必须"未雨绸缪"，常备不懈。其二，大流行时资源匮乏，分配必然有优先次序，不会给每个人分配到同等的资源，对此

---

① 本节主要参考资料有：Garrett, E. et al, 2008, Ethical considerations in pandemic influenza planning, Clinical and Health Affairs, April；邱仁宗：《公共卫生伦理学》，《医学与哲学》2006 年第 27（11）期，第 15—18 页；WHO 2006 Addressing Ethical Issues in Pandemic Influenza, Work Group Report；王春水：《流感大流行应对中公共卫生伦理学问题研究》，《中国医学伦理学》2009 年第 22（3）期，第 127—130 页；邱仁宗：《直面埃博拉治疗带来的伦理争论》，《健康报》2014 年 8 月 29 日。由于对流感大流行的伦理问题探讨不是十分充分，因此许多地方只是提出问题，而缺乏对这些伦理问题的解决及其论证。

要制订合乎伦理而有可行的分配原则。其三，在大流行期间总会有对个人自由权利的限制，施加限制的需要和性质可因大规模流行的疫病类型、疾病传播机制、可得的医疗以及国家总的社会经济状况等而异。必须公开透明，事先告示人民，使大家有思想准备。其四，在大流行期间，"个人"处于相互传播疾病的网络之中；大家（至少潜在地）全都既是得病者（victim）又是传病者（vector）（美国生命伦理学家 Peggy Battin 语）。认识到这一点，有利于大家建立"同舟共济"思维和态度。

关于流感大流行的应对战略，也可以设想有三种：第一种是鸵鸟战略，不承认、不理会，无所作为，"拒敌（疫病）于千里之外"，这种情况现在已经不多了。第二种是恐慌战略，这值得警惕。SARS 造成的直接经济损失为东亚 GDP 的 2%；大多数直接影响不是来自疾病和死亡，而是来自人群的过度反应和不协调的政策反应。现在经过多次应对流感大流行，多数国家已经知道"沉着应对，公开透明"为上策，是最佳战略。应对流感或非流感的大流行，在没有安全而有效的疫苗的情况下，最为有效的对策是隔离和检疫，这可能是对付迄今没有有效治疗预防办法的烈性传染病的根本措施。但隔离和检疫必须付出暂时牺牲个人权利和自由的代价。这个问题我们在"公共卫生与个人自由"这一章以及本章第 1 节已经详加讨论，不在这里重复。

资源的公平可及

资源分配原则。稀缺资源分配的公平性和可及性，是大流行期间最重要的伦理问题之一。WHO 在《应对流感大流行战略行动计划》中指出，"目前可供使用的抗病毒药物数量很少；供应量虽然正在增加，但是仍然非常有限"。尽管通过预先储备抗病毒药物会在一定程度上可以避免大流感时期的匮乏，但是，目前抗病毒药物的生产能力完全不能满足全球的需求。[①]为了使稀缺、有限资源的公平可及，我们首先要讨论的一个问题是在大流行期间资源分配的原则应该是什么？荷兰生命伦理学家 Marcel Vei-weij 提出下列三项资源分配原则：

---

① · 王春水：《流感大流行应对中公共卫生伦理学问题研究》，《中国医学伦理学》2009 年第 22（3）期，第 127—130 页。

原则1：应该用有限资源产生最大受益，即保护最大化。那么，将何种保护最大化呢？是人的生命，即用有限资源抢救最多的生命；是人的健康，即使健康受益最大化（根据患病率、死亡率、QALY或仅仅生命年）；还是保护经济，或重要单位和重要人物等。这是需要进一步考虑的问题。

原则2：保护的公平分配。这里的问题是：给予个人的同等要求以同等的权重，以避免歧视和对某人群的特殊照顾，使不公平最小化，例如避免对城乡人口分配不公平；或给予不同等的要求以不同等的权重，一些人由于他们境遇更差对抢救治疗有更强烈的要求，如病人（相对健康人而言）、高危人群（相对低危人群而言）、年轻人（相对已经有更多生活机会的老年人而言）；还是风险虽大但对治疗有反应的人。

原则3：建立和遵循公平程序。例如决策和辩护理由的公开；辩护理由能为所有人合理接受；有明确和可接受的修改程序；有明确的实施的政策和权威等等。

抗病毒药物、医疗和疫苗的分配。抗病毒药物能治疗病人，提供暴露后的预防，也可提供暴露前的预防。在世界上有些国家可有大量储存，有些只有小量储存，有些甚至没有任何储存。一个国家或单位为全面预防储存抗病毒药物可能破坏其他国家获得最低程度保护的机会。用这些库存药物应治疗有症状的病人（用有限手段抢救最多的生命，帮助贫困人群，支持医疗卫生系统），用于靶标有限，暴露后的预防以遏制或放慢刚开始的疫情暴发，支持用不起药物的低收入国家。如果不能治疗所有病人应治疗哪些病人？下列两类病人有优先权：流感大流行中对治疗有反应的病人；以及高危人群病人，如果有限则治疗最高危病人或比较年轻的病人。关于疫苗，他指出疫苗有三个特点：疫苗仅对尚未感染的人有意义；疫苗可提供最高水平的保护；在高收入国家可随时间推移而增加供应。疫苗应优先供应哪些人？儿童优先，时间上的优先给予高危人群，抢救对疫苗有反应的人的生命。

流感大流行时药物和疫苗配给的轻重缓急。在存在大量紧急需求的情况下，稀缺资源只能采取配给的办法分配。那么在全国和全球如何实行配给？全国各地以及与其他国家如何分享疫苗和其他干预措施？在我国制定的《应对流感大流行准备计划与应急预案》中，规定了药物和疫苗优先

配给为社会提供基本服务的人群以及老人、儿童等高危人群。药物使用的
策略是，抗流感病毒药物优先用于临床患者的治疗，预防用药优先使用人
群包括老人、儿童、职业高危人群及患有慢性疾病免疫功能低下的人群
等。①优先给予医疗救治服务人员和提供社会必要服务人员药物或疫苗这
种做法可在伦理学上得到辩护，理由1：医疗救治服务人员和提供社会必
要服务人员是确保大流感时期医疗和公共卫生体系功能以及社会功能的重
要的人力资源，而且大流感的流行需要保障的不仅是医疗和公共卫生服
务，还有公民正常生活所需的社会服务体系尽可能正常运行，另外也会因
为部分成员患病或者被检疫或隔离，从而加剧了社会服务人员短缺情况的
发生，最终会影响这些部门正常工作的进行，医疗服务体系也会因此而受
到影响。理由2：优先给予医疗救治服务人员和提供社会必要服务人员预
防与治疗性医疗资源，可能是切断大流感传播途径的关键措施之一。这是
因为这两个群体最有可能成为大流感的感染者和传播者。优先配给药物或
疫苗给这些群体，可以在一定程度上控制疫病的传播与流行，降低大流感
的发病率和死亡率。②

　　加拿大多伦多大学印度籍研究人员 Anant Bhan 认为，在疫病全球大
流行时存在着一个一个国家与其他国家如何分享疫苗和其他干预措施的问
题，即全球配给问题。疫病大流行对社区的影响很大：社区检疫，没有公
共集会、电影、聚会等，急诊室和医院人满为患，人员不够，诊所关门
等，商店关门，工厂关门，学校关门，国内国际旅行限制，零售供应缺乏
（甚至遭到抢劫），市政服务战线过长或缺乏：排队长，消防、警察短缺，
恐惧和不满酿成市民违抗等。在全球化世界中，本国人应该优先于来访的
外国人吗？我们有大量流动的旅游人群，但我们没有国际合作系统，在疫
病全球流行期间关键是国家和社区之间的相互依赖。在发展中国家存在着
大规模和低成本生产疫苗的能力，要尽快建立协作：巴西、中国、印度、
古巴等都有生产能力。他提出干预的4A原则：可负担得起（affordable），
可得（available），可及（accessible），可接受（acceptable）。

----

① http://www.moh.gov.cn/uploadfile/200592885410554.doc
② 王春水：《流感大流行应对中公共卫生伦理学问题研究》，《中国医学伦理学》2009年第
22（3）期，第127—130页。

大流行期间医疗干预的价值基础。美国生命伦理学学者 Sarah Marchand
考查了大规模疫病流行期间治疗干预中作为成本效益和利弊得失选择基础
的价值问题。可以有这几种情况：（1）抢救处于高危的人与抢救最大多数
人之间的冲突：如果有两组人群，A 组是如无治疗有 50% 死亡风险的人
群；B 组是如无治有 2% 死亡风险的人群。现有足够的钱治疗 A 组 10 个
人，为了使你相信用这些稀缺资源进行治疗具有同等的道德上的优先地
位，需要治疗 B 组多少人？少于 250 人，还是 250 人或更多？（2）公平
机会与抢救最大多数人之间的冲突：你有 1000 份疫苗待分配。现在有两
组人：A 组 1000 人需要 2 份疫苗才能存活，否则他们就要死亡；B 组
1000 人需要 1 份疫苗就能存活，否则就要死亡。那么给 A 组多少份疫苗，
给 B 组多少份疫苗？在另一种情况下，A 组 1000 人，没有疫苗死亡率为
50%，但接触的人少（感染期间接触 50 人），而 B 组 1000 人，没有疫苗
死亡率为 2%，但接触人多（感染期间接触 200 人），假设禽流感感染率
为 30%，你将给哪一组人疫苗接种？（3）间接医疗受益：你有 1000 份禽
流感疫苗待分配，禽流感感染率为 30%，A 组 1000 人，没有疫苗死亡率
为 50%（死 150 人），B 组为 1000 位医疗卫生人员，没有疫苗死亡率为
2%（死 6 人），那么为了使两组具有接受疫苗的同等优先地位，医疗卫
生人员应抢救多少人？医疗卫生人员应该抢救更多的要不然就会死于禽流
感的人，还是给医疗卫生人员接种疫苗使他们能够额外抢救 100 个否则会
死于禽流感的人以及 50 个可能患与禽流感无关的疾病的人？（4）抢救最
大多数生命年与抢救最大多数人之间的冲突：由于资源短缺只能资助下面
两种规划之一。A 规划：抢救 20—40 岁的人的生命；B 组：抢救 60 和 60
岁以上的人的生命。现在有足够资源治疗 10 个 20—40 岁的人，那么 B 组
治疗多少人才能实现对稀缺资源的平等诉求？Marchand 的这些设想情况
及其处理涉及受益和负担公平分配问题，这在疫病大规模流行时会非常突
出，而对这些情况的思考具有有趣的思维练习性质。

发生大规模死亡事件时的治疗标准问题。哈佛大学医学院生命伦理学
教授 Dan W. Brock 用场景（Scenario）方法讨论禽流感时的治疗标准问
题。场景方法是案例分析方法的一种，但这些场景是以实际为基础设想出
来的，可称为假设性案例，但这一方法具有前瞻性，帮助我们考虑可能发
生的情况以及制定相应行动方针。

场景 1：治疗的可及

在过去若干月内世界上若干国家出现了人对人的 A 型禽流感感染，其毒株是新的，内含人流感的基因成分。三周以前，首次殃及你的社区，自从那时以来已有 500 个病例，50 人死亡。奥司他韦是有效降低病人死亡率和降低接触病人后感染的药物。然而，奥司他韦的供给有限，全国的医院各自独立作出决定在它们单位内分配抗病毒药物。在你的社区里，有 4 家医院，它们对如何确定治疗的轻重缓急提出了不同的方案。

医院 A：为了将旷工减少到最低程度，并确保连续的反应能力，必须保护本院的医务人员，决定使用它的奥司他韦库存来预防那些照料禽流感病人时暴露的医务人员得病。

医院 B：为了抢救病得非常严重的病人，决定它的余下的奥司他韦库存保留给病得最严重的禽流感病人。这与该医院主要集中治疗的一贯做法相一致。该医院依靠隔离空气感染、个人防护设备，如 N—95 呼吸器、手套和白大褂来保护它的医务人员，而不用奥司他韦来预防。

医院 C：为了最大限度提高存活率，该医院决定将它的库存奥司他韦用来治疗最可能受益的病人，即发病后 48 小时来医院的病人，因为这一计划会较快地用完抗病毒药物，该医院依靠隔离空气感染、个人防护设备，如 N—95 呼吸器、手套和白大褂来保护它的医务人员，而不用奥司他韦来预防。

医院 D：由于不管分配政策如何奥司他韦的库存都将很快就会耗尽，该医院利用抗病毒药物于预防暴露的医务人员，治疗所有可能的和确认的病例，不管其严重程度如何。但该医院的抗病毒药物很快用完。

医院 E：认识到不可能治疗所有住院病人，该医院决定优先治疗可能的和确认的年轻病人，理由是如果死于疾病年轻病人生命年要比老年人少，这是用"公平打球机会"（fair inning）原则来为它的政策辩护。

这里需要讨论的问题有：

☆ 如果分别加以考虑，每一家医院分配其库存的奥司他韦是否公正而合理？

☆ 如果从社区的角度看，不同的医院采取不同的政策结果会有哪些问题？

☆ 当安排有限资源分配的轻重缓急时，应该有哪些选项？

☆ 哪些因素应该支配这种决策？应该在医院层次作出这种决策？还
是应该在社区层次由公共卫生官员主导？由州的卫生部作出决策？
或者在全国层次作出决策？

☆ 社区应该采取哪些行动来避免这种情况？谁应该参与这种过程？
谁应该作出决策？州的卫生部应该要求医院将他们的行动统一起
来吗？

场景 2：优质医疗

在 6 周前报告第一例当地的病例后，你的社区已被禽流感的流行吞
噬。单单在你社区就鉴定出 1000 例以上可能病例，在全美国是 40 万例。
卫生保健系统已经不胜负担，所有床位都有病人，所有呼吸器都在使用，
所有没有请病假的医务人员都在加班加点。为了增加病床安排突然增多的
禽流感病人，在过去两周内所有手术都推迟了。推迟的手术包括患胰腺
癌、卵巢癌、恶性脑瘤等病人的诊断和姑息手术。对于许多这些病人而
言，他们预期存活不到 6 个月，但如果不做手术他们将在 2 周内死亡。这
些病人及其家庭一直在指望手术干预来缓解症状和延长生命。然而，由于
疫病的流行，医疗资源奇缺，在这些手术后通常有重症医护，现在已不能
提供给所有需要的人。全国的医院各自作出决策来修改重症医护标准，来
为许多额外病人提供有限的但高产出的重症医护。

医院 A：该医院没有足够设备根据年龄或诊断结果来抢救病人生命，
只能根据"先来先治"的通常标准来提供重症医护。这种政策的优点是，
那些在疫病流行前就同意进行诊断和姑息手术的病人也能得到重症医护。
缺点是，那些本来也许有更好机会长期存活的禽流感病人就要冒得不到必
要的重症监护的风险。

医院 B：为了使被抢救的生命年最大化，该医院决定仅提供重症医护
给其期望存活时间大于 6 个月的病人。但遭到病人、医务人员和公众的反
对。

讨论的问题：

☆ 如果分别加以考虑，每一家医院提供的优质医疗是否公平和合理？

☆ 从社区的角度看，不同的医院采取不同的政策结果会有哪些问题？

☆ 当改变治疗标准（"先来先治"、根据受益大小优选、根据抢救生

命年优选等）时应使用何种治疗类选法 triage 选项？

☆ 哪些因素应该支配这种决策？应该在医院层次作出这种决策？还是应该在社区层次由公共卫生官员主导？由州的卫生部作出决策？或者在全国层次作出决策？

☆ 应该先验地规定这些决策标准，还是应该根据具体案情作出决策？每一种程序有哪些风险和益处？

☆ 在预料到会发生这种情况时社区本可采取哪些前瞻性行动？谁应参与这个决策程序之中？

场景 3：政府对私立医院的控制

疫病在社区流行两个月后，社区仍然受到严重影响。需求日益增加，但资源日益有限，所有医疗设施都面临提供医疗的压力。这些大的学术性医学中心已经设法解决这个问题，他们有资金购买或租用额外的呼吸器和其他设备，保留那些有专业经验的医务人员提供重症医护。但社区医院没有这些资金，一直在勉强继续提供医疗。社区对疫病流行的有效回应要求充分利用小医院，但这些小医院要求外面的支持和供应才能继续运转。

州 A：为了努力支持社区医院，州 A 的卫生部决定行使它的权威从大的学术性医学中心征调私人医院资源，即呼吸器，重新分配给小医院。

州 B：担心征调私人资源会对未来大的学术性医学中心的准备起不利作用，州 B 的卫生部决定不以这种方式进行干预。然而，为了改善对传染的控制，州卫生部下令将病人按诊断分组，必须将一个医院的所有（疑似、可能、和确认的）禽流感病人放在一起治疗，与非禽流感病人分开。

讨论的问题：

☆ 上述两个州的解决办法是公平和合理的吗？为什么是？为什么不是？

☆ 政府征调和重新分配私人医用资产（如呼吸器）这种做法会有什么问题？

☆ 根据诊断将病人分组会有什么风险和好处？

☆ 在预料到会发生这种情况时社区本可采取哪些前瞻性行动？谁应参与这个决策程序之中？

场景4：医务人员的视角

Smith 大夫是医院 B 的外科医生。自从上星期他医院的库存 N—95 呼吸器用完后，他的一些同事患了禽流感。由于缺乏合适的个人保护设备，他担心他自己的安全，并担心将禽流感传给他妻子和两个小孩。他的妻子坚持要他离开工作待在家里，不要再冒暴露的风险，但是他坚守他对专业的承诺，对照料他的病人有强烈的义务感。并且，作为一个外科医生，他坚决反对医院 B 的决定：仅对预期存活期超过 6 个月以上的病人提供重症医护。这个新规则要求他取消原定本周晚些时候要做的大肠阻塞手术。不做这一手术，他的病人，有 3 个孩子的 36 岁母亲将在 2 周内死亡。他在考虑即使违反医院规则也要做这个手术。由于他不同意医院的新政策，他处于两难之中：一方面，他要保护他自己和他家庭，他利用他的技能和专业知识救助病人的专业使命；另一方面，他有义务遵守医院的规则。[①]

讨论的问题：

☆ Smith 大夫应该违反医院规则以救助他的病人吗？

☆ 医院 B 能够做些什么来减轻他的担心？

☆ 医院本来能采取哪些前瞻性行动来解决这些问题？谁应参与这个决策程序之中？

流感大流行时医务人员的义务

医务人员是大流感应对中最为重要的人力资源之一。在大流感暴发时期，随着病人就诊量的增加，医护人员将面临比正常医疗情况下更多的工作量。而且由于参加大流感的救治工作，使得医护人员具有比其他人更多感染疫病的机会。即使通过接种疫苗和抗病毒药物能够大大减少感染的风险，但是，并不会完全消除这种风险。事实证明，在发生重大疫情的时候，许多医护人员会义无反顾地承担起救治患者的义务。然而，也有一些医护人员即使没有感染疫病，但是由于担心工作的危险及其家人的健康，不愿意、甚至放弃医疗工作。一项针对 167 名护士接纳 SARS 患者的态度

---

① 以上均引自：邱仁宗：《公共卫生伦理学》，《医学与哲学》2006 年第 27 （11）期，第 15—18 页。

调查表明：100% 的护士担心自己因护理 SARS 患者而感染 SARS 病毒，85% 的护士表示不愿意去护理 SARS 患者。如果接到被指派护理 SARS 患者时，有 5.4% 的护士表示即使辞职也不接受，有 94.6% 的护士能够接受任务，其中 66 人（41.8%）的护士表示能积极学习有关知识，从身心两方面提供优质护理，而 92 人（58.2%）是勉强接受，表示能应付工作，但会尽量少接触患者。① 在大流感暴发流行时，也会出现同样的问题。那么，在流感大流行期间，救治病人是否是医护人员的义务？在大流行期间救治病人是医护人员的义务可以根据以下理由而得到伦理学的辩护：理由 1，医学不仅是一种职业（occupation），更是一门专业（profession）。医护人员拥有两种特殊的权力：一是从社会上取得的拥有行医资格的特殊权力，因此他们与社会之间存在着为了社会的利益而负责医治病人的契约关系；二是从病人那里获得的特殊权力，即一旦进入具有信托性质的医患关系，患者就把自己的健康、生命和隐私托付给了医护人员。由于他们所拥有的这两种特殊权力，因此医护人员便负有治病救人的义务。理由 2，承担医学工作中的风险是医护人员的义务所蕴含的。医学本身是一种具有风险的专业。即使在没有重大疫病暴发流行时期，医护人员在从事医疗护理工作过程中，也具有感染各种传染病的几率。医护人员在自愿选择从事医护工作的同时，也就选择了承担工作中的风险。因此，在大流感暴发流行时期，尽管因工作造成感染大流感病毒的风险几率可能会很大，但是他们也应当承担起救治的义务。

然而，需要指出的是，尽管在大流感时期为病人提供救治是医护人员的义务，但是面对这样严重的传染病，医护人员与其他人一样也是脆弱的。因此，政府有义务为医护人员提供必要的保护，使得医护人员感染疫病的风险最小，其中包括为医护人员提供应对大流感的专业知识和技能培训、提供有效的防护设备、具有安全防护的工作环境、优先提供预防与治疗性医疗资源等等。②

---

① 郭晓红等：《SARS 流行期间护士职业伦理观的调查分析》，《南方护理学报》2004 年第 11（8）期，第 11 页。转引自王春水：《流感大流行应对中公共卫生伦理学问题研究》，《中国医学伦理学》2009 年第 22（3）期，第 127—130 页。
② 以上引自王春水：《流感大流行应对中公共卫生伦理学问题研究》，《中国医学伦理学》2009 年第 22（3）期，第 127—130 页。

在疫情危急情况下的抉择

在防治严重而危急的疫病时，治疗是控制疫情的一个重要环节。可是对于新型的疫病（如埃博拉病毒）还没有任何经批准使用的药物或疫苗，是否应该以及如何将正在试验和研究中的药物或疫苗用来救急？世界卫生组织于 2014 年 8 月 11 日召开了医学伦理会议，评估正在试验或研究中的药物在应对西非埃博拉疫情中的作用。与会专家一致认为，在本次疫情的特定情形下，如果满足一定的条件，向病患提供未经证明的、有效性和不良反应尚不明确的干预作为潜在的预防和治疗措施，是符合医学伦理的。结果，将一种试验性的单克隆抗体 ZMapp 用于治疗抗击埃博拉而罹患埃博拉的美国医生肯特·布兰特利和南希·怀特波尔后产生了奇迹，两人不久就康复出院。对埃博拉病毒感染者使用未经临床试验证明安全有效的药物，是否符合伦理？

试验性治疗。试验性治疗又称"创新疗法"，使用的是新研发的、未经临床试验或正在试验之中的药物，其安全性和有效性尚未经过证明。然而，它已经通过实验室研究，尤其是经过动物（一般用小鼠，有时必须用灵长类动物）实验证明在动物身上是比较安全、有效的。所以，试验性药物既不是药品管理部门批准、医学界认可的疗法，也不是"江湖医生"那种无科学根据的所谓"灵丹妙药"。

一般情况下，一种新研发的药物必须经过临床前研究（包括实验室研究和动物实验）和临床试验证明安全、有效，才能获得药品管理部门批准上市，之后才能在临床上应用。为新研发的药物制定这种试验研究、审查批准、推广使用的质量控制程序，是基于无数历史的教训。一旦其安全性和有效性得不到保障，就有可能导致更多患者服用后致残致死。因此，所有研发新药的国家都以法律法规的形式，制定了一整套新药临床试验质量控制的规范。遵循这一规范，临床试验分为三期。Ⅰ期是初步进行安全性研究，通常在小量健康人中进行，逐渐增加剂量以确定安全水平。这些试验平均需要 6 个月~1 年，约 29% 的药物不能通过这一阶段。Ⅱ期是检验药物的有效性并提供安全性的进一步证据。这通常需要两年时间，涉及数百名用该药物治疗的患者，约 39% 的药物无法通过这一阶段。Ⅲ期是较为长期的安全性和有效性研究，涉及众多研究中心的数千名患者，旨在评估药物的风险—受益值，一般需要 1—3 年，而这一阶段通不过的药物只有 3% —5%。

这种按部就班的较为漫长的临床试验程序，面对疫情凶险、传播迅速的传染病挑战时，就会产生一个问题：如果我们手头已有一些已经通过动物实验但尚未进行临床试验或正在进行临床试验的药物或疫苗，能不能先拿来救急，挽救患者的生命？或者，我们还是要等到临床试验的程序全部走完，再将其用于患者呢？我们与之斗争了数十年的艾滋病，在刚开始蔓延的时候就遇到了类似的情形。当初疫情危急，患者的死亡率很高。一些患者不愿坐等死亡，出于绝望，他们中的 60% —80% 纷纷自行寻找疗法，将生命置于危险的境况之中。当时研发的双去羟肌苷是一种有希望的抗逆转录病毒药物，可代替毒性较大的齐多夫定，但它还没有完成临床试验。艾滋病在当时没有有效的治疗方法，临床试验设置的标准会将许多患者剔除，符合标准的患者又因各种原因不能前去，接受安慰剂治疗的患者更不能从试验中获益，到药物最终被确认为安全有效时，许多患者已经死于非命。因此，在艾滋病患者的强烈要求下，美国当局决定将安全性和有效性尚未最终证明的双去羟肌苷提前发放，并实行"双轨制"，即一方面继续对药物进行临床试验；另一方面立即将该药发放给患者服用。

当两个选项都有较大的风险时该如何抉择？当时在西非已有数千人感染埃博拉病毒，死亡率也极高。埃博拉病毒的进一步传播，必将导致更多人的死亡，对这些国家和地区以至全人类构成严重的威胁。埃博拉病毒及其引起的疾病已经被发现近 40 年，虽然有关药物和疫苗的研发工作一直都在进行中，但长时间止步不前。由于制药产业的商业化，制药公司对发生在贫困国家穷人身上的疾病缺乏兴趣，认为无钱可赚。这种市场失灵造成目前没有专门用于治疗或预防埃博拉病毒引发的出血性发热的药物或疫苗，少数药物或疫苗尚未进行临床试验或正在临床试验之中。美国和加拿大研究埃博拉疫苗的团队即使加快速度，Ⅰ期临床试验也要在今年 9 月才能开始。如果试验结果表明安全，2015 年后期才可能有疫苗到达医务人员手里。在这种非常情况下，我们面前就出现了一个"两难"：是等待这些新研发的药物或疫苗走完较长时间的临床试验程序后再用于临床，同时眼睁睁地看着许多患者死去；还是在抓紧临床试验的同时提前发放这些药物或疫苗，同时由于它的安全性和有效性未获最后证明，让服用药物或疫苗的患者面临风险呢？

显然，这两个选项都有较大的风险。面临两个选项都有较大风险时，合乎伦理的选择应该是：两害相权取其轻。挽救人类生命是第一要务，医学伦理学的第一原则是不伤害，二者之中哪个伤害的可能性更大一些呢？在按常规进行临床试验时，死亡率高达55%以上的埃博拉患者肯定会逐一死亡。服用那些已经动物实验或尚未完成临床试验的药物或疫苗的患者虽有风险，但很可能会低于或显著低于前者。已经服用ZMapp的两位美国医生情况好转这一实例说明，对后一选项抱较为乐观的态度是有根据的。

灾难来临而资源短缺时，药物应先分给谁？在如何提前使用未经证明的试验性抗埃博拉药物方面，还有一些伦理问题需要我们认真对待。首先是应该选用什么药物。应该选用已经通过动物实验尚未进入临床试验阶段或已经进入临床试验但尚未结束的药物。如果某些药物和疫苗对动物安全、有效，那么有理由相信对人也可能安全、有效。感染埃博拉病毒的灵长类动物研究的阳性证据提供了强有力的线索，说明这些药物或疫苗对人可能是安全、有效的。这既是我们提前使用这些药物或疫苗的依据，也是提前使用的条件。其次，如何做到药物的公平分配？药物的数量很有限。根据报道，加拿大自制的埃博拉实验疫苗可能只有1500剂不到。加拿大表示，会送800—1000剂到西非疫情严重的国家。疫苗有限，那首先应该给谁注射呢？最合理的办法是给在第一线工作的医务人员先注射。即便如此，由于疫苗数量有限，不见得每一位一线医务人员都能获得注射的机会。除一线医务人员优先外，在一般人员中应分配给老人还是给年轻人和儿童？是抢救最危重的患者，还是抢救对药物有反应的患者？有一种论证认为，所有人都有平等的机会生活一段时间，比如70年。那么，70岁的老人已经享有了这样的机会，当灾难来临而资源短缺时，药物就应该分配给年轻人，让他们也有机会活到70岁。当然，也有人认为这种论证不能成立。这就需要制订公正分配的伦理原则，既要给予个人的同等要求以同等的权重，避免歧视与特殊照顾，又要给予不同等的要求以不同等的权重，使保护最大化和不公平最小化，同时制订公开、公平、公正、透明的分配药物程序，做到既有实质公正，又有形式公正。

　　具体来说，治疗前应制订治疗方案，包括说明其有合理成功机会的科学根据和辩护理由，以及临床前研究获得的有关药物安全和有效的初步证据；治疗方案应经伦理委员会审查批准，在不存在伦理委员会时可建立特设委员会来从事治疗方案的审查批准工作；必须坚持有效的知情同意，明确告知患者或家属药物可能带来的风险和受益，尊重患者的选择自由。每一个国家用试验性药物对埃博拉患者进行治疗时，应确保临床所获数据的完整性和透明性。这能为其他国家研究或治疗该病的医务人员和科研人员及时获取，使治疗与临床试验相互促进，有利于促进全世界范围内预防和控制埃博拉疫情的斗争。[①]

五　控制传染病与保护人权

　　我们将以我国艾滋病防治为例进一步论证控制传染病与保护人权在根本上是一致的。[②]我国艾滋病防治，尤其是在 2003 年以来，取得了很大进展：艾滋病防治工作已形成政府主导、多部门协作和全社会参与的防治框架；2006 年中央政府颁布的《艾滋病防治条例》，为艾滋病政策及其实施提供法律基础，条例规定了各级政府及各行政部门的责任，保障了PLWHA（艾滋病病人和感染者）结婚、就业、医疗和就学的权利，也规定了他们对社会的责任（告知性伴、防止感染他人等）；政府对艾滋病预防、检测、治疗、教育、关怀和支持的普遍可及作出了承诺，即"四免一关怀"政策；公民社会开始参与艾滋病防治，社会对非主流人群的尊重增加，歧视在逐渐减少；各级政府用于艾滋病防治的经费从 2003 年的4.9 亿元逐渐增加到 2008 年的 15.94 亿元。但尽管自 2003 年以来我国已经开创了艾滋病防治的新局面，我国艾滋病防治仍面临两大难题：扩大检测后发现晚问题依然严重；男男性行为人群（MSM）感染率持续上升。

---

　　① 邱仁宗：《直面埃博拉治疗带来的伦理争论》，《健康报》2014 年8 月 29 日。

　　② Qiu R. Z. , 1992, Public health and individual rights, presented at the 3rd International Conference on Health Law and Ethics, Toronto, Canada, July 19—23；邱仁宗：《艾滋病防治和行为改变：保护公众健康和保护个人正当权益》，《全国首届预防和控制艾滋病学术研讨会论文汇编》1993 年12 月 15 日。

治疗就是预防

2009 年《柳叶刀》杂志发表一篇重要文章①，题为"提出了，"普遍自愿 HIV 检测加上立即进行抗病毒治疗将是消灭 HIV 传播的一项战略：一个数学模型"。文章说，到 2007 年末，在全世界范围内，大概 3 百万人接受了抗病毒治疗，但估计还有 600 万—700 万人仍然需要治疗，而另外 200 万—700 万于 2007 年感染 HIV。预防方面的努力可降低 HIV 发生率，但不大可能消灭这个疾病。作者们研究了一项普遍自愿 HIV 检测加上抗病毒治疗的理论战略，并考查了可使 HIV 流行趋于消灭的条件。这一战略可大大加速从目前大多数感染 HIV 和艾滋病病人未接受抗病毒治疗的地方性流行阶段转移到他们之中的大多数接受抗病毒治疗的消灭阶段，为期 5 年。到 2016 年左右可降低 HIV 发生率和死亡率到每年低于 1/1000 例。或者在 10 年内完全实施这项战略，将可在 50 年内降低 HIV 现患率到低于 1%。这就是著名的柳叶刀模型。2011 年美国《新英格兰医学杂志》上发表的一篇文章②说，令人信服的证据显示，口服抗病毒药物可预防突然爆发的异性之间的 HIV 传播。HPTN 052 的随机临床研究确认了早先观察到的数据，即如果一对 HIV 感染情况不一致的夫妇中的 HIV 阳性配偶服用抗病毒药物，那么几乎可以消除传染给 HIV 阴性配偶的传播，至少在不到 2 年的时间内。同年，《科学》杂志发表的一篇文章说，两项随机临床研究发现，在 HIV 感染情况不一致的夫妇中的 HIV 阴性配偶服用抗病毒药物也大大降低 HIV 传播。HPTN052 试验在 1763 对夫妇身上进行，每对夫妇中一人阳性，一人阴性。阳性者试验组服用抗病毒药物，艾滋病感染下降 96%。另一项研究表明，如不治疗，每一位阳性者平均每年传染 1.5 人。12 月 22 日美国《科学》杂志宣布 HPTN052 试验的结果是 2011 年最重要的科学成就。发现抗逆转录病毒药物兼具治疗与预防被评为 2011 年年度突破。HIV/AIDS 执行主任西迪贝说，"游戏规则改变了"。

---

① Granich, R. et al: Universal voluntary HIV testing with immediate antiretroviral therapy as a strategy for elimination of HIV transmission: a mathematical model, Lancet 373 (9657): 48—57.

② Cohen, M. S. et al, 2011, Prevention of HIV - infection with early antiretroviral therapy, New England Journal of Medicine 365: 493.

从理论上说，如果所有感染艾滋病病毒的人都能接受检测，并立即得到治疗，艾滋病的防治和控制是有希望的。我国也已在全国许多各地设立了免费的 VCT 门诊。但是，在估计约 74 万感染者中有 42 万人还不知道在哪里，他们也不知道自己是否感染了病毒，他们还在没有防护（或充分防护）的条件下继续活动。那么他们为什么不去检测呢？

据估计，我国有高危行为的人群约为 3000 万—5000 万，主要是静脉毒品使用者（IDU）、性工作者（SW）、性工作者顾客、顾客的性伴和男男性行为者（MSM）。在这些易感脆弱人群中，25% 的 IDU 共用注射器；41% 的 SW 不能坚持每次使用安全套；68% 的 MSM 近 6 个月与多个同性发生性行为，安全套使用率只有 42%。如果对一个高危人群的干预覆盖率不足 60%，将很难扭转该人群艾滋病病毒感染快速上升的局面。因此，扩展对高危人群的干预覆盖，成为当务之急。

污辱和歧视仍然相当严重

根据联合国艾滋病规划署和中国人民大学等单位在我国 6 城市进行的调查，在 6000 多人的访谈者中 31.7% 认为，由于其性行为或使用毒品，感染艾滋病是"活该"。该调查的结论是：在知识水平低与高度歧视的态度之间有明显的相关，这表明非常需要改善艾滋病知识的覆盖面，包括在感染艾滋病的风险相对低的人群中需要扩大艾滋病知识覆盖面。防止污辱和歧视是一项所有人都应该做的集体任务，在这方面的成功不仅有利于艾滋病人和感染者，也有利于预防艾滋病以及作为一个整体的社会。

艾滋病脆弱人群所受到的污辱和歧视：

艾滋病人和感染者（PLWHA）。许多 PLWHA 仍受到歧视，权利受到侵犯，从得不到治疗到医疗保险不能投保，到他们隐私得不到保护。不少阳性者因医院输血感染艾滋病。调查表明其中 59.4% 要求血站或医院赔偿，73.6% 去法院提出法律诉讼，但大多数没有成功。99.1% 采取上访。然而在上访过程中 81.1% 受到执法人员干预，他们的自由被剥夺，仅有46% 中能得到医药。（根据爱知行研究所调查报告）最近有的省的执法人员还在违反宪法，继续逮捕要求赔偿的经输血感染艾滋病的病人。

性工作者（SW）。人们不能认识到卖淫是结构性贫困和性别不平等所致。SW 被立法机构的"决定"定为违法者。在不少地方，她们的人身安全受到威胁：被杀害、被抢劫、被殴打或被强奸。对她们来说，第一位问题是生存问题，不是艾滋病问题（潘绥铭）。被定为非法者，对她们的处境是"雪上加霜"。在深圳这个经济发达的经济特区，执法人员曾抓了200名性工作者及其顾客，将40名SW和60名顾客游街示众，引来数千人围观。这种中世纪式做法在其他地方也有出现。

静脉品使用者（IDU）。至今我国法律不承认毒瘾是一种慢性脑部疾病，不承认解决毒瘾的最佳办法是药物，不承认IDU是病人。哪一种疾病是能够靠强制或教育治愈的？现在实践已经证明，美沙酮这种药物，能够使IDU不再通过静脉注射使用毒品，能够正常工作、学习，无须为了筹集毒资，进行偷盗活动。凡是开展美沙酮代替治疗的地区，IDU、IDU家庭和公安机构都满意，虽然美沙酮有其缺点（目前所谓的复吸率高，是许多地方剂量使用不当所致，并非美沙酮本身的原因），现在正在试验的有更好的药物。然而，有关当局总是要给美沙酮门诊规定过高的门槛，或者对使用美沙酮的IDU进行骚扰，无理逮捕他们，使许多IDU无法使用美沙酮。被法律规定为违法者的这类病人可以随时被强迫检测尿，身上的钱被当做毒资没收，被暴露身份，在就业、医疗、保险方面受到歧视。相关机构还开展什么"人民战争"，但从来不明确这个人民战争中的敌我友是谁，IDU是敌还是友？种毒、贩毒者是敌人没有争议，难道作为病人的使用者也是敌人吗？据说登记的IDU约有100万，那么没有登记的有多少个百万？这方面的争论已达10年之久，我们花了8年打赢了抗日战争，一个IDU问题，尽管科学、事实、经验已经充分说明了问题，还在坚持错误的做法。这究竟是为什么？在7月份一期《新京报》上，一位IDU衷心呼吁："希望政府和社会不要再当我们是犯人！"这是我们必须考虑的心声。

男男同性行为者（MSM）。MSM在中国并不是非法的，但社会上仍然受到广泛的歧视。在一些城市不时地受到执法人员不合理干预，被罚款，MSM去的场所也被执法人员封闭，店主被罚款、拘留，安全套没收。一座城市准备资助MSM酒吧，曝光后遭到社会上的反对，只好撤回。在北京MSM的自主活动受到执法人员的干扰、禁止。MSM的HIV感染率为一般人的20倍，但所得的服务仅为1/10—1/3，由于歧视、暴力、边缘化和其他人权侵犯，在许多国家他们面临刑事处罚，缺乏公正。

对艾滋病防治范式的反思

问题怎么解决？上述情况如果继续下去，我们能做到检测、咨询、教育、治疗、关怀、支持的普遍可及吗？做不到普遍可及，能有效防治艾滋病吗？仅仅投入更多的科技，仅仅加强管理，仅仅追加预算，能解决问题吗？不仅如此，不管是 PLWHA，还是 MSM，还是 SW、IDU，不都是我们的同胞吗？他们不也都有权利活得幸福、活得有尊严（温家宝总理语）吗？不也都应该享有作为一个人的基本权利吗？如果这种情况不加改变，又从而谈得上落实"以人为本"和建立和谐社会呢？

艾滋病的生物医学模式。我们更多地把艾滋病看作是一个生物医学问题或技术问题，以为只要利用科学技术改进检测、检查、诊断、治疗和预防方法，使之普遍可及，就能够消灭艾滋病，使人人获得健康。是对这种生物医学范式反思一下的时候了。原因之一是我们往往把健康（health）和医疗（health care）混为一谈。科学技术以外的社会决定因素（social determinants）阻碍了一大批人，尤其是脆弱人群获得检测、咨询、治疗、关怀和支持，同时使他们容易接触种种致病因子，使他们对致病因子具有易感性。这些社会决定因素有：住房（拥挤程度、无家可归、条件很差），环境因素，教育和健康教育（文化水平、基础教育、卫生知识、营养教育、性教育、使用毒品教育、酒精滥用教育），公共安全和减少暴力（减少暴力、性强暴等，家庭虐待）。普遍可及存在经济障碍和非经济障碍。经济障碍有：贫困（失业、报酬过低、流动人口、生活在极端不发达地区），没有医疗保险或保障。非经济障碍包括地理分布（设施和服务、人员、供应、药物、就诊时间、医用运输），性向与性别（与决策有关的家庭中的地位、迁移能力、资源的可及、生殖自由、对性向和性别敏感的服务提供、社群领导参与消除性别障碍），文化障碍（语言、与疾病和健康有关的态度和惯例、公共部门工作质量），歧视（种族、宗教、社会阶层、性向、疾病），错误的卫生政策（以市场为取向的卫生改革）。

为什么通常的公共卫生进路对艾滋病不合适？常规的公共卫生进路能够有效控制许多传染病流行病（如天花、霍乱、非典等）。它们可以通过检测、筛查、报告、接触追踪、检疫、隔离、义务性免疫接种等手段，遏制疾病流行。然而艾滋病的流行不同。艾滋病病人和感染者以及其他脆弱人群受到"例外的"对待，不是平等地对待，而是受到污辱和歧视。如果仅采取通常的措施，而不采取使他们拥有平等权利的措施，会将他们驱入地下，使他们不可能获得他们急需的医疗服务。现在有种将艾滋病防治常规化的说法，如果人们对待艾滋病病人等阳性者以及其他脆弱人群不能"常规化"，而是"例外化"（不公正对待、歧视），如何能将艾滋病的防治"常规化"？

为什么人权应该在抗击艾滋病的斗争中占有重要位置？没有人权保障不可能实现普遍可及。性取向和性别不平等，使 MSM 和妇女更易感染艾滋病。儿童和青少年的需要受到忽视。受影响最大的脆弱人群受到不平等、例外的对待。艾滋病提出了独一无二的挑战，要求作出例外的应对。目前在艾滋病和人权方面通常是说得多，做得少，或连说也不说。没有人权保障，脆弱人群不可能得到检测、咨询、治疗、预防、关怀和支持服务，普遍可及不能实现，难以控制艾滋病流行。

以权利为基础的健康进路

以权利为基础的健康进路是什么？

（1）健康权利是内容丰富的权利：健康保护权利，给每个人提供享有可达到的最高水平健康的平等机会；预防、治疗和控制疾病的权利；平等和及时获得基本健康服务；提供与健康相关的教育和信息；在国家和社群层次参与与健康相关的决策等；（2）必须提供医疗卫生服务、物品和设施给所有人，不得歧视；（3）所有服务、物品和设施必须是可得、可及、可接受和优质。

以权利为基础的健康进路不是什么？

（1）健康权利不是成为健康人的权利。常见的误解是，国家必须保证我们良好的健康。然而，良好的健康受到国家能直接控制以外的若干因素的影响；（2）健康权利不仅是长期达到的纲领性目标，国家必须在可得的资源内采取一切可能的措施，实现健康权，并朝此方向采取相应的步骤；（3）一个国家的困难财政状况不能使它免除采取行动实现健康权。

为什么不应专门立法处罚故意传播艾滋病病毒的行为？

将传播艾滋病病毒刑事化，仅在当事人有目的地或恶意地传播艾滋病病毒，意在伤害他人时方可应用。对于这些罕见的案例，可以也应该使用现存的刑法，不必设立专门涉及艾滋病的法律。将刑法应用于艾滋病病毒传播，并不能减少艾滋病病毒的扩散。相反，这样专门的立法会破坏预防艾滋病的努力，助长与艾滋病有关的恐惧和耻辱，危及妇女和性向少数人群，并进一步压迫这类弱势人群。起草的将艾滋病病毒传播刑事化的法律往往应用过宽，往往惩罚那些不应受谴责的行为，往往不公平地、有选择地和无效地应用。这种法律忽视对艾滋病预防的实际挑战，将预防艾滋病的整个重担转移到直接受艾滋病影响的人群身上。

反对将不同性取向刑事化。2009 年 4 月 20 日联合国艾滋病规划署举行活动欢迎塞内加尔一个 AIDS 觉醒团体的成员 9 名男子被释放。他们曾因他们的性向被囚禁，被塞内加尔法院因"反自然行为和创建一个罪犯联合会"判处徒刑。联合国艾滋病规划署、联合国开发计划署（UNDP）、公民社会组织、代表欧盟的法国大使馆和瑞典大使馆要求释放他们。当时新任执行主任西迪贝 Michel Sidibé 说："基于一个人性取向的同性恋恐惧和刑事化，为 AIDS 流行火上加油。我们敦促塞内加尔取消这种妨碍防控 AIDS 的法律。"UNAIDS 强调 MSM 的权利必须得到保护，禁止在表示同意的成人之间私下性行为的法律必须修改，以减少污辱和歧视；要求推行反歧视政策和法律，提供法律援助服务，以及促进对付同性恋恐惧的运动。

艾滋病防治与维护人权是相辅相成的

保障人权是国家的义务：（1）人权（公民的政治、经济、社会和文化权利）是作为人的个体对政府（对社团、公司）的要求；（2）国际人权条约中对权利的书面式保证并不意味着，权利拥有者实际上享有权利，人们往往在完全实现其权利方面受到能力的约束。那些最容易受到违反或忽视其权利的人，往往是拥有最少权利来对抗拒绝他们权利的人。结果，他们的安全和健康受到不良的影响；（3）国家的人权义务有三：国家必须尊重人权，这要求政府不去干涉人权的享有。国家有义务保护人权，这要求政府采取措施，使得并非代表国家的行动者不去干涉人权的享有，并提供法律和其他相应措施来纠正这种侵犯行为。国家有义务落实人权，这要求政府采取相应的立法、行政、财政、司法等措施来完全实现人权，从而创造人们能够在实际上完全享有他们权利的条件。

维护人权有利于普遍可及，有利于艾滋病防治；反之有效防治艾滋病、实现普遍可及也是维护了人权。我国宪法规定了"尊重和保护人权",我国是联合国人权理事会理事国,定期提交人权报告,自从1991年开始我国就发布人权白皮书。目前是我国历史上人权状况最好的时候。我们应该高举人权的大旗,主动提出人权议题,把社会、经济、政治、文化各项工作,包括艾滋病防治工作,做得好上加好。

第十一章　遗传学与公共卫生

一　历史的教训

将遗传学应用于公共卫生，人类历史上有过沉痛的教训，我们不能不认真汲取。正因为如此，第 18 届国际遗传学大会就此达成 8 点共识[①]；我国的人类基因组社会、伦理和法律委员会发表了 4 点声明[②]。1998 年 8 月 16 日在北京举行的第 18 届国际遗传学大会达成了八点共识：（1）众多的国家持有许多共同的伦理原则，这些伦理原则基于有益和不伤害的意愿，这些原则的应用可有许多不同的方式；（2）新的遗传学技术应该用来提供给个人可靠的信息，在此基础上作出个人生育选择，而不应该被用作强制性公共政策的工具；（3）知情选择应该是有关生育决定的一切遗传咨询和意见的基础；（4）遗传咨询应该有利于夫妇和他们的家庭；（5）优生（"Eugenics"）这个术语以如此繁多的不同方式被使用，使其已不再适于在科学文献中使用；（6）在制定关于健康的遗传方面的政策时，应该在各个层次进行国际和学科间的交流；（7）关注人类健康的遗传方面的决策者有责任征求正确的科学意见；（8）遗传学家有责任对医生、决策者和一般公众进行遗传学及其对健康的重要性的教育。2000 年 12 月 2 日中国人类基因组社会、伦理和法律委员会通过了一项声明，声明表示委员会接受联合国教科文组织（UNESCO）的《人类基因组和人类权利的普遍宣言》和国际人类基因组组织（HUGO）的原则，即承认人类基因组是人类共同遗产的一部分；坚持人权的国际规范；尊重参加者的价

---

① 邱仁宗：《人类基因组研究与遗传学的历史教训》，《医学与哲学》，2000 年第 9 期。

② 邱仁宗：《21 世纪人类基因组研究与科学伦理》，《科技日报》，2001 年 1 月 5 日第 3 版。

值、传统、文化和人格，以及接受和坚持人的尊严和自由。委员会同意国际人类基因组组织（HUGO）的"关于遗传研究正当行为的声明"，"关于DNA取样：控制和获得的声明"，"关于克隆的声明"，和"关于利益分享的声明"。委员会根据上述原则和文件就人类基因组及其成果的应用达成如下共识：（1）人类基因组的研究及其成果的应用应该集中于疾病的治疗和预防，而不应该用于"优生"（eugenics）；（2）在人类基因组的研究及其成果的应用中应始终坚持知情同意或知情选择的原则；（3）在人类基因组的研究及其成果的应用中应保护个人基因组的隐私，反对基因歧视；以及（4）在人类基因组的研究及其成果的应用中应努力促进人人平等，民族和睦和国际和平。

这四点共识是具有针对性的。例如人类基因组研究的成果将用于什么目的？当时一些遗传学家和生物医学家在呼吁"改良"中国的人种，改变其"劣根性"，或要制造出能力非凡的"超人"，而且要求国家制订相应的规划。这种谈论使人想起20世纪三四十年代纳粹德国的遗传学家和医学家，他们当时忧心忡忡，担心德意志民族质量下降，内有大量"劣生"残疾人，外有大量"劣等"民族，因此制定一系列国家规划和通过一系列"绝育法"、"婚姻法"、"优生法"等法律，来维护"种族卫生"。人们常说纳粹的优生运动是种族主义的，但实际上他们是以强迫本国残疾人绝育、进而迫使残疾人"安乐死"开始的。他们的根本错误是两个：在科学上，由于有隐性基因和基因的自然突变，任何一个社会和国家是不可能用国家规划限制或阻止残疾人出生和存在的。残疾人在人口中的比例在更大程度上受社会发展的因素制约，而不是阻碍社会发展的原因。在伦理学上，残疾人与健康人有平等权利，一个民族的成员之间和不同民族之间都是平等的，没有"优劣"之分，任何人的结婚生育都是个人自愿作出的选择，其他人和国家都无权越俎代庖，这并不排除在人口过多对国家构成危机时国家对公民的指导作用。任何社会或国家都无权将残疾人视为负担，而有义务、有责任保护他们的平等权利，开发他们的潜能，使他们尽可能与社会其他成员生活一样好。因此强调人类基因组研究及其成果的应用应集中于治疗和预防疾病，改善人们的生活质量。在人类基因组的研究及其成果的应用中强调始终坚持知情同意和知情选择原则，也是由于一方面知情同意是总结纳粹医生拿人做试验的教训基础上发表的《纽伦堡法典》中的中心原则，体现了病人/受试者的自主权；另一方面也因为有些人不太了解，不太重视。例如在我国某大城市某大学的遗传学家居然说，知情同意不必认真，我们代他签字就行。在一些省制定的限制所谓"劣生"的地方性法规也明白无误地违反了这一原则。在我国具有家长主义传统，虽然家长或类家长的指导作用很重要，但每一个有行为能力的人涉及他/她自己问题上的自主权或自我决定权是不容侵犯的。我们的现实是我们生活在仍然存在各种歧视的社会里，其中有社会性别歧视、年龄歧视、异性恋对同性恋的歧视，也存在性状差异的歧视（例如身材矮的人被人看不起），一旦人们了解到性状与基因有关时就会发生基于基因的歧视。而如果我们将人类基因组研究的成果用于优生时，不管是增强性状或能力的体细胞/生殖细胞基因干预，还是所谓的"名人精子库""模特卵子库"，都会引起对不被增强的性状的歧视。我们强调基因没有"好""坏""优""劣"之分，实际上有些引起疾病的基因同时也能防止更致命的疾病。防止这种歧视的一个办法是对个人基因组的信息保密，将个人基因组作为个人核心隐私来保护。今后应该起草防止和反对基因歧视、保护基因隐私的相应法规。最后，不但一个民族或国家的内部人人平等，不同民族或国家之间也是平等的。人类基因组研究业已证明"四海之内，皆兄弟也。"不管是白种人、黄种人，还是黑种人，不同的只是在皮肤以上，皮肤以下大同小异（人类基因组大约只有千分之几的差异）。而且个人之间的差异要大于种族之间的差异。在人类基因组的研究方面，应该提倡信息共享，不应该将发展中国家/社区当作 DNA 样本的廉价提供者，反对基因海盗行为和基因殖民主义。也应反对将基因用作武器，为霸权主义服务。因此我们强调通过人类基因组的研究及其成果的应用来促进人人平等，民族和睦以及国际和平。①

优生或优生学概念

优生或优生学的英语一词为 eugenics，源自希腊语 eugenes 和 ics。

---

① 本节参照邱仁宗：《遗传学、优生学与伦理学试探〈遗传〉》，1997 年第 19（2）期，第 35—39 页；邱仁宗：《什么样的证据？〈遗传〉》，1999 年第 21（4）期，第 41—42 页；邱仁宗：《人类基因组研究与遗传学的历史教训〈医学与哲学〉》第 21 卷，2000 年第 9 期。

Eugenes原意是 well – born 或 healthy birth，这本来是人类自古以来的良好愿望。西方人还给男孩和女孩起名为 Eugene（中文译作"尤金"或"欧根"）和 Eugenia（中文译作"尤金妮亚"），希望他和她健康成长。但自从遗传学开始发展起来后，有些生物学家想利用遗传学改良人种。19世纪达尔文的表弟高尔登（Golton）以及20世纪三四十年代一些北美、西欧的生物学家、医生、遗传学家关注种族的改良，掀起了盛极一时的优生运动。尤其在德国，他们要建立一门新的卫生学，称为"种族卫生学"（Rassenhygiene），不关心个人和环境，而去注意人类的"种质"（germ plasma）。"种族卫生学"奠基者 Alfred Ploetz 和 Wilhelm Schallmayer 认为"种族卫生学"是日耳曼种质的预防医学，用迫使他们绝育或"安乐死"（当然是盗用这个名义）的办法防止"劣生者"（inferiors）繁殖。他们将健康的、精神健全的、聪明的人称为"优生者"，有病的、患精神病的、智力低下的称为"劣生者"。他们企图利用政府和法律的力量强制推行他们的优生规划。于是，德国优生学家与纳粹政客结成了联盟，到1942年有38000名德国医生参加了纳粹党，这占德国全部医生的一半。他们联起手来，利用当时的人类遗传学实施了称之为"最后解决"的灭绝人类的大规模规划。因此，当时各国遗传学家纷纷抵制了在德国举行的国际遗传学大会。[①]

纳粹德国遗传学和优生学留给我们和后代的教训是深刻的，而不应该忘却。首先，不管一个人属于什么种族，也不管一个人身体是否健康、心理是否健全、智力是否正常，在道德上和法律上都是平等的，享有同等的权利，包括生命、健康、结婚、生育的权利。称他们"劣生"是一种歧视性行为。[②]其次，科学、医学和遗传学应该使人们受益，使"所有人的生活更美好"，应该将向来寻求帮助的人们的利益放在第一位，而不能以任何理由残害人，剥夺他们生命、健康、结婚和生育的权利。第三，科学技术上可能的不一定就是在伦理学上应该的。使精神病患者、智力低下者不生后代，在科学上是可能的，但强制他们绝育在伦理学上是不应该的。

---

① Proctor, R. N., 1992, Nazi Biomedical Policies. In Arthur, L. C. （ed.）, When Medicine Went Mad, NJ: Humana Press, 123—42.

② 邱仁宗：《对智力严重低下者施行绝育中的伦理问题》，载邱仁宗《生育健康与伦理学》，北京：北京医科大学、中国协和医科大学联合出版社1996年版，第319—328页。

当应用科学技术成果时，科学家、医学家和遗传学家就面临价值和伦理问题。纳粹的价值观是"社会就是一切，个人什么也不是"，它打着"社会利益"的旗帜，实际上是伤害大多数个人（也包括德国人）为他们少数统治集团成员谋利。最后，在有关私人问题的决策上，应该保证个人的自主权或自我决定权。个人的结婚和生育是属于私人空间的问题，一般也应由个人作出决定，在个人无行为能力时则由他们的监护人作出决定，政府或法律的限制应该是最低限度的，例如近亲通婚的限制或者在人口爆炸时对生育数量的暂时限制等。但包括遗传学家在内，尤其是我们卫生部门和立法机构的官员却对这段历史和教训知之甚少。

由于我国代表，尤其谭家祯教授的努力，我国争得了第 18 届国际遗传学大会的主办权。但由于我国立法机构在审议卫生部提交的《优生保护法》（后改为《母婴保健法》）时新闻机构以英文 Eugenic law（优先法）播出，引起不少国家的遗传学家的抗议，要求改变会议地点，或抵制会议。其中除缺乏相互理解或政治形势影响外，确实有些概念和伦理问题需要澄清和了解。

概念问题

来源于希腊文的 eugenics 一词，本意与中国的"优生"相近，即"生出一个健康的孩子"。这是人类自古以来的合理愿望。中国古代的大哲学家荀子说："生，人之始也；死，人之终也。善始善终，人道毕矣。"（《荀子》）荀子的"善始善终"也应该包括健康的含义。父母希望有一个身心健康的孩子，这既是他们合理的愿望，也是他们自己愿意作出的选择。但历史已经将希特勒对他认为的"劣生者"强制绝育并导致种族灭绝那种做法与 eugenics 这个词不可分割地联系在一起了。因而在概念上将 eugenics 指称为"由国家强加于个人的社会规划"，[①] 也就是说，个人的结婚、生育由国家来强制决定。在具有权威性的 Webster's New World Dictionary 中对 eugenics 一词的解释为："通过控制婚配遗传因子来改进人种的运动"，而不言它是一门科学或学问。语言是约定俗成，历史已赋予它

---

① Wertz, D., 1995, Guidelines on Ethical Issues in Medical Ethics and the Provision of Genetic Services. WHO, 3.

这样的含义，因此在科学文献上不用它为好，避免误解和无谓的冲突。这区别于"医学遗传学"，医学遗传学是提供服务，帮助个人就婚育问题自己作出理性的、符合他们自身最佳利益的决定。因此现在我国流行的"优生优育"一词中的"优生"，是通过提供保健、咨询、教育来帮助父母生出一个身心健康的孩子。在这个意义上，"优生优育"的"优生"就不能称之为"eugenics"。然而，我们也可以进一步问一下：生出一个健康的孩子，是否就是"优生"？或者健康与"优"是否一回事？就人而言，"优生"是对一个人的身体、心理和社会方面的能力和表现的全面评价，而不应该仅仅指身体方面。例如我们决不会因荷兰大画家梵·高患有严重精神病而否定他的伟大艺术成就，称他为"劣生"；我们也不会因为英国大科学家霍金患有肌肉萎缩症，大半辈子不能离开轮椅而否定他的伟大科学成就，而称之为"劣生"。当我们口口声声追求"优生"时，有人就会打量："那谁是劣生呢？"由此看来，"优生"与"劣生"一样，都是既不科学，又会引起负面后果的术语。

"医本仁术"。遗传学也应是"仁术"。"仁者爱人"，就是要爱护、关怀人，医生、遗传学家对病人、前来求助者的所作所为要有利于他们，不伤害他们，包括不歧视他们。这是全世界公认的生命伦理学基本原则。违反他们的利益和愿望强制他们绝育或流产"，有的地方还制订了"限制劣生条例"，对痴呆傻人强制绝育，有一些医学伦理学教科书中，还列出"没有生育价值"的人。"劣生"、"没有生育价值"都是歧视性术语，在理论上和实践上都是有害的。① 第一，出生有缺陷的人在某些情况下可以作出比没有缺陷的人更大的贡献；第二，这些提法违反了联合国普遍人权宣言中"人类生来平等"的原则。

提高人口质量问题

在人类基因组研究基础上提供与遗传学服务的直接目的应该更为有效

---

① 参阅何兆雄：《医学伦理学导论》，南京：江苏科学技术出版社 1985 年版，第 142—143 页；何伦：《现代医学伦理学》，杭州：浙江教育出版社 1989 年版，第 139—146 页；吴咸中：《现代临床医学伦理学》，天津：天津人民出版社 1990 年版，第 354—357 页；吴咸中：《医学道德：理论和实践》，天津：天津人民出版社 1990 年版，第 733—741 页；陈明光：《卫生法》，上海：上海医科大学出版社 1992 年版，第 200—205 页。

地治疗或预防疾病，在与婚育有关的问题上应该是通过向当事人提供遗传咨询服务帮助当事人就他们个人的婚育问题作出符合他们最佳利益的决定，从而促进他们及其家庭的幸福。减少人口中的残疾人比例则是间接目的。也就是说，大多数当事人在经过遗传咨询后，他们会选择预防或避免生出一个有缺陷的孩子，从而使人口中健康生出的孩子比例增大，而残疾孩子的比例相应地减少。为什么应用人类基因组研究成果以及一般的遗传学服务不能以减少残疾人口为其直接目的呢？以减少残疾人口为直接目的的遗传学服务，就需要国家制定数量指标和工作规划，而这样做既不可行，又会产生许多副作用。许多人不了解，在健康人身上也有许多隐性不利基因，以及发生自然突变的可能和现实。1996 年 8 月在日本京都举行的人类遗传学和基因分析伦理问题专题学术讨论会上帝京女子学院木田盈四郎教授指出，基因的自然突变是不可避免的，任何社会都会有 3% ~ 5% 的人口有先天异常。他向他的学生问下述两个说法是否正确：（1）"我的双亲都是健康的，我的所有近亲都是健康的，因此我没有不好的基因。"（2）"如果世界上所有患遗传病的人都决定不要孩子，那么地球上就没有人患遗传病。"当然，这两种说法都是错误的。也许我国许多人可能认为这两种说法都是对的。如果一方面自然突变不可避免；另一方面又要完成减少残疾人口比例的指标，就会造成许多强迫和弄虚作假的事件。更重要的是，这样做违反了生命伦理学基本原则，而离纳粹的做法也就不太远了。

知情同意/知情选择

知情同意或知情选择这一伦理要求是基于吸取纳粹德国医学和遗传学的教训提出的，基于不伤害、有益于病人或当事人以及尊重他们的基本伦理原则。在与遗传学服务有关的婚育问题上应该由当事人通过知情同意自己作出决定或选择，在他们无行为能力时由与他们没有利害冲突或情感冲突的监护人作出代理决定或选择，不能由医生或遗传学家越俎代庖，更不能由官员通过行政或司法机构决定强制执行。国内有些学者和行政立法官员不了解在现代社会中不损害他人的私人空间的重要性。个人创造性对现代社会十分重要，如果没有私人空间，事事由他人决定，有何创造性可言？私人空间就是在属于个人的问题上由自己决定采取何种行动。个人爱好、交友、恋爱、婚姻、生育等以及与之相关的都属于是私人空间。这种私人空间当然以不损害他人和社会利益为前提。

在涉及个人婚育问题上其他人以及政府的干预应该是最低限度的。在人口爆炸的今日中国，限制生育的数量是可以在伦理学上得到辩护的，即使如此我国的政策仍是"国家指导与群众自愿相结合"，在任何时候和任何地方，强迫命令的做法违背了伦理原则，侵犯了当事人的权利，违反了有关法律。除了我国《婚姻法》规定的以外，在个人的婚育问题上再施加限制是不能在伦理学上得到辩护的。有些地方企图通过法律强制智力低下者绝育，这种做法既违反了公认的伦理原则，也与我国的有关法律（如《民法通则》、《残疾人保障法》等）相抵触。由全国各地著名遗传学家、伦理学家和法学家参加的 1991 年 11 月全国首次生育限制和控制伦理及法律问题学术研讨会对此已进行了充分的讨论。[1]

二 遗传筛查

遗传筛查的概念

过去 10 年分子遗传技术的巨大进展，使得这些技术在诊断、治疗和预防人类疾病方面得到了广泛的应用。为了促进和改善公众的健康，越来越多地使用遗传检测和遗传筛查。遗传检测是指预测分析，为了临床的目的，以判定一个人是否有遗传病或标记物存在，检测关系到这样一些人，他们知道他们处于风险之中，例如他们所属的家庭中有人带有患乳腺癌的基因或有亨廷顿病史。遗传筛查则是为了早期检出或排除某种遗传病或在后代产生遗传病的倾向，针对的是目标群体，具有三个要素：（1）这是一个选择过程，追踪有高度风险患病的个人，对他们进行进一步检查或直接预防，往往紧跟着进行诊断性检测。（2）对尚未出现症状而来求医的人们提供帮助，筛查不是由有医疗主诉的病人启动的，而是由一个国家或一个地区的医疗卫生人员启动的。（3）筛查的主要目的是被筛查者的安

---

① 邱仁宗：《生育健康与伦理学》，北京：中国协和医科大学出版社 1996 年版，第 316—319 页。

康。基于第一点，日常的医疗与筛查之间有伦理学意义的区别。如果病人求医，医生要尽可能找出原因并治疗他。筛查则与之不同。医生必须能够证明筛查能够显著改变病情的自然发展。当开始进行筛查计划时，医生有道德义务帮助参加筛查计划的病人。

　　世界上第一次正式的筛查发生于19世纪末。那时美国通过一条法律，旨在减少大量移民入境，它将罪犯、穷人、精神病人和其他他们不要的人排除在外。后者也包括病人，这导致由海上医院服务处（Marine Hospital Service，后改为美国公共卫生服务署 U. S. Public Health Service）进行的筛查程序。最初的筛查并不伴以科学的检查，因此相当不精确，有许多假阳性和假阴性。人们不得不接受这种筛查，因为这是进入美国的条件。遗传筛查计划开始于20世纪60年代，对新生儿进行筛查，以便对其代谢性疾病进行预防性治疗，后来又有对 Tay-Sachs（黑蒙性痴呆）以及地中海贫血等隐性遗传疾患的携带者筛选计划。在80年代，向其有染色体异常和遗传病风险婴儿的孕妇提供筛查计划。在过去数十年内，则趋向于提供更早期和普遍的筛选。[①]

遗传筛查计划的目标

　　清楚而确切地确定遗传筛查计划的目标是重要的而且是基本的。其实，遗传筛查的第一个目的是科学研究，然而这很少有人提及。研究这一目的可（1）对有关人体生理学和进化的假说进行检验；（2）有助于计算疾病的发生率；或（3）研究新的检测方法的可行性和价值。第二，如果遗传筛查为所有公民可及，也是对分配公正的促进。给所有人提供遗传检测，促进了医疗的平等可及。第三，遗传筛查计划应该去减轻面临严重遗传病困扰的家庭和社群的焦虑。第四，有利于管理和改进参与者的健康和生命质量，包括治疗疾病和预防遗传疾患的进展。第五，减少带有"异常"基因的出生儿童数量。这意味着遗传筛查计划的成功取决于它在多大程度上影响参与者的生殖态度。第六，遗传筛查计划应该使得某一异常基因携带者能够做出有关生殖的知情选择。某一特定的遗传筛查计划的目

---

　　① 本节主要参考文献：Dierickx, K. Genetic screening, in Chadwick, R.（editor - in - chief）Encyclopedia of Applied Ethics, v. 2 Elseview, 480—487.

标能否实现取决于许多不同的因素。第一个影响因素是遗传筛查的性质。如果遗传检测是进行症状前诊断，从而在临床特点变得明显之前就能发现遗传疾患，那么减轻焦虑和不确定性是一个重要目标。如果遗传筛选是关注诊断对严重遗传疾患的易感性，那么就要强调与一般人群的风险相比，对个体所患遗传风险的评价。如果遗传筛查关注的是携带者筛查，那其目标是其他方面的受益。第二个影响因素是人们想要进行筛查的时机。例如在三个不同的时间内进行的遗传检测可区分三个不同的目标。孕前筛查的目的是获得后代患遗传病风险的了解，那时所有的生殖选项都是开放的。产前筛查的目的是提供对相关人采取行动的可能性。新生儿筛查的目的是对他们遗传疾患的预防或早期治疗。影响目标的第三个因素是社会情境。例如医疗卫生人员主要集中于某些疾病的预防，保险公司希望从遗传知识以及受保人遗传结构中疾病风险的了解中获利。制药公司利用遗传筛查来预防服药病人可能发生的风险。政府则为了节约费用而预防疾病以及促进人群的一般健康。

预防和公共卫生

　　筛查的通常目的是预防疾病和促进健康。预防时人还没有患病，也许他们患病的风险很高，但尚未有确定的疾病。然而，如果不采取预防措施，他们不会意识到这种疾病。这意味着预防与治疗具有伦理学上的区别，在治疗上要求帮助的是病人。然而，提供信息这一目标在性质上不同于大多数形式的筛查，因为提供信息不包含预防。反之，为了做出知情决策而获得信息本身就是有价值的目的。这就要求在筛查的概念方面做出范式的转换。遗传学和遗传筛查在经典的预防推理方面产生了一种转折。有关人类疾病预防的传统的公共卫生和预防医学主要应用于传染或环境的动因。在传统上人们认为初级预防是切断传染动因（如 HIV）的传播，或通过教育、行为改变、免疫接种和改善环境等措施，避免接触人群中环境因子（如吸烟）。二级预防是在接触传染因子或环境有害物质后设法避免发生疾病。三级预防是预防疾病发生后的并发症。至于传染病，经典的公共卫生模型不起作用，因为人们的基因型并未改变，除非发生基因修饰，然而这是理论上的可能性，不是临床上的可能性。大家承认，夫妇们在携带者检测的基础上作出知情的生殖决定，但不应该将这种个体的决定与公共卫生情境下的疾病预防混为一谈。鉴于 20 世纪前半世纪的优生运动的教训，应该排除优生目的，我们应该认识到人的完善（perfectibility）不是遗传筛查的合适目标。

WHO 的规范性框架

1968 年 WHO 发表了如下筛查计划原则：

☆ 所筛查的病情应该是一个重要的健康问题。

☆ 对此病情应该有治疗方法。

☆ 诊断和治疗设施应该是可得的。

☆ 该疾病应该有潜伏期。

☆ 对该病情应该有可得的检测或检查方法。

☆ 检测应该是该人群可接受的。

☆ 对该疾病的自然史有适当的理解。

☆ 对治疗谁应该有一致同意的政策。

☆ 与整个医疗费用相比，发现一个病例的总费用应该是在经济上可行的。

☆ 发现病例应该是一个连续的过程，而不仅是一个"一劳永逸"的计划。

这些筛查计划的标准在实施遗传和生殖的筛查过程中得到了进一步的发展。基于这些工作制订了评估人群研究的规范性框架，并获得了国际的支持，尽管若干细节仍有争论。这些遗传筛查的普遍原则可概括为 5 个主要理念：（1）遗传筛查必须集中于重要的健康问题。所谓"重要"往往强调与现患率（例如常见病）和严重性有关。（2）关于受益，遗产筛查的目不是检测的结果如何，而是确保有益于受检人的健康，这意味着其不利方面应小于受益。（3）遗传筛查需要可靠的和有效度（valid）的检测方法，可靠是指重复检测得出相同的结果（可重复性），有效度是指检测必须测量本想测量的东西。要区分分析效度（analytical validity）与临床或诊断效度（clinical or diagnostic validity）。分析效度描述的是试验设计在实验室里的结果，例如在寻找基因型中存在基因突变时检测产生的阳性（异常结果）频率有多大？临床或诊断效度是确定对于基因型有病的个体检测产生的阳性结果的频率以及对于基因型正常的人检测产生的阴性结果的频率如何？（4）必须尊重自主性，以实现遗传筛查应该可为人群接受的要求。（5）必须使接受筛查的人的受益（健康和其他方面的收益）超过他们所付出的代价。

实践证明，40 年前 WHO 制定的规范性框架是仍然有效的。然而，在应用这一规范性框架时，仍然会遇到一些伦理的、法律的和社会的问题需要解决，心理、社会的受益和伤害、对利益攸关者的影响、信息的选择、公平、歧视以及人的尊严等问题。从伦理学的视角看，遗传筛查有以下三个伦理问题值得进一步讨论：受益与伤害、知情同意和自主性。

伦理问题

参加者的受益。WHO 的规范性框架的核心要素是不伤害和有益。提供遗传筛查唯有在确定对参与者的受益超过始终会有的风险时才能得到辩护，这既适用于个体，也适用于群体。筛查计划是否能使参与群体受益需要不断地得到确认。往往被用来作为筛查计划成功的标记的参与率，事实上并不是筛查计划成功的标记。其理由是，当筛查计划伴以给医疗卫生工作人员支付报酬以资奖励时，就有可能使得受筛查者不能做出他们真正的选择。而且保险公司可能不鼓励筛查计划。然而，对一项筛查计划的判断不能在没有证据时做出，必须要有证据证明某一特定的筛查计划是否是降低某一具体疾患发病率和死亡率有效而安全的方法。在将遗传筛查推向公众前必须由专业人员对该遗传筛查做出科学评估。通过对证据的评价来确定遗传筛查计划是否有益是 WHO 规范性框架的核心。人们往往会这样说，所有筛查计划都可能造成伤害，有些使人受益，有些受益大于伤害，但得付出合理的代价。人们往往认为早期的检出总会导致较好的预后，或者即使情况不是如此，尽可能早的知情不可能造成任何伤害。然而，事情的真相是筛查有可能引起伤害。认为疾病检出得越早，对病人越好这种看法存在若干的问题。问题之一，在一些情况下这种看法是错误的。例如对于无法治疗或治疗成功渺茫的疾病，十分早地检出对病人实际上可能更糟，因为这迫使他们知道他或他的后代有或将有无法治疗的遗传缺陷。问题之二，也是更重要的问题是，即使这种看法是对的，也不能推荐去做遗传筛查。理由是这种看法仅关注患病者的受益。然而，推荐去做遗传筛查的是很大的群体，其中许多人不会成为病人。因此，关键的问题是，在目标人群中某个人是否现在参加筛查对他会更好，还是等后来症状出现后再参加对他更好。后来参加筛查的风险和伤害是很可能会发生的。然而，遗传筛查的支持者往往忽视这些风险，因为检测的风险和代价可能很小（如身体不适、耗费时间等）；筛查的心理代价则难以估计；还有时间、金钱和资源未能用医疗方面等。由于这些问题，我们不能得出结论说，通过筛查早期检出疾病是没有意义的。然而，重要的是要意识到，人们不能自动地得出这样的结论说，某一特定的遗传筛查计划总的说来是有益的，只是因为我们知道当某一疾病处于前症状阶段时被检出，就能更为成功地得到治疗。负责地提供遗传筛查必须能确定对被检测的个体肯定有益。那么什么算是受益呢？WHO 说，筛查出一种无法治疗的病不应该算是受益，因此不应该提供这种筛查。然而，后来人们认为，筛查出不能治疗的病也不应该完全加以排除。因为有时筛查的受益是帮助人们根据风险评估更好地做出生殖选择。应该让筛查参与者有机会选择一个对他们更好的行动方针，这也是一种受益，在这种意义上的受益有点离开 WHO 原来的规范性框架。然而，对参与者的受益应该超过风险或伤害，这一假定是不变的。然而，在实际上在对严重的不能治疗的疾病进行遗传筛查时，总的结果一定使参与者受益，这不是不证自明的。

知情的同意。有证据表明，为某一遗传筛查辩护的必要条件是使参与者受益，但这还不是充分条件。在决定提供遗传筛查时，还必须有这样的条件，即有合理的比例的参与者了解到遗传筛查的受益超过伤害。因此，参与者应该接收到有关遗传筛查计划不同方面是否平衡的信息。知情同意的主要问题是，医疗卫生人员应该告知参与者哪些和多少有关遗传筛查的信息？目前的情况是过分强调遗传筛查的受益，很少提到伤害，不说清楚参与者可选择是否参加。有关筛查的材料往往不完全，质量参差不齐。结果，难以做到知情选择。调查表明，人们对遗传病和遗传筛查知之甚少。教育水平越低，这方面的知识也就越差。而且遗传筛查参与者收到的信息总是难以理解。这部分是由于遗传信息的性质，遗传数据的可见性要比其他医疗数据差。比起其他医疗检查来，遗传筛查含有更多的个人数据，因而提出更多的尊重隐私的问题。遗传数据可预测一个人的可能的医学未来。遗传信息十分全面，它包含许多非常需要保密的个体化数据，综合起来可以看见一个人的遗传素质；这与偶发疾病时的情况大为不同。这些数据还泄露了有关个体的父母、兄弟姐妹以及子女的个人信息；在以往遗传数据曾被用来污辱和歧视人。储存的遗传样本可产生在筛查时不能预见到的未来的信息。因此，遗传信息虽然在许多方面与非遗传性的医学信息性质上没有不同，但在关系个人的程度上有重要的区别，不可忽视。当有关一个遗传筛查计划的利弊的证据不充分时，参与者可能就会径直问医疗卫生人员："你建议我做什么？"然而，这种建议的伦理根据是不清楚的。它不能根据"有益"的判断，因为许多情况下没有证明有净受益；也不能根据自主性判断，因为参与者没有做出决定。此外，医疗卫生人员有他们自己的意见。有的对筛查的态度是"最大派的"，即"如果有怀疑，就筛查。"有的是"最小派的"，即"如果有怀疑，就不做。"考虑到这些复杂问题，信息的质量是遗传筛查计划必须面对和克服的一个挑战。人们建议在邀请参与者参加遗传筛查计划时提高所提供信息的确切性。在大规模人群的筛查计划中一对一地向参与者解释这些信息往往时间不充分，因此提供教学辅助资料以辅助口头解释和讨论，也许是一种解决办法。小册子和其他材料应该提供为可能参与者做出是否参加筛查的决定所需要知道的信息。唯有可能的筛查参与者对有关筛查的相关信息有了充分的理解，他才能做出适当的决定。有些人基于仁慈的家长主义认为不要给参与者提供太多信息，因为他们难以理解这些信息，而医疗卫生人员知道这是为他们好，提供的信息太多可能导致这些可能的参与者拒绝本来对他们有益的筛查计划。然而，这种家长主义办法难以为人接受，反之，人们普遍认为应该提供给参与者充分的信息，以便他们做出知情的和自主的决定。

自由的同意。自由同意是临床和研究伦理学的重要伦理要求，但是公共卫生伦理学主要关注社群的健康，有时会给为了公共卫生的利益侵犯个人自由或权利提供辩护。其一，支持对一些特定的疾病进行新生儿筛查的人，认为如果受益和成本效益很清楚，有充分的论据支持对新生儿进行强制性遗传筛查。这种观点也得到这样的观念支持，即受益的医学事实和证据是医疗决策的第一决定因素。其二，支持强制性新生儿筛查的第二个论据是，公正原则。如果筛查、随访和可能的治疗的成本明显低于为患有这些疾病的儿童本来要支付的费用，那么强制性筛查就可得到辩护。其三，康德的自主性概念提供了第三个论据，康德的自主性植根于人的理性，每个人是道德的行动者，我们的每一个行动都应该按这样一个规则决定，这个规则可普遍化于每一个人。在康德的自主性概念中社会和其他人的地位是很重要的。人的社会需要有一个公共权威，它有权力迫使个人采取行动来支持有益于人类的较大规模计划，即使可能限制个人的自由。即使有这些论据，但大多数人建议，自由和充分的同意应该是所有遗传筛查计划的伦理要求。遗传筛查的自愿性质具有特殊意义。尊重自主性原则是我们向筛查受试者提供服务的条件：提供遗传筛查者必须确保满足知情同意的要求。同时尊重自主性对我们提供遗传筛查也很重要。一方面，提供遗传筛查可能会被认为会改变个人的整体性，例如遗传筛查结果可能会改变参与者的自我形象，从自认为一个健康人改变为担心自己有病。遗传筛查计划具有一种类似命令的性质：参与者感到，你们提供给他们遗传筛查他们难以或不好意思拒绝。另一方面，筛查产生的有关参与者个体健康的知识，将对参与者有益，使他们更健康地生活。从这个观点看，遗传筛查的计划的价值不限于健康的受益或它可能产生的其他好处。从更为广泛的视角看，遗传筛查的另一方面是它增加了个体的自主性。在遗传筛查的情境下，人们应该认识到，获得知情同意并没有取消提供筛查者对可能产生伤害的责任。对提供的筛查活动负责，也就要对其活动的结果负责。这种责任也反映了日常医疗实践与筛查在伦理学上的区别。如果病人要求医生帮助，医生会尽其可能给予帮助。然而，如果遗传专业人员启动筛查计划，他就处于与医生不同的情况。专业人员要有定论性的证据证明筛查能改善受筛查者的目前情况。

由于 WHO 筛查标准的最初表述没有明确提到知情同意，现在知情同意则不仅是应该考虑的一个关键要素，公司也是筛查的目标，这就是要使参与者能够判定他患某种病或患这种病的风险或他是携带者，而且使他能够在此类信息基础上做出决定。这就使得尊重自主性不仅仅是有义务提供服务的条件，而且是筛查本身的目的，这应该是筛查规范性框架的核心。这是 WHO 规范性框架的进一步发展。自主性在伦理学上的对称部分是个人对自己健康的责任。在有些国家，允许保险公司用经济上的激励办法鼓励受保人参加筛查，未能这样做的人以后得了病对其医疗要付更高的费用。此外，有些国家提供国家资助的筛查计划，例如 CT 扫描，旨在检出特异性的疾病，或提供整体 CT 筛查检查，以搜寻范围广泛的疾病。这些要求个体做的筛查目前在许多地方还没有被推荐在人群层次上做。这些新检测和筛查的需求以及供应的增长，并不总是或肯定不是都是对人有益的，也可能是有害的。在科学和伦理学的文献中，人们注意到对遗传筛查的受益的、以证据为基础的专业和科学的评估与基于市场和消费者观点的态度之间存在着不可避免的冲突。人们特别担心的是，在有些国家，原来由政府指导的医疗逐渐转变为由市场驱动的医疗。这一转变的主要结果是，不同的利益攸关者对筛查如何能促进更好的健康，以及如何和由谁以最佳的方法实现有着不同的观点。商业利益会推动一种没有确定受益，可是带来不必要的医疗消费的筛查，这不是不可想象的。在发展中国家中筛查还可能引起这样一些伦理问题：在自体隐性疾病多发以及包办婚姻的社群内对女性突变携带者产生歧视等等。

三　选择性生殖

2007 年著名生命伦理学家 Daniel Wikler 和 Dan Brock① 在一篇文章中说，鉴于与优生学相关的纳粹暴行，公开谈论通过设法影响将要出生的人的种类来改善人群健康是不明智的。但是如果与许多历史上的优生学计划的其他不道德的特点脱钩，那么事实上这个目标在伦理学上并非不可接受的？（87 页）他们的观点引起了极大的争议。考虑到生殖和遗传技术的现今和即将到来的发展，在出生前、胚胎植入前或即使受孕前进行干预，改变未来人群的组成，越来越成为改善公共卫生的有效而成本效益好的办法，这是很可能的。确保未来更为健康的人出生，不那么健康的人不出生，也许是比寻常的生物医学和环境的方法更好地改善公共卫生。或者即使不是更好，也许毕竟能给公共卫生政策提供一个有用的工具。但有两个问题必须讨论：一是选择性生殖与公共卫生的关系，这涉及一些概念和定义问题；二是用优生学论证来反对选择性生殖，并不能提供我们强有力的

① Wikler, D. & Brock, D., 2007, Population – level bioethics: Mapping a new agenda, in Dawson, A. & Verweij, M. (eds.), Ethics, Prevention, and Public Health, Oxford: Oxford University Press, 78—94.

理由来避免用选择性生殖来实现公共卫生的目标。①

选择性生殖的定义

可将选择性生殖（selective reproduction）定义为选择生出一个可能的未来的孩子，而不生出另一个未来的孩子。②要实行选择性生殖的理由往往是一个可能的未来的孩子在某一方面比其他可供选择的孩子更为合意。人们心目中这类合意性是许多的、多种多样的，而且对什么算作合意也有许多的争议。然而比较不那么争议的是：选择避免疾病。如果一个可能的未来的孩子会有致残的、折磨人的和短寿的疾病，而另一个没有，那么我们中许多人会认为，确保出生一个没有疾病的孩子是一件合情合理的事情。避免疾病是选择生殖最为普遍和最为广泛接受的根据。最近生物技术的发展，尤其是植入前遗传诊断（preimplantation genetic diagnosis, PGD），有可能通过分拣精子决定性别，产前的检测越来越精致，使得选择性生殖成为管理者、生命伦理学家和媒体关注的迫切问题。然而，选择性生殖不需要高技术，例如通过避孕或禁欲来延迟妊娠。例如一个 15 岁的女孩可能这样想：如果我现在生孩子，那么其生命质量要比我 25 岁时生的孩子低，因此我再等 10 年生出一个生命质量更高的孩子。这就是选择性生殖一个例子。这类选择性生殖，即通过禁欲或避孕避免青少年怀孕不仅在道德上不成问题，而且受到鼓励。另一类低技术的选择性生殖是，妇女挑选具有合意特征的精子供体，与该男子性交，希望他的一些有利特征能传给将来出生的孩子。一个例子是精子选择库（Repository for Germinal Choice），建于 20 世纪 80 年代，诨名为"诺贝尔奖精子库"，因为人们认为其中包含若干诺贝尔奖得主的精子。1996 年《泰晤

---

① Wilkinson, S., 2011, Selective reproduction, eugenics and public health, in Dawson, A. (ed.), Public Health Ethics: Key Concepts and Issues in Policy and Practice. Cambridge University Press, 48—66.

② Wilkinson, S., 2010, Choosing Tomorrow's Children: The Ethics of Selective Reproduction, Oxford: Oxford University Press. 并参阅作者其他相关著作，如：Wilkinson, S., 2006, Eugenics, embryo selection, and the equal value principle, Clinical Ethics, 1: 26—51; 2007 On the distinction between positive and negative eugenics, in Havry, M. et al (eds.), Arguments and Analysis in Bioethics. Amsterdam: Rodopi; 2008 'Eugenics talk' and the language of bioethics, Journal of Medical Ethics, 34: 467—471. 本节主要参照他的著作撰写。

士报》报道①，为 MENSA 成员建立了精子库，以培养出具有超级智力的大师级人物，MENSA 是高智商协会，其成员要求具有前 2% 的智商。

概念问题：同数/异数场景和非同一性

英国基尔大学伦理学家 Steven Wilkinson 指出，这里有两个重要的区别：其一，选择性生殖可包括不同的可能的未来孩子的选择以及要多少孩子的决定。后者是异数，因为我们在某一数量的孩子与不同数量的孩子之间进行选择；前者是同数，因为选择的不是生多少孩子，而是生何种孩子。② 同数与异数的区别往往在理论和伦理学上十分重要，而涉及政策问题时二者难以截然区分。这是因为许多决策既影响谁会生出，也影响有多少人出生：未来人口的构成和规模均受影响。例如大力鼓励青少年不要怀孕，导致出生不同的儿童，也导致出生较少的儿童。其二，在影响身份与不影响身份的选择之间的区别更为复杂。有些选择改变某一确定的未来的人的特征，例如使之更健康；而另一些是选择不同的可能的未来的人出生，例如选择生一个比较健康的人，而不生一个有遗传病的人。本节讨论的选择性生殖主要讨论后者而不是前者。因此，当我们实施选择性生殖时我们所作的选择影响身份。这些选择是使得否则不会存在的人存在，或不让一些人出生。例如给婴儿疫苗接种、鼓励母乳喂养、劝阻孕妇妊娠期吸烟和饮酒这些措施不影响身份，至少不是直接或有意影响身份，③如果这些措施获得成功，那么不会导致生出不同的人，而是改善已经存在的人（或胎儿），或他们未来的存在不依赖这些措施的人的健康和长寿；劝阻青少年怀孕、PGD 和胚胎选择、分拣精子进行性别选择、为了生殖目的与许多 MENSA 成员而不是与智力平庸的丈夫性交这些措施直接影响孩子

---

① Rogers, L., 1996, Mensa sperm bank set up to create 'super humans', The Times (London), 11 February: 1.

② 该术语为 Parfit 所创造，他写道："异数选择既影响未来人们的数量，也影响其身份（同一性）。同数选择影响未来人们的身份，但不影响其数量。" 见：Parfit, D., 1984, Reasons and Persons, Oxford: Oxford University Press, 356.

③ 如果妇女甲不听劝告在妊娠期间吸烟饮酒，结果生出的孩子 A 夭折了，后来第二次怀孕，此时她听从劝告，在妊娠期间不吸烟不饮酒，结果生出了健康的 B。而如果 A 不夭折，她本来不会再怀孕。劝阻孕妇吸烟饮酒的措施有影响身份的效应（孩子 A）也有影响存在的效应（孩子 B）。

身份和改变未来人口的结构，因为这些措施决定哪些人将存在。例如如果成功地劝说青少年推迟 10 年怀孕，那么出生的孩子会与 10 年前出生的孩子不同，可能人数要少一些。PGD 使我们选择不同的胚胎植入，因而我们在不同的可能未来的孩子之间进行选择。我们将 X——染色体精子与 Y——染色体精子加以分离，我们选择不同性别的孩子。不用她丈夫而用 MENSA 成员受精的妇女也是选择不同的孩子。这些措施之所以影响身份，是基于 Parfit 的起源观点（origin view），即每一个人都有这种独特的必要的性质：成长于一对特定的细胞。① 按照起源观点，事实上我由此起源的特定的精子和特定的卵是"某一实体是我"的必要条件。因此，如果这些特定的配子从未存在过，或者如果一个不同的精子首先进入这个卵，那么我就绝不会存在。反之，一个与我不同的人就会来到这个世上。PGD 和胚胎选择（更不要说选择性流产）影响身份，因为原则上每个胚胎都有可能植入并成为人，胚胎 A 会成为人 A，胚胎 B 会成为人 B，胚胎 C 会成为人 C，我们可以决定将它们都植入，我们也可以决定植入其中一个或两个。选择性生殖影响身份，这使我们能够考虑应用受益和伤害的评价。例如我们假设可以在生出哪一个孩子中间进行选择：决定生出甲来，还是决定生出乙来。如果决定生出甲，谁受益？可能甲受益，但这种受益仅仅在存在的意义受益。谁受害？没有人受害。但如果决定生出乙，那么谁受益？可能乙受益，但这种受益仅仅是在存在的意义上的受益。谁受害？没有人受害。现在我们进一步假设甲是一个可能未来健康的孩子，而乙则是一个不同的可能未来的孩子，患有某种遗传病。而已经存在的患这种遗传病的人生活极为痛苦，但还值得活着。如果我们选择生甲，那么谁受益谁受伤（先不管父母或医疗保险等第三方）？我们可以说甲受益，但这种受益是仅仅在存在意义上的，是"存在的礼物"；而不是生出来时未患该种遗传病，因为我们面临的选择不是有无该遗传病的甲，而是生甲还是生乙。当然，甲会因未患该遗传病而高兴，比患该遗传病要好，但这适合于所有健康的孩子，不只是被选择的孩子。但对乙，乙似乎根本没有受益。这既因为乙不存在，也因为（即使我们也可以说不存在对乙有益）如果乙存在，其生活值得活着，对乙有一定的积极价值。乙有没有因决定生甲

---

① Parfit, D., 1984, Reasons and Persons, Oxford：Oxford University Press, 352.

而受伤害？我们可能会说"没有"，因为说当我们未能将其生出来，我们就伤害了一个仅仅是可能的未来的人，这种说法有点儿荒谬。如果我们选择乙又怎么样？如果乙有值得活着的生活，我们可以说乙在存在的意义上受益（这与甲一样）。虽然乙没有患该遗传病（这种病伤害人）会更好，但乙的生出并没有受到伤害，因为乙不会比不存在更好。对于甲，甲的不存在既没有使甲受益，也没有使之受伤害。与之相关的是，当我们实施选择性生殖时往往在总体上有福利方面的收益（由于避免疾病），也许没有特定的人直接受益或受伤害，因为这种福利收益是分布于所有不同的可能人群之间的。

选择性生殖与公共卫生

选择性生殖是一个公共卫生问题吗？Wilkinson 认为这个问题可以分为两部分：其一，选择性生殖如何与健康有关？其二，健康的哪些方面与公共卫生有关？选择性生殖不一定与健康有关，它可用于各种各样与健康无关的目的。例如性别选择不是被用于避免伴性障碍时就是一个明显的与健康无关的例子。然而，利用选择性生殖避免疾病，生出一个健康的孩子是选择性生殖最为广泛接受的根据。如果我们注意到各国有关选择性生殖的法律和政策，那么选择性生殖与健康之间的联系是最强有力的，当然也并不是必然的。例如英国有关人工流产的法律明文规定，为了避免出生的孩子有残疾或障碍而进行人工流产，应给予优先的考虑。其中也有对父母的福利以及减少医疗和社会成本的考虑，即使如此健康或避免疾病的考虑仍然是基本的。对此有三点批评：批评1，以"严重残障"作为人工流产的理由时，所谓的"严重残障"都不应该被看作疾病，因为它们往往成为社会歧视的基础。因此，因有"严重残障"而被挑选出来的（被流产的）与因是黑人、女人或左撇子而被挑选出来在道德上是一样的。然而根据英格兰和威尔士的统计，2006 年中止妊娠的 166 起是无脑儿，44 起是脑水肿。即使人们承认其中有社会歧视，但我们不能否认他们的状态是非健康的，只要考虑到这些状态对孩子的生命长度和质量的影响就行，而即使没有这些影响，社会歧视也是确实存在的。批评 2，腭裂不是健康问题，而是容貌状态，先天愚症与其他人只是差异，不是疾病，因而不能以此为理由进行流产。评估腭裂和先天愚症的健康状况是一个复杂问题，但我们要注意到腭裂和先天愚症往往有一些与疾病有联系的特征，因而丧失智力和生理功能。批评3，虽然用来为人工流产辩护的大多数所谓"严重残障"实际上是障碍（disorders），但其中有些不足以严重到要进行人工流产。这种观点没有对这些障碍的疾病地位提出异议，但对它们对生命质量的影响是否足以使其终止提出了疑问。对此则要具体案例具体分析。

对于 PGD，英国的人类授精和胚胎管理局（Human Fertilization and Embryology Authority，HFEA）的准则说："仅在胚胎中存在严重遗传病的显著风险时才可使用 PGD。"① PGD 的合适使用是避免遗传病这个观点不仅在伦理学和实践中得到公认，而且为管理者实施。2007 年由 HFEA 起草、在英国议会讨论的《人类组织和胚胎法案》在涉及 PGD 时都是健康导向的，其目的必须是或者选择"健康胚胎"增加活胎机会，或者确保孩子出生时没有遗传病或改善已经存在的兄弟姐妹的健康。

选择性生殖与公共卫生是否有密切联系呢？试图改善公众的健康，而不仅是个体的健康，有两个鲜明的特点：② 其一，人们期望公共卫生干预影响人群层次，这意味着这些干预应该影响许多人的健康。因此，公共卫生干预有一个数量阈。在我的医院里仅仅治疗 6 个病人不是一种公共卫生干预；但如果这些病人是烈性传染病的携带者，或对他们的治疗是更为广泛的系统治疗计划的一部分，这种干预可能成为公共卫生干预。因此，公共卫生措施必须对某一人群的总体健康状况有实质性影响，这一般地会在以人群为基础的统计学数据中显示出来，例如某一疾病的现患率。其二，公共卫生干预不一定使一些有身份标识的个体受益。事实上哪些人从公共卫生干预中受益也许是不清楚的，即使事后也是如此。预防就有这种突出的特点：有效的初级预防使一些事情（例如疾病在一些人身上发作）没有发生。例如有效的乙型肝炎疫苗接种计划的结果是更少的人患肝炎，但

---

① Human Fertilisation and Embryology Authority（HFEA）2003 Code of Practice, 6th edn. Available at: http://www.hfea.gov.uk（accessed: 19/7/08）; Verweij, M. & Dawson, A., 2007, The meaning of 'public' in 'public health', in Dawson, A & Verweij, M（eds.）Ethics, Prevention, and Public Health, Oxford: Oxford University Press, 13—29.

② Verweij, M. & Dawson, A., 2007, The meaning of 'public' in 'public health', in Dawson, A. & Verweij, M.（eds.）, Ethics, Prevention, and Public Health, Oxford: Oxford University Press, 22.

受益的"人"没有身份标识，成功仅在统计学意义上存在。

考虑到上面所说的两个特点，选择性生殖与公共卫生的关系如下：未来的父母去做 PGD 或人工流产等许多个体的决定与公共卫生关系不大，个体临床医生的所作所为也是如此。这主要是因为这些决定是孤立的，不满足公共卫生的数量阈：基本上它们只影响少数人。然而，当我们转移至政策层次，那么选择性生殖就能够并且往往拥有公共卫生层面。例如产前检测并人工流产的政策就是如此。我们设想一个政府鼓励所有孕妇检测她们胎儿是否患 X 病，提供免费检测，告知孕妇 X 病是可怕的，确保她们获得合法的人工流产。这就是明显的公共卫生政策。因为其一，它有明显的公共卫生目的：降低 X 病的现患率；其二，该政策会达到或超过公共卫生干预的数量阈（鼓励所有孕妇去检测）；其三，与许多标准的公共卫生干预相同，该项政策的许多受益不能直接地归于确定的有身份标识的个体。当然，某些受益可以归于个体，例如检测计划可使妇女将患 X 病的胎儿流产掉，然后再去生更为健康的孩子。由于 X 病非常可怕，许多妇女将患 X 病的胎儿流产掉后，将会过上比做一个有 X 病孩子的母亲更幸福和更健康的生活。然而，即使对这些妇女来说，谁能真正受益也是存疑的，因为我们不能肯定知道她们本来会如何对待患 X 病的孩子。降低 X 病的现患率的其他好处就更难归于任何确定的个体了。另外的考虑是，这种政策是影响身份的。例如如果这一政策获得成功，那么结果是许多父母将选择用没有 X 病的孩子代替有 X 病的孩子，即他们将选择使有 X 病的胎儿流产，之后生一个没有 X 病的孩子。谁从中受益？可能是第三方父母，以及节约公共服务的预算。但谁直接受益？直接受益人可能是作为"代替者"的孩子们，如果没有政府的有关 X 病的政策，他们本来就不会存在。如果这些孩子是真正的受益人，那么这种受益是存在意义上的受益。他们被生出来，顶替了本来患 X 病的别的人。因此，他们得到的好处是存在，而不是不存在。有关 PGD 的政策也是公共卫生政策的一部分。例如政府鼓励有怀患 X 病孩子的风险的夫妇去做 IVF（体外受精）和 PGD。这与通过产前检测和选择性终止妊娠来避免 X 病具有基本上相同的特点。但实际上 PGD 可能不满足作为一个公共卫生措施要求达到的数量阈，到 2004 年英国每年仅作 200 例左右。随着 PDG 的普及，有朝一日会成为公共卫生的干预措施。

优生学问题

有的文献说，"遗传学变成消灭残障人的连贯而一致的阴谋。"①例如反对 PGD 的优生学论证是，使用 PGD 将残障或疾病挑选出去是优生学的一个实例，由于优生学是错误的，因此使用 PGD 是错误的。这是直接的优生学论证。还有优生学的间接论证，例如说，使用 PGD 本身不是优生学的，但它很可能沿着滑坡走向优生学的做法。我们在这里主要讨论如下直接的优生学论证：

（1）使用 PGD（或其他选择性技术）将残障或疾病挑选出来是优生学的一例；

（2）优生学在伦理学上是错误的；

（3）因此，使用 PGD（或其他选择性技术）将残障或疾病挑选出来在伦理学上是错误的。

Wilkinson 认为，这个论证在逻辑上是有效的，即（1）和（2）的合取，然后推出（3）。然而，问题在于（1）和（2）这两个前提：PGD 是否是优生学的一个实例，以及优生学是否在任何情况下都是错误的。但这取决于"优生学"的意义是什么？1883 年 Francis Galton 发明了这个术语，并定义它为"产生高级人的条件"的研究以及"处理改良一个种族的天生品质的所有影响的科学。"② Wilkinson 认为 Chadwick 的定义比较合适，后者定义优生学为"改良人类基因库的试图"。③因为我们主要关注遗传性和生殖技术。但这是为了方便讨论我们的问题而采取的工作定义。④

如果我们说优生学是改良人类基因库的试图，那么在定义中包含着意向。然而，作为公共卫生计划，其目的也许与个体行动者的目的有所不同。其实，将个体的父母贴上优生学的标签是不公平的，即使他们选择终止妊娠，把有遗传病的胎儿挑选出去。因为他们对改良作为一个整体的人类基因库没有兴趣。他们关心的是他们未来的孩子在其生活中少受痛苦。

---

① Shakespeare, T., 2006, Disability Rights and Wrongs, London: Routledge, 85—86.

② Oxford English Dictionary: Galton, 1909: 35.

③ Chadwick, R., 1998, Genetics and ethics, in Craig, E. (ed.), Routledge Encyclopaedia of Philosophy, London: Routledge.

④ 显然这里用的优生学的工作定义，不同于第一节。

优生学是例如整个产前检测和终止妊娠系统的一种性质，这种系统的目的之一是改良人类基因库，这是设计和运行这种系统的人的意向，而表露在面上的个体医生和父母并没有此意向。同时我们应该区分不同的优生学，例如威权（authoritarian）优生学和自由（'laissez‐faire'）优生学。在这两个极端之间还有种种不同的优生政策和实践。在威权优生学这一端，有纳粹的优生学、强迫绝育计划等；①而在自由优生学那一端则是私人个体实施的优生学，没有国家的参与。威权优生学不难辨认，其主要特点是：未来的父母被迫或不自愿生殖，或不让生殖，或以某种特定的方式生殖，一般但不一定由国家强迫，例如一个妇女被绑架，强迫授精或绝育，或未经孕妇同意去做产前检测和终止妊娠。对优生学的许多关注是有关威权优生学的，但优生学并不一定是威权的或强制的。例如美国生命伦理学家Caplan 等人说："对政府或机构或任何第三方强迫或强制任何人从事生殖行为在道德上是可反对的，但个人追求完美、避免疾病或追求健康的目标不一定涉及强制或强力。"② 优生学不一定都是威权的。例如人们支持降低肥胖的现患率，而并未考虑政府有权对人们的吃喝和锻炼进行微观管理。因此至少在这一方面，优生学是在伦理学上不成问题的。

那么，应该怎样来看优生学的道德地位呢？我们是否应该给优生学下这样的定义，使得优生学总是错误的或道德上坏的？优生学这个概念应该是描述性的还是评价性的？上面采取的定义"改良人类基因库的试图"是描述性的，这如何能与优生学是负面的道德术语这一观点相协调呢？一种选项是，将优生学定义为"错误地试图改良人类基因库"，根据这一观点，以人们可允许的方式试图改良人类基因库就不是优生学。另一种选项是，我们可以坚持给予优生学以描述性定义，而在优生学内有可允许的和错误的优生学之分。然而在解决优生学的定义问题之前需要评估反对优生学的实质性论证，例如"改良人类基因库"是否在道德上有问题。

有些改良人类基因库的计划在伦理学上是错误的，是因为采取的不可接受的威权的手段。现在我们集中于改良人类基因库目的本身是否错误。例如我们用选择性生殖来增加高个子和金黄色头发在人群中的发生率，这

---

① 例如我国甘肃省的《禁止痴呆傻人生育条例》和辽宁省的《限制劣生条例》。

② Caplan, A. et al, 1999, What is immoral about eugenics? British Medical Journal, 319：1284.

是不是改良？优生学历史上充满着将行为、文化和种族差异视为缺陷的错误。所以我们对待所谓的"改良"要非常小心谨慎。然而，从许多人滥用基因改良的事实，不能推论说所有基因改良的说法都是错误的。我们必须具体情况具体分析。例如与公共卫生有关的、目的在于改进健康的基因改良，例如使用选择性生殖来降低未来人群中疾病和损伤的现患率，这是大多数人会赞成的，一个疾病和残障少的人群要优于疾病和残障多的人群，因为好的健康促进人的福利和安康。

然而，2000 年残障权利委员会（Disability Rights Commission，DRC）提出因可能有心身异常导致严重残障而终止妊娠是一种歧视，加强了对残疾的负面成见，这不符合视残疾与无残疾有平等价值的原则。DRC 强调两个原则的重要：一是视残疾与无残疾有平等价值；二是个体作出知情、自主选择的权利。[①] Wilkinson 指出，首先，将残疾筛查掉是否一定不能视残疾与无残疾有平等价值？一种观点认为，提供胚胎检测和有选择的植入的医生本身是在对残疾作出价值判断。实际上，他们是给父母提供选择。就临床伦理学而言，他们的行动没有问题。然而，有理由怀疑医生是否在这种情况下能保持中立。理由是，提供植入前遗传检测的医生往往知道未来父母的偏好和价值，知道他们不要未来的孩子患遗传病。当然这并不推出该医生并不视残疾与无残疾有平等价值。尽管如此，这至少也提出了一个认同平等价值原则的医生是否应该支持并与父母合作来试图避免残疾或疾病。另外，批准 PGD 使用的政策仅限于某些目的。在最近几乎所有案例中，PDG 使用的目的都是预防出生一个有某一疾病或残疾的孩子。因此人们不可能令人信服地论证说，有关使用 PGD 准则的目的仅仅在于选择，因为显然它是导向于避免疾病和残疾的，这可能是因为认为无残疾比残疾、健康比疾病有更高的价值。其次，平等价值原则有多合理？Wilknson 认为这个原则并不令人信服，主要因为这个原则的支持者忽略了一个重要的区别：视残疾与无残疾有平等价值是一回事，视残疾者与无残疾者有平等价值是另一回事。显然，我们应该视残疾者与无残疾者有平等价值，给予他们作为人的平等的尊重和权利。但由此并不自然得出结论说，

---

① Disability Rights Commission（DRC）1967 Statement on Section 1 (1) (d) of the Abortion Act 1967, Manchester: DRC.

我们必须视残疾与无残疾有平等价值。例如有人受伤，大腿永远失去功能。显然我们应该平等对待没有失能大腿的人与有大腿失能的人，给予他们同样尊重；而且我们应该进一步提供给他们额外的资源，以补偿他们活动的受限，并使环境改变得使他们容易可及。然而，这一切并不要求我们将有功能的大腿与失能的大腿视作有平等价值。反之，我们绝大多数对有功能大腿会有合理的偏好。反对平等价值原则的另一个论证是，这一原则有着荒谬的使人不安的后果。因为信奉这个原则就会推出，当人们有残疾时，我们不应该设法去治疗他们，也不应该用公共资源这样做，因为这会提示残疾比无残疾价值低。如果我们认为无残疾并不比残疾价值更高，那就很难了解有什么理由要让医学专业人员以及让公众缴税或保险费去治疗疾病和残疾？

　　那么，改良人类基因库这一想法是否根本上错误的呢？在一些限定性条件下没有错。像在纳粹德国以及一些国家，优生学家和政府怀着非常危险、非常错误的意识形态和伪科学信念和偏见，这些形形色色的优生学是错误的。然而，这不能由此推论说，改良人类基因库的所有试图都是错误的。如果改良人类基因库的目的是为了生出更健康的未来的人群，这何错之有？因此为了改善未来的公共卫生而改良人类基因库，在伦理学上是可以得到辩护的。

第十二章　精神卫生

　　精神卫生是全世界以及我国的一个严重的公共卫生问题。全世界精神障碍患者约为 4.5 亿人。根据 2009 年中国疾病预防和控制中心精神卫生中心的报告，我国各种类型精神障碍患者的数量超过 1 亿，其中 1600 万多严重精神障碍患者，且年发病率为 13%。然而，分配给精神卫生的卫生资源非常稀缺。2005 年底，只有 572 所精神病院，床位 132000 张，平均每万人 1.04 床，低于世界上平均每万人 4.3 床。在 1600 万年严重精神障碍患者中，30% 需要住院，约为 480 万病人[①]。由于保险覆盖率低及精神卫生医疗机构的严重缺乏，据估计至少 5600 万患有各类精神障碍疾病的患者从未接受过任何治疗。超过 70% 的患者患有严重的、长期的精神疾病，尤其是，约 90% 的精神分裂症患者完全未接受到专业的治疗。许多精神病人本应该被视为住院患者，但从未获得充分的治疗。资源不足包括经费不足、设备不足和人力不足，其中培养合格的精神病医生、护士、护理员以及其他辅助人员严重不足。这是严重存在的资源分配不公正问题。对此，在相关的伦理学层面不存在争议，唯有等待决策者下定决心解决这一问题。

　　精神卫生的另一方面的伦理问题是将许多健康人作为精神病人对待。这里存在许多的伦理问题，有些已经解决，有些尚在研讨之中。许多这些伦理问题与精神病的概念问题有关。本章分别讨论精神病的概念问题，精神病的诊断中的伦理问题，以及强迫住院的标准和程序中的伦理问题。[②]

---

　　① http://www.china.com.cn/news/comment/2010—06/01/content_ 20159986.htm.

　　② 本章由"精神病的概念问题"（邱仁宗，尚未发表）、"精神障碍病人非自愿住院能否得到伦理学辩护的伦理学探究"（刘冉，发表于《生命伦理学通讯》2015 年第 1 期），以及"反思中国《精神卫生法》中的危险标准：从伦理学的视角"（胡林英，发表于《生命伦理学通讯》2015 年第 1 期）三篇文章组成。

一　精神病的概念

2013 年 5 月 22 日发表了 DSM—5（Diagnostic and Statistical Manual of Mental Disorders, Fifth Edition，即《精神障碍诊断和统计手册》第 5 版）。这对于世界精神病学来说是一个重要事件。但人们仍关注（1）如何定义精神病？（2）有无将正常行为医学化？DSM—5 仍维持类别进路（category approach），把精神障碍分为 4 大类：重性抑郁症（major - depressive disorder）、躁郁症（bipolar disorder）、精神分裂症（schizophrenia），以及强迫性障碍（obsessive - compulsive disorder，OCD）。人们提出的问题是：有什么遗传学的或神经科学的证据支持这种分类？许多症状也难以归入这些类别。类别进路限制了对临床有重要意义的信息范围，所以 DSM—5 开始与维度进路（dimensionality approach）结合起来。

历年的 DSM 版本体现的精神病理论演变。在 DSMI（1952 年第 1版）、DSMII（1968 年第 2 版）中弗洛伊德心理动力学理论占主要地位，认为精神病是内在驱动力冲突的产物，是病人对经验和环境的反应。按照这种理论，病人的症状似乎与诊断无关。由于人们发现许多具有相同症状的病人接受不同的诊断和治疗，于是在 DSMIII（1980 年第 3 版）引进了 Kraepelin 的理论和类别进路。根据当时的认识，例如精神分裂症和躁郁症是两种不同的综合征，具有独特的症状，可能具有独特的原因。这是 DSM 采纳医学模型的开始。DSMIV（1994 年第 4 版）仅是增减一些类别，但发现许多病人有混合的症状，被诊断为多种精神障碍，有 1/5 病人满足某一类别的障碍标准，同时又满足至少两种障碍的标准。最近的遗传学和脑扫描研究发现精神障碍是重叠的。焦虑性障碍和心境障碍者的杏仁核都有异常反应；精神分裂症和外伤性应激障碍者的前额叶皮质都有异常反应。麻省总医院对患有自闭症、多动症、躁郁症、重性抑郁以及精神分裂症的 33000 病人做 DNA 序列测定，发现在 4 个染色体部位都有基因变异。2010 年有人提出维度谱（dimensional spectrum）概念。DSM—5 不同于以前版本，将类别诊断与维度诊断结合起来。物质滥用和物质依赖以前是两个类别，现在结合为一个类别：物质使用障碍。OCD（强迫性神经官能症）、强迫性拉发症与其他组合为强迫性障碍类别。医生们开始根据遗传学和脑扫描来分类、诊断和治疗疾病。按照维度进路的看法，障碍是共同风险因素的产物，这些风险因素导致驱动力（动机、奖赏预感）的异常，这些异常是可以测量的（所以称 dimension）。例如 OCD 一方面是相当同质的神经精神病实体，但另一方面越来越多的证据证明 OCD 的异质性。OCD 的症状可分为数目相当有限的关键症状维度。维度进路可使人们对病人做更为细致的评估。例如囤积综合征可能有不同的神经生物学和治疗反应。同理，OCD 中每一个重要的症状维度也许在神经生物学层次有其特异性。因此，DSM—5 建议，承认囤积障碍是一个独立的临床实体，代表独特的诊断类别。同时还发现强迫症症状与一系列不同的焦虑障碍交叉，在精神分裂症等障碍中也发现有强迫症症状，这些有临床上的用处。由于若干强迫症障碍的症状和精神生物学有重叠，将这些病情结合在一起在科学上有效和临床上有用。

DSM—5 将促进研究精神病的遗传和神经生物学基础。DSM—5 是否使正常行为医学化？使人忧虑的是，DSM—5 仍存在过度诊断和过度治疗，将悲伤、放纵、不健康习惯以及许多常人认为正常的行为列为精神障碍。例如，将孩子发脾气列为"破坏性情绪失调障碍（disruptive mood dysregulation disorder）。过去几版规定，为死者哀伤不应列为"抑郁"，但新版废除了排除"伤亲之痛"的条款。新增暴饮暴食障碍（binge - eating disorder），其定义为：过去 3 个月至少一周有一次吃得过多，这可能涉及数百万美国人；多动症，至少 1/10 的美国儿童被诊断为多动症，诊断后 2/3 儿童在服药。这次互联网赌博成瘾在 DSM—5 中未被列为障碍，但声称要研究此事。

在世界许多地方（不包括中国）DSM 是精神病学的"圣经"，让一本书统治精神病学是危险的。人脑是宇宙中最复杂的物体，有 1000 亿神经细胞。精神病医生、保险公司、制药公司、病人、父母都阅读 DSM—5；美国人阅读，全世界人都阅读。根据它诊断疾病，治疗疾病，付费，资助研究。没有一本书控制着那么多人的生活。这种情况是令人担忧的。[1]精神病的概念问题严重存在。虽然我国精神病学界不将 DSM 视为圣

---

① Adam, D., 2013, Mental health: On the spectrum, Nature 496: 418; The Economist 2013, Shrink wrapping, May 18th The Economist, 2013 By the book, May 18th. .

经，但不等于不存在精神病的概念问题。全国许多地方以危害公共安全为名，将一些精神健康的人强制送入精神病院（"被精神病"）的做法，说明精神病的概念问题严重存在。

对精神病的认识

精神病概念问题的哲学基础是将身体与精神分开的笛卡尔二元论，形成了西方长期以来医学与精神病学相分离的传统。二元论妨碍精神病家去寻找精神障碍、精神病的生物、生理、神经基础。"尽管在精神病学中努力采取一种整合的生物心理社会模型，社会科学家观察到，精神病学家继续按照心身二分法在工作。"[1] 人类对精神病性质的认识体现在不同的精神病模型之中，例如古代的神灵作祟模型，现代的弗洛伊德的心理分析模型，莱因（David Laing）的正常反应（sane reaction）模型，罗森汉（David Rosenhan）的标签（labeling）模型，福柯的政治控制模型，斯扎兹（Szasz）的生活问题模型，最后到克莱普林（Kraepelin）的医学模型，[2]我国有的《精神病学》教科书也明确指出："精神病学是医学的一个分支学科"。[3]从上述模型中我们可以看出对精神病有如下不同的认识：

认识1：精神病不是病。例如莱因认为病人表达的感觉不是精神障碍的症状，而是生活体验的生动描述，精神病理并不位于生物学器官，而是在社会和家里。[4]罗森汉根据他有名的实验认为在精神病院区分不出病人与非病人，精神病是精神病院的医生给住院者贴的标签，而社区的精神病院倒集中于具体问题，而不关心精神病标签，因而他建议教育精神病院工作者要更加注意精神病院的社会心理问题。[5]福柯认为将精神病人关在精神病院里，是受社会力量驱使，因为要用法律外的机制来摆脱那些他们认

① Miresco, M. & Kirmayer, L., 2006, The persistence of mind – brain dualism in psychiatric reasoning about clinical scenarios, American Journal of Psychiatry 163：913—918.

② Kraepelin E., 1899, Psychiatry：A Textbook for Students and Physicians, vol. 2. trans by S. Ayed. Science History Publications, 1899/1990.

③ 郝伟：《精神病学》，人民卫生出版社 2001 年第 4 版，第 1 页。

④ Laing, D., 1960, The Divided Self：An Existential Study in Sanity and Madness, Harmondsworth：Penguin.

⑤ Rosenhan, D., 1973, On being sane in insane places, Science 179（4070）：250—8.

为不合意的人。①斯扎兹说，精神病是一种符号，将令人不安、烦恼、震惊的行动或行为方式说成是"病"，"精神分裂症"，实际上他们没有病。人可以"有"病，但人的行为是人"做"的，不可能是病。例如漫游症是社会中不被许多人认可的行为，于是被贴上"疾病"的标签；又如不向男人屈服的妇女被说成患"歇斯底里"。精神病学混淆了行为与疾病的区别，通过将一些人称为"有病"，拒绝对他们承担责任，以便更好地控制他们。②

认识2：精神病是超自然原因引起的。这是古代人的认识。不少文化认为精神病患者是神或先祖与凡人沟通的桥梁，因而在社会中较高的地位。这种认识也是不认为精神病是病。也有些文化则认为精神病是神灵对人的惩罚，这种观点可以与认为精神病是病的观点并存。

认识3：精神病是病，但是身体以外心理原因引起，弗洛伊德的观点就是如此。他认为人的精神状态受心理能量的宣泄（cathexis）和压制（anticathexis）两股相争力量的影响，许多精神病尤其是癔症可追溯到童年时代未解决的冲突。③他的这些概念以及私我（id）、自我（ego）以及超我（super-ego）等都是纯心理的，在身体以外的，因此也是在医学以外的。

认识4：精神病是病，并且是属于医学范围内的病，它们与其他疾病一样有临床症状，也有病理生理基础。这似乎是当代精神病学发展的方向。

有意思的是，否认精神病是病的学者，与强调精神病的社会因素的精神病学家是如同一辙的，但强调的结论却是不同的。

精神病的概念分析

有人说，精神病是价值判断。这里就提出了精神病概念中的事实和价值问题，例如精神病概念中是否存在事实和价值要素？如果这两种要素并存，那么它们是同等重要，还是其中一个要素更重要？精神病中有价值要

---

① Foucault, M., 2006, History of Madness. Routledge

② Szasz T., 1977, The Myth of Mental Illness: Foundations of a Theory of Personal Conduct. Harper & Row.

③ Neu, J., 1994, (ed) The Cambridge Companion to Freud. Cambridge University Press.

素并不是它的独特特点，身体疾病也有价值要素。我们说"生病"（illness）就是负荷价值的。说人生病、身体有异常必须有标准，标准就孕育价值要素。同时精神病概念中也有事实要素，承认精神病中的事实要素既有科学基础也有哲学基础，科学已经越来越展示精神病具有神经生物学基础，而哲学的发展也越来越支持人的所有精神活动都有其物质的或物理的基础，不管是唯物论还是物理论（physicalism）都是这样认为的。这样我们就会发现身体病与精神病都有其事实方面和价值方面，都具有描述性和评价性。对此，人们可以有 3 种观点：

（1）认为疾病概念是纯粹评价性的，无经验要素；

（2）认为疾病概念是纯粹描述性的，无评价要素；

（3）认为疾病概念是价值负荷的，既有评价要素，又有描述要素

斯扎兹[1]认为精神病是（1），身体病是（2）；有人（例如物理论者）主张精神病和身体病都是（2）；有人（包括 DSM 作者）则认为精神病既有描述性又有评价性。这样就引导我们到对精神病概念中的生物学因素和社会价值相对权重的讨论。

如果认为精神病和身体病都是纯价值概念，那么就会根据社会的标准和价值来做判断，使身心障碍成为完全相对于价值和文化的概念，这样会抹杀其科学内容，致使这种概念遭到误用或滥用，甚至被用于社会控制目的。如果认为精神病和身体病都是纯事实概念，例如认为障碍是"统计学偏离"，既可用于身体病，也可用于精神病，这纯粹是科学的和客观的。但统计学偏离不一定是障碍或疾病，如天才；统计学正常（近视）也不一定没有疾病。判别正常还是异常必须有标准，立标准也就必然负荷价值。

任何病（不管是精神病还是躯体病）或障碍是有害的功能紊乱，也就是说，任何有关病或障碍的概念内有两个要素：功能紊乱和有害。功能紊乱是一种病理生理状态，是内在机制失去履行经自然选择的功能的能力，但唯有这种功能紊乱是在社会上失去价值的，才能成为病或障碍。因此障碍是有害的功能紊乱，精神障碍是其一个特例。功能紊乱这一要素是

① Szasz T., 1977, The Myth of Mental Illness: Foundations of a Theory of Personal Conduct. Harper & Row.

必要条件，这可避免人为地给单纯的社会上失去价值的状态贴上精神障碍或病的标签。如美国的 drapetomania（漫游狂），前苏联的政治精神病学（political psychiatry），中国的诉讼狂（litigation mania）。[①]

精神病的医学模型

最近几年精神病学已经接受了医学模型，[②]这就使精神病学越来越接近医学和生命科学。但各人理解不同。如有人认为（Andreasen），精神病学是认知神经科学的一个应用分支，她认为我们的目的是用脑中信息加工系统的失效来对精神病做因果解释；还有人（Kendal）认为，是用基因表达来对精神病做出分子解释；再有人（Guze）认为精神病学是医学一个分支，障碍可根据具有特征性的症状和进程加以区分。[③]

让我们先来讨论，疾病是客观的实体还是约定俗成的建构？DMSVI 根据症状和病程而不是原因分类，反映了一种观点：疾病不是具有特异性的病理，而是贴在病人上的约定俗成的标签（Guze）。这些标签与生物学标记物有联系，但不用脑中的起原因作用的过程来鉴定。这是医学模型的弱诠释：疾病是一起发生的、以特有的方式展开的症状和体征的集合（综合征），不承诺去寻找作为精神病基础的原因。这也是 Kraepelin 理论最初的意思。约定俗成的疾病概念使我们能够运用描述性和统计学的推理来做出预见，进行有效控制。然而，科学应该发现世界的因果结构。没有因果结构的论述就难以回答为什么某些状态是病理的，而另一些则不是。例如如何区分病理性赌博与习惯性赌博、抑郁与正常的悲伤。我们应该明确地断言疾病是客观的实体。Andreasen 等人认为我们要鉴定引起精神病的特异性病理生理，我们应寻找这些症状的原因。这是医学模型的强诠

---

① Wakefield, J., 1997, The concept of mental disorder: On the boundary between biological facts and social values, in Edwards, R. (ed.) The Ethics of Psychiatry, Amherst, NY: Prometheus Books, 63—97; Bloch, S., 1981, The political misuse of psychiatry in Soviet Union, in Bloch, S. & Chodoff, P. (eds.) Psychiatric Ethics, Oxford University Press, 322—342；沈渔邨:《精神病学》，人民卫生出版社 2005 年第 4 版，第 422 页。

② Abreu, J. L., 2009, Psychiatry is a branch of medicine, 12th International Conference for Philosophy & Psychiatry, Lisbon, October, 22—24, 2009.

③ 参见 Murphy, D., 2011, Conceptual foundations of biological psychiatry, in Gifford, F. (ed.) Philosophy of Medicine, Handbook of Philosophy of Science Volume 16, Elsevier, 425—451.

释：精神病是由脑中具有特色的病理生理过程引起的。必然有办法来理解脑中这种过程如何发生并如何引起临床上可观察的精神病症状。精神障碍是生物学世界因果结构的一部分。Carter 认为，从病因学观点看，疾病的原因应该是：（1）自然的：疾病不只是偏离标准的问题；（2）普遍的：原因是疾病所有实例所共有的；（3）必要的：没有原因疾病就不存在，原因截然不同于正常的自然过程。①但因果解释不排斥多原因的实际。例如我们可以说心脏病由吸烟和/或吃快餐引起。这都与因果解释有关。它们也是互补的。应激的生活事件和有过屈辱的经验都可引起抑郁。许多因素可相互作用引起所有病人共有的病理。他们的诊断相同是因为在他们脑/心中有着共同的破坏性过程。正如吸烟和吃快餐引起动脉内的粥样斑块形成（远因），粥样斑块引起心脏病（近因）。人们可以设想，重症抑郁是某种认知和/或神经过程，它可被多种因素触发，取决于遗传性、后天的心理状况以及偶发的个人史。

医学模型的强诠释提供给我们一个有前途的研究纲领，随着相关科学技术（如遗传学、fMRI 等）进展使我们能够最终找到精神病的原因，从而使精神病学家做出科学的疾病分类，准确的精神病诊断和有效的治疗。②

二　诊断和非自愿住院

自 2007 年以来，我国大陆媒体广泛报道了揭露精神病学被误用或滥用的许多案例，引发了广泛的争论。"被精神病"这一术语是指一种现象，其中有些人被诊断患精神病，并被强制地当作精神病人对待，违反了他们的意愿，并由于非医学理由非自愿地住进精神病院。许多精神正常的人本不应该住进精神病院的却非自愿地住进精神病院。结果，精神病人的医疗权利和精神正常公民的基本人权都遭到了侵犯。③

X 是一个典型的例子。X 是河南省漯河市郾城县源汇区大刘乡东王村农民。从 1997 年到 2003 年，他不断地上访，试图起诉乡政府虐待同村残

---

① 参见 Murphy, D., 2011, Conceptual foundations of biological psychiatry, in Gifford, F. (ed.) Philosophy of Medicine, Handbook of Philosophy of Science Volume 16, Elsevier, 425—451.

② 同上。

③ 秦亚洲：《精神病人收治制度存漏洞》，《瞭望》2010 年 6 月 7 日。

疾妇女 Z。2003 年 10 月，该乡的党委和政府强制将他送进漯河市精神病院，而没有通知他的家人。他被该院精神病科 Y 医生诊断患有"诉讼狂"，该医生依据人民卫生出版社出版的《精神病学教科书》第四版作为他诊断的基础。Y 说："X 的症状是与教科书中描述的一样。"后来，当他的家人得知他住院，要求精神病院让他出院，但遭拒绝。医院副院长立即说："你没有权利把他带回家。只有送他来的乡政府有权放他。"最后，X 在精神病院被关了六年半。在此期间，他接受了电休克治疗 6 次，试图逃跑 2 次，多次自杀未遂。X 的案例被报道后，引起了公众的愤怒。2010年 4 月，源汇区地方党委和政府决定免除 3 位官员的职务，因为他们滥用权力伪造证书证明 X 患有精神障碍。但决定没有就精神病院的误诊做出决定。2010 年 4 月 25 日 Y 被他的家人带回家。①

这一案例以及许多其他案例提出了一个问题：在什么条件下非自愿住院是在伦理学上得到辩护的？为了解决这个问题，我们必须探究精神病诊断中的伦理问题，民事非自愿住院的标准和程序中的伦理问题，以及知情同意在精神病学情境应用中的伦理问题。

精神病的诊断

非自愿住进精神病院的应该是精神病人，这是不言而喻的。这是非自愿住院的前提。这是一个正确诊断问题。人们可以争辩说，这是一个精神病学问题，不是一个伦理学问题。然而与躯体病的诊断相对照，精神病的诊断有着多得多的伦理含义，因为一旦一个人被诊断为有精神病，他/她的自由或权利就有可能受到限制或完全被剥夺。

Walter Reich 在他的文章"作为一个伦理问题的精神病诊断"中指出，精神病学诊断的伦理问题与其滥用的能力有关。他区分了两类误诊：有意的和无意的。有意的误诊是，当一个精神病医生将标准的精神病诊断用于一个人时，他知道这是不合适的，而是为了达到一些非医学的目的，他做出了精神病的诊断。他论证说，无意的误诊可由于三个来源：诊断程序固有的局限性，诊断理论形成精神病学视野的力量，以及诊断作为一种减缓或避免复杂人类问题（包括利用精神病诊断来排斥一些人、不将他

---

① 王怡波、杨桐：《上访农民被关精神病院》，《中国青年报》2010 年 4 月 25 日。

们当人对待、败坏名誉和惩罚他们等。①

有意和无意的误诊在中国的精神病机构内都存在。在使用或滥用导致民事非自愿住院时有两个主要的概念。一是所谓的"诉讼狂"的概念，这是由中国精神病学家发明的，但被证明在科学上是缺乏根据的，然而这让我们想起苏联精神病学的影响。另一是"自知力"概念的误用，这一概念在精神病诊断中可能是有用的，但其应用范围有限；这一概念的滥用在中国也导致民事非自愿住院。

诉讼狂 Litigious Paranoia。有意义的是，正如 X 的案例，在我国上访的人被诊断为有"诉讼狂"，然后被非自愿地住进精神病院。②"诉讼狂"的诊断是在中文精神病学教科书③中发明的，是归类为一种偏执的人格障碍。书中对此描述如下："患者坚持认为他们受到威胁和迫害，声誉被玷污，权力被侵犯等，因得不到公正的解决，而诉诸法庭。威胁和迫害可能来自某个人，也或许是来自某些人有组织的精心策划。他们的信念非常牢固，随着时间的推移使情节变得更加复杂。患者的诉讼有逻辑性，详尽而层次分明，见不到有什么破绽。在诉讼过程中若遇到阻力，则毫不后退，反而增强必胜信心。一旦诉讼被法院驳回，则采取迂回对策，千方百计公之于世，请求社会上的声援。可谓不屈不挠，为正义而战斗。由于患者高度警觉性，可表现明显焦虑和易激惹。"④

"诉讼狂"的诊断在科学上有根据吗？既没有病理生理基础，也没有特异性的临床表现，据以客观做出诉讼狂的诊断。上面的描述完全不是特异性的。它可以应用于真正不屈不挠为正义而战的任何人。当上访者患有偏执型人格障碍，可以做出偏执型人格障碍的诊断，根本没有必要发明一个新的精神障碍类别，"诉讼狂"。此外，这些人表现在他们行动中不屈不挠不是一件坏事。许多伟人的成功可以归因于他们永远不会向困难屈服的品格。应该将他们归类为患有某种类型的偏执型人格障碍吗？"诉讼

① Reich, W., 1981, Psychiatric diagnosis as an ethical problem, in Bloch, S. & Chodof, P. (eds.) Psychiatric Ethics, New York: Oxford University Press, 61—88.

② 北京大学一位法学教授称99%上访的人有精神病，《中国新闻周刊》，2009年第10期。

③ 沈渔邨：《精神病学教科书》，人民卫生出版社2005年第4版，第422页；《精神病学教科书》，人民卫生出版社2009年第5版，第539页。

④ 沈渔邨：《精神病学教科书》，人民卫生出版社2009年第5版，第539页。

狂"的诊断也是不合伦理的。任何人感受到迫害，他的名誉遭到玷污，他的权利遭到侵犯，他们有合法的权利要求伸张正义。"诉讼狂"诊断导致违反通过法律伸张正义的人的人权，以及滥用精神病学去惩罚这些人。

自知力 Insight。在我国不仅有发明的"诉讼狂"概念误导精神障碍的诊断，而且还有不当使用如"自知力"等现有概念引起精神病学中的误诊，导致非自愿住院。"自知力"概念的使用及其诠释引发了伦理学问题。自知力意味着一个人认识到自己患精神病的能力。一个不认可或不承认他患精神病的人被称为"自知力很差"或"自知力欠缺"。正如中文《精神病学教科书》①以及在其他国家的精神病学教科书指出的，自知力是用作诊断精神障碍以及评估精神病的严重性和治疗有效性的一个重要指标。然而，在诊断中对自知力概念的不当使用可能会导致误诊。

从历史上看，自知力概念侧重于两个现象：精神病的自我意识和接受，以及治疗需要的接受。然而，自知力的概念不仅仅是单纯的知道是否患病，所以它不是一个有或无的实体；反之它是一个连续体。自知力概念一直被批评为过于简单和局限。许多人认为，当评估自知力这样复杂的事情时，应将个体的视角、信念和价值考虑在内。人们可以有各种各样的文化框架来解释他们的患病。②早在 20 世纪 90 年代，精神病学提出了一种新的自知力模型，并且论证说，对自知力的评估应该根据个体疾病加以更正，需要从病人的、临床医生的以及他们互动的视角来考虑自知力这一概念。③

自知力概念可能是在精神病诊断的某些方面是有用的；然而，缺乏自知力或否认患精神病既不是诊断一个人患有精神病的必要条件，也不是其充分条件。许多精神病人的确都承认他们患精神病，患不同精神病的不同病人也可能显示对他们所患障碍有不同程度的自知力。但所有精神健全的人，当他们被住进精神病院时，都会否认他们患精神病，而患精神病任何承认都是强迫的和假装的。即使前面提到的中国精神病学教科书的作者也

① 沈渔邨：《精神病学教科书》，人民卫生出版社 2009 年第 5 版，第 166 页。

② Basil, B. et al, 2005, The concept of insight in mental illness, Primary Psychiatry 12（9）：58—61.

③ Markova, I. et al, 1995, Insight in clinical psychiatry：A new model, Journal of Nervous & Mental Disease 183（12）：743—751.

承认，有些病人，"口头上承认有精神病"，"以图欺骗医务人员，达到出院目的者并非罕见"。

自知力概念也可以被用作一个工具，使得精神卫生专业人员或其他人将人们贴上一个不能为自己的健康做出决定的标签，从而违反他们的意愿强迫他们住进精神病院并对他们进行治疗。Rosenhan 的实验①显示，我们必须非常小心区分精神病院中什么是神志健全与什么是神志异常，以及意识到贴上这种标签以及受到非人性对待的危险。

如果没有充分的证据证明精神障碍的特异性病理生理基础，在不久的将来误诊仍将是不可避免的。躯体和精神的障碍都是事实和价值（生物学事实和社会价值）的要素，因为二者均导致病人产生功能异常，而这种功能异常使病人受到伤害。功能异常是一种病理生理状态，使得病人的内部机制降低或失去执行存在所必须的功能的能力。仅当功能异常障碍失去其对社会的价值时，它就成为障碍。所以，障碍是有害的功能异常，而精神障碍是一个特例。认识到功能异常是诊断精神障碍的必要条件，也许可帮助精神科医生避免将实际上是社会建构的状态贴上精神障碍的标签，如美国的漫游狂（drapetomania）②、前苏联的政治精神病学③以及我国的诉讼狂。④

非自愿住院的标准

非自愿住进精神病院可能有两种情况：涉及民事责任或涉及刑事责任。在本文中，我们集中于民事非自愿住院，而不是刑事非自愿住院。具

---

①　Rosenhan 实验是由美国心理学家、史斯坦丹福大学教授 David Rosenhan 进行的实验以测定精神病学诊断的可靠性。其结果发表在 1973 年《科学》杂志上。实验是利用 8 位假病人（3 女 5 男，包括 Rosenhan 自己），他们假装有幻听，分别申请住进美国 5 个州的 12 家精神病院。所有人都被诊断患精神障碍，收住入院。入院后假病人行动正常，告诉医务人员他们感觉良好，不再有幻听了。然而，所有人都被强迫承认有精神病，并同意服用抗精神病药物，作为出院条件。这些假病人平均住院时间为 19 天。在他们出院前，除了一个人外所有人都被诊断为精神分裂症。

②　1851 年美国医生 Samuel A. Cartwright 描述漫游狂（drapetomania）是引起黑奴逃亡的精神病。现被认为是伪科学或科学种族主义的一例。

③　政治精神病学是指在前苏联基于将持不同政见者诠释为精神病问题对精神病学的系统的政治上的滥用。

④　沈渔邨：《精神病学教科书》，人民卫生出版社 2005 年第 4 版，第 422 页；《精神病学教科书》，人民卫生出版社 2009 年第 5 版，第 539 页。

有讽刺意味的是，虽然许多精神正常的人非自愿地被住进精神病院，而患有严重精神障碍的罪犯却被当作正常人处决，没有关进精神病罪犯机构。不管在历史上还是在实践中，民事非自愿住院的人被迫住院由于各种各样的原因，例如需要治疗和护理，解脱家庭负担，被视为危害自己或危害他人，或对公共安全有威胁。精神病院里充满了被社会抛弃的、不情愿住院的人。

在 2012 年中华人民共和国精神卫生法颁布前，有 6 个城市发布了地方性的精神卫生条例（例如北京市）。在《北京市精神卫生条例》① 中第 31 条规定：

"精神疾病患者有危害或者严重威胁公共安全或者他人人身、财产安全的行为的，公安机关可以将其送至精神卫生医疗机构，并及时通知其监护人或者近亲属；……"

2007 年卫生部提出的《精神卫生法》（草案）② 第 25 条规定：

"有下列情形之一的，精神病患者或者疑似精神病患者的监护人或者近亲属应当为其办理医疗保护入院手续：

（一）经精神专科执业医师检查评估后，确定应当住院治疗，而本人又不能自愿住院的；

（二）发生或者将要发生伤害自身、危害他人或者危害公共安全的行为的。"

如果精神病人需要治疗，而治疗有益于他，但此事病人无行为能力，或有充分证据证明精神病人或疑似精神病人即将伤害自己，那么非自愿住院是在伦理学上可以得到辩护的。这是家长主义的干预。

那么将"危害公共安全"列为非自愿住院的理由能得到辩护吗？除了刑事案件外，非常少的精神病人构成对公共安全的危害。将其列为非自愿住院的标准就会给予公安部门太多的权力，而这种权力非常容易被误用或滥用，就像上面所述的 X 案表明的那样。

我国的《精神卫生法》在维护精神卫生权利方面做出了很大的进步，取消了将危害公共安全作为非自愿住院的理由，增加了允许病人及其家庭在一旦做出诊断和决定后上诉。

---

① 北京市人民代表大会：《北京市精神卫生条例》，2006 年。
② 中国卫生部：《精神卫生法》，2007 年，草案。内部文件。

关于非自愿住院标准，第 30 条规定：

"精神障碍的住院治疗实行自愿原则。

"诊断结论、病情评估表明，就诊者为严重精神障碍患者并有下列情形之一的，应当对其实施住院治疗：

"（一）已经发生伤害自身的行为，或者有伤害自身的危险的；

"（二）已经发生危害他人安全的行为，或者有危害他人安全的危险的。"①

引起争论的是：如何评价在即将临近的未来严重精神障碍患者对自身伤害的危险和危害他人安全的危险？在当代大多数国家有关非自愿住院的法律中，危险行为限制在概率很高的即将发生的对自身和他人的严重身体伤害。不根据对他人的实际伤害，而根据对他人伤害的威胁来预测危险性是很有问题的。统计数字显示，这些预测仅有 35% — 45% 是正确的。为什么我们应该根据危险性来预防性拘留精神障碍病人，而我们对危险大得多的人（例如蹲过监狱的人、街头帮会分子或醉驾者却并没有这样做？在刑法中，宁可放过 10 个有罪的人，也不能冤枉一个好人。为什么在民事非自愿住院方面事情应该如此的迥然不同呢？②这是我国《精神卫生法》留下的一个有待解决的问题。

非自愿住院的程序

为了防止滥用精神病学，有必要制定合适的民事非自愿住院程序。在我国《精神卫生法》颁布之前，民事非自愿住院的程序是混乱的或者根本就没有规定。病人的家庭成员、他的工作单位、公安部门、民政部门或任何其他政府部门都可以送"病人"入精神病院。③此外，地方政府之间的规定各不相同，但有一点是共同的，即公安部门与精神病医生起着关键

① 全国人民代表大会：《中华人民共和国精神卫生法》，2012 年。

② McGray, L. & Chodof, P., 1997, The ethics of involuntary hospitalization, in Edwards, R. (ed.), The Ethics of Psychiatry, Amherst, NY: Prometheus Books, 203—219; Grisso, T. & Appelbaum, P., 1997, Is it unethical to offer predictions of future violence? in Edwards, R. (ed.), The Ethics of Psychiatry, Amherst, NY: Prometheus Books, 446—461; Herman, D., 1997, A critique of revisions in procedural, substantive, and dispositional criteria in voluntary, civil commitment, in Edwards, R. (ed.), The Ethics of Psychiatry. Amherst, NY: Prometheus Books, 462—483.

③ 秦亚洲：《精神病人收治制度存漏洞》，《瞭望周刊》，2010 年 6 月 7 日。

作用。如前所述，在《北京市精神卫生条例》①中，第 29、30 条规定了精神病医生在精神病人住院和出院的决定权，在第 31、32 条中规定了公安部门办理精神病人住院和出院手续的权力。后来，在 2007 年精神卫生法草案第 9 稿②中，办理精神病人住院和出院手续的权力从公安部门转移到了病人的监护人或家庭成员（第 25 条），但精神病医生保留了同样的权力。在辩论中，人们提出了两个问题：第一，谁或哪个机构有权力做出精神病人住院的决定？第二，谁或哪个机构有权力给精神病人办理住院和出院手续？在山东省济南市审讯"被精神病"第一案时，法院认为，非经法定程序，公民的人身自由不能被非法剥夺，即便是疑似精神病人也是如此。因而精神病院强行收治的行为，侵犯了原告的人身权，基于此法院进行了判决，判定非自愿住院是非法的，受害者获赔 5000 元人民币。③在对第二个问题的辩论中，一致意见是，应该将公安部门排除在办理精神病人住院和出院手续之外。④

在我国的《精神卫生法》中在程序方面做出的改进有：

（1）精神病人住院要求自愿原则（第 30 条）。

（2）对于有危害自身危险的病人，他们及其监护人有权拒绝住院，留在家中治疗（第 32 条）。

（3）对于有危害他人危险的病人，他们及其监护人不同意精神病医生的诊断，有权上诉，要求重新鉴定和重新评价；如果他们再一次不同意精神病医生的诊断，他们可委托合法的和有资质的鉴定机构对精神障碍做出医学诊断（第 32 条）。

（4）对于按照精神病医生做出的医学结论需要住院医疗的精神病人，住院手续应由病人本人或其监护人办理。在没有监护人或当家庭成员或监护人拒绝办理病人住院时，村委会或居民委员会可以办理。公安部门为精神病人办理住院和出院手续的权力已被排除（第 36 条）。

（5）自愿住院的病人可随时离开，仅对自己有威胁的精神病人，他们的监护人可随时把他们带回家（第 40 条）。

---

① 北京市人民代表大会 2006《北京市精神卫生条例》。
② 中国卫生部：《精神卫生法》，2007 年，草案。内部文件。
③ 李文鹏：《专家建议收治精神病人应有法定程序》，《齐鲁晚报》，2010 年 10 月 17 日。
④ 秦亚洲：《精神病人收治制度存漏洞》，《瞭望周刊》，2010 年 6 月 7 日。

然而，《精神卫生法》仍然将精神病人应该住院的决定权置于精神病医生手中，而不顾许多伦理学家和法学家的反对。他们论证说，一位精神病医生没有法律上的权力去剥夺一位公民的人身自由，而将他限制在精神病院内，这类决定应该由法院做出。然而，在该法中根本没有提及非自愿住院的法律程序。

被错误送入精神病院的受害者希望《精神卫生法》能帮助他们出院。2001 年 XW 被他长兄、监护人送入上海市普陀区精神病院。2010 年他设法更换监护人以便他出院，但没有成功。在《精神卫生法》颁布后，2013 年他委托北京市一家律师事务所的一位律师于上海闵行区法院诉普陀区精神病院及其监护人民事侵权。这一案件正在处理之中。这是我国《精神卫生法》颁布后的第一起案件。[①]

过程同意

为了防止滥用精神病学，除了改进诊断和制订更为合适的民事非自愿住院的标准和程序外，我们要进一步建议，在整个求医、治疗和住院过程中应该实施知情同意原则。如果我们能够做到这一点，就可建立一道有效的屏障防止滥用精神病学。

有人可能反对说，精神病人是没有行为能力的，他们缺乏自主性，不能为自己做出理性的决定，因此知情同意原则不适合他们，唯有代理人（监护人或家庭成员）才能为他们做决定。整个来说，精神病人的自主性不是一个有没有的问题。我们可以说，对大多数精神病人来说，他们的自主性受到了不同程度的损害，而不是完全缺乏自主性。这是在精神病学中实施知情同意的基础。

由于精神病人或无行为能力或理解能力受到损害，对于知情同意的过程应采取不同的形式。1998 年 Usher 和 Arthur 首先提出过程同意概念（process consent），并论证说，过程同意是一个不断进行的同意过程，护士和病人也要参与其中，并确保病人在治疗各个阶段知情。[②]后来，Wild

① 应琛：《精神卫生法第一案：要证明自己正常有多难》，《新民周刊》2014 年第 11 期，第 60—64 页。

② Usher, K. J. & Arthur, D., 1998, Process consent: A model for enhancing informed consent in mental health nursing, Journal of Advanced Nursing 27 (4): 692—7.

等人在一篇讨论额外治疗中论证说，这种过程同意框架将参与者的关系看作伙伴关系，要求不断进行协商和团队决策，而且也包括不断判定能力的过程，不管最初的判定如何。①

应该将过程同意应用于所有精神病人的住院、治疗和研究。当精神病人有行为能力时，治疗、住院或参加研究的知情同意都应采取 opt – in 的形式。当病人无行为能力时，则要求代理同意（proxy consent）。代理人第一个候选人应该是与病人没有经济和情感冲突的家庭成员。如果没有家庭成员，则应任命一位法定监护人（代理同意）。当病人无行为能力，而治疗急不容缓时，而有充分证据证明他们的行动危及自己或他人，民事的非自愿住院和强制性治疗是可以得到辩护的。然而，当他们的行为能力得到恢复，应该补上同意程序，在事后获得病人的同意（posterior consent）。有人可能争辩说，如果有可能伤害病人或他人，那么默认的选项应该把病人关进精神病院，证明这种伤害可以防止的责任应落在病人或代理人肩上。这种论证有不少问题：（1）什么是证明有这种可能的证据？这些证据的预测价值又如何？（2）将病人送进精神病院的正当程序首先要求由合格的精神病医生做出诊断，然后由司法程序做出决定，因为将病人送进精神病院不仅涉及医疗，而且涉及剥夺病人的个人自由。将送病人进精神病院作为默认选项是不合适的。

当病人有行为能力时，应该告知他们他们的病情以及当他们变得丧失行为能力时有可能非自愿治疗和住院。也有可能获得事先的同意，同意当他们丧失行为能力时进行必要的治疗或允许他们的亲属同意进行治疗。在伦理学上要求对病人决策能力进行经常的评价。应该由合格的精神病医生来对病人不断进行能力评价，而由精神病医生、护士和病人合法监护人组成的评价委员会来评价也许更好。因此在这种同意过程中有多种要素：opt – in 同意、代理同意、事后同意、事先同意（priori consent）以及经常进行能力评价。按照这种观点，知情同意被看作是一个协作过程，而不是对病人所作的一次性权威判断。2013 年 Steinsbekk 等建议将动态同意用于

①　Wild, C. et al, 2012, Coercion and consent in addiction treatment, in Carter A. et al, (eds.) Addiction Neuroethics: The Ethics of Addiction, Neuroscience Research and Treatment. Amsterdam: Elsevier, 168.

生物样本数据库的研究中。[1]

三　危险标准

危险标准的历史

严重精神障碍患者是中国社会最弱势群体中的一员。他们中的大多数不仅生活在条件极其恶劣的贫困线水平之下，同时还遭受着严重的社会污名化和社会歧视。[2] 中国的新闻报道以及相关的卫生政策文件经常把精神障碍患者描述为"危险的"。而精神障碍患者对社会存在的威胁一直以来都是国家和医疗卫生体系最关注的问题。[3]例如，在过去60年中，临床实践中对于精神障碍患者进行非自愿收治的标准，一贯强调的是保障公共安全和维护社会秩序，而忽略了患者的基本权利。

1955年，鉴于"精神障碍患者对于公共安全的危害"，国务院指示"对精神障碍患者的收治实行必要的监管"并要求所有省市为精神障碍患者设立专门机构，"对既往频繁出现伤害或辱骂他人的、严重危害公共安全的以及无法由家人照顾的严重精神病人进行收治。"[4] 20世纪60年代后期，"文化大革命"期间，许多精神疾病患者从医院里被带出，然后被送往劳教所。他们的疾病被认为是不能正视阶级斗争，被贴上"反革命"的标签。[5]

如何对精神障碍患者实施非自愿收治？对于这一问题，我国长期缺少

[1]　Steinsbekk, K. S. et al, 2013, Broad consent versus dynamic consent in biobank research: Is passive participation an ethical problem? European Journal of Human Genetics 21: 897—902.

[2]　Yip K. S. , 2007, Mental Health Service in the People's Republic of China: Current Status and Future Developments, New York: Nova Science Publishers; Guo G. H. et al, 2009, Stigma: HIV/AIDS, mental illness and China's nonpersons, in Kleinman, A. et al (eds.) Deep China: The Moral Life of the Person, Berkeley, C. A. : University of California Press, 237—262.

[3]　Pearson, V. , 1996, The Chinese equation in mental health policy and practice: Order plus control equal stability, International Journal of Law and Psychiatry 19 (314) 437—58; Phoon, W. O. et al, 2003, Untangling the Threads: Perspectives on Mental Health in Chinese Communities, Transcultural Mental Health Centre, Parramatta, B. C. NSW.

[4]　http://www.fsou.com/html/text/chl/486/48685.html.

[5]　Ma, S. , 2011, China struggles to rebuild mental health programs, Canadian Medical Association Journal 183 (2) E89—E90.

国家层面的法律法规，这使得精神疾病诊断和实施治疗的现状变得混沌不堪，精神疾病患者的利益普遍缺乏保障。疑似精神障碍患者，通常由其家人或亲属签署知情同意书后被强制送入精神病医院。无家可归的疑似精神障碍患者，通常由当地民事局和公安局鉴定后被送去接受精神科治疗。

1985 年，为了推动精神卫生服务，保障精神疾病患者的权利，由 5 名资深精神病学专家组成的委员会开始起草中国精神卫生法。[1] 然而，直到 2012 年 11 月，在经过近 30 次修订，第一部国内精神卫生法才正式颁布。在 28 年的立法历程中，最大的争议集中在对严重精神障碍患者进行非自愿收治的标准。[2]《精神卫生法》初稿在 2011 年由全国人民代表大会发布[3]，提出将"发生或者将要发生危害公共安全和扰乱公共秩序行为的"作为非自愿收治的标准。然而，未清楚定义"破坏公共秩序"这一概念，这样就对疑似病人的机构化，无疑增加了精神病学滥用的风险。[4] 这一条款受到了来自法律、伦理和精神病学团体的强烈批评。最终的法律草案删除了这一标准。

2012 年，《精神卫生法》正式由全国人民代表大会正式颁布。该法制定了"患有严重精神障碍"标准和"危险"（包括对自身的危险和对他人的危险）标准，在第 30 条中，"危险"被定义为：如果精神鉴定的结果表明就诊者为严重精神障碍患者，并有下列情形之一的，应当对其实施住院治疗：（1）已经发生伤害自身的行为，或者有伤害自身的危险的；（2）已经发生危害他人安全的行为，或者有危害他人安全的危险的。

危险性标准的实施现状

在危险性标准制定之前的几十年，对精神障碍患者进行非自愿收治存在两种类型。

（1）医疗保护性住院：由精神疾病患者的亲属或监护人决定患者是

---

[1] Liu, X., 2014, Preparation and draft of Mental Health Law in China, Psychiatry and Clinical Neurosciences, 52 (S6) S250—S251.

[2] Xiang, Y. T. et al, 2012, China's National Mental Health Law: A 26—year work in progress, Lancet 397: 780—782.

[3] http://www.npc.gov.cn/npc/xinwen/lfgz/flca/2011—10/29/content_ 1678355.htm.

[4] 张海林:《谁能确认谁是精神病》,《瞭望东方周刊》2011 年 7 月 25 日。

否入院治疗。长期以来，中国社会对精神障碍患者持有一种复杂的态度，一面是同情，另一方面是歧视。长期以来，患者的生活和医疗护理都是由其家人负责的，但其精神疾病却让家属遭受着耻辱。多数情况下，家属忽视了患者在患病早期的抱怨，直到患者病情恶化，才会被送去医院诊治。一旦被确诊为严重精神障碍患者，又会被贴上"疯子"的标签。不管患者是否对自身或他人构成了危害，只要其家属同意，患者就会被医生和家属通过哄骗或强制的方式进行收治。[①] 据报道，68%的精神分裂症患者是在这种情况下被收治的。[②]（2）强制安保性住院：当疑似精神疾病患者表现出伤害自己或他人的行为时，其亲属或公安可以安排他接受非自愿住院治疗。由于缺少明确的标准和方案，非自愿收治的案例非常多。2002年，在全国17个省市的精神疾病医院进行的一个调查表明，1888个病人中有81.5%的病人属于非自愿收治。[③]

　　危险性标准的设立改变了对严重精神障碍患者进行非自愿收治的状况。现行标准下，只有经过精神科医生专业鉴定的疑似精神障碍患者（表现出伤害自己或他人的行为的患者），才能被非自愿收治。换句话说，仅仅是患有精神方面疾病的人是不允许被非自愿收治的。

　　以下是一例来自中国一家知名的精神病医院的真实案例。X女士，42岁，毕业于中国政法大学，是一个中国政府机构的处长。在过去半年中，X女士经常向她的家人和朋友抱怨一名贫穷的男性受到了政府的不公平对待，向她寻求帮助。尽管对这名男性深表同情，但X女士却没有权利干涉他的事情，也不能提供任何帮助，这让X女士感到非常心烦和受挫，甚至导致她严重失眠。X女士说当看到或想到那名男性时她感到非常害怕，而且，最近那名男性一直来拜访她，坐在她的办公室前。X女士已经不能工作，在家人的劝导下她去就诊。诊断结果是X女士患有精神分裂症，而且医生建议她入院治疗。对于这个诊断结果X女士感到非常生气，并且因为在工作上即将晋升，她拒绝入院治疗。X女士的丈夫也无法改变

　　① 吴志国等：《精神障碍非自愿医疗的中国视角和探索》，《中国卫生政策研究》2011年第9期，第10—15页。

　　② 李秀玲等：《精神分裂症患者及其家属对住院知情同意权的态度及影响因素》，《护理学报》2006年第9（6）期，第4—6页。

　　③ 潘忠德等：《我国精神障碍者的入院方式调查》，《临床精神医学杂志》2003年第5期。

她的想法。最后，由于缺少足够证据能证明 X 女士会伤害到自身或他人，医生允许她回家服用处方药。

本书一名作者与一名有着 12 年实践经验的医生做过交谈。最初，他经常接到亲属或者乡镇政府工作人员的电话，反映家里或社区的精神疾病患者不愿去就诊。遇到这种情况，医院通常会派年轻的大夫去将疑似患者带到医院进行强制治疗。2012 年《精神卫生法》颁布后，这样的"服务"不再被允许。如果患者没有伤害自身或他人的倾向，医生应该首先说服患者选择自愿治疗；然而，如果患者拒绝治疗，医生不得不尊重患者的决定。

伦理问题

精神病学和普通临床医学的重大区别之一就在于对精神障碍患者实施非自愿收治。对精神障碍患者进行非自愿收治构成了对个人意愿的违背和基本自由的剥夺。这样强制性的收治和治疗，以改变人的精神状态、观点、价值观甚至行为为目的，不仅仅伤害了个人基本的自由权，而且违背了医学中的一个基本原则：病人的自主权。因此，在什么情况下的非自愿收治是合理的？这个问题，一直是伦理上和法律上争论焦点。

建立危险性标准意味着在下面两种情形下，非自愿收治在伦理上是合理的：（1）当个人因精神疾病威胁到或可能威胁到他人的安全时；（2）当个人因精神疾病可能自杀（或伤害自身）或者生活不能自理时。

非自愿收治意味着剥夺/践踏人权和自主权。甚至在中国，这样一个在历史上和传统上重视集体利益和社会秩序的社会，也不允许干涉个人自由，除非有强有力的理由。中国社会中存在这样一种观点，当一个人伤害到其他人，国家可以正当地限制或者剥夺他的自由。被普遍引用的英国思想家 John Stuart Mill 的《自由论》中的说法为这种惯例提供了支持：

"在文明社会中，对任何一个成员的行动自由进行违背其意愿的干预，唯一的目的只能是防止他伤害其他人。"①

因此，当一个精神疾病患者已经或可能伤害或者杀死他人，为了保障

① Mill, J. S. (1912—54) On Liberty: Representative Government; The Subjection of Women, Oxford University Press, London, 15.

他人的安全，国家可以行使正当权利对这名患者进行非自愿收治。

　　然而，这个理论不适用于第二种情形，在第二种情形中，当一个人因他的精神障碍而伤害自身或可能伤害自身时，非自愿收治在伦理上不是合理的。在这种情形中，著名精神病学专家 James L. Levenson[①] 关于非自愿收治这一问题曾提出，国家应该扮演"家长"的角色。正如家长会尽力保护他的孩子一样，国家有权利代表那些无法自主作出决定的人做出决定。这一规则在社会政策方面是非常普遍的，例如，所有孩子均接受国家义务教育和禁止向青少年出售烟、酒。由作为社会监护者的国家制定的这些规定，都是对社会中无行为能力成员的特殊保护。尽管这样的保护措施可能会限制个人的自主权，但我们相信它是合理的。这样的"家长主义"同样适用于可能或已经伤害他人的精神障碍患者。当他们尝试自杀时，可能或已经轻微地伤害自身时，忽视或没有能力照顾他们自己时，国家有义务在治疗上做出代理决定，甚至当这个决定违背了患者的意愿时。值得一提的是，在中国建立危险性标准之前，临床精神病学专家和患者亲属认为精神病患者是无行为能力的，因此，对患者是否入院治疗的决定起主宰作用的是患者的亲属或监护人的想法。一个人会仅仅因为他有精神方面的障碍而被送去进行非自愿治疗。[②] 现在，危险性标准改变了这种状况。目前，新法律规定，只有当患者患有严重的精神障碍，没有能力，忽视自身的健康和安全时，他才可以被送去进行非自愿收治。

　　自危险性标准施行以来，医生们遇到一个复杂的难题，也就是，怎样处理危险和"治疗的必要性"之间的矛盾。意思是，除了病情较轻和病情严重的患者，多数患者都是病情中等的而且没有危险性的，他们拒绝入院治疗，也不符合非自愿收治标准。但是，如果应该被收治的患者没有得到及时、适当的治疗，他们的病情就会恶化，将来他们可能对自身或他人构成危险。在先前提到的案例中，X 女士没有接受医生提出的自愿收治的建议。一段时间后，她的病情恶化，遭受着严重的幻听和幻觉的痛苦。曾经有一次，X 女士从办公室出来，上到高速公路，在车流中走了两个小时

---

　　① Levenson, J. L. , 1986—87, Psychiatric commitment and involuntary hospitalization：An ethical perspective, Psychiatric Quarterly 58（2）：106—112.

　　② 吴志国等：《精神障碍非自愿医疗的中国视角和探索》，《中国卫生政策研究》2011 年第 9 期，第 10—15 页。

后，X 女士的家属才找到了她并将她送进了医院。这一次，她的家属坚决地要求医生送 X 女士进行住院治疗。目前，X 女士仍在医院治疗。她的医生相信如果她在第一次就诊时就得到非自愿治疗的话，X 女士的病情不会恶化得如此迅速。医生说："然而，我们的法律要求医生尊重患者的自主权，而且，如果患者不存在危险，是不允许对其进行收治的。X 女士是幸运的，因为她的丈夫及时将她送进了医院。许多患者并不像她一样幸运。当这些患者离开医院后，他们不能得到合理的照顾，进而病情恶化，他们更可能离开家、伤害他人。那时就为时已晚了。我们难道希望看着病人带着他们的自主权利走向死亡吗？"

医生的这个问题凸显出生命伦理学的两条基本原则之间的冲突：尊重自主性和有益原则。如果不施行危险性标准，许多应该被收治的病人将得不到有效的治疗，也不能从治疗中获益；然而，如果"危险"被扩大至"医学的必要性"，患者的权利就受到了侵犯，导致精神病学的滥用。这在中国的精神病学实践中并不是鲜见。这一问题同样反映了中国精神病学家和法学家之间的矛盾。

在 2013 年 6 月 4 日和 5 日举行的第一次全国精神病学、伦理学和法学研讨会上，精神病学专家和法学家对非自愿收治中的危险性标准展开了激烈的争论。大多数精神病学专家支持家长主义，反对危险性标准，有以下三个理由：（1）自主权的概念是混乱不清的。自主权是一个非常复杂的概念，一个人是否在行使自主权是很难界定的。例如，某人可能在一个容易被看到的地方尝试自杀或者在给朋友、亲属留言、打电话后再自杀。因此，他的自杀行为不能被断然地定义为是真正的自主性的自杀；同样的，一个精神分裂症患者拒绝接受治疗不一定是他真实的、可信的自主权的体现。（2）危险性标准似乎尊重了个人的主权，但是如果患者因为这样的自主权而不能及时接受治疗，他的病情就会恶化，最终他将会伤害自身和/或他人。这样的话，就与设立危险性标准的目的相违背。（3）美国在 1970 年的去机构化运动中，让许多精神疾病患者出院，从而引发了许多社会问题。[①]

---

① 谢斌：《患者权益与公共安全："去机构化"与"再机构化"的迷思》，《上海精神医学》2011 年第 1 期。

中国应该吸取教训，重新审慎地思考是否应遵循这一危险性标准。然而，法学家们坚持认为应充分尊重精神疾病患者的权利。① 如果非自愿收治逾越了危险性标准，那就表明医生在要求收治时仅仅依据据患者精神方面的疾病，而没有考虑患者的意愿，结果会导致对精神障碍患者较多的歧视和不公平。这不仅仅解释了近期"不需要接受治疗的患者却被收治"这类案例的根本原因，还不可避免地导致了精神病学的滥用。总之，危险性标准存在"尊重"原则和"有利"原则之间的冲突以及"个人自主权"和"家长主义"之间的冲突。希望医学、伦理学和法学这些不同团体之间的不一致、争论、对话和合作能够为这些不同的价值观带来新的平衡。

危险的含义和评估

新实施的《精神卫生法》（2013）中设立的危险性标准对于多数精神病学专家来说一个全新的概念。危险性标准能否在临床精神病学中合理应用，需要解决以下问题：（1）是否清晰地定义了"危险"这一术语？（2）危险的评估是否准确可靠？

（1）"危险性标准"有多层含义，概括起来就是"伤害他人或有可能伤害他人"和"伤害自身或有可能伤害自身"。首先，伤害他人通常指对他人施加的外部伤害或对他人造成的威胁；但是关于伤害，我相信——除了自杀、自伤和自虐事件——一个人不可能对自己施加实质性的伤害。当我们说一个精神疾病患者可能伤害自身时，我们实际的意思是指他没有足够的能力来避免或处理他对自己或别人施加的危险或伤害。换句话说，他没有能力避开社会伤害。因此，当国家决定行使家长主义和依据"危险"标准来收治精神疾病患者时，并不是因为患者会给他人带来伤害，反而是，他更容易遭受到来自他人或社会的伤害。因此，以危险性标准来预测"伤害自身的危险"，我们不仅仅要观察患者的行为，比如自杀、自伤、自虐，还要观察他的生活环境的安全性。例如，一个精神分裂症患者生活在一个卫生保健资源有保障的社区中和幸福的家庭中，他就不是具有危险

---

① 　Huang, et al, 2012, The involuntary commitment system of China: A critical analysis, Psychiatry and Society Watch, Equity and Justice Initiative.

性的。然而，如果他生活在一个卫生资源匮乏的社区，缺少保护系统，以及处在关系危机中或来自一个破裂的家庭，他就是具有危险性的。那么，在后一种不可能为患者提供安全的生活环境的情境中，法律是否应该允许国家以介入保护的方式来限制他的自由？在伦理和实际中，这种做法是否合乎情理的？

（2）危险的评估是否准确、可靠？危险性标准的首要条件是可以准确可靠地评估和预测精神障碍患者的危险。然而，通过对 1995—2012 年期间在 PubMed 上发表的 20 篇调查研究的分析，人们可发现尽管评估工具和评估模式各种各样，在过去 20 年中的大部分研究结果都表明对精神障碍患者进行危险性评估的准确性低于预期值。中国精神病学专家关于暴力预测（危险评估）的研究仍处于初期。在中国尚未有能被普遍接受的评估模型和评估工具。

危险性标准已经生效，但是危险的概念和评估仍落后于法定法规。中国的精神病学共同体组织应及时对这些问题作出回应。否则，真正的危险将潜伏在危险性标准中。

近年来，中国正处于精神障碍患者高患病率的时期，但是现存的精神卫生资源极度匮乏，精神病学学术界缺少成熟的、系统的"危险性"评估工具。在这种情况下，危险性标准的应用特别需要保障其程序的严谨和更加公正。北京大学精神卫生研究所的唐宏宇教授曾经在一次访谈中表示，法律实施一年以来，直到现在还没有出现公众所担心的事情，即危险标准并没有阻碍患者得到适当及时的治疗，也没有导致精神病学滥用的普遍出现，原因之一就是"医生会基于患者的最佳利益作出判断"。唐宏宇教授是正确的。然而，这并不表明家长主义应无条件受到支持。任何法律、法规的实施，取决于医生如何应用它是远远不现实的，特别是在目前法律仍不健全的情形。《精神卫生法》第 31、32 章规定，对被诊断为"具有危险性的"精神疾病患者进行非自愿收治，必须满足两个条件：（1）如果诊断结果和精神病学评估表明患者可能伤害自身或已经伤害自身，对其进行收治的条件是监护人同意，也就是，监护人有权决定对这样的患者进行非自愿收治。（2）给他人带来伤害的严重精神障碍患者应被实施非自愿收治来进行入院治疗；如果患者或者他的监护人不同意，也可以申请重新评估。在这种情形下，非自愿收治的权利被赋予与其关系密切的亲属或监护人，或者由精神病学专家、医疗机构进行单独裁定。重新评估只能在非自愿收治之后进行，而不能作为事前预防。反思近些年的过度收治，一方面是一些家庭成员或监护人经常与患者有利益冲突；另一方面是第三方缺乏与非自愿收治相匹配的公正的程序。在这种情形下，精神病学专家的专业精神和道德扮演着重要的角色。但是值得一问的是如何确保医生在所有情境下，都能够一直依据患者的最佳利益作出判定并体现出其专业性。不过，这是需要另行讨论的问题。

第十三章　药物依赖

　　药物（烟草、酒精、阿片类等精神活性药物）的依赖和成瘾已经成为重大的公共卫生问题和社会问题，严重影响人们的身心健康，大大增加多种疾病的发病率和死亡率，增加了社会的疾病负担，给社会经济造成严重损失。[①] 全世界烟草使用者约为 10 亿，每年死于吸烟的人数为600 万人。我国 15 岁及以上男性现在吸烟率为 52.9%，吸烟人数达 3亿，受二手烟危害的人数为 7.4 亿，15—69 岁人群男性现在吸烟率为54.0%，每年吸烟所致死亡人数超过 140 万。烟草在我国所致死亡原因和疾病负担方面均占第一位，每年给我国社会经济造成千万亿元的损失。对人民健康和生命负责的政府必须将控烟置于首要的议事日程上。全世界酒精使用者人数大概是最多的。依赖和成瘾者约 2.4 亿，每年死亡人数为 330 万。我国饮酒人数估计达 6 亿，每年饮酒死亡人数约 10万。酒精在我国所致死亡原因和疾病负担方面以及给我国人民的生命健康和社会经济损失仅次于烟草，每年浪费千亿斤粮食。对人民健康和生命负责的政府决不能对酒精的滥用无动于衷。全世界非法药品使用者约为 2 亿，截至 2014 年年底，我国累计使用阿片类药物和合成"毒品"登记人数 295.5 万名，估计实际人数超过 1400 万名，其中滥用合成非法药品人员急剧增多，目前已发现 145.9 万名，年均增长 36%，累计登记人数首次超过滥用传统非法药品人数。这对使用者的身心健康和社会经济均造成严重危害。本章将分别讨论控制烟草、酒精和非法药品的伦理问题，最后将 2013 年我国第一届药物依赖和成瘾的科学、伦理学

---

　　① 邱仁宗：《立足科学和民主决策，妥善应对成瘾问题》，《中国社会科学报》2012 年9 月 21 日。

和法学学术研讨会通过的"治疗、预防和控制药物依赖和成瘾的共识和建议"附于后。

一 烟 草

由于已知吸烟对吸烟者及接触其烟雾者健康有害，且由于吸烟成瘾，公共卫生人员和决策者认为吸烟是一个公共卫生问题，并设法消除或控制它，这是自然的。但吸烟给吸烟者带来快乐，有人从中获得利益，他们抗拒控烟的措施，这也是自然的。对于那些吸烟不再是快乐的人来说，或者对于那些吸烟是快乐但愿意放弃的人来说，控烟措施对他们有帮助。即使不可救药的吸烟者也承认，怂恿青少年吸烟是不道德的。在许多方面，吸烟激起复杂的社会、道德和法律的反应，这与其他有风险的令人快乐的活动（如性活动和饮酒）是一样的。吸烟的伦理问题包括与吸烟者自身相关的行为引起的问题，以及他们与他人相关的行为引起的问题。另一方面的问题是，烟草产品的制造、供应和销售，以及管制烟草市场的伦理问题。烟草使用者有各种各样的理由要消费这种产品，这使得烟草市场经常扩大。因此我们需要理解这种欲望的性质及其道德地位。[①]

吸烟的道德地位

2004—2007 年间英国一位著名画家[②]在《卫报》多次在访谈中说，吸烟是人生极大乐事；吸烟带来的兴奋当然要付出代价，他不在乎；吸烟有利于他的精神卫生。他说，管制吸烟实际上是管制快乐。一个人的快乐与他人无关，国家干预他的快乐是不当的，因为这远远超出了政府管理范围，而把个人的好恶通过权力转变为公共政策。许多吸烟者有同样的感觉。我们有的同事就计算过，如果放弃吸烟，就剥夺了我的快乐；如果继

---

① 这一节吸烟和下一节酗酒在伦理问题和论证方面有许多相似的方面，可能会有些重复。

② Hockney, D., 2004, Smoking is my choice. Guardian, 1 June; 2006 A letter from David Hockney. Guardian, 25 February; 2007 I smoke for my mental health. Guardian, 15 May.

续吸烟，也就少活几年，这没有什么了不起。英国伦敦大学的哲学家
Ashcroft① 认为，在制订有关吸烟的管制措施时对吸烟爱好者的这些感觉
应该给予重视，并且也提出了有关吸烟的道德性问题。

吸烟给吸烟者自身以及他人和社会带来重大伤害，这是科学业已证明
的不争事实。问题是，如果我们暂时把对他人的伤害撇在一边，吸烟仅仅
影响吸烟者自身，我们能说吸烟不道德吗？需要确定的是，人为什么吸
烟？例如上面所提到的画家，大家都认为他是很友善的人，他那种友善的
品格是否因吸烟所致，如果不吸烟，他就不那么友善，这可能是如果不吸
烟，他会感到紧张，比较容易生气，对别人的缺点和自己的弱点不那么容
易容忍。如果他的友善依赖于尼古丁，停止吸烟的后果是使他变得不那么
友善，那么我们可以说吸烟是他友善的必要条件。在这种情况下问题在于
这位画家特有的特点，而不是吸烟本身是否应该受到表扬还是谴责的问
题。这也适合于美食和喝酒。反之，如果我们考虑吸烟的特点是尼古丁这
种物质或吸烟习惯固有的，那么我们就会知道，吸烟既对健康有害又能成
瘾。与酒精和大多数食品不同，吸烟即使是少量也是有害的。因此 Ash-
croft 认为，我们可以说，吸烟本身在道德上应受谴责，因为这是故意伤害
自己。虽然大多数对自身的伤害不在法律和政府管辖范围之内，然而至少
这些伤害是故意的或明知故犯的，因此一些德性伦理学家和自然法理论家
认为，自我伤害是不道德的。然而这也难以落实。许多快乐的事儿以及许
多有道德义务做的事儿也涉及对自身的福利有一定程度的风险。很难去区
分吸烟与其他有风险的快乐。例如上述的画家说，吸烟有利于他的精神卫
生，因此选择吸烟是一种健康交易，即用一种健康去换得另一种健康。这
样，我们就很难说，为什么一个成人不能够或不应该选择这种交易。

自愿的、自己造就的对健康的伤害有什么特别吗？Ashcroft 指出，如
果吸烟对健康无害，令人愉快，付出的代价是其他方面的，例如使吸烟者
很臭，这样事情就比较简单：确保吸烟者的选择是自主的就行了。那么为
什么人吸烟与健康挂起钩来，就会吸引人们去进行家长主义的管制呢？如
果纸烟今天进入市场，也许没有一个政府会允许它出售，因为吸烟有害健

---

① Ashcroft, R., 2011, Smoking, health and ethics, in Dawson, A. (ed.), Public Health Eth-
ics: Concepts and Issues in Policy and Law, Cambridge: Cambridge University Press, 85—99.

康，又会上瘾，而且伤害接触二手烟的第三方。政府是非常强烈要管控对健康的伤害，包括所有有害健康的消费品。但这还不能解释为什么对健康的危害对政府特别重要，也不能解释政府对健康的关注要制定规范。对第三方的健康危害，这是一种非自愿遭受的危害，才是管制吸烟的辩护理由，这种管制如果说是家长主义的，那么也是不同于管制吸烟者的伤害——快乐交易的家长主义管制。

许多学者从有关自己的观点来对吸烟的道德地位进行了讨论。例如说，从有关自己的观点来看吸烟的道德地位，我们就要诉诸于尊重自主性，尊重第一人称（吸烟者）对其偏好的特许可及。就其仅影响吸烟者而言，没有令人信服的理由拒绝让他们享有此类快乐。缺乏良好的道德理由来管制个人的行为，这种强加于人的管制得不到辩护。即使有良好的理由不赞成吸烟者的吸烟行为，也不足以证明用公共政策或立法管制他们的行为是正当的。①然而，对于公共卫生人员而言，他们并不把吸烟的管制看作是一个道德管制问题，而是一个健康促进问题。更为重要的是，即使个人有自由沿着自己选择的路走向地狱，我们也有权管制他的选择对他人的影响。我们可以认为，我们的健康是我们自己的事，虽然我们有正当理由来控制他人威胁我们健康的行动和政策，但我们对我们自己健康所做的事是我们自己的事。对此，一些宗教信徒不能接受，他们认为我们的生命、身体和健康是来自上帝的礼物，我们有责任守卫。同理，一些社群论家论证说照护我们的健康是我们在一个道德共同体内我们相互负有的义务的一部分：唯有通过维护我们的健康，我们才能尽对社会弱势成员和促进公益的责任。但是许多人认为，故意损害自己健康的人就不应该获得可完全或部分补救其健康损失的医疗，对于吸烟者就是如此。设想一位 60 岁的吸烟者，他患严重的心脏病，是心脏移植的候选人。一种办法是给他进行移植，而不考虑他的吸烟史。另一种办法是也要考虑到与吸烟相关的病因以及吸烟对移植成功的影响。可能要求他停止吸烟作为移植的条件。这种做法可以被看作是一种道德要求，即损害一个人捐献的器官或健康可被视为故意伤害自己或损坏一种他人可以受益的稀缺资源，或者简单地被看

---

① Ashcroft, R., 2011, Smoking, health and ethics, in Dawson, A. (ed.) Public Health Ethics: Concepts and Issues in Policy and Law, Cambridge: Cambridge University Press, 89.

作是移植有效性的一种评价。于是他就可能被分配到其优先地位要比非吸烟者低的移植名单上，甚至也许他会拒绝被列入优先地位较低的名单上。Ashcroft[1] 论证说，我们暂且将医疗的分配公正、按需分配还是按结局分配这些问题撇在一边，我们可以区分治疗是否理应得到和治疗是否可及这两个论断。第一个论断是过去的健康行为可以影响一个人在多大程度上理应得到那种行为导致的健康糟糕的治疗。第二个论断是未来的健康行为可以影响一个人在多大程度上理应得到与那种行为有关的健康糟糕的治疗。第一个论断涉及这样一种主张，即行为本身是不好的。大多数医生对于应用回顾性判断感到不舒服，因为他们认为这是一种道学家的判断，而且将吸烟者置于双重困难之中：你吸烟，因此你健康糟糕，但是因你吸烟，我们将不会治疗你的病。第二个论断涉及在受吸烟影响的移植候选人之间谁理应得到移植的判断。如果根据充分证据可认为继续吸烟这一事实象征着将不可能遵从其他必要的治疗，那么这第二个论断是可以辩护的。虽然有一些论证可以解释给吸烟者提供移植是根据一些并不依赖他们过去或现在吸烟的道德判断，但是说我们的确在评判吸烟者，并考虑这是否能得到辩护，这似乎是更为合理的。假设有两个人，一位是吸烟者，另一位是毕生不吸烟，但年龄相同，所患疾病相同。二者都需要心脏移植，仅有一颗心脏可得。如果我们认为非吸烟者应该得到心脏，因为他不吸烟，而不是因为成功的概率更大或预期寿命更长，那么这是为什么？我们可以说，吸烟者已经使他自己健康变得糟糕了，而给他移植器官，又剥夺了他人获得器官的机会。这样，他把自己行为的后果转嫁到另一个无辜的人身上了。因此，在这种情境下不能认为他的吸烟是纯粹与自己相关的行为，即使撇开吸烟对第三者的影响不谈。然而 Ashcroft[2] 认为，这一论点难以辩护。因为稀缺资源的分配都会有得者和失者。失者之失不是得者的过错。如果我们将"理应得到"这一标准纳入医疗资源分配方案中就会有三个问题：其一，我们对我们应该使用怎样的"理应得到"的概念没有一致意见；其二，人们参与资源分配时很少是"干净的"，因为几乎所有人都会有一

① Ashcroft, R., 2011, Smoking, health and ethics, in Dawson, A. (ed.) Public Health Ethics: Concepts and Issues in Policy and Law, Cambridge: Cambridge University Press, 86—87.

② Ibid., 90.

些影响健康的习惯，如吸烟、饮酒、不锻炼、工作过度等；其三，我们让医生来承担技术和专业责任要比让道德家来评判谁"理应得到"治疗好得多。然而，稀缺资源的分配除了适应症以及成功率、预后的寿命长短、生活质量标准外，有时也不得不考虑社会标准。

伤害他人

按照经典自由派的观点，应避免管制个人行为除非该行为施加伤害于他人而未经他们的同意。这个标准很简单，但实际上很微妙。其一，我们需要知道是否任何伤害都应该通过管制来防止，是否需要规定一个伤害的阈，有些伤害在强度和时间长短上都是微小的，因而无需管制。其二，我们也需要知道不加管制引起的伤害与管制引起的伤害是否一样重要。其三，我们还需要知道管制本身的负担与要预防或控制的伤害是否相称。其四，我们需要知道要预防的伤害是否能客观地给予表征。其五，我们最后需要知道受损害方的同意是否足以避免政府的干预。[1]

在"被动吸烟"影响的证据成为定论前，吸烟可被认为是一个纯粹伤害自身的问题，也许为他人讨厌。伤害自身一般不认为是政府干预的根据。吸烟的成瘾比吸烟本身的伤害功能更为重要。因此吸烟管制的最早阶段集中于采取措施管制或改善对吸烟者提供的信息。例如烟草广告的严格管制甚或禁止，要求在广告和商标上有醒目的有关健康危害的警告，并严密监测烟草产品的尼古丁和焦油的含量，同时对公众告知吸烟的危险。对烟草市场管制的这种方法，确保了吸烟者或想要吸烟的人获得有关他们所用烟草产品的风险和受益的精确信息，经常激励吸烟者考虑放弃吸烟，或加强那些想要戒烟的人的意志和决心，劝阻那些将吸烟看作某种值得一试的好事去吸烟。Ashcroft[2]认为，信息管制的基本功能是改善烟草消费的同意质量，但也设法朝劝阻人们吸烟的方向努力。由于长时间内，人们不知道吸烟对他们健康和他人的危险，这样做是可以理解的，但积极劝阻人们不要吸烟，强调吸烟是不好的，而不是在不同烟草产品和纸烟牌子之间

---

① Ashcroft, R., 2011, Smoking, health and ethics, in Dawson, A. (ed.) Public Health Ethics: Concepts and Issues in Policy and Law, Cambridge: Cambridge University Press, 89.

② Ibid., 92.

进行选择，这种家长主义在伦理学上能否得到辩护？我们可以指出烟草销售的两大特点：一是在烟草广告管制之前，人们得到的是有关纸烟如何有益的误导信息，而对此却没有所谓家长主义的争论；二是由于吸烟是成瘾的，成瘾对意志有负面影响，破坏了成瘾者的自主性，因此通过提供对抗误导信息的信息进行家长主义干预是可以得到辩护的，因为这是对被成瘾破坏的自主性相称的应对办法。① 那么，利用信息方面的管控来改变吸烟的环境（例如促进第三者讨厌吸烟）作为改变吸烟者的行为的手段，这种做法能否得到辩护？大家知道，行为改变的特点是，改变某一行为接受的气候是改变该行为的有效方法。青少年的健康教育就是一个好的例子。我们可以通过限制销售和健康教育直接劝阻青少年不要吸烟，但劝阻青少年吸烟的一个重要手段是要他们远离他们吸烟的同伴。劝阻青少年吸烟这一行动，既影响青少年关注自己的行为，又影响他们关注他人的行为，后者可以被看作是前者的合意后果。

在被动吸烟成为吸烟管制主要关注之前的时期，吸烟受管制是因吸烟被他人视为讨厌之事，例如在火车上设无烟车厢，餐馆的无烟区以及旅馆的无烟房间，但这些措施类似于各方之间或明或暗的契约，而不是国家强加的管制。

上面考察的对吸烟的种种管制仅是考虑到对吸烟者提供的信息的质量，使得他们多少知道一旦吸烟，就会既伤害自己又伤害他人，尤其是对于无完全行为能力的脆弱人群，他们因吸烟被他人讨厌。对烟草使用的这些特点的合适应对办法是改善信息的提供，以及烟草销售的管制，而不是控制其消费。有些措施是基于吸烟为第三者讨厌，而不是基于对吸烟者的快乐。然而，Ashcroft② 认为，我们不能不考虑吸烟对第三者的重大伤害。下列三种情况特别重要：在封闭的公共场所吸烟；在家中吸烟；以及吸烟对未出生孩子的影响。

在公共场所吸烟。在封闭的公共场所吸烟最近受到越来越多的注意，对此各国政府都实施禁止。对这种禁止的措施可以从两方面来辩护，一是

① Hansson, S.O., 2005, Extended antipaternalism, Journal of Medical Ethics 31: 97—100.

② Ashcroft, R., 2011, Smoking, health and ethics, in Dawson, A. (ed.), Public Health Ethics: Concepts and Issues in Policy and Law, Cambridge: Cambridge University Press, 93.

与伤害有关，另一与公共品有关。与伤害有关的论证集中在对非自愿接触二手烟的第三者的伤害。与公益有关的论证则集中于吸烟可有害公共品，即洁净的空气。设 A 吸烟，B 不吸烟，但同意 A 在旁吸烟，这可解除 A 因吸烟伤害 B 的责任。但如果 B 的同意是未知情的，或不是真正自愿的，那么 B 的同意是无效的。如果 B 进入了一个允许吸烟的酒吧间，那么这可充分地算作同意。直到最近以前，人们以为减少公共场所吸烟最有效的方法是通过同意。想要吸引非吸烟者的地方禁止吸烟，或将吸烟限制在单独的房间，按上功率大的电扇。想要吸引吸烟者的地方则无须做这些努力。然而这些措施不能形成无烟环境。因此，一些国家采取了公共场所禁止吸烟的措施。对这种措施可提出两个论证：论证1，推定一个人会同意他人吸烟，过于随便过于宽泛，实际上这不是同意；论证2，有些最不愿意自愿同意接触吸烟的人，是在烟雾缭绕的环境中工作，而不是来去自由的商店顾客，职场（尤其是服务业）的工作人员对其就业环境缺乏讨价还价的权力，例如在吸烟环境中的酒吧服务员。因此他们接触二手烟不是同意的。因此，支持管制吸烟来保护未给予同意的第三者的不伤害论证得以成立。对此可以提出两点反对意见：其一，风险到达多大水平才需要管制？如果我们采取各种措施将风险降到很低，是否就可以？其二，禁止这种管制是否相称？如果办公室很大，通风很好，工作人员又少，是否需要采取全面禁止的措施？对空气中其他可能影响健康的因子（例如纳米粒子）为什么不采取禁止的措施？这两点意见虽然有点道理，但公共政策有两个特点：一是它的简单性和可执行性，简单的禁止比复杂的禁止易于操作；二是它不追求一致性，不同部门的利害得失有不同的权衡。对于有公共卫生头脑的决策者来说，以保护未吸烟者的名义减少吸烟很可能有减少吸烟者吸烟的有益后果。

在家中和妊娠期吸烟。从保护脆弱的第三者观点看，保护家中的孩子比管制吸烟的职场也许更为重要。吸烟者的配偶和性伴可能有他们自己的说服吸烟者戒烟的办法或管制他们的行为，或可认为他们能表示同意，但孩子不能，他们对于被动吸烟的健康效应特别脆弱。然而什么措施可用来管制家中的吸烟呢？这是比较困难的，尤其是有人认为家庭是神圣不可侵犯之地，法律不应插手。我们也不能采取将吸烟定为犯罪的办法，警察可以突击家里，将顽固不化的吸烟者的孩子交由非吸烟者抚养。对于保护妊娠期妇女也是如此，希望未来的母亲及其家庭成员不要吸烟。我们可以强烈呼吁不要使脆弱的儿童和尚未出生的孩子受到伤害，但目前还难以提出通过法律强迫中止吸烟的论证，尤其是在目前有利于妇女自主性和身体隐私的条件下。因此，除了教育，目前还没有更为有效的办法。

保护公共品

支持控烟的论证，除了集中于伤害外，最近有集中于保护公共品的。[1]一项公共品是在消费上非排他性的（任何人可使用它）和非竞争性的（我的使用不减少你对它的使用量和可得性）。例如洁净的、可呼吸的空气。然而，公共品有可能被摧毁。释放毒气到空气中就会严重败坏空气质量。尤其是因为任何人都用公共品，谁也没有兴趣去保存它们。因而需要国家来采取行动以将公共品提供给公众并保护它们。如果我们认为吸烟对洁净的空气有害，我们就可提出一个支持吸烟管制的论证，这种论证不是基于对可辨识其身份的第三者造成未给予同意的伤害。最近公共卫生人员提出，不仅摆脱烟雾的空气是公共品，控烟本身也是公共品。Ashcroft[2]认为，不管这种洁净空气的论证有什么优点，这似乎走得太远，混淆了手段和目的的关系：洁净的空气或无害健康的环境与控烟不是一回事，前者是目的，后者是手段。

另一种公共品论证是说，这公共品不是摆脱烟雾的环境，而是摆脱引诱去伤害自己和他人的环境。由于吸烟是成瘾的，我们希望有这样一个环境，既不引诱我们去吸烟，也没有认为吸烟是合意的信号，也不会让戒烟者复吸，这样保护了非吸烟者以及可能会成为吸烟者的健康。这种公共品就是公共卫生，他人的健康和自己的健康。但 Ashcroft[3]认为公共品论证难以应用于实践，因为在公共品之间或公共品与私有品之间难以权衡。例如上述爱烟如命的画家可能认为对吸烟的宽容是一种公共品，或者我们如何判定哪一种公共品对我们更为重要？我们认为，Ashcroft 的反驳不能成

---

① Smith, R. et al (eds), 2003, Global Public Goods for Health: Health Economic and Public Health Perspectives. New York: Oxford University Press.

② Ashcroft, R., 2011, Smoking, health and ethics, in Dawson, A. (ed.) Public Health Ethics: Concepts and Issues in Policy and Law, Cambridge: Cambridge University Press, 96.

③ Ibid..

立，一种品是否是公共品，或者公共卫生是否是公共品，有客观的标准，而不是依哪一个人的偏好来决定的。

然而，与 Ashcroft 不同，Verveij[①] 强调我们需要公共品论证。他指出，公共卫生不仅是所有参与者的私人健康的集合。劝阻吸烟不仅使所有被劝阻的吸烟者受益，而且使吸烟者外部的人员受益，因而是一种公共品。

Verweij 指出，劝阻吸烟的目的是达到一种吸烟人越来越少的状况，成功的劝阻吸烟着政策将减少烟草的使用，开始吸烟的人更少，停止吸烟的人更多，吸烟的现患率减少，那么这能看作一种公共品吗？如果是，这意味着受益向所有人开放，不只是落在参与这一政策并因而受到劝阻的人身上。换言之，将劝阻吸烟看作公共品意味着受益应该超过停止吸烟的、减少吸烟的、或决定不开始吸烟的人的受益。这些外部效应是否发生在劝阻吸烟之中呢？显然，吸烟行为有着重要的社会决定因素。其一，青少年是否吸烟在很大程度上依赖于他们所生活的群体、家庭或社群内的规范。生活在其中的吸烟的朋友和家庭成员越多，就越认为吸烟是正常的和没有争议的，这就会降低开始吸烟的阈。因此，显然在一个人的环境中的吸烟现患率将是青少年开始吸烟的重要决定因素。甚至还有同伴们的压力，至少有些人渴望遵循其他人的例子。其二，吸烟是一种社会活动，当一个人与其他人一起吸烟时就最快乐，有些吸烟者常说与其他吸烟者在一起要比与非吸烟者在一起更为快乐。而你在这个群体中吸烟，就会得到其他吸烟者的肯定。这种肯定往往强化了吸烟的群体规范。其三，当一个人生活在吸烟者之中时，自己很难中止吸烟。每次一位朋友或任何其他人点燃一支烟时，就有一种机会引诱你要一支烟，又开始吸烟，因此戒烟非常困难。

劝阻吸烟是一种公共卫生干预。在一定程度上吸烟行为决定于社会情境。如果吸烟很普遍，年轻人就容易开始吸烟，戒烟的努力就很难。这并不是因强调社会决定论而忽视个人选择。至少，在一定的社会情境下，朋友、家庭、同事等对吸烟的态度和规范是一个人自己对吸烟态度的一个重要的驱动因素。这种社会情境可成为公共卫生政策的靶标。减少社会中吸

---

① Verweij, M., 2007, Tobacco discouragement: A non - paternalistic argument, in Dawson, A. & Verveij, M. (eds.), 2007, Ethics, Prevention, and Public Health, Oxford: Oxford University Press, 179—197.

烟人数，在社会中吸烟不那么常见，使吸烟者更容易戒烟，使想要吸烟者更容易克制。这样就削弱了驱动吸烟行为的一个重要因素。减弱这种驱动因素的强度类似于其他的公共卫生干预。许多典型的公共卫生干预措施旨在消除自然和社会环境中的风险，从而促进生活在那环境中所有人的健康。同理，劝阻吸烟政策不仅旨在改善所有吸烟者的健康，而且也许主要是旨在创造一个吸烟不那么常见，使青少年容易不吸烟和想要戒烟的人容易戒断的环境。这种受益是对所有人开放的。而且，这种情境唯有通过大家合作努力才能实现。于是，成功的劝阻吸烟可被视为一种公共品。

那么政府是否应该劝阻吸烟呢？如果劝阻吸烟是一种公共品，那么政府就应该劝阻吸烟。有人反对说，政府对此应持中立态度，正如政府不能去干预公民对美好生活的追求那样，去干预人们吸烟。然而，吸烟与美好生活是不一致的。指导劝阻吸烟政策的价值不是一个有争议的价值：那是人的健康。所有人认为保护健康是重要的，对此没有争议。然而，有些人宁愿要吸烟，而去冒他们自己健康的风险，那应该怎么办呢？即使认为政府应该避免说人们在私人生活中也应该不要吸烟，政府也不能完全在建立一个美好社会上持中立态度。Verweij[1]认为，在下列情况下政府不应该是中立的：（1）很清楚，吸烟既能成瘾，又是死亡的主要原因；（2）健康是普世价值；以及（3）吸烟行为部分由与吸烟相关的社会惯例和规范决定和维持的。吸烟者个人很难戒烟，即使他们很想戒掉，他们越是生活在充满点燃另一支纸烟的机会和诱惑的社会情境之中，他们越难戒烟。一个非常容易开始吸烟和非常难以戒烟的社会，不是一个合意的社会。即使这种社会观可能推出或促进有关美好生活的特定概念，这也不应该构成拒绝它作为公共政策基础的理由。

最后一个问题是，是否有使戒烟更为容易的烟草产品？烟草工业以及一些为他们服务的科学家一直声称，他们可生产和销售更为安全的产品，如低焦油纸烟、无烟纸烟以及烟草代用品（如电子烟）。在美国和中国揭露的事实表明，这种安全烟草产品并不存在，例如吸用低焦油产品的吸烟

---

① Verweij, M., 2007, Tobacco discouragement: A non - paternalistic argument, in Dawson, A. & Verweij, M. (eds.), 2007, Ethics, Prevention, and Public Health, Oxford: Oxford University Press, 195.

者，需要吸比以前更多的烟，或这些产品的尼古丁含量并未减少，因此对吸烟者的伤害并未减少。[①]

二 酒 精

酒精使用概况

酒精的有害使用是公共卫生问题。酒精的有害使用是造成每年数百万人死亡的全球性公共卫生问题，包括数十万年轻人的生命丧失。它不仅是许多疾病的原因，也是损伤和暴力的先导。而且，其负面影响可扩散到一个社区或一个国家以及以外，酒精消费水平和模式的影响是超越国界的。2010 年 5 月 20 日在第 63 届世界卫生大会上 WHO 的 193 个成员国一致通过了减少酒精有害使用的全球战略。WHO 估计 2004 年全球 250 万人死于与酒精相关的原因（主要是心脏病和肝病、交通事故、自杀和种种癌症），为全部死亡人数的 3.8% 以及全球疾病负担的 4.6%。大会批准减少酒精有害使用全球战略的决议：号召成员国各国对酒精有害使用引起的公共卫生问题作出国家的应对，采取减少酒精有害消费的公共卫生措施。该战略包括一系列以证据为基础的政策和干预措施，以保护健康，拯救生命。许多国家认识到酒精有害使用引起的严重公共卫生问题，已经采取预防性政策和规划，然而，在认识和行动上存在严重差距。[②]

酒精饮料在全世界范围内广泛消费。虽然大多数成年人在大多数时间内饮酒的风险低或不饮酒，然而从每日豪饮到偶尔狂饮等一系列酒精消费模式，几乎在所有国家都造成重大的公共卫生和安全问题。人们喝多少酒？主要测度是成人人均酒精消费量（APC），按纯酒精多少公升计。在目前的统计中还要加上成人人均未登记酒精（私酒）消费量。全世界人

---

① 贺潇：《低焦油香烟降焦不降害》，《新京报》，2011 年 12 月 7 日。

② 本节的伦理问题讨论与上节极为相似，因此有关问题不予重复。但本节有些内容也适合于上节。本节参考引用的文献有：Nuffield Commission on Bioethics 2007 Public Health：Ethical Issues，99—118；WHO 2011 Global Status Report on Alcohol and Health；邱仁宗：《呼吁重视我国酒瘾问题》，《中国科学报》，2012 年 10 月 13 日；邱仁宗：《酒精与健康的全球状况及政策干预建议》，第一届全国药物依赖和成瘾科学、伦理和法律方面学术研讨会，2013 年 12 月 15—16 日，上海复旦大学。

均酒精饮料消费量（等于 15 岁以上每人消费纯酒精）2005 年为 6.13 公升。其中 28.6% 或每人 1.76 公升是自制或非法生产的酒精，换言之是未登记的酒精。这种酒精使伤害的风险增加，因为其中有未知的和潜在危险的杂质或污染物。未登记的酒精是指酒精不纳税，在政府控制的系统以外，在正式渠道外生产、分发和销售。一国未登记的酒精消费量包括自制或非正式生产的酒精、走私酒、用于工业或医疗用途的酒精、跨境购买的酒精等。自制或者非正式生产的酒精饮料主要是由高粱、小米、玉米、大米、小麦或水果发酵饮料。未登记的酒精消费量在所有地区都是一个重大问题，并使测量全球酒精消费量确切性质遇到困难。根据许多来源所做的估计，未登记的酒精消费约占全球成人消费总量的近 30%。酒精消费越低的国家，自制或者非法生产酒精的比例越高。一个国家的收入水平与酒精消费总体水平以及未登记酒精消费水平相关联。对成人人均消费的进一步分析获得了在世界所有地区的两个主要发现：收入越高的国家 APC 越高；其次，在收入越高的国家，未登记酒精消费量占比例越小。一般来说，随着收入的增加，酒精使用量增加而未登记酒精消费量的比例减少。在全球范围内，占登记酒精总消费量 45% 以上的是烈性酒消费量，在东南亚和西太区，大约 36% 的登记酒精消费量是啤酒。在 WHO 酒精与健康全球调查（2008）中，未达法定年龄的人饮酒的五年趋势评估为：71% 的国家趋于增加，4% 趋于减少，8% 趋于稳定和 16% 不确定。在 18—25 岁之间的人饮酒 5 年趋势为：80% 的国家趋于增加，11% 趋于减少，6% 趋于稳定和 12% 不确定。总的来说，危险和有害饮酒模式，例如醉酒和酗酒，似乎在青少年和年轻的成年人中上升。

我国酒精饮料消费情况。估计全国酒民 6 亿，全国 26 个省市区的数万名受访网友每天都在喝酒。搜狐酒评网的调查共有 28.5 万名网友参与，其中 74% 的人仍将白酒视为第一选择；其次是啤酒和红酒，分别占 21.5% 和 8.8%。"酒量最高的省市"前十位分别是：山东、河北、江苏、河南、北京、辽宁、安徽、山西、吉林和湖北。其中，72% 的山东网友年夜饭喝了超过三两以上的白酒，35% 的人喝了半斤以上。在饮酒量方面，山东人日均饮酒中所含酒精为 83.1 毫升，相当于 3.8 两 45 度白酒或 4 瓶 500 毫升的瓶装啤酒。深圳酒类行业协会的最新统计数据显示，深圳人每年光喝酒就喝掉了 100 亿元。2013 年春节喝白酒的人群中，30—50 岁的中青年人成为主力军，占到 73%；18—29 岁的消费者占 18%；50 岁以上的人仅占 0.9%。但与 2012 年调查结果相比，每人日均饮酒量下降了 30%，未成年人喝酒人数也减少了一半。按北京急救中心报告，与春节前相比，因喝酒引起的急救出车次数有所增加，7 天长假中，共有 207 人醉酒或酒精中毒，年龄从十几岁到六七十岁。济南急救中心因醉酒出车就达 64 次，这还不包括因喝酒导致的疾病突发、外伤等。据不完全统计，目前全国各类酒厂总计约有 4 万家。其中白酒厂为 3.8 万家。就蒸馏酒、啤酒、葡萄酒而言，如果它们的全球产量分别以 1500 万吨、1.1 亿吨及 2500 万吨计，则世界蒸馏酒、啤酒、葡萄酒三者生产量的比例为 1:7:1.7；而在我国，这三大类酒的产量比例则为 1:2.7:0.03。白酒用粮占制酒用粮总量的 80%，每年用于白酒生产的粮食相当于全国人口一个月的口粮。我国每年人均饮用白酒为 6 千克之多，位于世界的前列；我国每年人均饮用啤酒为 15 升，全世界啤酒的年人均消费量为 18 升以上；我国的年人均葡萄酒饮用量不足 0.2 升，而全世界年人均消费量为 4 升多。全球饮料酒年总产量约为 1 亿 6 千万吨；我国的饮料酒年总产量约为 2800 万吨，约占全世界饮料酒总产量的 17.5%。

酒精对饮酒者健康的伤害

酒精的有害使用引致的健康风险。酒精的有害使用是全世界一个起主导作用的健康风险。这是超过 60 个主要类型疾病和损伤的一个病因，每年导致约 250 万人死亡。死亡人数多于由 HIV/AIDS 或结核病引起的。在世界范围内 WHO 估计大约有 7630 万人被诊断患有酒精引起的障碍，全部死亡人数 4% 的死亡原因，以及所有残疾调整生命年 4% 的原因是酒精消费。在美国，流行病学调查表明，酒精滥用和酒精依赖在总人口中的现患率为 7.4%—9.7%，在医疗机构住院和门诊病人中引起医学、心理、行为和社会问题的饮酒者占 15%—40%，每年因酒精使用而致死亡的人数超过 10 万人。

酒精的有害使用对年轻人群尤其致命，酒精是世界 15—59 岁男性死亡居主导地位的风险因素。大约 4.5% 的全球疾病负担和损伤是由于酒精。估计饮酒导致 20%—50% 的肝硬化、癫痫、中毒、道路交通事故、暴力和几种类型的癌症。它是儿童体重不足和不安全性行为之后第三个风险最高的疾病和残疾。酒精导致创伤性结果，杀死年轻人或使他们致残，导致失去许多生命。酒精与疾病的发病率和疾病的进程均相关。饮酒对疾病和损伤的影响是与个人饮酒的两个独立但又相关的维度有关：酒精消费量和饮酒的模式。在 WHO 国际疾病分类第 10 版中提到，酒精是 30 多种疾病的必要原因，酒精使用障碍是最重要的。此外，酒精也是 200 种疾病的组成原因，组成原因单独不是引起疾病的充分原因。饮酒量和模式导致直接影响疾病和损伤的三个机制 。这些机制是（1）酒精对器官和组织的毒性和其他作用；（2）醉酒；（3）依赖。此外，酒精饮料的质量可能影响健康和死亡率，例如当自制或非法生产酒精饮料污染甲醇或铅。新证据指出酒精与传染病之间的因果关系。即饮酒会削弱免疫系统，从而能够感染病原体，引起肺炎和肺结核。这种效应在酗酒更明显，可能存在一个阈值效应。饮酒与艾滋病毒感染和性传播疾病之间存在强烈的关联。也许一个共同的第三个原因，如特定的人格特质，对饮酒和危险性行为有影响，导致传染病。然而，饮酒对艾滋病毒感染者/艾滋病患者不能坚持抗逆转录病毒治疗有明显的因果作用。

归因于酒精的死亡数。归因于酒精的死亡数是不喝酒精不会死亡的人数。在 2004 年，全球 3.8% 的死亡是由于酒精，6.2% 是男性和 1.1% 是女性。酒精的有害使用是 15—59 岁男性死亡的主要危险因素。在酒精消费量和狂饮场合方面，两性之间均有显著差异 。由于宗教原因，归因于酒精的死亡数在伊斯兰国家最少。西欧国家虽然酒精消费量高，但由于饮酒模式、年龄结构和低风险饮酒的有益影响，因酒精死亡的比例相对小。迄今为止，归因于酒精死亡率最高的俄罗斯及其邻近国家，20% 的男性和 6% 的女性死于酒精的有害使用。在经济迅速扩展的中等收入国家，如巴西和中国，因酒死亡数也比较高。

归因于酒精的疾病和损伤负担。失能疾调整生命年（DALYs）代表整体疾病负担的测度，是由于过早死亡而丧失的寿命，结合着多年生活在不完全健康状态而丧失的寿命，是评估在某一人群内疾病总负担的单一指标。在 2004 年，4.5% 的全球疾病和损伤负担归因于酒精：7.4% 的男性和 1.4% 的女性。曾有人报告，饮用小量酒精可降低冠状动脉心脏病的风险，研究人员否认酒精有这种保护作用，饮用小量或中等量酒精对冠状动脉的保护作用非常有限，不可能超过酒精引起的伤害。[1]

　　酒精消费与其他健康风险比较：酒精在全球死亡危险因素中排名第八，是全球第三大疾病和残疾的危险因素，仅次于儿童体重不足和不安全性行为。总的来说，饮酒对 DALY 的影响比对死亡率的影响更明显，这是由于两个原因所致：由于酒精造成的死亡发生在生命的早期，过早死亡率导致多年生命丧失；以及由于酒精使用障碍往往导致残疾。在两个世卫组织区域（美洲和西太平洋）和许多中等收入国家，饮酒是疾病负担的最大风险因素。除了大量的慢性和急性健康影响外，饮酒也涉及广泛的心理后果，包括暴力、儿童忽视和虐待，在工作场所缺勤，以及许多其他的影响。考虑到与其他健康风险相比酒精消费的意义，公共政策对有害使用酒精没有给予适当的关注，却将更高的优先级给予其他较小的健康风险。

对他人和社会的伤害

　　与烟草一样，酒精的消费不仅影响消费者自己，也影响其他人。饮酒对自己的社会影响有：影响其社会角色和每天的责任，影响其工作、家庭、友谊和公务；降低自己生产力，失去工作；在它周围的人要花费工作时间去弥补他的过失、缺勤或迟到。同样，酗酒对父母或监护人照料孩子的能力有不良影响。由于饮酒者的疏忽或虐待对孩子有直接和长期的严重不良影响。家庭成员、社会服务或公共安全机构为了对付饮酒者的疏忽或虐待可能对饮酒者产生严重后果。引起对他人的伤害的例子如母亲饮酒引起孩子出生前的疾病，以及酗酒者采取的暴力引起的损伤。在 2100 万人口的澳大利亚，有 1000 万以上的人受到一位陌生人饮酒的负面影响。除了对家庭成员、亲戚、朋友、同事有不良社会影响外，饮酒者也对陌生人有影响：醉驾引起交通事故的受害者。在里约热内罗狂欢节期间，至少有 16 800 人在超量饮酒引起的暴力、街头斗殴、撞车和意外事故中受伤。酗酒者也犯下包括杀人、抢劫、性骚扰和与抢夺财产有关的犯法行为，而他们并不认识受害者。其他人还可能遭到酗酒者言语威胁、噪声的骚扰。这些违法行为也使饮酒者受影响如果他或她遭逮捕、受处罚。

　　酒精引起影响他人的重大健康伤害以及公共秩序违法行为，尤其是醉

---

[1]　Nuffield Commission on Bioethics 2007 Public Health：Ethical Issues，101.

驾、其他事故和暴力。最近人们对酒精伤害逐渐有所认识，但还认识不到
需要改变饮酒行为。由于酒精饮料广泛可及和价格低，酒精消费量日渐增
加，由此引起的伤害也日益严重。酒精使用一般会增加冒险和暴力行为。
超量饮酒者更容易采取暴力行为，同时自己也更容易成为受害者。饮用酒
精的直接影响是在路途、职场和家中的意外事故、火灾（往往与吸烟连
在一起）、家庭暴力以及破坏公共秩序和暴力犯罪。2004 年根据英国政府
估计酒精滥用引起对他人的伤害如下：

☆ 120 万件暴力事件，约为全部暴力犯罪案件的一半；

☆ 36 万件家庭暴力，约为全部家庭暴力的 1/3；

☆ 530 件醉驾引起的死亡；以及

☆ 在高峰时刻因意外事故和急诊住院的 70% 为酒精引起。①

　　酒精不仅影响家庭那样的小群体，而且影响社会。例如在工程午餐时
痛饮可影响工作质量，工厂的生存能力。这转过来影响依赖工厂工作的社
区的生存能力，从而使广泛的重度饮酒对整个社会造成不良影响。与酒精
消费有关的死亡、疾病和损伤显然与经济状况有联系，这对个人、国家和
地区都是如此。经济发展越差和社会经济地位越低，与酒精相关的健康问
题越大，至少在饮酒的人中是如此。在国内，一个人的社会经济地位越
低，归因于酒精的疾病负担就越大。在美国酒精每年给国家造成的社会经
济损失达 2800 多亿美元，超过烟草，远远多余非法药品（毒品）。然而
许多国家尚没有像控烟那样控制酒精的立法。由于饮用大量酒精的人引起
对他人的伤害水平很高，根据不伤害原则，政府应该采取行动减低伤害。
例如采取强制性措施禁止血中酒精含量超过规定水平者驾驶机动车或操作
机器，并设立权威机构来对规定的秩序实施监督。

增加公费医疗或社会医疗保险费

　　与烟草一样，酒精引起的疾病使得医疗费用大为增加，加重了公费医
疗或社会医疗保险制度的经济负担，而来源于酒精业的税收入不敷出。酒
精引起的损失包括医疗费用、预防措施、由于健康不好而旷工、超量饮酒

---

① Nuffield Commission on Bioethics 2007 Public Health：Ethical Issues，108.

的不良后果及其治疗预防服务。2004 年英国政府估计与酒精相关的费用每年约为 200 亿英镑，其中使英国公费医疗制度每年损失 30 亿英镑。与烟草相比，估计吸烟使英国公费制度每年损失 17 亿英镑，这不包括吸烟引起的其他损失，如果所有职场全部禁烟，每年可节约 39 亿英镑；如果避免儿童接触吸烟和妊娠期孕妇不吸烟，还能节约更多。而酒精和烟草业通过纳税每年给政府带来的经济收益分别为 80 亿和 76 亿英镑（不包括增值税，在英国和其他国家酒精和烟草要缴纳增值税以外的附加税）。[①]在我国估计 2002—2006 年每年仅酒精饮用造成的劳动力价值损失为 2164.2 亿元，而 2006 年酒行业税收仅为 305.96 亿元。[②] 2005 年因吸烟造成的成本高达 2526 亿元，而烟草行业的工商税利才 2400 亿元。[③]

　　这样就提出一个问题：这是否应该影响酒精或烟草滥用者对治疗的可及。问题是，这些人滥用酒精或烟草，他们在什么程度上可控制自己，在什么程度上受基因或环境因素的影响，使他们难以戒断。尤其是处于社会边缘地位的脆弱人群，他们滥用酒精或烟草往往由于要缓解因其不利的社会地位而引起的心理紧张、焦虑、不幸或压力。如果再让他们有病得不到医疗，这就是等于羞辱他们，他们本来已经处于不利地位，又要他们对他们的健康糟糕的状态负责，这对于他们无异于"雪上加霜"，是不公平的。将酒精或吸烟以及阿片类药品滥用者挑出来另眼相看，极大地违背了共济原则，将人们沦落为仅是为私利而争夺稀缺资源的竞争者。然而，如果行为改变将加强医疗干预的有效性，并且在他们这样做时提供帮助，那么在治疗前后要求他们改变行为是可以得到辩护的。总的说来，虽然药物依赖（尼古丁、酒精、阿片类）要求我们在提供治疗时考虑如何最有效使用资源，虽然在分配必定有限的资源时不得不作出困难的决定，然而根据公共卫生政策，我们努力的重点应该首先在于避免药物滥用发展到要治疗的地步。这是公平的做法，也是在经济上最有前途的做法。但是一旦药物滥用的个人发展到需要治疗，我们还是应该本着"病有所医"的原则提供治疗，不得加以歧视。必须把个人滥用药物的行为与因滥用而发生需

① Nuffield Commission on Bioethics 2007 Public Health: Ethical Issues, 110。
② 徐猛：《酒精饮料对国民经济的危害初探》，《商业经济》，2008 年第 9 期，第 87 页。
③ 张小磊等：《我国因吸烟带来经济损失已大于财政收入》，《羊城晚报》，2010 年 5 月 31 日。

要治疗疾病的情况这二者区分开来。在英国卫生部关于肝移植的准则①中，要求拟移植病人戒酒 6 个月，对继续饮用超量酒精的人不提供移植。医生要求病人在公费医疗提供的移植干预前后改变饮酒（或吸烟）行为，是可以得到辩护的，因为这种行为改变将确保移植的有效性，并且在移植前让病人参与酒精治疗计划，因为停止超量饮酒很可能增加移植在临床上的有效性，甚至还可能使移植成为不再必要。

酒精业的义务

由于种种原因，企业现在更多地注意公司的社会责任。当酒精业（或烟草业）未能尽其责任时，政府对它们施加更严格的管制是合适的，以便更有效地减少它们的产品造成的伤害。例如营销是操纵人们对酒精饮料偏好的有力工具。例如 2006 年苹果酒的销售在英国增加了 23%，因为公司花了几百万镑进行广泛的广告活动。②因此，对酒精（以及烟草）的广告必须进行管制，并且要进一步的管制。在许多国家，尤其是在我国，酒精的广告几乎不受任何限制，国营的中央和地方各电视台每天不知要播出多少酒精广告，给不明真相的观众带来多大的伤害，给医疗系统和国民经济带来多大的损失，而换来的是这些电视台的广告收入，这是非常严重的利益冲突。在广告营销方面要求企业自律是不切实际的，因此我国急需制订管制酒精广告的准则。

政府的作用

酒精和烟草的使用几乎与所有政府部门有关，但是在一些情况下，似乎政府部门支持酒精和烟草行业，而全然不顾人群健康，它们的顾虑之一是这些产品销售减少可能引起失业，以及政府收入减少。上面已经指出，酒精和烟草的税收已经大大不抵因使用酒精和烟草引起的国民经济的损失。英国政府在 2004 年颁布 "酒精伤害减少战略"，在 2007 年又颁布"安全的、明智的、社会的：国家酒精战略下一步"。如果将政府的战略与得到 WHO 赞助的题为《酒精：不是通常的商品》（Alcohol：No Ordina-

---

① Nuffield Commission on Bioethics 2007 Public Health：Ethical Issues，110。

② Ibid.，111.

ry Commodity）①一书中循证研究结果报告相比较，就会发现其中的不一致。后者强调增加税收、限制出售时间和天数以及出售酒精的销售点的密度，还有禁止广告的有效性，但没有证据支持在学校中进行酒精教育的有效性，并缺乏证据证明有关酒精的公益广告和警告标记的有效性。然而，政府原来的战略集中于教育和通讯，审查酒精广告，执行禁售给18 岁以下青少年以及酒精行业在标记和制造方面的自愿措施。事实是，在英国以及其他地方，酒精饮料与可支配收入相比已经不比20 世纪七八十年代那么昂贵了。研究结果报告与英国政府一致的地方是，要支持高危饮酒者，治疗有酒精问题的病人，以及实施有关向酒精中毒者提供服务的规章。虽然证据证明限制酒精可得性的措施是有效的，但英国政府却在2005 年11 月起允许延长酒馆和酒吧的营业时间，放弃了最为有效的措施。公共卫生专家认为，这是公共政策失误，而不是证据不足的问题了。②

看管模型。纳菲尔德生命伦理学理事会的《公共卫生：伦理问题》报告作者主张在公共卫生问题采取以看管（stewardship）为模型的伦理学框架。③看管这个概念是指，国家有责任照看人民的重要需要，不管是个人还是集体。因此，国家是管家（stewards），要考虑到从年龄、性别、民族或社会经济地位等因素产生的不同需要，对于个体来说是如此，对于作为总体的人群来说也是如此，包括国家的公民，以及那些尚未获得公民地位的人，他们都应处于该国家管辖范围内。看管这个概念表达了国家谋求提供使人民有可能健康的条件，尤其是要减少健康不平等。国家需要在促进公众健康中扮演比自由论框架更为主动的角色。除了规定的具体目标外，公共政策应该通过提供医疗服务，帮助人民战胜成瘾，以及支持人民能享有良好健康，以主动地促进健康，平等地关注人民的各种需要，用民主和透明的决策程序来确保合适地平衡个体的利益与社会的利益。

家长主义与看管模型之间的区别是后者不那么支持非常强制的通用

---

① Babor, T. , 2010, Alcohol: No Ordinary Commodity: Research and Public Policy, Oxford University Press; 2 edition.

② Nuffield Commission on Bioethics 2007 Public Health: Ethical Issues, 114.

③ Ibid. , 25—26.

措施，而是对尊重个体性的需要更为敏感，实施政策时设法采取最小的侵入性措施，也要考虑到有效性和相称性等标准。在看管模型之下，公共卫生政策应该听取公众的观点，政府应该创造条件使得公众能够详细检查和评判所建议政策的适宜性。作为公共卫生框架的看管模型仍然包括经典的不伤害原则，该原则是这种进路的中心部分，并且为公共卫生干预提供最强烈的辩护。公共卫生若干重要问题可以用不伤害原则来解决，然而也有不少问题应用经典的不伤害原则难以处理，这就要诉诸看管模型。以看管模型为导向的国家实行的公共卫生计划应该有如下的核心特征：

☆ 目的是减少人民可能加于对方的不良健康的风险；

☆ 目的是通过管理确保支持良好健康的环境条件来减少不良健康的原因，例如提供洁净的空气和水、安全的食品和体面的居住条件；

☆ 对儿童和其他脆弱人群的健康给予特别的注意；

☆ 不仅通过提供信息和建议，而且通过帮助人们克服成瘾和其他不健康行为来促进健康；

☆ 目的是确保人民容易过一个健康的生活，例如提供方便和安全的锻炼身体的机会；

☆ 确保人民对医疗服务的合适可及；以及

☆ 目的是减少不公平的健康不平等。

在约束方面，这些计划应该：

☆ 不去试图强迫成人去过健康的生活；

☆ 将没有那些受影响的人个人同意或没有程序公正安排的干预最小化；以及

☆ 设法将被认为不当地侵入性的干预以及与重要的个体价值相冲突的干预最小化。

这种看管模型为政府对酒精和烟草采取比目前更为强制性的措施提供了辩护。这些措施包括管理酒精消费的强制性战略，尤其在价格、营销和可得性领域。例如对含酒精饮料征收更高的税，这是减少酒精消费的有效战略。

保护脆弱人群

公共卫生措施应该给予脆弱人群以特别注意。与吸烟一样，酒精造成依赖，引致伤害，因此对儿童和青少年使用酒精或烟草要经常加以关注。2005 年英国的一项 11—15 岁学龄儿童吸烟和饮酒的全国性调查提示，在1982—2005 年间饮酒和吸烟的人数略有下降，但酒精消费量在近年来显著上升，尤其是在女孩中。这项调查发现，22% 的男孩和 23% 的女孩在调查前一周饮酒。所有的小学生在过去一周内饮用了 14 个或更多单位（8 克纯酒精为一个酒精单位）的酒。A 在过去一周内饮用酒精的小学生使得比例随年龄而增加，从 11 岁的 3% 到 15 岁的 46%。饮用酒精的小学生的每周平均酒精消费量从 1990 年的 5.3 单位增加到 2005 年的 10.5 单位。定期饮酒的比例女孩（10%）高于男孩（7%）。吸烟的比例也随年龄而增加从 11 岁的 1% 增加到 15 岁的 20%。那些吸烟者往往也饮用酒精。[1]鉴于儿童和青少年面临的严重身心健康威胁，作为人民看管者的政府必须利用其手中掌握的权力采取果断行动尽一切可能来防止他们成为酒精或尼古丁的依赖者和成瘾者。这在伦理学上是完全可以得到辩护的。年轻人往往缺乏对风险作出判断的能力，并容易轻信他人。此外，如果一个人在儿童和青少年时期就开始饮酒吸烟，继续到成年，他们接触这些健康伤害要比成年时开始时间长，滥用这些物质引起的健康及其他伤害对于正在发育中的儿童和青少年是非常非常严重的。

酒精和烟草产品的制造商、广告商和销售商必须充分地认识到儿童和青少年的脆弱性，对预防对健康的伤害承担更为明确的责任。这包括不要对风险轻描淡写，不要利用饮酒和吸烟的吸引力，尤其不要以这种方式引诱儿童和青少年，要严格限制规定年龄以下的儿童容易获得这些产品。我们必须认识到将保护儿童和青少年的责任寄托给酒业和烟草业是不切实际、事与愿违的，除了加强政府的管制外也要赋权给人民，使他们能够作出理性的选择，过更健康的生活。

在英国和其他发达国家，我们可以看到自从 20 世纪 70 年代以来吸烟人数和吸烟量都有所减少，这是人们越来越知道吸烟的危险的结果。可

---

① Nuffield Commission on Bioethics 2007 Public Health：Ethical Issues，115.

是，在酒精方面，许多重度饮酒者仍然低估饮酒引起的风险，不愿意或不能够认识到他们的健康风险或糟糕的健康是饮酒引起的。相比起来，吸烟引起风险的信息容易呈现，即任何量的吸烟都是有害不健康和带来风险的，但对饮用酒精引起的风险，难以呈现一幅清晰的图景。

虽然前述《酒精：不是通常的商品》一书中说，在酒精饮料包装上的警告标记对于直接改变饮酒行为无效，然而也有证据证明警告标记增加人们对健康风险的意识。2007 年英国政府与酒精业达成一项协议，在酒精饮料的容器和包装上贴上新的标签。2008 年英国政府举行咨询会讨论是否需要酒精管制立法。①

总而言之，政府和立法机构对酒精和烟草的管制措施，按照看管模型，是完全得到伦理学辩护的。政府有责任保护亿万人民的健康，尤其儿童和青少年这些脆弱人群的健康，其中也包括酒精和烟草使用者的健康。

三　阿片类药品

对阿片类药品使用者②的惩罚性法律

在 1980 年代早期，随着经济改革的发展和对外开放，国际贩毒集团开始将大量非法药品通过中国云南和缅甸的边境地区打入中国香港、欧洲和美国。有些非法药品沿着这条通道并在更广泛的地区内销售，因此在中国大陆打开了非法药品消费市场。在 10 年里，中国从一个贩卖非法药品的中转国转变为一个巨大的非法药品消费市场。根据中国禁毒报告，③查获非法药品数量逐年大幅上升（见表 1：我国每年查获非法药品量）。查获的冰毒数量特别高，到 2012 年比 2005 年增加 6 倍以上，查获总量 45.1

---

① Nuffield Commission on Bioethics 2007 Public Health：Ethical Issues，116.

② 阿片类药品是具有精神活性的化学物质，可称为"非法药品"，其本质与尼古丁、酒精性质相同，称之为"毒品"既不科学，又具有误导性的政策含义。尼古丁和酒精是比阿片类药品对人类健康危害更大的"毒品"。同理，"毒品使用者"一词对使用者有贬低、污名化和歧视的含义，这里改称"非法药品使用者"。本节内容是黄雯的论文"对我国惩罚精神药品使用者政策的伦理挑战"，载于《生命伦理学通讯》，2015 年第 1 期，在这里略有删改。

③ 公安部禁毒局：《中国禁毒报告》，2013 年 6 月 7 日。

吨。2014 年官方估计我们年消费非法药品 400 吨。①

表 1   我们每年查获非法药品的数量   (吨)

年份	海洛因	鸦片	冰毒	K 粉	大麻
2005	5.19	2.05	2.62	—	—
2006	5.79	1.69	5.95	1.79	—
2007	4.60	1.20	5.80	6.00	—
2008	4.33	1.38	6.15	5.27	—
2009	5.80	1.30	6.60	5.30	8.70
2010	5.30	1.00	9.90	4.90	3.20
2011	7.08	—	14.32	—	—
2012	7.3	—	16.2	4.7	4.2

与城市化和现代化的快速发展一起，非法药品使用者的数量和非法药品的多样性不断增加。除了海洛因，新型非法药品如冰毒、摇头丸、K 粉等也在使用。据官方统计数据显示，到 2012 年底注册非法药品使用者几乎有 210 万，阿片类药品使用者占 60.6%，而合成非法药品使用者占 38%。据报道，2014 年 11 月非法药品使用者登记人数达到了 276 万。但是据国际惯例估计，实际人数是 1300 万，青少年非法药品使用者的数量占总数的 70% 以上。② 我们知道，共用针头可引起许多传染性疾病，如艾滋病和丙肝。所以很明显，这些数据表明，非法药品使用已经在我国成为一个严重的公共卫生和社会问题，它不仅严重危害非法药品使用者的身心健康，也严重危害社会。

面对这种严峻的形势，中国政府和立法机关决定采取惩罚性的办法来对付这个问题。1990 年全国人民代表大会颁布了《关于禁毒的决定》，③ 其内容有：

① 罗莎等：2014 年中国实际非法药品使用人数超 1300 万，年耗非法药品近 400 吨，新华网，2014 年 11 月 3 日。
② 刘子阳：《我国实际非法药品使用人数超过 1000 万人》，《法制日报》，2014 年 6 月 26 日；罗莎等：《中国实际非法药品使用人数超 1300 万年耗非法药品近 400 吨》，新华网，2014 年 11 月 3 日。
③ 全国人民代表大会：《关于禁毒的决定》，1990 年。

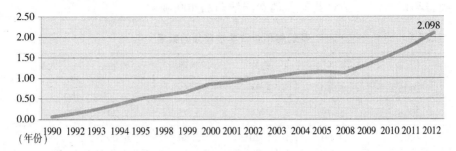

图1：1990—2012年我国非法药品使用者登记人数（百万）①

八、吸食、注射非法药品的，由公安机关处十五日以下拘留，可以单处或者并处二千元以下罚款，并没收非法药品和吸食、注射器具。

吸食、注射非法药品成瘾的，除依照前款规定处罚外，予以强制戒除、进行治疗、教育。强制戒除后又吸食、注射非法药品的，可以实行劳动教养，并在劳动教养中强制戒除。

18年后，《中华人民共和国禁毒法》② 正式颁布。在该法中包括了强制检测、强制登记和强制戒毒：

第三十二条　公安机关可以对涉嫌非法药品使用的人员进行必要的检测，被检测人员应当予以配合；对拒绝接受检测的，经县级以上人民政府公安机关或者其派出机构负责人批准，可以强制检测（强制检测）。

公安机关应当对非法药品使用人员进行登记（强制登记）。

第三十八条　非法药品使用成瘾人员有下列情形之一的，由县级以上人民政府公安机关作出强制隔离戒毒的决定：

（一）拒绝接受社区戒毒的③；

（二）在社区戒毒期间吸食、注射非法药品的；

（三）严重违反社区戒毒协议的；

（四）经社区戒毒、强制隔离戒毒后再次吸食、注射非法药品的。

对于非法药品使用成瘾严重，通过社区戒毒难以戒除毒瘾的人员，公

---

① 公安部禁毒局：《中国禁毒报告》，2013年6月7日。

② 全国人民代表大会：《中华人民共和国禁毒法》，2004年。

③ 在我国社区是由与公安部门派出机构派出所紧密相连的居民委员会组织，因此不是严格意义上的"社区戒毒"。社区戒毒或更确切的名字是"社群戒毒"，是指以社群（如艾滋病患者组织、男同组织或非法药品使用者组织）为基础的组织开展的戒毒工作。

安机关可以直接作出强制隔离戒毒的决定（强制戒毒）。

很明显，该部法律中含有强制检测、强制登记和强制戒毒的要素。

为了控制非法药品使用者，公安部开发了一个叫做"动态控制"的方法。①这是指已登记的非法药品使用者当他们离开自己的住所去外地必须报告公安机构，无论走到哪里他将接受监测和强制性尿检，只要警察认为必要。检测结果是阳性的，就被认为是复吸，他口袋里的钱被认为是毒资因而被没收。

为了更严厉地打击非法药品使用，在禁毒法颁布后几年内出台了一系列的有关规定，如《毒品使用检测程序规定》，②《毒品使用成瘾认定办法》③，《公安机关强制隔离戒毒管理办法》④ 等。虽然禁毒法为非法药品使用者提供更多的选择，如自愿戒毒、社区戒毒、强制隔离戒毒，但它在实际上仍然集中在强制隔离戒毒。

从上面扼要描述的法律可见，我们不能不问：对非法药品使用者这些惩罚性法律能够在伦理学上得到辩护吗?⑤

反对对非法药品使用者采取惩罚性政策的论证

20 世纪 90 年代禁毒决策和 21 世纪禁毒法背后的理论预设是，使用非法精神药品是个人自主选择的一个种不端行为或品行不良，因而必须定义非法药品使用者为违法者或罪犯，通过惩罚加以强制纠正。惩罚性法律旨在消除或至少减少非法药品使用量和非法药品使用者人数，并将最终摧毁整个非法药品行业。然而，这个理论预设站不住脚的，因为缺乏科学根据，将非法药品使用者定义为违法者或罪犯得不到伦理学的辩护，以及这种政策的实施导致毁灭性的负面后果。我们将先后详细讨论这些论点。

---

① http://www.gov.cn/gzdt/2006—08/29/content_ 372152.htm
② 公安部：《毒品使用检测程序规定》，2009 年。
③ 公安部：《毒品使用成瘾认定办法》，2011 年。
④ 公安部：《公安机关强制隔离戒毒所管理办法》，2011 年。
⑤ 围绕非法药品的问题是多方面而复杂的。本文仅集中于在我国最具争议的有关对非法药品使用者政策和法律的伦理问题。其他问题，例如非法药品规模生产和贩卖的相关政策和法律，迄今争议不那么大，不在此处讨论。

药瘾①是一种慢性易复发脑病

尽管非法药品滥用成瘾是否是一种不良行为还是疾病是要由科学提供相关信息的问题，但仍然是涉及一个关于应该做什么的规范性问题。药物是作用于生物学功能（不同于提供营养和水）的化学物质。在一般药物中有精神活性药物作用于神经系统，影响精神功能。精神活性物质中可滥用的药物，可以使人们愉快和快乐，与其他精神活性药物（如氯丙嗪）不同，后者仅仅是用于治疗不是为了娱乐②。这些可滥用的药物可引起心血管、呼吸、消化和中枢神经系统结构和功能的损伤。然后这些可滥用药物的使用者可发展出一种依赖和成瘾，这意味着不管对使用者个人、他们的家庭和社会造成的显著负面影响如何，使用者表现出一种不受控制的强制性觅药和用药行为；不服从传统的自律和良知的约束；并采取正常人不可思议的行动，伤害自己、家人和社会。

经过数十年辛勤的科学研究，科学家业已发现有充分的证据证明，药瘾是一种慢性的、易复发的脑部疾病。当成瘾者长期服用精神活性药物后，他们大脑的基本结构和功能受到严重的损伤，这又转过来引起他们行动一反他们个性，行为异常。随着神经成像术，尤其是功能性顺磁共振成像术的发展，③科学研究发现，非法药品依赖和成瘾具有神经学基础。自20世纪90年代以来，神经成像研究业已鉴定了其在涉及认知、动机、记忆、学习和抑制性控制的大脑区域中的改变。Breiter 等人④在其原创性研究中，即最早的成瘾药理 fMRI 的研究中，将可卡因提供给可卡因使用者，他们发现涉及可卡因神经元反映的大脑区域有边缘区、眶额区和纹状体，这些区是大脑奖赏回路的主要组成部分。自此以后，许多科学家发现，使用可滥用的精神活性物质引起某些脑区以及神经递质及其通路的改变，或与之有关联。他们用 fMRI 进行的研究提供了强有力的证据证明，与对照组相对比，在依赖酒精、大麻、可卡因、尼古丁和海洛因的受试者组中前额皮层的功能活动受到障碍，并且前额皮层、眶额区和扣带回皮层呈现出

---

① 包括非法药品的成瘾，我们称"毒瘾"。

② 对人构成最大威胁的可滥用药物时：尼古丁、酒精和阿片类药物（如海落英）。

③ 对脑活动的研究因应用 PET、SPECT 或 MRI 而革命化，尤其是 fMRI。

④ Breiter H. C. et al, 1997, Acute effects of cocaine on human brain activity and emotion, Neuron 19（3）：591—611.

病理改变，因而他们的判断、决策和抑制性控制的能力受到严重的损害。在某些脑区和递质的损害引起成瘾者异常的行为改变，包括戒断症状、渴求药物和强迫性觅药行为以及决策能力受损。[①] 这些科学发现完全扭转了原来对药物滥用和成瘾的观念。1997 年当时任美国国家药物滥用研究所所长的 Alan I. Leshner 教授[②]首先提出药物成瘾是慢性、易复发脑病，其特征有强迫性觅药行为以及持续滥用药物，不管其负面后果如何。[③]

成瘾的神经生物学理论试图鉴定药物以无法控制药物使用的种种方式作用于大脑的分子和细胞机制。科学研究结果支持成瘾的神经生理解释，因为确实成瘾的药物改变了大脑内源的对于生存是必不可少的奖赏回路，而这种改变使得使用者如此被药物吸引而排除了所有其他活动。这也说明了为什么那些成瘾者会持续使用药物而不顾发展为对引起愉悦效应的耐受以及遭受严重的令人厌恶的后果。这些科学发现已经导致支持成瘾的脑病模型，在这种模型中成瘾药物的慢性使用劫持了成瘾者脑中正常的奖赏回路，并驱使他们持续使用药物，而不顾这种使用引起的伤害，也不顾他们自己也一再想停止使用药物。[④]如何理解成瘾具有深远的社会、临床、哲学和公共政策含义。许多有关成瘾大脑机制的科学研究论文，都支持这样一个基本命题：药物成瘾是疾病，不是不端行为。[⑤]

有些作者认为，虽然我们必须承认成瘾的脑病模型使我们对药物成瘾的理解发生了一次范式的转换，但我们也必须小心谨慎，对成瘾脑病模型

---

① Goldstein R. Z. et al, 2002, Drug addiction and its underlying neurobiological basis: Neuroimaging evidence for the involvement of the frontal cortex, Am J Psychiatry 159 (10): 1642—1652; Volkow N. et al, 2004, Drug addiction: the neurobiology of behavior gone awry, Nature Reviews of Neuroscience 4: 963—970; Hyman S., 2012, Biology of addiction, in Goldman's Cecil Medicine, 24th edition, Elsevier, 14—142.

② Leshner A. I., 1997, Addiction is a brain disease, and it matters, Science 278: 45—47.

③ 参阅: Nutt, David et al, 2012, Brain Imaging in Addiction. In Carter A. et al. (eds.) Addiction Neuroethics: The Ethics of Addiction Neuroscience Research and Treatment, Elseview, 4—25; Duncan, J. R. & Lawrence A., 2012, Molecular neuroscience and genetics. In Carter A. et al. (eds.) Addiction Neuroethics: The Ethics of Addiction Neuroscience Research and Treatment, Elseview, 26—54.

④ Dackis, C. & O'Brien, C., 2005, Neurobiology of addiction: treatment and public policy ramifications. Nature Neuroscience, 8, 1431—1436.

⑤ Carter, A. et al, 2012, Addiction Neuroethics: The Ethics of Addiction Neuroscience Research and Treatment. Amsterdam: Elsevier.

的非批判性接受可能也会有意料不到的负面后果，例如过分强调成瘾是脑病的神经生物学原因可能会提供一个使用侵害性或有风险的神经生物学治疗的理由。[①]这一点是值得我们警惕的。在 2005 年以前，中国大陆许多医院误用或滥用脑病模型，用其安全性和有效性尚未证明的立体定位精神外科手术治疗药物成瘾。其基本原理是，是大脑内有一个奖赏系统，这个系统位于伏隔核某个地方，如果将此点移除，药瘾，尤其是心理性药瘾就能治愈。全中国大陆约有 20 余医院对 738 名非法药品使用者进行了这种手术。然而这些医院以不同方式鉴定伏隔核中那个点，因此它们移除的那个点是不同的。2005 年 3 月 2—3 日卫生部在西安召开的一次专家研讨会上，6 家医院报告他们的治疗结果，结果表明他们移除的是伏隔核中不同的点，但他们都声称有效率为 85%。到会的生命伦理学家在会上评论说，如果你们的报告分别看都是正确的，但是总和来看你们都错了，因为你们每一家都仅移除一个点，其余 5 个点是完整无缺的。研讨会最后是卫生部的声明，禁止将这种手术作为常规医疗进行，仅允许一家有研究能力的医院进行研究。[②]

正如许多精神障碍一样，成瘾的发生是多因素的。这些因素包括遗传和神经生物学决定因素，也包括社会决定因素。成瘾作为一种精神障碍，其社会因素的影响是明显的，例如在发展成瘾以前，个体必须使用在社会上可得的药物。成瘾也与教育、社会经济地位以及接近用药密度高的地区有联系。然而，发现作为一种慢性脑病的成瘾的神经生物学基础和影响个体成瘾的社会因素这两个层面并不是相互排斥的。因此，虽然我们认为成

---

① Carter, A. & Hall, W., 2007, The Ethical Use of Psychosocially Assisted Pharmacological Treatment of Opioid Dependence. Geneva: World Health Organization; 2007 The social implications of neurobiological explanations of resistible compulsions. American Journal of Bioethics, 7, 15—17; and Satel, S. & Lilienfeld, S., 2014, Addiction and the brain – disease fallacy Frontiers in Psychiatry 03 March. http://journal.frontiersin.org/Journal/10.3389/fpsyt.2013.00141/abstract#sthash.wklqSLQ2.dpuf

② 邱仁宗：《手术戒毒要过三道"伦理槛"》，《健康报》2005 年 4 月 19 日；Hall, W. 2006. Stereotactic neurosurgical treatment of addiction: minimising the chances of another 'great and desperate cure'. Addiction, 101, 1—3; Bai, J & Qiu, R 2014 Some issues in neuroethics, in Akabayashi, Akira (ed.) The Future of Bioethics: International Dialogue, Oxford: Oxford University Press, 65—68.

瘾是疾病，我们也应关注其其他相关的社会因素。体现在治疗上，我们应采取包括药物、心理、行为治疗以及家庭、社会支持关怀在内的综合疗法，而不是采取不考虑其他因素的单一疗法。①

药物成瘾者是自主性严重受损的病人

其次，将非法药品使用者当作违法者或罪犯还有一个前提，即预设了他们是拥有完全的自主能力的。按照这种观点，非法药品使用者必须对其行为承担完全的责任，包括药物使用、成瘾以及成瘾引起的所有负面行为，因此应该用法律惩罚他们，迫使他们改变行为。

然而，神经学和心理学研究的成果表明，非法药品成瘾者的自主性受到部分的损害，与拥有完全自主性的正常人，也与完全丧失自主性的严重精神病人不同。自主性是指一个人做出判断、决定以及显示其自我控制的能力。他们不仅花很多时间和精力去设法获得非法药品，他们也非常努力设法停止使用非法药品恢复正常。大多数非法药品成瘾者知道他们的行为不对，当他们处于正常状态时它们甚至也憎恨非法药品。只是当开始药瘾发作、渴求非法药品时他们已经不由自主。研究表明，在开始他们使用非法药品是自愿的行动，逐渐地这种自愿行动转变为非自愿的使用，最后他们的行为被渴求非法药品的药瘾驱使。他们对自己很少有长期计划，即使有计划他们也很难去实施它；他们不能将自己的意志强加于自己，特别难以管理和约束自己；他们的生活完全处于混乱状态；他们得过且过，只能对眼下的事做出选择。

然而，我们应该承认，寻求快乐和避免痛苦是人的本能。当成瘾者被拘留、被惩罚时，他们会更加渴求去获得和使用药物去缓解他们遭受的压力。理由正在于是人有避免伤害/痛苦和寻找受益/快乐的 生理和心理上的本能。在心理学上人要感觉良好（feel good），享受快乐、愉快、欣快、舒服和幸福；在经受焦虑、担忧、恐惧、沮丧、失望、紧张和疲倦时要设法使感觉变好一些（feel better）。一旦他们滥用非法药品，成为瘾者，如果我们将他们作为违法者或罪犯对待，监禁他们，惩罚他们，羞辱他们，歧视他们，将他们边缘化，这样做反过来驱使他们更加需要服用非

---

① Carter, A. et al, 2012, Addiction Neuroethics: The Ethics of Addiction Neuroscience Research and Treatment. Amsterdam: Elsevier. xvii—xx.

法药品。①

因此，当成瘾者出现戒断症状，他们的觅药行为不是一种自主的选择，而是直接被结构和功能受损的大脑所驱使。那时，他们不能对他们的行动及其后果负道德和法律上的责任。一旦他们的毒瘾得到满足，他们的自主性和理性得到恢复，他们就应该对他们选择的行动及其后果负责。

药品成瘾者的自主性是否受损以及受损自主性对治疗以及如何对待他们的含义，是有争论的。有人论证说，成瘾者仍然有同意参加研究的能力，并且担心自主性受损这一概念使人有理由给强迫成瘾者去接受基于神经生物学的治疗。②其他人则论证说，脑病模型掩盖了成瘾中的选择因素，对激励做出反应的能力，以及人们使用非法药品有多种理由这一基本事实，因此成瘾者能够选择恢复，而不是他们"被绑架的大脑"的无奈受害者。③这些作者没有注意到在完全自主性与完全没有自主性这两极之间是一个连续统。对于非法药品成瘾者来说，自主性不是一个要么零、要么全的状态：自主性和决策能力受损的严重性和程度因不同个体而有不同。对于大多数成瘾者来说，当他们对非法药品的渴求得到满足、戒断症状缓解时，他们就会拥有完全的自主性，然而在毒瘾发作、渴求非法药品和强迫性觅药行为时他们可暂时失去理性决策能力。他们在一个时期可理性地做出选择，而在另一个时期他们变得不能够理性地做出选择。他们始终在当他们恢复为理性行动者时决心摆脱使用非法药品，与当出现戒断症状、他们失去理性决策能力时拼命渴求药物、强迫性觅药这二者之间摇摆不定。受损自主性概念对治疗的含义有：

（1）他们并没有完全失去他们的自主性，他们能够恢复自主性，因此治疗应该是自愿的，知情同意原则应该作为默认来实施。当成瘾者作为一

---

① Levy, Neil, 2012, Autonomy, responsibility and the oscillation of preference, in A. Carter et al. (eds.) Addiction Neuroethics: The Ethics of Addiction Neuroscience Research and Treatment, Elseview, 139—151.

② Carter, A. & Hall, W., 2008, The issue of consent in research that administers drugs of addiction to addicted persons. Accountability in Research, 15, 209—225; . Hall, W. & Lucke, J., 2010, Legally coerced treatment for drug using offenders: ethical and policy issues. Crime and Justice Bulletin, 144, 1—12.

③ Satel, S. & Lilienfeld, S., 2014, Addiction and the brain—disease fallacy Frontiers in Psychiatry 03 March.

个理性行动者有行为能力时，应该告知他们治疗计划，并获得他们的同意。

（2）也许有那么一段时间，当他们戒断症状急性发作时，他们不能坚持他们同意的治疗计划，然而治疗符合他们的最佳利益，不能排除对他们进行强制性治疗。

有一些作者认可在特殊条件下对成瘾者进行强制性治疗。[①]支持在特殊条件下进行强制性治疗的理由有帮助他们克服成瘾，以及对社会有益。这既是家长主义干预，也是非家长主义干预。那么现在的问题是，这种强制性治疗是否可在伦理学上得到辩护，以及如果能得到伦理学的辩护，那么"强制隔离戒毒"这种做法是否也能得到伦理学的辩护？我们要论证，对强制性治疗的伦理学辩护只能基于善意的家长主义干预。在临床实践中不能完全排除在特殊条件下的家长主义干预。在中国大陆，与非法药品使用者的所有访谈都显示，当他们恢复理性时他们都强烈要求摆脱非法药品，他们都明白非法药品使用对他们自己及其家庭的毁灭性后果。密尔（John Stuart Mill）说过，看见一个人要过一条不安全的桥，但警告他已经没有时间，将他一把拉回来，并非侵犯他的自由。[②]然而为了防止强制性治疗被误用或滥用，必须坚持下列5条标准：（1）成瘾者无行为能力做出治疗决定，例如当戒断症状发作时，他们的自主性受到严重损害，不能做出理性决定，或不能坚持他们同意的治疗计划；（2）所提供的治疗肯定是安全而有效的；（3）强制性治疗没有超过最低程度的风险或伤害；（4）治疗不会引起严重的负面效应；（5）所有成瘾者应该事先被告知，并表达他们的同意（事先同意），在上述条件下可能要对他们进行强制性治疗，在不能获得事先同意时则应该在治疗后获得他们的同意（事后同

① Caplan, A., 2008, Denying autonomy in order to create it: the paradox of forcing treatment upon addicts. Addiction, 103; United Nations Office on Drugs and Crime (UNODC) 2009 From coercion to cohesion: Treating drug dependence through health care, not punishment. Discussion paper based on a scientific workshop, UNODC, Vienna, October 28—30; Wild, C. et al, 2012, Consent and coercion in addiction treatment, in Carter A. et al. (eds.) Addiction Neuroethics: The Ethics of Addiction Neuroscience Research and Treatment, Elseview, 153—174; Carter, A. & Hall, W., 2012, Addiction Neuroethics: The Promises and Perils of Neuroscience Research on Addiction. Cambridge: Cambridge University Press, 134—145, 246—247.

② Mill, J.S., 1963, On liberty, in Collected Works, vol.18, Toronto: University of Toronto Press, 213—310.

意)。而且不管是在强制性治疗还是在非强制性治疗的情况下,在治疗前、治疗中和治疗后应该不断地评价成瘾者的决策能力。如果成瘾者有行为能力,知情同意过程必须是知情后表示同意的（opt‒in）；如果他没有行为能力但治疗非常紧迫,可应用代理同意、事先同意和事后同意。因此这种知情同意模型不是一种一劳永逸的判断,而是在成瘾者与医疗和照护提供者之间基于伙伴关系的协作过程。[①]

那么上述对强制性治疗的辩护也能为"强制隔离戒毒"这种做法辩护吗？有些中国作者认为可以。[②]但他们没有认识到,在上述意义上的强制性治疗与"强制隔离戒毒"之间存在根本的区别。第一,在前者非法药品使用者是病人,我们有义务对他们进行医疗照护；而在后者,他们是违法者,他们必须受到惩罚。第二,在前者强制性治疗仅在特殊条件下进行；而在后者成瘾者被关在戒毒所几个月到几年,当放出去时受到接触追踪,在警方认为必要的任何时候被迫检测尿样,被剥夺了公民自由和权利。第三,在前者,成瘾者享有在宪法和法律规定的一切公民权利；在后者,成瘾者被剥夺了一个即使是犯罪嫌疑人按照法律也应该享有的正当程序和司法公平的权利,唯有警方决定谁是非法药品使用者,谁应该到警察局登记,谁应该被关进强制隔离戒毒所以及应该关多长时间,谁应该被送到劳教所或监狱,等等。第四,在前者,治疗是自愿的,知情同意原则作为默认得到实施,治疗计划应该告知成瘾者并在他们有行为能力时获得他们的同意,强制性治疗仅在满足若干标准时才可进行,需要获得代理同意、事先或事后的同意；在后者,完全拒绝将知情同意作为一种伦理要求。

现在让我们来集中讨论这个问题：将非法药品成瘾者界定为违法者或罪犯是否能够得到伦理学辩护？界定某一行动为违法或犯罪必须满足两个条件：其一,行动者对其行动负有责任；其二,这种行动的后果是严重负

---

① Wild, C. et al, 2012, Consent and coercion in addiction treatment, in Carter A. et al. (eds.) Addiction Neuroethics: The Ethics of Addiction Neuroscience Research and Treatment, Elseview, 153—174；Carter, A. & Hall, W., 2012, Addiction Neuroethics: The Promises and Perils of Neuroscience Research on Addiction. Cambridge: Cambridge University Press, 134—145, 246—247.

② Wu, Zunyou, 2012, Arguments in favour of compulsory treatment of opioid dependence, Bulletin of the World Health Organization 2013；91：—1——1. doi：10. 2471/BLT. 12. 108860.

面的。将界定非法药品使用本身是犯罪或违法，不满足这两个条件。就第一个条件而言，当我们说行动者对他行动负有责任时，这个行动必须是他自主选择的结果。然而，这种行动是由成瘾引起的，例如不顾一切地强迫性觅药，这不是也不可能是他自主选择的结果，因为那时他的自主性严重受损或被剥夺了。当成瘾时，他别无他择，只得追随强迫性的觅药行为。对于第二个条件，非法药品广泛滥用的社会后果是严重的。然而，将所有这些后果都归罪于非法药品使用者是不公平的，尽管当他们有行为能力时他们采取这样的行动是要负有责任的。反之，我们应该归罪于贩卖非法药品人，禁毒战争中的腐败官员，以及实践证明无效的且不符合伦理的非法药品政策和法律。这里还有一些伦理问题需要讨论。第一个问题是，我们应该将一个行动本身及其后果加以区别。例如，驾驶是合法的，然而酒驾容易引起事故，造成人员死伤，应该被立法禁止和惩罚。然而，这不能构成一个理由来界定驾驶是非法的。另一个例子是，吸烟引起的死亡数和社会经济损害比使用非法药品严重得多得多，但吸烟本身没有被界定为非法。我们所做的仅是禁止在公共场所吸烟。有什么理由使我们界定使用非法药品为非法呢？第二个问题是，在什么样的条件下我们能够在伦理学上为用法律干预一个人的行动进行辩护？密尔在《论自由》中提出了伤害原则，并论证说："可以正当地行使权力于任何一个文明社会的成员而违背他的意志的唯一目的是防止伤害他人"，仅仅为他自己的利益则不是一个充分的理由。① 如果我们社会的任何一个同胞采取的一个行动没有伤害他人，有什么理由用法律干预它呢？例如一个驾驶员喜欢喝酒，但从不醉驾，或者一个吸烟者从不在公共场所吸烟，有什么理由用法律来禁止他驾驶或吸烟呢？②③

实施惩罚性政策引致灾难性的负面后果

我们有一个得到广泛接受的座右铭：实践是检验真理的唯一标准。实

① Mill, J. S., 1963, On liberty, in Collected Works, vol. 18, Toronto: University of Toronto Press, 213—310.

② 于宁等：《我国禁毒法对减少伤害政策的含义》，《中国医学伦理学》2009 年第 22 (6) 期，第 68—70 页。

③ 朱伟：《请把药物成瘾者首先看作病人》，《健康报》2014 年 4 月 25 日。

施惩罚政策的实践给我们充分的理由怀疑这种惩罚性政策能够合适地解决非法药品使用问题。例如所有的目的,如减少非法药品消费量和减少非法药品使用人数都没有达到,甚至没有接近到达。上面的图表和数字显示正好相反。非法药品消费量和非法药品使用人数一直稳步增长,甚至离开强制隔离戒毒所的非法药品成瘾者的复吸率也非常高。实施惩罚性政策也产生灾难性负面后果,其中之一"物质替代",即在执法压力下使用者以前使用的非法药品(如海洛因)难以获得,他们就转向合成非法药品;同时非法药品使用者广泛地受到羞辱、歧视、边缘化和被排除在外,他们的基本人权受到严重的侵犯。①

当制订惩罚性法律将非法药品使用者作为违法者对待时,本意是要对待他们不像罪犯那样严厉。然而,结果是适得其反。根据刑法,一个被怀疑犯有罪行的人在他被法庭被证明有罪以前是犯罪嫌疑人。首先,唯有法院才有权利判定犯罪嫌疑人是否有罪;第二,判定一个犯罪嫌疑人是否有罪有正当的程序,在审判期间犯罪嫌疑人有权获得司法公正,包括在审判期间他可为自己辩护,也可以请律师为他辩护。然而对于非法药品使用者,这是完全由警方来判定谁是非法药品使用者,谁复吸,谁应该被送入强制隔离戒毒所。作为违法者,非法药品使用者没有正当程序和司法公正的权利,在司法公正方面他们的命运还不如罪犯。他们基本的自由权利和人权遭到公然的和明显的侵犯。

对待非法药品使用者有两种模型:惩罚模型和医疗模型。②在前一模型中,其意图是惩罚这种被列为违法或犯罪的非法药品使用的行动,然而这种模型得不到伦理学的辩护,因为丰富的科学证据证明非法药品使用者是患有慢性脑病的病人,如果他们没有在其他方面犯罪或违法,就

---

① Costa, A. M. , 2008, Making drug control 'fit for purpose': Building on the UNGASS Decade E/CN. 7/2008/CRP. 17 http://www.unodc.org/documents/commissions/CND – Session51/CND – UN-GASS – RPs/ECN72008CRP17E. pdf Accessed 04. 20. 11; Kleiman, M. et al, 2011, Drugs and Drug Policy, Oxford: Oxford University Press, 15—134; . Global Commission on Drug Policy 2011 War on Drugs Report. http://www.globalcommissionondrugs.org/wp – content/themes/gcdp_ v1/pdf/Global_ Commission_ Report_ English. pdf.

② United Nations Office on Drugs and Crime (UNODC) 2009 From coercion to cohesion: Treating drug dependence through health care, not punishment. Discussion paper based on a scientific workshop, UNODC, Vienna, October 28—30.

不应该被当作罪犯或违法者对待。上面讨论的伤害原则否定了惩罚模型在伦理学上的可辩护性。惩罚模型也证明是适得其反的，因为在惩罚模型下非法药品使用者经受的痛苦驱使他们更为渴望使用非法药品，并继续遭受使用非法药品带来的伤害。基于上述的讨论，我们可以做出结论说，能够得到伦理学辩护的对待非法药品使用者的最佳进路是医疗模型。由于非法药品成瘾被界定为慢性脑病，所需要的合适的医疗，正与其他疾病一样，而不是拘留、拘禁、劳改、指责或惩罚。与医疗模型相比较，基于惩罚模型的政策始终是无效的，也是不公平的。按照医疗模型，应该提供综合治疗，包括医学、心理和行为的治疗，家庭和社会的支持和关怀。国际研究和成功经验也显示，药物成瘾的治疗必须多样化，医疗是成功治疗的第一步。药物依赖的治疗必须是可及的，考虑到病人的不同需要。基于科学证据的治疗是有效治疗的基础，有效治疗还要求我们对非法药品成瘾者如患其他疾病的病人一样平等对待。治疗应该是自愿的和知情的。总而言之，帮助成瘾者摆脱非法药品成瘾的关键，是提供自愿的、知情的、循证的和以平等权利为导向的治疗。①我们获得的证据证明，在我国推行的美沙酮维持治疗符合自愿、知情同意和权利平等的原则，这种治疗选项具有最有力的科学根据。根据初步测算，2005—2010 年 7 年来美沙酮治疗减少海洛因消耗约 41.8 吨，减少非法药品交易约 258.1 亿元人民币，减少非法药品相关的偷抢骗等违法犯罪行为约 530 万次；还使 7500 名接受美沙酮治疗的非法药品使用者获得了就业。以中央和地方对美沙酮治疗的总投入 12.3 亿元人民币计算，平均政府每投入 1 元避免了社会上 21 元的毒资交易以及由此引发的相关违法犯罪。②

　　基于上述讨论，我们可以了解，如果我们能够转变观念，采取明智的政策，将为非法药品问题提供一个更为有效的解决办法。目前我们需要做的是，关闭所有强制性隔离戒毒所或者将它们转变为治疗和预防药物依赖和成瘾的中心，在其中提供自愿的、知情的、循证的和以平等权利为导向

---

　　①　Global Commission on Drug Policy 2011 War on Drugs Report. http：//www. globalcommissionondrugs. org/wp－content/themes/gcdp_ v1/pdf/Global_ Commission_ Report_ English. pdf

　　②　吴尊友：《我国的美沙酮代替治疗》，2011 年 7 月 23 日，http：//news. xinhuanet. com/2011—06/23/c_ 121577199. htm

的治疗。① 非法药品使用者是我们的朋友，不是我们的敌人。作为朋友赢得他们，我们就能成功打击与非法药品贩卖有关的罪行。我们应该关怀包括非法药品使用者在内的脆弱群体的疾苦，努力防止他们免遭污名化、歧视和不公正，并维护他们的人权。

附录：

治疗、预防和控制药物依赖和
成瘾的共识和建议

参加由复旦大学社会科学基础部、复旦大学应用伦理学研究中心、复旦大学法学院、上海市伦理学会、上海市社会科学院人类健康与社会发展研究中心、中国自然辩证法研究会生命伦理学专业委员会、中国性病艾滋病协会伦理工作委员会、中国医学科学院/北京协和医学院生命伦理学研究中心、华中科技大学生命伦理学研究中心、公共卫生治理项目以及国际毒品政策联合会主办和协办的第一届全国药物依赖和成瘾科学、伦理学和法学学术研讨会（2013 年 12 月 15—16 日上海）的科学家、生命伦理学家、法学家以及其他专业人员通过报告和讨论，对我国有关药物依赖问题达到如下共识：

一、药物（烟草、酒精、阿片类等精神活性药物）的依赖和成瘾已经成为重大的公共卫生问题和社会问题，严重影响人们的身心健康，大大增加多种疾病的发病率和死亡率，增加了社会的疾病负担，给社会经济造成严重损失。

二、随着药物依赖科学研究的进展，我国政府对药物依赖政策的制定和执行应与时俱进，才能够应对不断变化的药物依赖局势。我国还没有针对酒精使用的国家政策，应该赶快制定；对烟草的政策不完善，执行不

---

① United Nation Entities 2012 Joint Statement：Compulsory drug detention and rehabilitation centres http：//www. unaids. org/en/media/unaids/contentassets/documents/document/2012/JC2310 _ Joint% 20Statement6March12FINAL_ en. pdf

力，急需改进加强；对阿片类药物的政策争议较大，需要重新评估，提出改进意见或进行改革。合适的政策应该是有科学证据支持的、实践证明有效的，要坚持科学决策；同时，决策也应该是合乎伦理（不伤害人、有益于人、尊重人、公正对待人）的，尊重人的尊严和人权的。

三、有关药物依赖防治的政策问题，必须经多学科的专家（包括科学家、医学家、生命伦理学家、法学家、社会学家、心理学家等）进行共同探讨，一起寻找合适的解决办法，提出建议。合适的药物依赖政策也必须由各有关部门、专业人士和公众代表共同参与制定，坚持民主决策。

四、国务院制定药物依赖防治条例，设药物依赖工作委员会，统筹、协调政府各部门相关防治工作。

根据以上共识，会议提出以下建议：

一 尼古丁依赖的防治

1. 我国 15 岁及以上男性现在吸烟率为 52.9%，吸烟人数达 3 亿，受二手烟危害的人数为 7.4 亿，15—69 岁人群男性现在吸烟率为 54.0%，每年吸烟所致死亡人数超过 140 万。烟草在我国所致死亡原因和疾病负担方面均占第一位，每年给我国社会经济造成千万亿元的损失。对人民健康和生命负责的政府必须将控烟置于首要的议事日程上。

2. 我国政府对控烟事业的认识不足，政策缺陷，执行乏力，组织不善，未能尽到对人民健康和安全的责任，也没有兑现对国际组织的承诺。烟草的有害使用在九州大地如此猖獗蔓延，这是我们作为一个文明国家的耻辱。

3. 要明确发布国家的控烟和戒烟政策，发布控烟和戒烟指南或手册。

4. 为保护人们免受烟草烟雾危害，在全国范围内全面实施禁止在公共场合和工作场所吸烟的禁令。对违反此规定的单位和个人实行行政处罚。

5. 严格限制烟草的可得性。限制出售纸烟商店的营业时间。鉴于调查证明有过吸烟史或正在吸烟的青少年约占 30% 左右，必须严格禁止纸烟出售给青少年，禁止家长纵容自己的孩子吸烟，对违者实行行政处罚。

6. 提高烟草价格。各类纸烟出售价格提高 100%，即为现今的 2 倍。

7. 继续严格禁止各种媒体刊登或发表烟草广告，限制烟草业的种种促销措施，打击"低焦油低危害"或"低危害卷烟"等虚假宣传，禁止烟草业资助文化体育活动。

8. 纸烟包装必须有明确的"吸烟有害健康"等图形警示。

9. 禁止所有医务人员在公共场所和医疗机构内吸烟。限制从事诊断、治疗和护理以及其他有可能接触病人的医务人员和辅助医务人员吸烟。

10. 禁止所有从事幼儿、青少年教育的教师以及其他有可能接触他们的工作人员在公共场所和工作场所吸烟。限制从事幼儿、青少年教育的教师以及其他有可能接触他们的工作人员吸烟。

11. 禁止电视或电影中正面人物出现吸烟镜头。

12. 禁止公务员在公共场所和工作场所吸烟

13. 禁止从事食品生产、销售的人员在公共场所和工作场所吸烟。

14. 政府和企业不得以任何形式强迫农民种植烟草。在种植烟草地区，地方政府有责任帮助烟农实行经济作物替代种植和多种经营，中央有责任对他们进行补贴。

15. 提高烟草税，增至原来的300%。烟草税是烟草使用者健康和生命损失的代价，其他政府部门无权分配到这些税款，应将此税款分配给国家卫生和计划生育委员会的卫生部门以及劳动人事和社会保障部的医疗保险部门。

16. 改组中国《烟草控制框架公约》履约工作部际协调领导小组，由国家卫生和计划生育委员会任组长，劳动人事和社会保障部任第一副组长，外交部任副组长。

二 酒精依赖的防治

17. 酒精对人体的许多器官和系统都有急性和慢性的毒性作用，尤其是对脑和肝、心血管系统，受到直接毒性显著影响的其他器官系统有：胃肠道（食管、胃）、免疫系统（骨髓、免疫细胞功能）以及内分泌系统（胰腺、产生配子的器官）等。酒精的有害使用是全世界一个起主导作用的健康风险因素，是许多疾病和损伤的重要原因，每年导致约250万人死亡。大约4.5%的全球疾病负担和损伤是由于酒精引起。我国政府工作人员和公众对酒精有害健康的作用严重缺乏认识。

18. 我国饮酒人数估计达6亿，每年饮酒死亡人数约10万。酒精在我国所致死亡原因和疾病负担方面以及给我国人民的生命健康和社会经济损失仅次于烟草，每年浪费千亿斤粮食。对人民健康和生命负责的政府决不能对酒精的滥用无动于衷。

19. 我国至今没有制定国家的酒精滥用应对政策，必须立即制定。同时要确定酒精饮料的定义，制订对酒精饮料的生产、分发、销售和广告实行限制的法律。

20. 制订系统限制可得性的办法。如限制出售酒精饮料商店的营业时间，严格禁止将酒精饮料出售给青少年，对违者实行行政处罚。

21. 提高酒精饮料的价格，提高100%，即为现今价格的2倍。

22. 对长途货车、公交、校车、儿童用车的司机以及年30岁以下的年轻驾驶员制订更低的血酒精浓度标准。

23. 医务人员使用酒精饮料后不得从事诊断、治疗和护理以及其他有可能接触病人的任何工作。

24. 从事幼儿、青少年教育的教师以及其他有可能接触他们的工作人员使用酒精饮料后不得接触幼儿、青少年。

25. 禁止公务员在上班时间内的任何地方饮用酒精饮料。严厉打击所谓的"官场酒文化"。

26. 制定我国管制酒精饮料广告和营销办法，首先要控制和减少中央和地方电视台以及纸版媒体50%的酒精广告，然后要全面禁止在大众媒体做酒精广告。禁止酒商赞助文化体育活动。

27. 在酒精饮料容器上或酒精广告强制使用警示标记，如"饮酒损害健康"，"不要酒驾"等。

28. 提高酒精税，增至原来的300%。酒精税是酒民健康和生命损失的代价，其他政府部门无权分配到这些税款，应将此税款分配给国家卫生和计划生育委员会的卫生部门以及劳动人事和社会保障部的医疗保险部门。

三 阿片类药物依赖的防治

29. 全世界许多国家政府都在对现行的阿片类药品（"毒品"）进行反思，一场改变目前刑罪化政策的静悄悄的革命正在进行。进行政策改革的国家有：阿根廷、亚美尼亚、澳大利亚（洲）、比利时、巴西、智利、哥伦比亚、捷克、爱沙尼亚、德国、意大利、马来西亚、墨西哥、荷兰、巴拉圭、秘鲁、波兰、葡萄牙、俄罗斯、西班牙、泰国、乌拉圭、美国（州）。

30. 我国对阿片类药物使用者采取强制隔离戒毒政策，这种政策未能以科学证据为基础，而且实践已经证明这种政策见效不大，弊端较多，社会成本浩大，人权侵犯事件迭起。我国使用阿片类药物和合成"毒品"的在册人数已飘升至 240 万人，如乘以 5 倍，则实际人数将达 1200 万。应该响应联合国 12 个机构关闭强制戒毒机构的联合声明，关闭强制隔离戒毒所或转型为药物依赖治疗、关怀和康复中心。

31. 我国人大已通过废除劳动教养制度的决定。劳动教养制度的实践证明，这种制度违背立法初衷，对预防犯罪利少弊多，尤其是转化成为绕过法律手段剥夺公民自由和人权的手段。基于同样的理由，强制隔离戒毒制度，也应废止。同时也应废止"动态监控"这一侵犯公民权利、违反基本人权的做法。对"毒驾"应当区分毒品种类：阿片类药品是镇静剂和镇痛剂，使用后不会造成驾驶危险，不必禁止；合成毒品是兴奋剂和致幻剂，使用后可因幻觉引发恶性交通事故。禁止"毒驾"的规定应限定在合成毒品使用范围内。

32. 有关阿片类药物的政策应该遵循 5 项原则：以证据为基础（循证）；遵循国际人权；旨在减少危害性结果，而非毒品使用的规模和市场；促进边缘化群体融入社会，而不是对他们采取惩罚性措施；加强与民间团体的建设性关系。

33. 必须严格立足科学决策，转变原有观念，改革现行政策：药物依赖是慢性脑病，不应做违法行为对待；药物依赖者是病人，他们脑部的冲动抑制机制受损，因而自主性严重受损，出现强迫性觅药及伤害他人行为不完全是自主选择的结果，因而不能负完全责任。

34. 阿片类等精神药物的依赖是完全可以治疗和预防的，关键是这种治疗必须是有科学证据证明是有效的，治疗应当是自愿的，病人应当可以知情选择，治疗必须尊重病人的尊严，保护他们的人权。阿片类药物注射使用者的过量中毒高发，应加强预防、治疗和管理。阿片类药物依赖者常并发艾滋病病毒、丙型肝炎病毒感染或结核杆菌感染，应由医学专业人员及时进行治疗。

35. 控制阿片类等精神药物的工作涉及多种部门，将国家禁毒委员会办公室设于公安部禁毒局并不妥当，应该剥离出来，直属国务院。

36. 建议国家禁毒委员会办公室组织评估团，在我国不同类型地区各选一至两处强制隔离戒毒所，对强制隔离戒毒以及《禁毒法》颁布后的药物依赖治疗工作进行调查评估，内容包括：目前采用的治疗方法是否有效，所提供的公共卫生（尤其是艾滋病和丙肝）服务质量，对在押人员的基本权利保障状况，以及进行成本—效益和成本—效果分析。

37. 建议国家禁毒委员会办公室和国家公安部禁毒局在严厉依法打击毒品犯罪行为的同时，切实落实对使用者或依赖成瘾者的权利保障工作，建议制订实施细则草案并在网上公示。

38. 建议全国人民代表大会常务委员会，在适当的时候，尽快启动修订《中华人民共和国禁毒法》等一系列法律、法规的程序，明确强制戒毒、社区戒毒、自愿戒毒、社区康复含义、关系和程序，减少现行法中不甚合适、过于模糊、易被误用或滥用的规定，从而更为有效地治疗患者，保障人权，打击犯罪。

39. 目前主管强制隔离戒毒所的国家公安部和司法部应推动这些戒毒所转型升级，逐步将其转化成对药物依赖者进行治疗、关怀和康复的医疗和社会服务型机构，从而使其能按照药物依赖的医学标准对病人进行诊断和治疗，并符合国际通行的权利保障的基本原则。该类型的机构可定名为：药物依赖治疗、关怀和康复中心。中心应提供自愿的、知情的、以科学证据为基础的、尊重人的尊严、权利平等的治疗服务，包括药物治疗和心理、行为治疗，并关注成瘾者家庭和社会支持、康复、文化学习、职业培训、正当娱乐和体育锻炼等因素；有效降低传染性疾病尤其是艾滋病和丙肝病毒在接受戒毒者当中的传播；提倡对于艾滋病病毒感染者和病人的"分流制"管理，即允许他们离所治疗。

40. 国家民政部、国家卫生和计划生育委员会和其他相关部门大力支持社会组织或民间组织以及慈善机构举办药物依赖治疗服务，并为这些组织或机构举办的药物依赖治疗、关怀和康复中心制订章程、治理规范、标准治疗和工作人员行为守则，建立由中心各参与设立方代表参加的董事会或指导委员会，建立规范的管理和监督机构。

四 加强对药物依赖和成瘾的教育、防治和研究

41. 国家卫生和计划生育委员会疾病预防控制局（精神卫生处）主管药物依赖和成瘾的治疗、关怀和预防工作。其中包括对药物依赖防治中心以及民间治疗机构的管理，开展和加强对药物依赖的神经生物学、流行病学、临床和预防医学、心理和行为学的研究，加强培养药物依赖研究和教学的专业人才，在大学和医学院校设立药物依赖研究中心，可能需要在各大区（如西南、西北、中南、华东、华北和东北）分别设立或加强原有的药物依赖研究机构。

42. 对公众进行控烟戒烟、控酒戒酒、控"毒"戒"毒"（包括合成毒品）的健康教育，包括向公众发布有关此类精神活性药物对健康影响的信息和健康警语，以及大众媒体反对此类药物使用的公益广告。

43. 国家教育部对学校，尤其中小学学生进行反烟、反酒、反阿片类以及合成精神药物（"合成毒品"）的教育，为此要与国家卫生和计划生育委员会合作培养进行这方面教育的师资，编写培训和教学用教材。

44. 将药物依赖防治（包括戒烟、戒酒、戒"毒"）纳入基本公共卫生服务范围。要求镇卫生所以上医疗机构逐渐开设相关门诊，设立热线电话。鼓励社会组织或慈善机构开设防治药物依赖门诊，设立热线电话。戒断药物依赖费用应纳入医疗保险。

45. 将药物依赖相关课程（包括神经生物学、流行病学、临床医学、预防医学、心理学、行为学、社会学的基本知识）纳入医学、护理学、公共卫生教学大纲内。

46. 国家卫生和计划生育委员会制订药物依赖和成瘾的预防和治疗的技术规范和管理办法。

47. 药物依赖的研究应包主要关注社会危害最大的尼古丁、酒精、阿片类药物，尤其是目前越来越流行的合成精神药物（"合成毒品"）。药物依赖的研究要与国内人文社会科学等多学科研究机构合作，要开展或加强对药物依赖的人类学、社会学、伦理学、法学和政策等问题的研究，大学和社会科学院的相关人文社会科学研究机构（研究所或中心）应重视对药物依赖的人文社科研究。

第十四章　老龄化和长期照护

　　"社会老龄化"是指一个社会的老年人数在总人口中占有一定的比例，老年人指的是 60 岁或 65 岁及以上的人，这个比例指 60 岁及以上人数占社会总人口 10%，或 65 岁及以上人口占 7%。老龄化是工业化和现代化的成就。在发达国家普遍出现社会老龄化。美国和其他许多工业化国家的社会至少从 1800 年起就开始老龄化。1800 年发达国家人口构成与 1990 年初许多发展中国家的组成相类似，大概一半人口在 16 岁以下，超过 60 岁的人很少。从此以后，预期寿命增加，生育率降低，老年人在总人口中的比例大为增加。在美国 85 岁以上的老年人是迅速增加的人群。自从 1900 年以来，这一人群以增加 20 倍，而超过 65 岁的人增加 8 倍。在过去的世纪里，妇女的预期寿命总是超过男子。虽然在青年时期男子多于女人，而老年女人总是多于男人。在 65 岁及以上年龄组，是 68∶100（妇女）。85 岁以上年龄组，则是 45∶100。人口学预测，2050 年以前这种性别差异仍将增加。比例将是 38.8∶100。[①]

　　但在我国，老龄化在一些发达城市中来势很猛，发展特快。从 2011 年到 2015 年，全国 60 岁以上老年人由 1.78 亿增加到 2.21 亿，平均每年增加老年人 860 万；老年人口比重将由 13.3% 增加到 16%，平均每年递增 0.54 个百分点。老龄化进程与家庭小型化、空巢化相伴随，与经济社会转型期的矛盾相交织，社会养老保障和养老服务的需求将急剧增加。未来 20 年，我国人口老龄化日益加重，到 2030 年全国老年人口规模将会翻一番（国务院 2011）。我国人口老龄化的特点是，速度加快，时间缩短；

---

　　① 邱仁宗：《社会老龄化的伦理问题》，陈可冀（编）《老龄化中国：问题与对策》，中国协和医科大学出版社 2002 年版，第 65—74 页。

老年人口自身老化速度快；人口老龄化超前于经济的发展，即"未富先老"。65 岁以上从占总人口 7% 到 14%，法国用 130 年，瑞典 85 年，美国 66 年，英国 350 年，德国 45 年，南京到 2014 年才用 22 年。日本 1970 年 65 岁及以上老年人口比重超出 7% 时人均国民总产值 4981 美元，而南京市区 1992 年达到 7% 时仅为 872 美元。[①]

社会老龄化引起了一系列问题。首先，老龄化对国家资源分配形成很大的压力。正如过去过高的出生率不得不分配不小的一部分国家资源用于新生儿，从而影响整个社会发展一样，现在不得不将越来越多的一部分资源用于老年人，从长远来说也将影响社会的发展。其次，老龄化使非老龄人口负担增加。据南京市调查，抚养比（每 100 人负担的扶养老人数）1959 年为 7.4%，2000 年为 20.5%，2004 年将为 40.4%，2020 年将为63.9%。也就是说，目前平均约每 5 人负担一位老人，到 2020 年平均每个人要负担 1 个多一点老人。[②]第三，迅速老龄化使国家和社会来不及作好照顾那么多老年人的准备，致使许多老年人的生存、健康、交往、婚姻、学习、社会文化生活等得不到保障，影响他们的生活质量，影响到他们本应享有的权益，也影响他们与其他人群的关系。南京市老年人 2000 年月收入 300 元以下者占 25.34%；301—500 元者占 27.99%；501—800 元者占 20.05%；801 元以上者占 26.62%。显然是在总人口中收入偏低的阶层，如果无病无灾，倒也凑合可以活下去，但是老年人由于身体器官和组织结构和功能的退化，或由于孤独等精神因素影响，不可避免会发生种种疾病，而且这些疾病多半是慢性病，需要别人的长期照料，而现在社会许多老人的子女是双职工，又有孩子抚养，他们很难胜任这个任务。有些老人发生老年痴呆症或阿兹海默病，更加离不开他人的照料。这种痴呆症也许影响到 10.3% 超过 65 岁的老人和 47% 超过 85 岁的老人，目前没有有效的治疗办法，唯一能做的是对病人的关怀。尤其老人处于临终阶段，有些绝症令人痛苦难熬，但无法摆脱。这一切都给老年人带来不幸和痛苦。面临迅速老龄化的中国社会，能不能找出一些办法来使老人、年轻

---

① 邱仁宗：《社会老龄化的伦理问题》，陈可冀（编）《老龄化中国：问题与对策》，中国协和医科大学出版社 2002 年版，第 65—74 页。

② 同上。

人（暂时将老年人以外的其他人都称为"年轻人"）和整个社会都不受到伤害、对他们都能有益、都能公正对待，也就是说达到"三赢"呢？为此，需要探讨老龄化的含义、老龄化的观念、长期照护的伦理问题以及长期照护的政策问题。[①]

一　老龄化的含义

在过去 200 年内，人类的预期寿命因人在身体健康、自然和社会经济环境的改善以及对个人生活方式的干预而显著延长。例如 20 世纪北美、西欧、大洋洲和日本的预期寿命延长了 30 年甚至还更长。其他国家，包括发展中国家也会步这些国家的后尘，预期寿命也将会随着社会经济的发展而延长，正如在我国发生的那样。预期寿命的延长导致人口和社会老龄化。然而，老龄化引起矛盾的状态：一方面，似乎存在"健康老龄化"的巨大潜能，也就是说存在既活得长，又活得健康的可能性；但另一方面，老龄化往往带来健康问题，使得个体和整个社会都面临挑战。例如应对老年人口中的依赖和疾病需要的物质和人力资源难以提供。同样地，我们对老龄化和老年人生活的观点也存在着矛盾的状态：一方面，老龄化可能深刻改变我们个人的生活以致我们整个生活环境，我们担心与老龄化俱来的衰退、依赖、能力丧失、社会地位和接触的丧失，社会往往视老龄人口为负担：医疗费用增加，越来越多的退休人员要求支付更多的养老金，也许没有足够的年轻人来照顾所有的老年人；另一方面，老龄化也不一定都是令人苦恼的，有许多理由同情老年人，老年人有经验、谦虚、慷慨或

---

① 本章主要参照著作有：Daniels N., 1988, Am I My Parents' Keeper? An Essay on Justice between the Young and the Old, New York: Oxford University Press; Daniels, N., 2008, Global aging and intergenerational equity, in Daniels, N. Just Health: Meeting Health Needs Fairly, Cambridge: Cambridge University Press, 161—190; 邱仁宗：《社会老龄化的伦理问题》，陈可冀（编）《老龄化中国：问题与对策》，中国协和医科大学出版社 2002 年版，第 65—74 页；Zhai, X. M. & Qiu, R. Z., 2007, Perceptions of long - term care, autonomy and dignity, by residents, family and care - givers: The Beijing experience, Journal of Medicine and Philosophy 425—446; Lesser, H., 2012, Ageism, in Chadwick, R. (Editor - in - Chief) Encyclopedia of Applied Ethics, the 2nd edition, Amsterdam: Elseview, 79—85; 以及 Schermer, M. & Pinxten, W. (eds.), 2013, Ethics, Health Policy and (Anti -) Aging: Mixed Blessings, Dordrecht: Springer。

有耐心等美德，人们也不应忘记今天我们生活的比较富裕的社会是他们在艰苦的条件下辛勤建立的，难道这些贡献不值得他们理应享有美好的老年吗？因此，老龄化似乎是一件好坏参半、福祸兼有的事情。那么，我们想为老年人做些什么？当我们最终退休变老时我们想为我们自己做些什么？我们想为未来世代做些什么？换言之，我们有关老龄化和老年的理想是什么？有些人的理想是，在一个良好的条件下，在一个有充分照顾的社会网络内养老；其他一些人的理想是有一个健康的老年，既活得长，又活得健康，健康老龄化应该是一个新范式，是医疗卫生、卫生政策和研究的目标；还有人则不愿意变老，而是希望永远年青，突破我们目前健康期限和预期生命期限的界线。这些不同的老龄化观或老年观都与伦理学以及政策有关，不同的老年观会给老龄化社会产生的问题以不同的界定以及不同的探讨进路。因此，我们面临着选择我们要给老年人做些什么，以及决定我们要促进和支持的是何种老龄化。①

最重要的公共卫生问题

按照美国著名生命伦理学 Norman Daniels② 的意见，社会老龄化以至全球性老龄化引起了 21 世纪最为重要的公共卫生问题，使得年龄歧视和影响卫生资源公正分配问题更具迫切性。社会老龄化的根源是生育率的显著下降，以及在所有年龄组死亡率的同步下跌，于是儿童出生得越来越少，而人们活得越来越长。在许多书中社会和全球性的老龄化被作为"危机"对待，如"年龄波（age wave, Peterson 1999）"、"年龄震（age quake, Wallace 2001）"或"一代风暴（generational storm, Kotlikoff & Burns 2004）"，即使人们认为老龄化是旨在降低死亡率和生育率的长期而广泛的健康和家庭计划政策的成功而不是失败。不仅北美、西欧、日本等发达国家的生育率已经处于更替水平以下，就是发展中国家到 2030 年每两个成人中有一个已经到达退休年龄，其老龄化的速度要比发达国家快，到 2050 年 20 亿 60 岁以上的老年人大多数将生活在发展中国家。社会老

---

① Schermer, M. & Pinxten, W. (eds.), 2013, Ethics, Health Policy and (Anti-) Aging: Mixed Blessings, Dordrecht: Springer, 3—4.

② Daniels, N., 2008, Global aging and intergenerational equity, in Daniels, N. Just Health: Meeting Health Needs Fairly, Cambridge: Cambridge University Press, 161—190.

龄化的最初效应，对于每一个国家来说都是国内的，因为社会需求的改变要求国家作出应对。但全球性老龄化也有国际效应。当一个国家老龄化时，缺乏劳动力需要增加来自其他国家的移民。然而许多国家都在经历老龄化，都会出现劳动力短缺的情况，移民将会出现不同于以前的模式。社会老龄化可能导致降低某些国家的经济增长率，影响到国际投资资本流动的变化。所有这些因素都是影响健康的社会决定因素，因此就可能出现对健康显著的但不容易预测的效应。[①]

老龄化改变健康需要

Daniels 指出，社会老龄化极大地改变了健康需要以及社会支持的需要。随着年龄越来越老，老年人的失能和依赖也越来越多，75 岁以上的老年人越来越多地需要处置他们的慢性病和提供长期照护。[②] 在传统上，长期照护是由家庭提供的，大多数负担落在成年的正在工作的儿女身上，然而在美国 1989 年几乎 1/4 的老人没有儿女，另外的 20% 只有一个孩子。原本长期照护主要是妇女提供的，而现在许多妇女在职场工作，这就加剧了家庭照护的问题。美国又减少了对退休老人的福利，使得老人在经济上更加依赖他们的成年儿女。在发达国家社会老龄化引起的是为老年人提供的公共支出的社会和医疗服务的可持续性问题，而在发展中国家则是习俗的社会支持结构（例如与儿女一起生活的老人得到照护的传统模式）的可持续性问题。例如我国的儿女是否能仅仅依靠传统的家庭模式来解决他们面临的"1 + 2 + 4"问题。单单靠强调成年子女有义务向他们的老年父母提供长期照护（养老）是不能解决这个问题的。我国必须建构一个公共支持的体制来填补家庭支持留下的空白，同时鼓励家庭尽可能提供支持。与所有发展中国家一样，我国的快速老龄化、广泛的城市化和工业化，缺乏对老年人的医疗和收入支持系统，这一切都与传统的家庭价值是相冲撞的。道理很简单，任何老龄化社会，不管有没有公共支持系统，都不能避免老龄化引起的支持和改善为老人提供照护的制度问题。社会老龄

---

① Daniels, N., 2008, Global aging and intergenerational equity, in Daniels, N. Just Health: Meeting Health Needs Fairly, Cambridge: Cambridge University Press, 161—190.

② 长期照护（long - term care）与我们的"养老"一词相似，意指对老年人可长达数十年的医疗护理以及生活方面的照料、支持。

化引起的医学需要的增加是广泛的。老龄化增加了心血管疾病、慢性肺部疾病、糖尿病、关节炎、癌症、帕金森病以及阿尔茨海默病等的现患率，治疗这些疾病的费用使资源紧张，加强了对资源要求的竞争。尤其在发展中国家，那里医疗卫生的重点还没有放在慢性病上，于是治疗老年人慢性病的需要将会转移一部分原本提供给全人口初级和预防的医疗卫生的资源。社会老龄化也改变医疗卫生领域外的需要，然后反过来影响人群健康。例如由于人们活得更长，社会也许需要改变退休制度，如延长退休年龄，也可能需要改变教育计划，如对成人进行新型的继续教育。这些都有可能对人群健康有深刻的效应。

对传统体制的挑战

社会老龄化不仅改变了一个社会中需要的基本模式，也引起了如何维持满足这些需要的传统体制的问题。社会老龄化，尤其是快速老龄化对这些体制的适宜性和可持续性提出了挑战。注意这种紧张的来源的一种方法是测量一个社会中的工作者与受赡养者的比率（老年抚养比）。这种比率主要是两个：工作者与退休者的比以及工作者与受赡养者（包括退休者和儿童）的比。儿童人数的减少可至少或部分抵消退休人数的增加。如果支持退休者（尤其是退休早、活得长、需要更多赡养的人）的费用要比支持儿童的费用高，那么需要支持的儿童少一些也不能抵消多少。对于老年人的长期照护，私营保险公司市场不能提供良好的保护，因为人们不得不在年纪非常轻时购买私营保险以便将风险分散于他们的预期生命期限。大多数不可能在生命晚期来购买这种保险计划，这时需要大得多，保险费将会太高。因此，医疗覆盖到老年人（美国覆盖到超过 65 岁的人，其他发达国家覆盖到所有年龄组的人）是将风险分散于年轻的较为的健康的工作者与不那么健康的退休老人之间，并许诺当年轻的工作者变老时这个系统对于年轻人仍然是稳定的和有用的。问题是，社会老龄化提出的挑战恰恰是在年轻人的整个生命期限内这种系统是否稳定到，他们到时也可享有现在老年人得到的差不多的支持。更为复杂的是，在大多数发达国家里，20 世纪的大部分时间里劳动人口是稳定的或增加的，工作者与退休者之比是有利的，这有利于财务上的稳定性。但进入人口老龄化之后，情况就不同了。在意大利和日本，工作年龄人口已经萎缩，到 2050 年德国的工作年龄人口要比现在少28%，日本少36%；工作年龄成人与老年人之比从4:1下降到2.2:1。国际货币基金会估计，到2050年日本、法国、德国和意大利这个比率分别为1.5，1.4，1.2和低于1.1；在发达国家公共退休支出将占GDP的11%—23%。①还有其他因素在起作用，例如提前退休的趋势。在美国、法国、德国和意大利，退休年龄在降低而不是增加，尽管随着人们活得更长更健康人们本来期望增加退休年龄。生命期限更长，退休提前，与工作年龄人口萎缩结合起来，使得对资源的压力越发紧张。

代际公平

老年人和年轻人都需要医疗卫生，他们需要的往往是不同类型的医疗卫生。当老年人与年轻人都需要延长生命的医疗或满足基本需要都必需的支持时，我们应该做什么？Daniels认为，要适当解决这个问题，我们必须区分各年龄组之间的公平与各出生队列（birth cohorts）之间的公平。许多提出代际公平的人往往混淆这两个问题：什么是各年龄组之间的公平分配，以及什么是各出生队列之间的公平分配。当我们担心大气、海洋或森林的破坏时，我们关注的是相对遥远的世代之间的公平。我们是否给我们的曾曾曾孙儿女留下足够的良好的空气、海洋和森林？这里我们要讨论的是邻近世代，即任何社会中年轻人与老年人之间的健康和医疗的分配公平问题。即使如此，"世代"一词仍有模糊两可的问题：世代是指各年龄组（例如青老年之间的冲突），还是指出生队列（如我们将二战世代的经历与越战世代的经历加以对照）？然而，这一点是清楚的：各年龄组不变老，但各出生队列要变老。年龄组由65—75岁的人组成，那么这个组始终包括这些年龄的人。在2010年是65—75岁的人组成的出生队列，到2020年年长了10岁。在给定的时间，一个年龄组由一个或多个出生队列组成，这取决于我们如何鉴定队列。随着时间的迁移，这个组由一个连续的出生队列组成。2010年在1935—1945年间出生的由65—75岁年龄组组成的人的出生系列；在2020年将被1945—1955年之间出生的队列替代。

———————

① 长期照护（long-term care）与我们的"养老"一词相似，意指对老年人可长达数十年的医疗护理以及生活方面的照料、支持。

随着我们变老，我们经过不同的年龄组，但不是不同的出生队列。一个出生队列是人的一个独特的群体，具有独特的历史和组成。"什么是社会品在各出生队列之间公平分配？"这个问题假定，我们关注的是人的不同群体之间的差异。例如由于特定出生队列的社会经济历史和特定事实可产生特定的公平问题。与之相对照，某一年龄组的概念是从出生队列的独特性中抽象出来的，仅参照他们在生命期限中的位置来考虑人们。因此，我们有关各年龄组之间公正问题也是从目前的老年人与目前的年轻人之间特定差异中抽象出来的，这些特定差异的产生是由于正好组成这些年龄组的各出生队列的独特特点。我们关注的是老年人与年轻人之间公正的共同问题。

Daniels 指出，不仅年龄组与出生队列是不同的概念，而且我们对公平分配也必须给予它们不同的考虑。不同年龄组之间的公平是在整个生命期限之内都必须审慎考虑的分配问题。满足生命每一个阶段需要的分配资源的体制，将使我们整个的生活过得好一些，这将公平地对待各年龄组。然而，对不同出生队列公平则要求，考虑到他们做出的贡献，各队列在享有他们得到的受益方面大致公平。虽然分配的概念和问题不同，但它们相互作用，需要一并解决。我们把这两个问题混淆起来，原因之一是我们认为各群体之间存在竞争。我们根据竞争来看待年龄组问题的：在任何特定时刻，老年人与年轻人争夺稀缺的公共福利资源。我们应该站在哪一边？在个人层次，成年儿女必须照顾年老父母，而又要抚养他们自己的子女，于是关爱和义务将使这种竞争感消失。在社会层次也是如此：要决定的问题是，在不同的个体群体之间，在年轻人与老年人之间，成年儿女与老年父母之间，物品应该发生怎样的转移？一个群体真是欠另一群体吗？在社会层次感到的尖锐的竞争也可能被个体层次的关爱和关怀所调和。然而，人们仍然将这个问题看作是在"我们"与"他们"之间的问题。Daniels建议我们不要把年龄组之间的公平问题看作是在特定时刻各群体之间的竞争问题，而要从整个生命期限的角度来看这个问题。[①]

---

① 长期照护（long－term care）与我们的"养老"一词相似，意指对老年人可长达数十年的医疗护理以及生活方面的照料、支持。

二 有关老龄化的观念

老龄化是失与得的辩证法

要妥善处理老龄化提出的问题，必须对老龄化有一个合适的观念。荷兰学者 Jan Baars 提出了老龄化是失与得的辩证法这一命题。[①] 老龄化是生活的一部分，对老龄化的诠释与对人类生命的思考一样古老。例如在纪元前 7 世纪希腊的抒情诗中我们就可以读到老龄化的经验使人们对老龄化进行反思和诠释。其中一个主要论题是所有人类品质的衰退和损失，例如士麦耶（今土耳其的伊兹密尔）的弥涅墨斯（Mimnermus of Smyrna）对老人所描述的"阳光不再给他欢乐。他被男孩憎恶，被妇女鄙视：上帝使老年多么艰苦。"对立的观点则人认为老人对"现实"有更为深刻的理解，雅典的梭伦（希腊立法家）批评弥涅墨斯对老龄化的局限性观点，强调老人有继续发展的可能性。在现代哲学家诠释老龄化的著作中仍然可以看到对这种失与得的讨论，认为老龄化是人类生命身体、人格和社会层面的渐进变化。对此，我们可以区分 5 种观点：（1）柏拉图认为老人拥有一种经过改变的视角，发挥独特的作用；（2）亚里士多德认为老龄化是退出社会而辞去；（3）西塞罗呼吁积极参与努力抵制老龄化引起的衰退和损失；（4）后现代对老龄化的解构，断言对老龄化的态度不过是文化上强加的叙事，是一个衰退的故事；以及（5）技治论的"反老化"计划。这些有趣的计划基于这样一个论点：从人类早期起，即从巫术和神话时期始，人与自然的关系一直受控制自然的欲望支配，这种欲望由害怕被自然淹没和吞噬而引起，"终结老化"等想法经常浮出水面，就是设法用先进技术控制自然的一种表现。然而，与自然的这种关系的一个基本悖论是，想要控制自然的理性主体仍然是这个自然的一部分，从而感到困惑并困在自己的行动中而不能自拔。我们在这里可以看到两个极端：一方面是完全有保障的快乐，过着领养老金者的生活，一幅仍然年轻、无忧无虑消费者的形象，几乎是魔术一般避开生活中一切不确定性的现象；另一方面

① Baars, J., 2010, Philosophy of aging, time, and finitude, in Cole, T. R. et al (eds.) A Guide to Humanistic Studies in Aging, Baltimore: Johns Hopkins University Press, 105—120.

是媒体描绘的令人挥之不去的痴呆前景，这是令人恐惧的老龄化的概括，其中理性主体无可挽回地永久丧失了。这两个极端是未来生活得不到保障引起的恐惧，其中老龄化的不确定的未来被积极和消极地格式化了。人类老龄化的不同层面不被看做是相互联系的，而是被划分为老龄化的抽象的积极和消极形象。这样做的可能结局是老龄化的消极方面使得老年人得不到理应有的尊严和照料，即使这些方面是人类生活固有的。衰退和成熟这一基本的辩证法对我们理解老龄化具有深刻的含义。

老化是疾病吗？

在人类存在的很长时间内，老化不是像今天那样是一件不证自明的事件，因为许多人年轻时就死了。但总有人梦想长生不老，永葆青春，寻找"治愈衰老妙法"、"青春不老泉"。20 世纪伟大成就之一是平均预期寿命大为延长，在发达国家从 19 世纪工业化城镇郊区的 25 岁增加到今天的 80 岁，这主要归功于卫生条件的改善，传染病的控制，以及对一系列致命疾病的有效治疗。然而，自从 20 世纪下半世纪以来，老化本身越来越成为生物医学干预的对象。一场反老化的医学运动开始出现，首先是 20 世纪 60 年代以来，对绝经妇女的激素替代疗法，以前认为老化的不可避免的方面也置于医学监测之下，骨头变脆成为骨质疏松症，健忘变成轻度认知障碍，等等。[①]在抗老化医学和研究的情境下，激烈争论一个中心问题是，老化是否是一种正常的、自然的过程，或者老化是否是一种应该得到治疗或治愈的疾病？有些人强调老化是一种与疾病密切相关的过程；其他人则进一步声称老化本身就是疾病，是一个病理的、异常的过程，老化和死亡是"不自然的"，应该加以克服。其实，早在 2000 年前罗马的斯多格派哲学家 Seneca 就说过，"老年是一种不可治愈的疾病"。

老化是不是病理的。这个问题很重要。当今世界范围抗老化医学运动的代表是美国抗老化医学会（American Association for Anti-Aging Medicine，A4M）主张利用生物医学技术来干预老化过程，试图减缓、中止，

---

① Shermer, M., 2013, Old age is an incurable disease – or is it? in Schermer, M. & Pinxten, W. (eds.) Ethics, Health Policy and (Anti -) Aging: Mixed Blessings, Dordrecht: Springer, 209—224.

甚或逆转老化。这一反老化运动主要由商业趋势的返老还童治疗、营养补充、皱纹处理等企业组成。虽然他们声称他们的干预是最新的科学发现，但是从事研究的科学家大多远离这些企业。研究老化和与老年相关疾病的生物老年学家（biogerontologists）科学共同体一直在设法划清这些江湖医生与他们自己严肃而正当的科学之间的界线。他们也努力远离那些设法大大增加最大限度人类生命期限或中止老化的人。如果老化是一个自然过程，那么干预老化是值得怀疑的。干预老化过程往往与追求永葆青春、拒绝死亡以及寻求长生不老联系在一起。为了使老化成为干预的正当目的，一个办法是强调老化与疾病的联系。即使老化本身不是疾病，但对于老化时引起疾病或对疾病易感性的过程可以进行研究和治疗。但这些生物老年学家遇到社会老年学家（sociogerontologists）的反对，后者声称，过分强调老化是生物学过程，它与疾病的联系，以及干预老化过程的努力是一种老化和老年的医学化（medicalization）和生物学主义（biologism），这会强化对老化和老年刻板的负面看法，因此他们反对在病理学和疾病的框架内来看老化。老化是不是疾病，影响干预的性质。如果老化本身是疾病，那么中止或减缓老化的干预就是一种医疗，将老化作为一医学干预的目标就是正当的。而如果老化是正常和自然的，那么减缓或中止老化的治疗就是增强（enhancement），超越治疗的干预。如果对老化的干预可称为治疗，那有重要的经济后果。研究者容易获得资助，制药公司可以研发和销售减缓、中止或逆转老化的药物，保险公司可以覆盖这些干预，以及需要接受食品药品管理机构的监管。然而，老化和老年的医学化能否得到辩护？

　　医学化的概念。医学化是一个过程，在其中用医学术语来看问题，用医学语言来描述问题，以及用医学框架来对待问题。[①] 医学化使得我们生活的许多层面越来越多地得到了医学的注意和干预。老化和老年的医学化，意思是说给予对老人更多的医学注意，他们的健康受到更多的监督，以及给予他们更多的治疗。医学关注的增加对老人的健康和安康可有正面

---

　　① Shermer, M., 2013, Old age is an incurable disease – or is it? in Schermer, M. & Pinxten, W.（eds.）Ethics, Health Policy and（Anti –）Aging: Mixed Blessings, Dordrecht: Springer, 209—224.

效应。以往老人的症状或主诉往往被忽视，因为人们认为这些对老年是自然的，而如今对老年疾病越来越认真对待。但医学关注的增加也有负面效应，如副作用、用药过多的风险，以及医源性疾病增多。仅当增加医学关注的整体效应是负的时，我们才可说，在这个意义上医学化是不好的。因此，对医学干预老化和老年的正面和负面效应进行权衡是非常重要的。对医学化的批评往往是指这样一种形式的医学化，将正常的生命过程当做病理的来看待。社会老年学家反对将老化医学化的理由有：将老化鉴定为病理和疾病对老人的公众形象和他们的自我形象都会有负面影响；越是将老化视为疾病，公众对老化和老年人的观点越负面；会影响人们如何对待老年人；最后将老化医学化会鼓励人们对老化采取一种还原论观点，仅强调生理和心理的衰退的消极方面，忽略了老化的其他方面。仅关注老年人生物学方面的衰退会形成一种对老年人缺乏尊敬的文化架构，追求长生不老代表了一种拒绝将老年看做是生命历程中有价值的最终部分，并将老人归类于多余和绝望的文化范畴之内。①

三分法模型：Schemer② 认为，可以从疾病—生病—患病③（disease – illness – sickness）的三分法（triad）的概念模型来澄清老化是病理的还是正常和自然的这一问题。疾病—生病—患病三分法是对"非健康"现象的不同视角，反映了专业的、个人的和社会的视角，涉及生物学、现象学和行为学的现象。这三个概念的定义分别如下：

- 疾病是由生理学功能障碍组成的健康问题，导致身体能力实际或潜在的降低以及/或预期寿命的缩短。疾病是由医学专业理解的负面身体过程、状态或事件。
- 生病是由主体诠释的不合意健康状态。它由主体感受的状态（如疼痛、虚弱），对他们身体功能活动的感知，和/或对行为能力的感受组成。患病是由个人理解的负面身体过程、状态或事件。
- 患病是社会认同。它是由其他人根据这个人的社会活动来定义的

---

① Shermer, M., 2013, Old age is an incurable disease – or is it? in Schermer, M. & Pinxten, W. (eds.) Ethics, Health Policy and（Anti –）Aging: Mixed Blessings, Dordrecht: Springer, 209—224.

② Ibid..

③ 暂且将 illness 译为"生病"，sickness 译为"患病"，以资区别，但译名不理想。

健康不好或健康问题。患病是由社会或其体制理解的负面身体过程、状态或事件。

例如一个人嗓子疼、头疼，他觉得自己生病了，去医院看病，医生诊断为流感，这是他得的疾病，他请了病假回家休息，社会承认他是患了病。这是一个三者全适用的例子。但科学证据已经证明，药瘾是一种慢性脑病，但医务人员没有将其看作疾病，虽然药瘾者百般感觉难受，认为自己生病无疑，但社会不仅不承认他们患病，而且还被认为是"恶习"、"行为不端"，甚至"违法"。这是一个三者不统一的例子。

作为疾病的老化。老年学家对老化是否是病理或疾病有不同意见。一部分人主张在正常的老化与病理的老化之间截然分明，他们是"两分论"的支持者；而另一部分认为二者之间不可分开，他们是"连续论"的支持者。如果从仅仅注意生物学功能活动的生物医学观点来看，老化是疾病的一种形式。一些医生和生物医学研究人员认为，许多医生认为老化不是疾病，极力把正常老化与病理老化分开，这时不对的。而他们则认为，正常的老化与病理的老化是不能分开的：老化是对体细胞损害的积聚，导致细胞功能障碍，器官功能障碍，以及对死亡的易感性。引起老化与引起生命最后阶段的疾病是同一个过程。他们反对采用为老年规定的正常值，判定一位老年病人的功能是否正常必须利用用于年轻成人的正常值。于是，老化是否疾病最终取决于正常值的选择。在老年学中目前正在兴起一种认为老化是一种分子和遗传过程的观点，即这种过程从生命初期就已开始，连续进行，逐步积累对细胞和器官造成损害，终于使功能衰退，最终导致死亡。因此，老化连续存在于整个生命之中。然而这种观点引起的问题是，在这个连续过程中疾病在何时开始？在什么时刻老化成为疾病？生物医学的进展似乎使得老化与疾病之间的界线越来越模糊了，老化越来越不被认为是老年引起的，而是生命初期就开始、在整个生命中连续存在的疾病过程。然而我们称之为疾病的生物过程不一定伴随症状，这是一种前疾病（pre－disease）状态。处于这种状态的人没有症状和体征，但有理由接受治疗。

作为生病的老化。年老是否就是生病，老化是否引起疼痛、感到虚弱、感到功能活动不良？大多数情况下确是如此，即使记忆轻度减退、丧失听力、肌肉僵硬或视力不佳，都会使人主观上感受是在生病。但生病的体验如何形成，如何受我们对什么是正常、什么是自然的期望以及我们适应能力的影响？当在一定年龄时开始远视、配第一副眼镜时他们是否认为这是生病，还是老化的正常体征？瑞典医学哲学家 Lennart Nordenfelt[1] 提出的整体论健康观强调生病的主观层面，人们体验的失能和功能损害。在这个意义上，变老往往会导致体验健康不佳，因为老化往往伴随妨碍我们达到既定目标的身体和心理的损伤。例如绝经后的无子女妇女不再能够生孩子，然而她非常想要一个自己生的孩子。但他认为老化不是生病，因为有些人年老能够调整他们的生活目标，他们并不觉得是在生病。[2]这样就会引起这样一个问题：老化是否蕴含生病部分取决于我们是否应该接受伴随老化而来的功能衰退以及我们相应地调整我们的目标和期望是正常的？因此老化是否生病，部分取决于人们本身是否体验到的事实问题，部分取决于我们是否应该接受和适应伴随老化而来的功能障碍，还是应该拒绝和抵制这些功能障碍的规范性问题。

作为患病的老化。在社会领域，将老化贴上病理的标签遭到很多的反对。社会老年学家声称，不应该仅仅用生病和疾病的术语来理解老化，而应该理解老化是生活的一个更为宽广和更为有意义的一个方面。我们知道所有文明社会都承认"病人角色"（sick role），即社会承诺一旦公民成为病人，他可以免除工作和其他任务，但有责任遵守医嘱进行治疗，重新恢复健康，以便恢复正常的社会角色。因此，患病是免责条件，使一个患病的人免于承当不能在公私生活中执行任务、履行角色和责任。在我们的社会中，病人的角色与老人的角色有若干类似之处。在大多数社会，社会承认，伴随老化和老年而来的失能是老年人免除工作义务和得到经济支持的理由。但与病人不同，社会不期望老人恢复年青，但期望患病的病人配合治疗恢复健康，尽管我们期望老年人过一个健康的生活，注意与健康相关的生活方式。然而，社会老年学家指出，作为一种社会过程的老化，不仅仅包括失能、依赖和豁免工作。从社会的视角来看，老化不仅仅是生物学的老化。变老和成为老人具有社会意义，并与特定的社会角色、任务和期

---

① Nordenfelt, L., 1995, On Nature of Health, Dordrecht: KLuwer; 1998 On medicine and health enhancement, Medicine, Healthcare and Philosophy 1: 5—12.

② Ibid..

望联系在一起。老化也是一个经验积累、关系转换以及责任改变的问题。在工作和私生活中，人们在变老时承担新的角色，如成为年轻人的导师或孩子的祖父。所以，从社会的视角来看，老化和变老是所有人都会遇到的自然的、正常的过程。在过去几十年内，社会老年学家以及其他人都在努力解放老人，反对年龄歧视。这一运动的理念是，老人有其自己的社会角色，以及在社会上的重要性，不仅仅是别人的累赘、衰弱和痴呆。从这个视角来批判医学化，就是批判还原论，仅仅用健康糟糕、疾病、虚弱和生病来看老化，忽略了老化其他的社会意义。老人有他们自己的社会角色，不应该被还原为或等于病人角色。这些是反对将老化看作患病的良好理由。老化也许是疾病或引起人生病，但不是患病，老化就是老化。可是，虽然有理由反对将老化变成患病，但当人们称老化为疾病，老化引起人们生病的体验，这使这种反对很难成功。是否将老化看作生物学的疾病，这是一个经验问题，但最终可能会改变我们对老化的社会观点。此外，这也取决于我们是否能干预老化过程，如果我们称生物学老化过程为疾病，我们也不一定将老人局限于病人角色之内。成功的医学干预已经改变了老人在我们社会中的社会角色，现今60、70岁甚至80岁的老人扮演着比以前更为多种多样的角色，这要归功于医学对生物学老化过程的成功干预。这不是将老人推向病人角色，而是解放他们，为他们创造新的角色（活跃的老人顾问，退休后的志愿者等等）。

用疾病——生病——患病的三分概念可帮助我们更好地理解老化是病理的还是正常的、自然的争论，将生物医学、主观和社会的视角结合在一起，这种三分的概念可阐明老化是一种复杂的现象。例如将老化视为疾病，一方面这样做可能容易得到研究的资助和报销治疗费用，这对老人是有益的；但另一方面可能将老人限制在病人角色内，这对老人是不合意的。基本的规范性问题，仍然是：我们是否应该接受生物学功能的丧失以及实现我们目标的相关能力的丧失这种状况？我们是否应该使我们自己的志向和社会角色适应这种状况？或者我们是否应该试图研发生物医学技术来避免或推迟这种状况？这个问题植根于我们对生活的态度，我们对"美好生活"和人性的不同观点。一方面，如果我们的态度是接受和适应这一人生不可避免的事实，这就会导致我们接受老化是生活中一个正常的部分；另一方面，如果我们的态度是反对和抵制生物学划定的界线，这就会导致认为老化是病理的观点。如果生物老年学家坚持认为老化是疾病，并研发出有效技术减缓老化，这对个人对老化的体验以及社会对老人的认识都会有重要的效应。①

在我们看来，老化和疾病是两个既有区别又有联系的过程。老化本身是自然过程，老化是生命的一个特征，但疾病可能提前或加速老化，而老化使疾病产生易感性。正确对待两者之间的区别和联系，对于老年医学以及相关的老龄化政策具有重要含义。

美好的老年

人们追求美好的生活（good life），其中包括追求美好的老化（good aging）和美好的老年（good old age）。首先我们需要讨论美好老年的规范性条件。美好的老年首先要求至少对自然和社会基本品②的可及，这些与其他年龄的人应该是一样的，以便给老年人提供优质的生活和安康，可满足体面生活和社会正义的最低限度要求。荷兰伦理学家 de Lange③ 认为，美好的老年至少应该包括以下 5 个层面：（1）他们的需要得到满足，这导致他们身体、心理和社会的安康；（2）他们受到尊重，被视为社群的正式成员；（3）他们能够按照他们自己的价值观或道德信念生活；（4）他们能够找到他们的存在的意义；以及（5）他们能够在生活的所有层面之间达到合理的平衡。其实，这些并没有特别之处，除了年龄差异，老人与其他人一样。按照森和纳斯鲍姆（Nussbaum）的能力（capability）进路，所有这些层面都是确保老人有能力过他们有理由珍视的生活。毕竟与年轻人不同，老年人也许更为重视家庭网络、安全保障和宗教生活，而年轻人则更重视有竞争性的工作、教育、权利和社会声望。但是生理年龄成为一个歧视性因素时，美好老年的图景就变得黯淡了。最近几十内老年人

---

① Nordenfelt, L., 1995, On Nature of Health, Dordrecht: KLuwer; 1998 On medicine and health enhancement, Medicine, Healthcare and Philosophy 1: 5—12.

② 基本品，primary goods，罗尔斯（Rawls 1971）将其定义为"人们推定每一个理性的人想要的事物（或品）"，自然基本品包括智能、健康等，社会基本品包括权利、自由、收入和财富，以及自尊的社会基础等（p.62）。

③ De Lange, F., 2013, Imagining good aging, Schermer, M. & Pinxten, W. (eds.) Ethics, Health Policy and (Anti -) Aging: Mixed Blessings, Dordrecht: Springer, 135—146.

几乎仅仅被看做社会和经济的负担，变老仅是增加依赖和衰退，代表一种"新的社会威胁"，因为老年人要求在本来已经稀缺的医疗卫生资源中占有比例不相称的份额。仅根据他们变老这一事实，他们引起"人口的、经济的和医学的雪崩，这最终可能造成，也许已经造成巨大的伤害。"①他们论证，人们有享有基本医疗卫生资源的权利，但争辩说，大多数老年人已经享有了他们的份额。因此年轻人应该拥有优先权，不仅是因为这样做对投资于未来的社会更好，而且也维护了所有年轻人过老年人已经过的生活的权利。在这里年龄歧视的观点隐然若现。能力的进路似乎比效用论、康德论或社群论更好地通向对美好老化的非偏见视角，让老年人能够活到正常寿命的人类生命的尽头，不过早地死亡，也不使生活质量降低到不值得活着。②

　　然而，美好的老化不应该仅仅限于优化老年人的一般生活条件，而且应该使随着老年人在生物学上更好地变老，他们作个体的人也得到更好的发展。自从 1903 年俄罗斯梅奇尼科夫（1845—1916）建议建立老年学这门新学科以来，对老年的生物学、社会和心理方面已经进行了许多的研究，制订了改善老人生活的种种战略。除了对老年作为客观现象作为研究外，也应该研究老人活生生的经验，使他们个性获得更好的发展。按照法国哲学家萨特（1905—1980）的"存在先于本质"③的名言，对于个人来说，最重要的考虑是他们是个人，是行动的、独立的、负责的、有意识的存在，而不是加于他们的标签、角色、定型、定义或其他类别或范畴（所谓的"本质"）。个人的"真正本质"是由他们的实际生活构成，而不是他人用来界定他们的专断地归属的本质。因此，是人自己，通过自己的意识创造了自己的价值，决定了他们生活的意义。所以，我们应该将老人看做境遇之中的主体，赋身地嵌入（生活）于特定的时间和空间之中或特定的社会情境之中。由此发展出与老人的第一人称经验相匹配的概

---

　　① Callahan, D. , 1987, Setting Limits: Medical Goals in an Aging Society, New York: Simon & Schuster.

　　② Nussbaum, M. C. , 2006, Frontier of Justice, Disability, Nationality, Species Membership, London: The Belknap Press of Harvard University Press.

　　③ Satre, J. P. , 2007, Existentialism Is a Humanism (translated by Macomber, C.), New Haven: Yale University Press.

念、模型和方法。例如德国的老年学家 Baltes① 提出了选择、优化和代偿的三步战略，选择是对目标进行不同的轻重缓急安排，放弃一些目标，选择另一些目标，优化是通过自己最佳地利用可得的资源和手段来实现有限制的目标；代偿是在某些资源和手段丧失时努力用其他加以替代。他们认为，如果我们要在老年过美好的生活，那么我们必须凭借选择、优化和代偿的战略对老化采取一种反思的态度。另外两位老年学家 Brandstadler & Greve 提出了老化的自我概念，讨论了在高龄阶段的认同和自尊。他们区分了老年人中三种动态心理过程，使他们能够适应变化中的身心。他们将重点放在老年的自尊上，使老人在高龄阶段仍保持自尊感。衰退和丧失的经验可能对老人的认同有负面影响，一个人不再是一个过去曾经是的那个人，以及被他人认可的那个人，不再是一个那个他想要做的人。对此，第一个对策是同化（assimilation），即通过积极改变自己的条件来抵消丧失，以便使之适合于自己熟悉的形象。例如写备忘录来抵消记忆丧失，戴眼镜来抵消远视。一个人的自我形象没有受到损害，那么他的认同也无需调整。第二个对策是顺应（accommodation）。当同化对策不起作用时，就要放弃一些项目，改变计划，重新制定目标。人们需要承认和接受变得更老这一事实，顺应的目的是要有重新发现自己的能力，并重新书写自己的故事。自我接受不仅是隐含着接受已经变成的那个人，也是接受已经变成的那个人。在他们老化时具有这种可塑性能力的老人显示了一种"反弹力"（resilence），使老人各个方面的安康优化。在不能重新发现自己时第三个对策是认同的免疫（immunization of identity）。他们在感知之中仍然是过去曾经是的那个人，不想要重新考虑自己是他们现在已经变成的人，这样他们就冻结了他们的认同，使他们不受他们环境来的任何反馈的影响，这就使更新他们的自我定义成为不可能。许多老年人或多或少地有意识地混合使用这三种对策老保持自己的自我价值感。然而，我们必须记住：如果我们要充分地利用自己的老年，我们就需要通过调整自己的自我形象来不断重新发现自己。

按照这样思路，我们不是抗老化者，即不去试图拒绝或止住时间之矢

---

① 引自 de Lange, F., 2013, Imagining good aging, Schermer, M. & Pinxten, W. (eds.) Ethics, Health Policy and (Anti‐) Aging: Mixed Blessings, Dordrecht: Springer, 135—146.

飞逝，而是顺老化者，即尽力而为、充分利用、妥善处理老年，而不承认老化的不可避免性就不能做到这一点。不仅老年中有许多好的东西，而且老化本身也是有好的一面，我们有可能去追求一个美好的老年，甚至是一个活跃的、健康的和成功的老年。

三 长期照护的伦理问题[①]

老年人享有长期照护的权利

权利是合法和合理的要求。不是所有要求都是权利。法律权利是一个国家的法律（包括法规和条例）所规定的公民或当事人享有的权利。这些要求都是合法的要求。但有一些要求，国家的法律没有明文禁止，也应该属于正当的要求，或没有违法的要求。所谓合理的要求，这里指的是合乎伦理的要求，即符合公认的伦理原则的要求。例如符合生命伦理学基本伦理原则和公共卫生伦理学原则的要求，就是合乎伦理的要求。每一个人享有受人尊重的权利，虽然法律对一部分人的尊重有规定，但这不等于说其他人就没有受到尊重的权利。受到尊重就是合理的要求。但受到尊重不等于你可以随心所欲，也不等于如果你违法乱纪人们不能处理你。对你是权利，对他人就是义务。当我们说，你有权受到尊重时，这同时意味着他人有尊重你的义务。义务是应该做的事，同样义务有法律义务和伦理义务。法律义务是国家法律（法规、条例）规定一个公民或当事人应该做的事，不做或反其道而行之，就会受到法律制裁。伦理义务是伦理原则规定的义务。例如前面提到的基本伦理原则，就规定了不伤害人、有益于人、尊重人、对人要公平的义务。不这样做就会受到良心的谴责和舆论的责备。

老年人是否应该享有获得支持的权利？在这里"支持"包括赡养，医疗护理和生活方面的支持，以维持老人的生存和健康，但支持也包括老年人其他合法合理的要求。当探讨老年人应该享有获得支持的权利时，实

---

① 本节参照邱仁宗：《社会老龄化的伦理问题》，陈可冀（编）《老龄化中国：问题与对策》，中国协和医科大学出版社 2002 年版，第 65—74 页；Zhai, X. M. & Qiu, R. Z. , 2007, Perceptions of long – term care, autonomy and dignity, by residents, family and care – givers: The Beijing experience, Journal of Medicine and Philosophy 425—446.

际上隐含着老年人享有超越年轻人享有的一定的优惠，因为年轻人无权享有这种支持。当我们说老年人享有获得支持的权利时，那么相应地他们的子女以及社会和国家有义务提供这种支持。社会或国家提供的支持实际上也是通过税收取自其他年轻人，也就是说其他年轻人也承担相应的支持老年人的义务。

我国的传统和现行的政策（体现在《老年人权益保障法》），是以下列的预设为前提的，即老年人有权享有获得支持的权利。支持这种做法的论据可包括：（1）老年人过去为我们的国家和社会作出了贡献，作为回报公正，应该给他们提供支持；（2）老年人为抚养他们的子女作出了贡献甚至牺牲，他们的子女有义务赡养他们的父母；（3）老年人是社会上处于弱势地位的人群，社会应该对他们实行优惠政策；（4）对老年人采取提供支持、实行优惠的政策将有利于老年人这一人群，使他们避免受到伤害，也有利于他们的家庭和社会的稳定。

但有人持不同意见。在美国由于社会的迅速老龄化，家庭关系也发生了相应的改变。如果子女早婚，父母寿命又长，这样亲子关系要延伸许多年。虽然大多数人同意父母对子女有特殊的义务，但就已经成长的子女对年老父母是否有相应的义务却有不同的意见。例如 Jane English 否认成年子女因他们是他们父母的子女而欠他们父母什么。她维护这样的观念："已经成长的子女对他们父母的义务是朋友那样的义务，是来自他们与他们父母之间的爱，而不是对父母早期牺牲的所欠的报答"。[1]其他人反对任何形式的特殊义务，不管其基础是友谊、孝道、公民或其他基础。有人认为，子女对他们父母的特殊义务隐含着优惠。这在逻辑上或心理上与不偏不倚性和对人平等尊重的伦理要求相抵触。[2]但是至少在目前中国，我们还不会放弃子女对其父母负有特殊义务的儒家思想，虽然尽孝道的一些陈旧观念或陋习需要改革，但尊敬父母、爱护父母、照顾父母的伦理要求不可违背。那么子女对父母的特殊义务会不会违反不偏不倚性和对人平等尊重的伦理要求呢？这可以用区分公领域与私领域来解决。在公领域，应该

---

[1] English, J., 1991, What do grown children owe their parents? In Jecker, N.S. (ed.) Aging and Ethics: Philosophical Problems in Gerontology, Clifton, N.J.: Humana, 147.

[2] Meyers, D. et al, 1993, Kindred Matters: Rethinking the Philosophy of the Family, Ithaca, N.Y.: Cornell University Press.

"一视同仁",不能因是自己父母而徇私枉法;但在私领域,只要家庭和睦,我们不必去计较有多大的偏倚。

还有些人主张将资源从老年人那里抽出来用于年轻人身上。在美国超过65岁的人比其他年龄组消费多得多的医疗保健服务,社会老龄化增加了医疗保健费用。65岁及以上约占美国总人口12%,但花费了国家全部个人医疗费用的1/3(除了研究费用以外)。在预算拮据时,这使老人成为节约医疗卫生经费的明显目标。因为老人是医疗保健最经常的使用者,如果老人被剥夺种种医疗保健,财政节余就会增加。据估计,如果美国55岁以上的病人被排除在治疗肾病之外,将节约45%的肾病规划的费用。美国一些著名学者[①]建议美国实行医疗保健的配合制度以年龄为基础,将资源从老年人转给年轻人。一旦社会接受这样的建议,那么政府虽然有义务帮助人们活到自然寿命的范围,但不主动帮助老人将寿命延长到这范围以外。他们还支持将较少的资源给老年人群,较多的资源给年轻人群和未来世代,认为除非紧缩老年的医疗保健费用,否则将使给年轻人的医疗和其他社会福利的资源枯竭。虽然这种观点有其合理之处,即在美国这样的社会,老年人的医疗保健费用过大,似乎已经超越了社会可承受的程度。但这些意见同时严肃地提出了代际伦理问题:即如何处理资源在老年人与年轻人之间的分配才能实现公正。老年人过多地占有社会资源,因而影响其他人群的福利、健康和生存固然是不公正的,但剥夺老年人的医疗保健,将老年弱势人群与年轻强势人群等量齐观也是不公正的。老年人与年轻人各占资源多少合适,一要根据需要;二要双方代表协商解决。

但在老年人行使他们应该享有的权利时,必须大力发展老年人的咨询工作。老年人可以继续对社会作出贡献的一个重要途径是通过咨询。但同时老年人也需要接受咨询。例如最近对老年人的婚姻讨论较多。但老年人的再婚的结局一般都不理想,原因之一是再婚前缺乏咨询。老年人再婚可

---

① Preston, S. H. , 1984, Children and the elderly in the U. S. , Scientific American 251(6): 44—57; Callahan, D. , 1987, Setting Limits: Goals of Medicine, New York: Simon and Schuster, 37; Lamm, R. D. , 1987, Ethical care for the elderly: Are we cheating our children? in Smeeding, TM et al (eds.) Should Medical Care Be Rationed by Age? Totowa, N. J. : Rowman & Littlefield, xi – xv; Daniels, N. , 1988, Am I My Parents′Keeper? An Essay on Justice Between the Young and the Old, New York: Oxford University Press.

能的原因是孤独引起。但解决孤独的办法不一定是结婚，可以通过交友解决。子女干涉父母的婚姻是错误的，这侵犯了老年人的权利。但老年人的孤独是一个值得注意的重要问题。① 咨询不是要代替老年人作出决定，但可以提供必要的信息，使老年人作出更加合乎理性、更加妥善的决定。

资源和照护的公正分配

由于生育率下降和寿命延长，社会老龄化也许是 21 世纪最重要的公共卫生问题，因为它深刻改变了人口的年龄结构和医疗卫生需要的全貌。人口老龄化必将增加医疗卫生的费用，那是否就该削减对老人的医疗卫生服务呢？在资源并不富裕的条件下一个社会迅速老龄化会不会引起年轻人与老年人争夺资源呢？有人认为是的，并主张卫生资源要按年龄分配。在美国占人口 12% 的 65 + 岁老人医疗费用占 1/3，如果将 55 + 岁的老人排除在肾病计划之外，就可为该计划节约经费 45%。根据年龄分配资源和照护是否公正吗？对此有种种似是而非的论证：②

- "老死是自然的，不用去干预。"所有医疗都是对自然过程的干预；干预本身无所谓好坏，而是看结果是否好。治老人的病，挽救老人的生命有什么不好？

- "老人的消费已经超过他们在卫生资源中应得的"公平份额，因此应该限制。"卫生资源不能根据种族、性别和年龄来分配，唯有根据医疗需要分配，才是公正的。老人作为一个群体往往容易患病，因而医疗需要就大。

- "老人有义务作为利他主义者，将卫生资源留给年轻人。"这在逻辑上是混乱的。利他主义是对他人的利益、福祉的关切超过了义务要求他做的。因而我们不可能强加利他主义义务于一个人，也不可能让人被要求去做利他主义者，也不可能迫使人们去做利他主义者。

---

① Wenger G. C. et al, 1996, Social isolation and loneliness in old age: Review and model refinement, Ageing and Society 6, part 3: 333—358.

② Lesser, H., 2012, Ageism, in Chadwick, R. (Editor – in – Chief) Encyclopedia of Applied Ethics, the 2nd edition, Amsterdam: Elseview, 79—85.

类选法（triage）论证：支持根据年龄分配资源和照护的一个重要论证是类选法论证。类选法要求医务人员把病人分成 3 类：（1）即使不治也有可能恢复；（2）即使治也不能恢复；以及（3）治疗可使他存活和恢复，不治可能死亡或残疾。优选治疗放在第 3 组病人，然后再来照顾第 1、2 组病人。这是根据需要分配有限资源，也是最有效地使用资源的一种办法。这是在战场上使用的合适方法。但将此方法用于为不给老人医疗资源辩护就成问题了。如果一个老人行将逝世，而另一个年轻人预后极佳，当然资源应该分配给年轻人。但这是根据需要以及有效使用资源的标准来分配，不是根据年龄来分配。如果一个年轻人行将死亡，而另一个老人预后极佳，那么同样资源应该分配给老人。

公平打球机会（fair innings）论证：支持根据年龄分配资源和照护的一个重要论证是公平打球机会论证。就像在板球或棒球比赛中队员轮流掷球或接球一样，那些已经到达人类生命正常寿命的人（例如 80 岁）比起还没有到达的人，就不能要求分配到资源，要把机会留给年轻人，让他们也有机会活那么长。这种论证同样是站不住脚的。设想一个年老病人，另一年轻病人，后者因为年轻，可以优先获得治疗，使得他能够也活得那么长，而前者因为是老人已经活到平均预期寿命就只能在疾病的疼痛和痛苦中等待，这是将老人置于与年轻人不公平的地位，违反了医疗的公平性，这显然是不公正的。

Norman Daniels[①] 的解决办法。人口老龄化增加长期照护的需要，筹资从何而来？老人及其家庭？社区？私人保险公司？地方和中央政府的税收补贴或计划？Norman Daniels 建议资源在不同年龄群体中的公平分配问题放在一个不同的框架内解决，即作为一个个体的人的问题来解决。一个人必须考虑在他一生不同阶段如何审慎地分配医疗卫生资源，即他用个人资源的转移和储蓄来解决人际或代际的公正问题。他主张建立一个"审慎人寿账户"，一个个体的人要审慎地做出决定，在他一生中如何分配他拥有的资源，同样决策者要审慎地分配资源，建立一个共同的社会保险计

① Daniels N., 1988, Am I My Parents' Keeper? An Essay on Justice between the Young and the Old, New York: Oxford University Press; Daniels, N., 2008, Global aging and intergenerational equity, in Daniels, N. Just Health: Meeting Health Needs Fairly, Cambridge: Cambridge University Press, 161—190.

划。这些建议的基础是：我们都要变老。如果我们不同对待年轻人与老年人，随着时间推移，这种不同对待的有利和不利方面会均等化。我们现在是工作者，社会必需品的提供者，未来我们成为老人，是这些必需品的接受者。平等而正常的机会审慎地分配资源的目的是保证他可获得平等而正常机会（考虑到他的技能、才能和社会状况）。由于资源稀缺，不能满足他一生所有的医疗卫生需要，因此他要不平等地分配他的资源，使他的生活整个说来过得比其他办法好。例如一个人一生可得资源 100 万元，包括他一生需要，教育、生活、医疗。如果他一下花得太多，给将来留得不多。例如上大学花了 40 万，给他老年留得不多。因此分配资源必须审慎。现在的情况是，延长死亡几天花掉太多资源，却并未提供正常机会。设一个人 55 岁，还能活 20 年；另一个人 74 岁，还能活 1 年。审慎的计划者手里有 60 万元资源，目标是将资源的分配使得年轻的再活 20 年以使他获得正常的机会，同时也让年长者再活 1 年使他也有正常机会。现在年轻者急需手术，否则 2 年内死亡，手术费需 60 万元。同样年长者也需手术，也花费 60 万元，手术后再活 1 年。计划者手里没有更多资源，必须做出抉择。而抉择的结果很可能将资源分配给年轻人。Daniels 说，这就是年龄配给，由于医疗卫生资源欠缺，在某些条件下这是必要的和可接受的。

老人的尊严①

尊严的概念。尊严可有：（1）功绩的尊严：因其社会中的角色和地位或其获得的成就而有尊严；（2）道德地位的尊严：按照道德原则生活，就会有尊严感，不道德的人既无自尊，有无他尊；（3）认同的尊严：这是一种人格的尊严，包括身体的认同，人格整体性、自我，破坏这种尊严的有侵犯其私人领域、身体上的伤害、限制其自主性、排斥、不经心地接触其身体等，疾病、残疾或衰老也可能剥夺他认同的尊严；（4）人的（human）尊严：指人（human being）的不可剥夺的价值，是尊重所有人

① 参阅：Zhai, X. M. & Qiu, R. Z. , 2007, Perceptions of long－term care, autonomy and dignity, by residents, family and care－givers：The Beijing experience, Journal of Medicine and Philosophy 425—446；Tadd, W. et al, 2010, Clarifying the concept of human dignity in the care of the elderly：a Dialogue between empirical and philosophical approaches, Ethical Perspectives 17（1）：253—281.

的道德要求。"所有人生来自由,具有平等的尊严和权利。"(联合国)①
这种尊严在于人自身。

　　根据经验性调查,老人的尊严感包括:(1)尊重和认可:老人觉得,
依赖他人、没有用、资源流失都使老人感到失去尊严,被人称为"老东
西"、"棺材鬼"、"棉签"等,这是不将老人与社会其他人同等看待。老
人们抱怨说:"年轻人认为老人低人一等","他们关心猫狗甚于关心父
母","老人的意见、经验和智慧不值钱","他们老取笑我,我有知识,
有经验,他们看不上"……(2)参与:感到在社会的许多方面被排除在
外。这往往从强制退休开始。这种贬值感随着家庭结构的改变不让老人起
"有用"的作用而强化。一老人说:"突然你坐在那里,没人再需要你
了","你得到的印象是你不再重要了"。许多老人将工作看作自己认同
(身份)的一个重要方面,当工作没有了,他的认同(身份)也带走了。
老人感到他们没有机会参与有关他生活和福祉的政策的讨论,因而感到自
己已经不显眼和微不足道了。参与决策使他们增强尊严感。"从不感到没
有人要你,总是觉得你是你,你能以自己的方式给社会做些微薄的贡
献。"因此,应该给老人更多的机会以志愿者方式为社区服务,增强他们
的自尊、认同感和尊严。(3)自主和平等:老人感到他们不是社会的平
等成员,尤其是他们陷入贫困和残疾时增强他们被排除在社会外的感觉。
他们诉说:"毕生工作之后给我那么点养老金,政府认为我们没有价值",
"在当今消费主义社会我们是负担"。老人希望有尽可能长的时间独立自
主,控制自己的生活。老人不希望别人干预他们的私人生活,但往往遭到
拒绝;他们谴责福利机构或社会服务人员剥夺他们的选择说:"人变老时
仍然要做他自己的人,不要让别人支使","如果年轻人过来,说你应该
做这个,不应该做那个,这很不尊严","当我们还能做时让我们自己做
决定,这就是尊严"。

　　根据老人的经验,照护中的尊严应有如下要素:(1)独立:老人说:
"只要你能自己做,就不要麻烦别人,这就是一个尊严的生活","我很健
康。我不希望依靠别人。对那些不得不依赖他人的人,我觉得可怜"。许

---

　　①　United Nations, 1948, The Universal Declaration of Human Rights, Article 1. http://
www.un.org/en/documents/udhr/

多老人害怕成为家庭和社会的负担。在照护中老人仍希望由他做决定，希望充分知情，说："你不能表达你的担心或忧虑，你对你自己的病情不知晓，那么他们就是不是尊严地对待你"，"对我的照护的决定不让我参加。谁代表我？谁能代替我？我是谁？"老人们特别担心患痴呆症，"这样你就变成一棵大白菜，失去了所有尊严和自尊。"（2）资源极不平等：老人们认为当今社会年龄歧视盛行，对医疗和社会资源不平等可能就是老人被边缘化和贬值的证据，结果使老人的尊严丧失，"老人在社会的最底层，让你变得既无助又无奈。"（3）家庭成员和照护人员的态度十分重要。要展现老人的重要和价值，灌注意志和希望，以增强其尊严。注意沟通技能，尤其不要以不尊重的方式对待老人，例如不要直呼名字。一位老人说："我去看一个专家，他一直在写什么。从不和我谈话。他对护士说：'你把她领到那里，给她脱掉衣服。'我说：'你看不见我呀？'"（4）和蔼、礼貌、愿意倾听这些态度非常重要。许多老年人说，因缺乏隐私保护，使他们非常尴尬和羞耻，这使他们感到缺少尊严。洗澡、穿衣和使用卫生间都应该在隐私的地方。确保隐私、要得到他们的允许再做检查、告知信息等，这些都是尊重老人尊严的重要方面。一位老人说："有一次照护人员进来，手里拿了一张名单逐个问要不要用卫生间。人们不是按名单去卫生间的。他们只是需要时去。她看着名单说：'还没有轮到你？'怎么这么说话？人还有尊严吗？这不是尊严地对待人。"（5）当人们接近死亡时尊严对待特别重要。要确保镇痛、洗干净、穿干净的衣服、躺在干净的床上、要有人来看他，这对临终时的尊严照护尤其重要。

长期照护的责任

传统的看法是长期照护的责任或主要责任在家庭，例如在中国大陆就是如此。然而（1）公共卫生和生活的改善使得平均预期寿命大为延长。在大为延长的这一时期内，老年人现在可能发生的疾病（例如帕金森病和阿尔茨海默病，更不要说心脑血管病和癌症），家庭是无法对付的。（2）家庭结构的变化：目前大多数的家庭是核心家庭。三代或四代同堂的大家庭（儒家理想）已经成为稀少现象。家庭结构的变化使得家庭的功能，尤其长期照护的功能大为削弱。（3）在竞争激烈的市场化社会，家庭的年轻成员，既要自己参与竞争，又要积极培养孩子为他们未来竞争做好准备，削弱了他们的长期照护能力。（4）限制性计划生育的结果，家庭的超级结构是一个倒金字塔形，即 4 + 2 + 1。一个孩子要负担两个父母和四个祖父母的长期照护，是难以胜任的。因此，结论是：要加大社区和政府对长期照护的责任，支持或部分代替家庭的责任。在可能的情况下，老人自己也要承担自我照护的责任，但家庭、社会和政府共同承担照护老年人的责任是不可或缺的。在各级政府的社会保障部门之中，推托照护老人的责任，将这种责任全部压在家庭身上的倾向是存在的。例如说什么"家和万事兴"，唯有已经小康之家或富裕之家，也许可以做到这一点，平民百姓，尤其是几代贫困、脆弱、边缘人群，即使可以做到"家和"，也是万万做不到"万事兴"的。但如何平衡家庭、社会和政府的责任，这是一个需要进一步探讨的问题。

参与决策

对社会老龄化的探讨可以有两种角度。一种是经济学的视角，这种角度强调社会老龄化的经济后果，日益增多的老年人口对其他人群和社会是沉重的负担，认为国家预算"灰色化"（意指大量预算用于老年人）已经严重影响其他人群。另一种是人文的视角，强调老年人也是人，有理性和感情的人，将老人作为人来关怀，将老人视为建构他们社会世界的积极参与者。[1]　正确的应该是将这两种视角结合起来。

有关老年人的政策、规划和措施，不应该仅仅是其他人群和社会为老年人制定的，而是应该由老年人参与制定、实施和监督的。老年人是自己的主人，在有关自己的问题上有自主权，这不但应该在个人层次上，也应该在集体的层次上实现。当然老年人也应该参与国家、社会、社区的公共事务，他们的学识、经验、专长会起重要的积极作用。参与不一定要担任领导职务，他们可以作为专家委员会委员、咨询或顾问委员会委员，以及其他类似名称的工作上起作用。但这里强调的是，在有关老年人的事务上必须由老年人参与决策。这样做的理由是：（1）只有老年人参与决策，

---

① Cole, T., 1992, The Journey of Life: A Cultural History of Aging in America. New York: Cambridge University Press; Moody, H. R., 1992, Ethics in an Aging Society, Baltimore: Johns Hopkins University Press.

才能使这种决策更好反映和符合老年人的利益；（2）只有老年人参与决策才能动员老年人积极参与建构自己在其中生活和活动的世界；（3）只有老年参与决策，也才能正确评估其他人群或政府有关老年人的制订的支持规划和建议。

也许有人认为这样做没有必要，认为只要其他人群为他们好，就能制订合乎老年人需要、为老年人接受的政策和规划来。其实不然。老年人的事要老年人来办，别人不能越俎代庖。

这种老年人参与决策的措施，也可称为"赋权"于老年人。这就要邀请老年人的代表参与各级与老年人事务有关的委员会、小组的会议和活动，并不要阻碍老年人自己组织 NGO 进行各种有利于老年人身心健康、丰富老年人社会文化生活的活动，包括进行国内和国际的交流。其实，有关于老年人的事务也不是老年人自己能解决的。作为一个弱势和脆弱人群，他们必然依赖其他人群。因此老年人参与决策或"赋权"于老年人，并不是老年人自行决定，实际上是老年人与年轻人之间的代际协商或代际契约。上面提到的资源分配问题，当分配给老年人的资源不够时，并不能简单地靠老年人的一个决定，就能将资源挪过来。同理，当资源分配给老年人过多，也不是年轻人一个决定，就能将资源夺来。这都需要老年人与年轻人两代代表之间的对话和协商，共同订立达成共识的契约。

反对年龄歧视

"歧视"指的是不公平的对待。例如在国家层次，我们基本不存在性别歧视、对妇女的歧视，我们有保护妇女权益法，维护妇女权益是我们的国策。但这不等于说，我们的社会就不存在对妇女的歧视。同理，我们在国家层次，基本不存在年龄歧视，即对老年人的歧视，我们有老年人保障法。但这不等于说我们的社会、在一些单位里不存在年龄歧视、对老年人的歧视。但这不是说，下面的年龄歧视与上面的政策没有关系。我们由于人口爆炸，生育高峰时期积累了大量人口，更加由于改革，大量人员下岗，毕业的大学生就业也有一定困难。于是政府采取了"一刀切""早退休"的政策。为了让老年人腾出位置，这样做未尝不可。但这种政策的执行，被一些年轻人当作一个错误的信号：这些老年人没有用，现在该我们当家了。我们看到有些单位年轻人成长快，接班好，而有些单位原来领导很好，退休后即使没有合适的年轻接班人，也要"生拔出"几个接班人来，这些年轻新领导上任，不顾已有的规范，有利益有好处先占，不听老同志劝告和意见，结果单位搞得乌烟瘴气、人心涣散。尤其在一些学术研究、临床医疗单位，高年研究人员或医生退休后，出现断档。这是一种年龄歧视，有害于事业，有害于老年人，也有害于这些年轻人。

对老年人的歧视与对老年的意义和价值的认识有关。确实，对衰老的认识是一个至今没有完全解决的问题。我们关于老年的意义和价值的信念代表我们的历史和文化遗产。老年人的社会地位在不同历史和文化时期是不同的，取决于支持老年人人群所感到的代价以及认为他们所作出的贡献。[①]在中国古代，对老年的认识既有自然主义方面，又有人文主义方面。道家和儒家都认为衰老是"气"的自然消散过程，但同时认为"使老有所终"是理想的"大同"社会中所有人的义务，即不仅是子女的义务。（《礼运》）在非洲的 Akamba 人认为"一个人越老，他越与其他人的生活交叉在一起，如果让他离开，损失就越大"。同时，老年人有智慧，只有老年才有的对生活的看法是特别重要的社会资源。相反，美国社会传统上认为"年轻人的实用、活动、力量和活力"的价值比"老年人的沉思、思考、经验和智慧"要高，因此在美国社会年龄歧视特别明显。[②]在古代，所有传统都认为老年具有神秘性和复杂性。所产生的倾向是将老年看作既是祝福又是诅咒，这在希伯来、希腊—罗马和基督教传统著作中很突出。古代希伯来宗教文献对老年的看法模棱两可。它命令年轻人尊敬他们的父母，尊重老年人的智慧，它也将老年描述为"像猿，像儿童"，被他们的孩子和家庭厌恶。尽管犹太圣经文化为老人保留特殊的地位，古代希伯来人承认不是所有老人都是聪明的，不是所有孩子在需要的时候赡养他们的老人。希腊—罗马关于老年的文献围绕三个主题：智慧与老年的关系，老年人的社会和政治权威，以及对老年人的照顾。[③]希腊人视老年为生命巨大神秘之一。柏拉图认为德性是老年的可能不是必然的产物。亚里士多德

① Amoss, P. T. & Harrell, S. (eds.), 1981, Other Ways of Growing Old: Anthropological Perspectives, Stanford, California: Stanford University Press.

② Butler, R. N., 1969, Ageism: Another Form of Bigotry, Gerontologist 9 (3): 243—246.

③ Falkner, T. & de Luce, J., 1992, A View from Antiquity, in Cole, T. et al (eds.) The Handbook of the Humanities and Aging, New York: Springer 3—39.

认为中年是人类生活的顶峰，老年人不适合担任政治职位，因为他们衰弱和判断不佳。照顾家庭老年成员也由罗马孩子承担，但只要老人活着，仍保持对他孩子的权威，这加强了代际的冲突。罗马的习俗是赋予老年妇女尊重和权威，期望儿子赡养他们老年母亲。^① 古代作者，如亚里士多德、盖伦、希波克拉特和西塞罗都设法探索衰老的自然原因，将老年与"干"、"冷"联系起来，将衰老看作生命热或生命液减少的过程。在中世纪，基督教作者增加了超自然原因。按照奥古斯丁的说法，疾病、衰老和死亡在伊甸园是不知道的，在亚当有罪后它们进入世界。^②虽然基督教神学认为衰老是对原罪的惩罚，中世纪的作者也把生命的旅程看作对上帝和最后审判的神圣朝圣。因此基督教作者形成了包括身体的衰落和精神升华观点。^③在罗马帝国衰亡和分裂的封建社会在欧洲兴起后的时期，老人物质条件更为恶化。在混乱和往往暴力的中世纪失去财产或失去身体活力使老人变得脆弱。而贫穷的单身妇女和寡妇甚至更为脆弱。在工业革命时期，从农村的、公社的、前工业的社会转型为城市的、个体论的、工业的社会中，老人不单是失去了受人尊敬的权力或安全的地位，成为受人轻蔑的被驱逐者。大致在 1870 年和 1970 年之间，普遍的、年龄同质的公立学校和公共退休金制度的推广将生活进程分为三"块"：教育、工作和退休。在现代的生命进程中，老年从一个文化范畴和一个工作和家庭生活阶段转化为一个分离的、由官僚界定的生命进程片段。福利国家的兴起促使将老年创造为体制化的生命进程的顶点。德国（1889 年）、英国（1908年）、奥地利（1909 年）、法国（1910 年）、荷兰（1913 年），以及美国先后通过社会保障法建立国家退休金制度，为超越有报酬就业以外的按年月界定的生命阶段提供经济基础。1970 年中叶以前，日益增加的长寿、经济保障以及大多数老人可得的医疗保健，证明福利国家政策的成功。然而，此后不久，起初是 1973 年石油危机引起的经济困难，促使破坏老年

---

① Banner, L. W. , 1992, In Full Flower: Aging, Women, Power and Sexuality: A History, New York: Alfred Knopf.

② Post, S. , 1991, Justice for elderly people in Jewish and Christian thought, in Binstock, R. & Post, S. （eds.）, Too Old for Health Care? Baltimore: Johns Hopkins University Press, 128—137.

③ Cole, T. , 1992, The Journey of Life: A Cultural History of Aging in America. New York: Cambridge University Press.

人参与政治正当性。对一些批评者来说，老龄化社会威胁了其他年龄人群的福利。这些批评者提出了代际公平的问题。人们悄悄地将社会老龄化与核毁灭、环境恶化、经济衰退、社会冲突和文化衰落结合在一起。西方文化对老年的意义或目的没有提供令人信服的答案。在文艺复兴与现代福利国家的长时期内，老年离开了生命旅程的模糊之处，被理性化，并被重新界定为一个科学问题。大规模长寿的成功没有伴随文化上丰富的观念：人们没有解决老年对个人和社会可能或应该意味着什么。在20世纪末，人们对老年的探索重新关注老龄化的道德和精神方面。这种探索试图将服从自然的古代价值与个人发展的现代价值整合起来，这将影响到对我们老龄化社会许多迫切伦理问题的答案。①

四　老龄化和长期照护的政策

改革退休政策和生育政策

目前的退休政策和控制生育政策是否应该维持不变？对这个问题作肯定回答的理由是，因为这两个政策是成功的。是的，这两个政策是成功的，但同时这两个政策带来了使社会老龄化加速的后果。当然，社会老龄化是我国社会、经济和文化发展的必然结果，但无可否认，这两个政策在其中也起了重大的作用，否则我国社会老龄化不可能那么快。过快的社会老龄化会引起一系列的问题，这些问题关系到我国社会的持续发展，关系到家庭和个人的幸福和健康，关系到家庭的和睦和社会的稳定，不能漠然处之。

退休政策的改革建议是：在有关退休政策的其他方面均不改变的同时，将退休年龄从60岁提高到65岁，男女平等对待。在大学、研究所、医院等从事知识含量高工作的人员，退休年龄应该为70岁。但65—70岁以前愿意退休的人员，可以提前退休。也就是说，一般单位65岁、从事知识含量高工作的人员70岁的人员可以选择继续工作，也可以选择退休。

---

① Cole, T., 1992, The Journey of Life: A Cultural History of Aging in America. New York: Cambridge University Press; Lesser, H., 2012, Ageism, in Chadwick, R. (Editor – in – Chief) Encyclopedia of Applied Ethics, the 2nd edition, Amsterdam: Elseview, 79—85.

过去的男女差别的退休制度（即男 60 岁，女 55 岁退休），是性别歧视的产物，早就应该废弃。这样做的好处是：有利于减少社会、年轻人的负担；有利于发挥这些老年人的专业和经验；有利于这些老年人的身心健康；有利于这些老年人生活的意义和价值。

我们需要看到这样一个事实：由于我国社会、经济、卫生事业的发展，现在的 60 岁左右的老人，身心健康的很多。他们完全可以像中年人一样工作。可能的消极作用是，其中一部分老年人，他们实际上健康差、作用差，但硬要继续工作。对此可以做工作，也可以有一些规定来加以避免。即使原则上同意这一调整建议，具体如何执行还需要进一步具体化。

另一方面的改革是控制生育政策，对原规定只生一个孩子的家庭，放宽为可以生两个。这一改变的好处是：有利于减慢人口老龄化；有利于性别比较平衡；有利于这一部分人更加支持我国的生育政策；有利于我们在国际上反对利用生育政策进行的反华活动。

我们也需要看到这样的事实：现在全国的总和生育率为 1.8，而许多城市已经低于此，还有些城市人口增长率为负。在允许"单独"生二胎，申请者大大低于预期，这可能一方面年轻人的生育观已经有很大改变；另一方面抚养孩子的成本已经大为提高，许多家庭对抚养两个孩子已经不堪重负了。现行的控制生育政策已经造成我国人口快速老化和严重的劳动力不足问题。西方许多国家可以通过国外移民解决劳动力缺乏问题，但我们那么大的国家，不能依靠移民来解决。而且移民还会引起其他许多麻烦的问题。我们目前老龄化加快的问题，是执行目前的严格控制生育政策 20 年的后果。如果我们要延缓老龄化，现在不采取措施，到那时就会悔之晚矣。这种改革的可能消极后果是一部分利用这种微调，多生孩子，一下子人口又爆炸起来。在现实条件下，这种可能性虽然不能说没有，但可能性不大。因为生养孩子的成本已经大大增加，许多城市居民连生养一个孩子都感到吃力，哪里来钱养活 3 个、5 个孩子。当然我们也不能掉以轻心，我们可以采取一定措施，预防这种可能的负面作用。例如我们可以采取逐步放宽的步骤，让人口负增长的城市首先进行改革，然后让总和生育率为低于更替水平的地区进行改革。也就是说，只有在总和生育率达到 2 以下城市或地区，才能进行改革。以后再考虑进一步的措施，例如进一步允许 3 胎，直到最后对生育数量不再施加限制。一般来说，总和生育率为 2，应该说是比较正常的。长期维持在低水平的总和生育率，对社会是不利的。如果我们对退休政策和控制生育政策采取改革措施，我们就可以较好地解决过快的社会老龄化带来的负面作用已经引起的种种问题。[①]

长期照护的政策框架设想

根据 2011 年人口普查，60 和 60 + 岁老人是 1.78 亿，占总人口 13.26%，其中 19% 失能（incapacity）或半失能（semi - incapacity）。中国是世界上唯一老年人口超过 1 亿的国家。从 2011 年到 2015 年，全国 60 岁以上老年人将由 1.78 亿增加到 2.21 亿，平均每年增加老年人 860 万；老年人口比重将由 13.3% 增加到 16%，平均每年递增 0.54 个百分点。未来 20 年，人口老龄化日益加重，到 2030 年全国老年人口规模将会翻一番。[②]中国老龄化的特点是：（1）"未富先老"。老龄人口增长速度为总人口增长 5 倍多。在 2000 年 60—60 + 和 65—65 + 的老龄人口分别占总人口 10% 和 7%，而人均 GDP 仅有 945 美元，占世界第 115 位，到 2014 年增加到 7990 美元，占第 76 位。（2）长期照护的双轨制严重不公正。机关事业单位和企业职工的养老金占退休前工资的比例）相差悬殊，即机关事业单位职工退休可拿到在职工资的 80%～90%，而企业职工退休后只能领到在职工资的 40%～60%。近十年来，我国连续每年都提高企业职工退休金水平约 10%，使得二者的差距有所缩小。但由于每年提高企业职工退休金水平都是向低收入职工优先倾斜，所以绝大多数人的提升水平极为有限。而既非机关事业单位又非企业职工的老人，除少数有养老救济外，很多根本没有长期照护。（3）改革碎片花，缺乏顶层设计。曾经提出"以房养老"，遭到许多人反对；后来提出"延长退休"，又遭到反对；后转而提出"延长养老金缴费年限"，还是遭到许多人反对。专家建议长期照护的四大支柱应该是：

- 覆盖最全面的，即在新农保、城镇居民养老保险和职工养老保险

---

① 邱仁宗：《社会老龄化的伦理问题》，陈可纂（编）《老龄化中国：问题与对策》，中国协和医科大学出版社 2002 年版，第 65—74 页。

② 国务院：《中国老龄事业发展"十二五"规划》，2011 年。

中，全面实行基础养老金，保障大家的基本权益。

- 完善职工养老保险体系，包括实现双轨制并轨。
- 大力发展普通商业养老保险，建立健全并扩大职业年金和企业年金制度的覆盖面。
- 完善低保制度，为高龄老人建立高龄老人津贴制度等①。

这是很好的意见，这样可做到"老有所养"。但需要明确观念，建立一个合适的政策框架。

（1）长期照护是一部分被认为有贡献的人的特权，还是每一个老年人应该享有的权利？"老有所养"就蕴含着每一个老年人有权（entitled）享有长期照护，也就是说，每一个老年人拥有享有长期照护的权利。类似医疗，虽然经过将医疗交给市场的失败教训，终于认识到"病有所医"，但仍然没有痛痛快快地承认医疗是每一个公民应该享有的权利。县以上公立医院还在买药赚钱，造成医疗费用严重超支，农民报销医疗费用只有50%—60%，于是发生农民病人自己截肢、自己开肚手术，造成死亡惨剧。

（2）正确认识老年人这一群体，发挥这一群体的积极性和主动性，正确处理老年人群体与年轻人群体的关系。

（3）要明确老人自己、家庭、单位和政府在提供长期照护中的责任，而政府应该负主要责任。虽然政府在反贪污腐化、铺张浪费、削减"三公"经费方面是努力的，但整个行政经费仍然过多，比例仍然过大。纳税人缴纳的钱主要没有用在老百姓身上。

（4）长期照护必须多元化，以满足老年人的不同需要和不同能力。养老保险有不同档次，让人们自由选择是对的，但需要精确计算如何满足长期照护需要，设置合适的最低标准，

（5）目前居家养老（不完全是家庭养老）仍然占多数，但必须增加、社区的支持。

（6）政府要大力培养从事长期照护的专业和辅助工作人员，例如老

---

① 《京华时报》2013 年 10 月 21 日。

年学、老年医学、从事长期照护的护士和社会工作者。护士应该成为长期照护工作的主力军。并通过网络向所有家庭成员传播长期照护的知识和技能。

（7）有关长期照护的计划和办法应该事先征求从事长期照护的工作者以及老人代表的意见。

主要参考文献

Anand, S. et al (eds.), 2004, Public Health, Ethics, and Equity, Oxford: Oxford University Press.

Beauchamp, D. E., & Steinbock, B. (eds.) 1999, New Ethics for the Public's Health, New York: Oxford University Press.

Bentham, J., 1996 [1789], An Introduction to the Principles of Morals and Legislation, J., Burns and H. L. A. Hart (ed.), Oxford: Clarendon Press.

Berlin, I., 1969, Four Essays on Liberty Oxford: Oxford University Press.

Boylan, M. (ed.), 2004, Public Health Policy and Ethics, Dordrecht: Kluwer.

Brock, D. W., 2004, Ethical issues in the use of cost effectiveness analysis for theprioritisation of health care resources, in Anand, S. et al (eds.) Public Health, Ethics, and Equity, Oxford: Oxford University Press, 201—224.

Callahan, D., & Jennings, B. 2002, Ethics and public health: Forging a strong relationship, American Journal of Public Health 92: 169—176.

Callahan, D., & Wasunna, A. 2006, Medicine and the Market: Equity v. Choice, Baltimore: Johns Hopkins University Press.

Calman, K. C., et al 2002, Ethical principles and ethical issues in public health, in Detels, R. et al. Oxford Textbook of Public Health, 4th ed, Volume 1, London: Oxford University Press, 389.

Childress, J. F., et al 2002, Public Health Ethics: Mapping the Terrain, Journal of Law, Medicine and Ethics 30: 170—178.

Cohen, J. , 1989, Democratic equality, Ethics 99: 727—51.

Cornman, J. , et al. 1992, Philosophical Problems and Arguments: An Introduction, Macmillan.

Coughlin, S. et al (eds.), 1997, Case Studies in Public Health Ethics, American Public Health Association, Washington, DC. .

Coughlin, S. et al (eds.), 2000, Ethics and Epidemiology, 2nd edition, Oxford: Oxford University Press.

Daniels, N. , 2008, Just Health: Meeting Health Needs Fairly, Cambridge: Cambridge University Press.

Dawson, A. & Verweij, M. (eds.), 2007, Ethics, Prevention, and Public Health, Oxford: Oxford University Press.

Dawson, A. (ed.), 2011, Public Health Ethics: Key Concepts and Issues in Policy and Practice, Cambridge: Cambridge University Press.

George, R. , 1993, A History of Public Health, Baltimore: Johns Hopkins University Press

Gostin, L. O. , 2000, Public Health Law: Power, Duty, Restraint, Berkeley and New York: University of California Press and Milbank Memorial Fund.

Gostin, L. O. (ed.), 2002, Public Health Law and Ethics: A Reader, Berkeley and New York: University of California Press and Milbank Memorial Fund.

Gostin, L. O. et al 2002, The model State Emergency Health Powers Act: Planning and response to bioterrorism and naturally occurring infectious diseases, JAMA 288: 622—628.

Gostin, L. O. , 2001, Public health, ethics, and human rights: A tribute to the late Jonathan Mann, Journal of Law, Medicine and Ethics 29: 121—130.

Griffin, J. , 1986, Well – Being, Oxford: Clarendon Press.

胡林英:《反思中国〈精神卫生法〉中的危险标准:从伦理学的视角》,《生命伦理学通讯》,2015 年第 1 期,第 66—73 页。

黄雯:《我国毒品使用者惩罚性法律:伦理挑战》,《生命伦理学通讯》,2015 年第 1 期,第 45—56 页。

Institute of Medicine 1988 The Future of Public Health, National Academy Press,

Kass, N. E. 2001, An ethics framework for public health, American Journal of Public Health 91: 1776—1782.

Last, J. M. 1992, Public Health & Preventive Medicine, 13th edition, East Norwalk, Connecticut: Appleton & Lange.

刘冉:《精神障碍病人非自愿住院能否得到伦理学辩护的伦理学探究》,《生命伦理学通讯》, 2015 年第 1 期, 第 57—65 页。

Mann, J. M. , 1995, Human rights and the new public health, Health and Human Rights 1 (3): 229—233.

Mann, J. M. , 1997, Medicine and public health, ethics and human rights, The Hastings Center Report 27 (3): 6—13. Mann, J. M. 1998, Dignity and health: The UDHR's revolutionary first article, Health and Human Rights 3 (2): 30—38.

Marmot, M. et al, 2005, Social Determinants of Health, Oxford: Oxford University of Health.

Mill, J. S. 1998 [1863], Utilitarianism, R. Crisp (ed.), Oxford: Oxford University Press.

Mill, J. S. [1859] 1991, On Liberty and Other Essays, edited by Gray, J. Oxford: Oxford University Press.

Moore, G. E. 1903, Principia Ethica, Cambridge: Cambridge University Press.

Nozick, R. , 1974, Anarchy, State, and Utopia, Oxford: Basil Blackwell.

Nuffield Commission on Bioethics 2007 Public Health: Ethical Issues.

Nussbaum, M. , & Sen, A. (eds.), 1993, The Quality of Life, Oxford: Clarendon Press.

Nussbaum, M. , 2000, Women and Human Development. Cambridge: Cambridge University Press.

Parfit, D. , 1984, Reasons and Persons, Oxford: Clarendon Press.

Prainsack, B. & Buyx, A. , 2011, Solidarity: Reflections on an Emerging

Concept in Bioethics, Nuffield Council on Bioethics, UK.

Qiu R. Z. , 1992, Public health and individual rights, presented at the 3rd International Conference on Health Law and Ethics, Toronto, Canada, July 19—23.

邱仁宗：《艾滋病防治和行为改变：保护公众健康和保护个人正当权益》，《全国首届预防和控制艾滋病学术研讨会论文汇编》，1993 年版，第 12—15 页。

邱仁宗：《艾滋病、性和伦理学》，首都师范大学出版社 1999 年版。

邱仁宗：《论卫生改革的改革〈医学与哲学〉》，2005 年第 26（9）期，第 2—6 页。

邱仁宗：《公共卫生伦理学刍议》，《中国医学伦理学》，2006 年第 1 期，第 4—9 页。

邱仁宗：《公共卫生伦理学》，《医学与哲学》，2006 年第 27（11）期，第 15—18 页。

邱仁宗：《公共卫生伦理学与传染病控制中的伦理问题》，曾光主编，《中国公共卫生与健康新思维》，人民出版社 2006 年版，第 224—255 页。

邱仁宗：《健康公平和健康责任》，《社会观察》，2007 年第 12 期。

邱仁宗：《直面埃博拉治疗带来的伦理争论》，《健康报》，2014 年 8 月 29 日。

Qiu, R. Z. , 2014, Ethical issues in the medical security system in mainland China, Asian Bioethics Review 6（2）108—124.

邱仁宗：《实现医疗公平路径的伦理考量》，《健康报》，2014 年 4 月 8 日第 6 版，人文讲坛。

邱仁宗：《我国基本医疗保险中的公平问题》，《生命伦理学通讯》，2015 年第 1 期，第 12—21 页。

邱仁宗、翟晓梅：《艾滋病伦理学》，王陇德主编：《艾滋病学》，北京出版社 2009 年版，第 824—849 页。

Rawls, J. , 1971 A Theory of Justice, Cambridge, MA：Harvard University Press.

Raz, J. , 2004 The role of well - being, Philosophical Perspectives 18：269—94.

Roberts, M. J. & Reich, M. R. , 2002 Ethical analysis in public health,

Lancet 359：1055—1059.

Rosen，G. 1993，A History of Public Health，Baltimore：Johns Hopkins University Press.

Satre，J. P. ，2007，Existentialism Is a Humanism（translated by Macomber，C），New Haven：Yale University Press.

Sen，A. ，1992，Inequality Reexamined. Cambridge，MA：Harvard University Press.

Schermer，M. & Pinxten，W. （eds. ），2013，Ethics，Health Policy and（Anti－）Aging：Mixed Blessings，Dordrecht：Springer.

Thomas，J. C. et al，2002，A code of ethics for public health，American Journal of Public Health 92：1057—59.

United Nations 1948 The Universal Declaration of Human Rights. http：//www. un. org/en/documents/udhr/

United Nations 1966 International Covenant on Economic，Social and Cultural Rights.

http：//www. ohchr. org/EN/ProfessionalInterest/Pages/CESCR. aspx

王春水等：《试论公共卫生伦理学的基本原则》，《自然辩证法研究》，2008 年第 11 期，第 76—80 页。

王春水：《流感大流行应对中公共卫生伦理学问题研究》，《中国医学伦理学》，2009 年第 22 （3） 期，第 127—130 页。

Wang，C. S. ，2010，Justice in the expansion of medical insurance coverage in China，Asian Bioethics Review 2 （3）：173—181

Wikler，D. & Brock D. ，2007，Population－level bioethics：Mapping a new agenda，in Ethics，Prevention，and Public Health，Dawson，A. & Verweij，M. （eds. ），Oxford：Oxford University Press.

翟晓梅：《公共卫生的特征及其伦理学问题》，《医学与哲学》，2007 年第 11 期，第 21—23 页。

翟晓梅等：《生命伦理学导论》，清华大学出版社 2005 年版。

Zhai，X. M. & Qiu，R. Z. ，2007 Perceptions of long－term care，autonomy and dignity，by residents，family and care－givers：The Beijing experience，Journal of Medicine and Philosophy 425—446.

翟晓梅等：《公共卫生伦理》，《中国公共卫生》第七章，曾光等编，中国协和医科大学出版社 2013 年版。

曾光主编：《中国公共卫生与健康新思维》，人民出版社 2006 年版。

中国共产党中央委员会/国务院：《关于深化医药卫生体制改革的意见》，2009 年。